DE L'INTERVENTION CHIRURGICALE

DANS LES

AFFECTIONS DU REIN

DE L'INTERVENTION CHIRURGICALE

DANS LES

AFFECTIONS DU REIN

PAR

Azarie BRODEUR

DOCTEUR EN MÉDECINE DE LA FACULTÉ DE PARIS
ANCIEN INTERNE EN MÉDECINE ET EN CHIRURGIE DES HÔPITAUX DE PARIS
DOCTEUR EN MÉDECINE DE L'UNIVERSITÉ LAVAL DE QUÉBEC (CANADA)
PROFESSEUR A L'UNIVERSITÉ LAVAL A MONTRÉAL (CANADA)
MÉDECIN-CHIRURGIEN A L'HÔPITAL NOTRE-DAME DE MONTRÉAL
MÉDAILLE DE BRONZE DE L'ASSISTANCE PUBLIQUE DE PARIS
MEMBRE DE LA SOCIÉTÉ ANATOMIQUE ET DE LA SOCIÉTÉ CLINIQUE DE PARIS

*Avec cinq planches en Chromo-lithographie et neuf figures
intercalées dans le texte*

PARIS

G. MASSON, ÉDITEUR
LIBRAIRE DE L'ACADÉMIE DE MÉDECINE
120, BOULEVARD SAINT-GERMAIN, 120

1886

DU MÊME AUTEUR

Contribution à l'étude de la Carcinose miliaire aiguë primitive généralisée. (*Archives générales de Médecine*, 1882, vol. II, p. 146. — La *France médicale*, 1883, vol. I, p. 279.)

Pachyméningite hémorrhagique dans l'ataxie locomotrice progressive non syphilitique. (*Bulletin de la Société anatomique*, avril 1882, p. 218. — Le *Progrès médical*, 1883, p. 50.)

Néphrite calculeuse avec dilatation des bassinets et des uretères. (*Idem*, mai 1882, p. 297. — *Idem*, 1883, p. 169.)

Hémorrhagie du cervelet. (*Idem*, mai 1882, p. 301. — *Idem*, 1883, p. 170.)

Péricardite hémorrhagique avec foyers hémorrhagiques dans le myocarde et le pancréas et ecchymose des orteils du côté paralysé. (*Idem*, 14 juillet 1882, p. 392. — *Idem*, 1883, p. 348.)

Dégénérescence kystique des reins. Urémie. (*Idem*, 1882, p. 397. — *Idem*, 1883, p. 389.)

Dilatation bronchique. (*Idem*, juillet 1882, p. 409. — *Idem*, 1883, p. 392.)

Contribution à l'étude des lésions cérébrales localisées au lobule de l'insula. (*Revue de médecine*, 1882, p. 586.)

Cancer de l'estomac propagé à la rate, au foie et au rein gauche. (*Bulletin de la Société anatomique*, décembre 1882, p. 559. — Le *Progrès médical*, 1883, p. 677.)

Hémoptysie foudroyante à la suite de la rupture spontanée d'une plaque athéromateuse ramollie de l'aorte thoracique. (*Idem*, 1882, p. 561. — *Idem*, 1883, p. 678.)

Epithéliome de la vessie. (*Idem*, mai 1883, p. 229. — *Idem*, 1884, p. 27.)

Note sur un cas de lithotritie en deux séances prolongées. (La *France médicale*, 1884, vol. I, p. 3-21.)

HAVRE. — IMPRIMERIE DU COMMERCE, 3, RUE DE LA BOURSE.

DE L'INTERVENTION CHIRURGICALE

DANS LES

AFFECTIONS DU REIN

PAR

Azarie BRODEUR

DOCTEUR EN MÉDECINE DE LA FACULTÉ DE PARIS

ANCIEN INTERNE EN MÉDECINE ET EN CHIRURGIE DES HÔPITAUX DE PARIS

DOCTEUR EN MÉDECINE DE L'UNIVERSITÉ LAVAL DE QUÉBEC (CANADA)

PROFESSEUR A L'UNIVERSITÉ LAVAL A MONTRÉAL (CANADA)

MÉDECIN-CHIRURGIEN A L'HÔPITAL NOTRE-DAME DE MONTRÉAL

MÉDAILLE DE BRONZE DE L'ASSISTANCE PUBLIQUE DE PARIS

MEMBRE DE LA SOCIÉTÉ ANATOMIQUE ET DE LA SOCIÉTÉ CLINIQUE DE PARIS

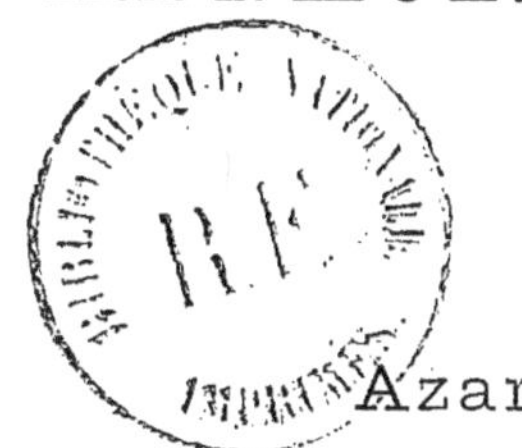

*Avec cinq planches en Chromo-lithographie et neuf figures
intercalées dans le texte*

PARIS

G. MASSON, ÉDITEUR

LIBRAIRE DE L'ACADÉMIE DE MÉDECINE

120, BOULEVARD SAINT-GERMAIN, 120

1886

INTRODUCTION

Ayant eu la bonne fortune pendant notre Internat dans les hôpitaux de Paris, d'assister à un grand nombre d'opérations pratiquées sur le rein pour des altérations diverses de cet organe, nous avons cru pouvoir faire œuvre utile en rassemblant ces faits intéressants, en les analysant dans leurs moindres détails et en y joignant le résultat des recherches minutieuses que nous avons faites sur ce sujet encore à l'étude, dans la littérature française et étrangère.

C'est surtout dans le service de notre très-cher maître, M. le docteur Péan, qui, d'ailleurs, nous a inspiré l'idée de ce travail, que nous avons pu trouver les données les plus importantes sur cette question tout à fait à l'ordre du jour.

Nous essaierons, surtout d'après les nombreux faits que nous rapportons, de tracer la ligne de conduite de l'opérateur en présence des diverses affections chirurgicales du rein, faisant valoir pour chaque variété de celles-ci, les indications, les contre-indications de l'intervention et, lorsque cette dernière s'impose, appréciant les différents modes opératoires qui devront être préférés pour chaque cas en particulier.

Nous commencerons par bien nous expliquer sur ce que l'on doit entendre par les termes de *Néphrectomie*, de *Néphrotomie*, de *Néphrolithotomie* et de *Néphrorraphie*.

La *Néphrectomie* est l'opération qui consiste à faire l'extirpation totale ou partielle du rein, quelle que soit d'ailleurs la voie (lombaire ou abdominale) que l'on adopte pour l'atteindre.

Le nom de *Néphrotomie*, autrefois employé pour exprimer aussi l'ablation du rein, est réservé actuellement à l'incision, soit de la glande rénale, soit du bassinet, soit d'une tumeur liquide quelconque en communication avec la cavité des voies urinaires supérieures.

Lorsque la néphrotomie s'accompagne de l'extraction de calculs, on l'appelle *Néphrolithotomie*, et si l'on est obligé de recourir au broiement de ces calculs pour les extraire, elle devient la *Néphrolithotripsie*.

Sous la dénomination de *Néphrorraphie*, on désigne en outre, depuis ces dernières années, une opération qui consiste à ramener à travers une plaie lombaire, en sa situation normale, le rein déplacé, et à l'y fixer par des points de suture.

Ces définitions bien établies, nous indiquerons l'ordre que nous avons cru devoir adopter dans cette étude.

Nous rappelons d'abord l'*Historique* de la question, particulièrement de 1869 (*Néphrectomie de Simon d'Heidelberg*) jusqu'à nos jours, puis dans

des chapitres spéciaux, nous envisageons successivement les *Anomalies de situation des reins*,
l'*Hydronéphrose*, les *Kystes rénaux*, les *Tumeurs*,
les *Lésions traumatiques du rein*, les *Fistules urinaires*, les *Calculs*, les *Pyélonéphrites calculeuses, suppurées ou tuberculeuses*.

Nous rapportons à l'appui de nombreuses
observations, et nous nous attachons, pour chaque
affection, à faire ressortir les indications du traitement chirurgical.

Nous faisons ensuite l'exposé du *Manuel opératoire* pour chaque variété d'intervention, et
nous terminons par un *Index bibliographique* que
nous nous sommes efforcé de faire aussi complet
que possible.

Nous sommes heureux de profiter de l'occasion
qui nous est offerte par ce travail, pour adresser ici
à notre très-cher maître, M. le Dr Péan, chirurgien
de l'hôpital St-Louis, l'expression de nos sentiments
de profonde reconnaissance pour l'extrême bienveillance qu'il n'a cessé de nous témoigner pendant tout le temps que nous avons eu l'honneur
d'être son interne.

Nous remercions également notre très-cher
maître, M. le Dr Lucas-Championnière, chirurgien
de l'hôpital Tenon, des bontés et des excellents
conseils qu'il a bien voulu nous prodiguer pendant
tout le cours de nos études médicales. Il en est de
même pour nos chers maîtres, MM. les Drs Périer,
chirurgien de l'hôpital Lariboisière et Dreyfus-

Brisac, médecin de l'hôpital Tenon, dont toujours nous garderons un bien précieux et bien doux souvenir.

Avant de quitter la France, qu'il nous soit permis, à nous, fils d'anciens Français d'outre-mer, d'exprimer tous nos remerciements au corps de l'Internat des Hôpitaux de Paris, pour l'excellent accueil que nous avons rencontré de la part de nos collègues.

Que notre cher et vieil ami, le Dr Paul Bourdel, ancien interne des hôpitaux, qui, après les nombreuses marques de sympathie qu'il nous a données pendant nos études, nous a apporté son concours dévoué pour la rédaction de ce travail, veuille bien accepter l'expression de notre gratitude et de notre sincère amitié.

Nous devons remercier aussi M. Winocouroff, externe des hôpitaux, qui nous a rendu de grands services par sa connaissance approfondie de la langue allemande et les nombreuses traductions qu'il a bien voulu nous faire.

Enfin, nous manquerions à tous nos devoirs si nous n'adressions ici à M. le professeur Trélat, Président de l'Académie de Médecine, l'expression de notre profonde et respectueuse reconnaissance pour l'honneur qu'il a bien voulu nous faire en acceptant la présidence de notre thèse.

DE L'INTERVENTION CHIRURGICALE

AFFECTIONS DU REIN

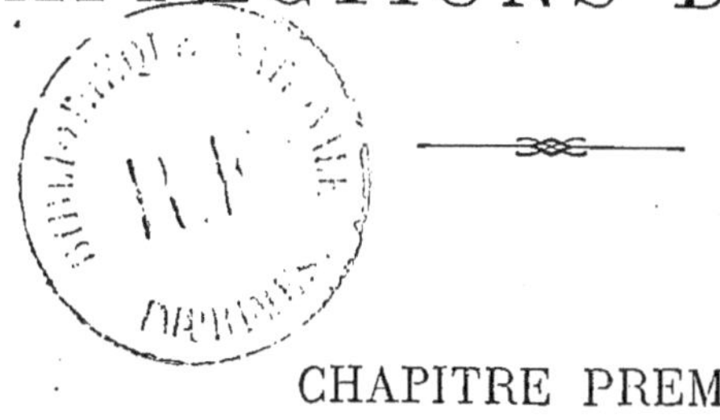

CHAPITRE PREMIER

HISTORIQUE

Sans vouloir faire remonter l'historique de l'incision du rein à Hippocrate, nous devons cependant
reconnaître que l'opération de la néphrotomie a
été conseillée dès le dix-septième siècle. Jacques
Cousinot, en 1622, et Bordeu, en 1754, soutinrent
chacun dans une thèse remarquable, la possibilité
d'aller ouvrir le rein pour en extraire les calculs
qu'il peut renfermer. A cette époque la question de
la néphrotomie était à l'étude, car en cette même
année 1754, Masquelier présenta, non devant la

Faculté de médecine de Paris, mais au Collège de chirurgie sous la présidence de Bordenave, une thèse dans laquelle il soutenait, au contraire de Cousinot et de Bordeu, que la taille du rein doit être rejetée quand cet organe est dans son intégrité. Hévin (1), dans un mémoire justement resté célèbre, dit que les opinions sont assez partagées à ce sujet et rapporte plusieurs exemples de prétendue taille rénale, en particulier le fameux cas du franc archer de Bagnolet ou de Meudon, et celui de M. Hobson, consul anglais à Venise. Il cite un certain nombre d'autres exemples aussi peu évidents que les premiers et conclut avec sa grande autorité : « qu'il est du moins fort douteux, s'il n'est pas « absolument probable, que la taille du rein ait « jamais été pratiquée, sans que cette opération « ait été déterminée par quelque tumeur abcédée « ou par quelque ulcération fistuleuse, suite de « suppuration dans le rein, qui s'était fait jour à « l'extérieur de la région lombaire ». Déjà en 1753, de Laffitte (2) avait étudié les indications de la néphrotomie pour calculs rénaux. Mais il faut arriver jusqu'à nos jours, pour trouver dans la littérature médicale des observations d'ouverture du rein, et dans la séance de la Société médico-chirurgicale de Londres, du 27 avril 1869, M. Thomas

---

(1) HÉVIN. Recherches histologiques et critiques sur la néphrotomie ou taille du rein. Mém. de l'Acad. de chirur., Paris, 1757, t. III, p. 238.

(2) DE LAFFITTE. Sur les cas où la néphrotomie se fait avec succès. Mém. de l'Acad. de chirurgie, Paris, 1753, t. II, p. 253.

Smith (1), chirurgien de St-Bartholomew's Hospital, lut un mémoire sur la néphrotomie comme moyen de traitement des calculs rénaux. Le célèbre chirurgien anglais, sans apporter d'ailleurs d'observations à l'appui de son opinion, considéra que la néphrotomie était une opération praticable, sans grand danger, et pouvant guérir d'une maladie essentiellement douloureuse.

Durham (2) pratiqua l'opération de la néphrotomie le 3 février 1870. Moses Gunn en Amérique, mit aussi le rein à découvert et ne trouvant pas de calculs ferma la plaie, fit un pansement et le malade guérit. Il en fut de même de Bryant (3), qui ouvrit un abcès du rein croyant extraire un calcul, le 27 juin 1870.

Parmi les auteurs modernes, Boyer prétend que l'on ne doit jamais entreprendre la taille du rein quand cet organe est dans son intégrité; Nélaton réserve la néphrotomie aux foyers purulents révélés par une fluctuation évidente, opinion adoptée et défendue par Velpeau, qui admet cependant de nouveaux essais de néphrotomie dans la néphrite calculeuse avec tumeur dans le flanc.

Malgaigne la réserve comme une opération d'amphithéâtre. Rayer accepte l'opération et dit « qu'il « serait permis de tenter la néphrotomie dans un

(1) T. SMITH. Nephrotomy as a means of treating renal calculus. Med. chir. Transactions, 1869, vol. LII, p. 211.

(2) DURHAM. British med. Journ., may 1872.

(3) BRYANT. Guy's Hospital, in the Lancet, t. II, 1870.

« cas de mort imminente par l'effe t d'une pyélite
« double sans tumeur, mais avec une anurie com-
« plète » (1).

Pendant que les auteurs anciens et modernes dis-
cutaient sur l'opportunité de la taille rénale, les
physiologistes démontraient par des expériences
sur des animaux, que l'un des deux reins pouvait être enlevé sans que pour cela la mort sur-
vînt. Déjà Zambeccarius avait enlevé un rein à des
animaux qui avaient survécu à cette mutilation et
Blancard, en 1690, émit l'idée que l'extirpation du
rein pouvait bien être tentée avec des chances de
succès, chez des malades atteints de calculs néphrétiques qu'aucun autre traitement n'avait pu soulager. Hévin rapporte pour la repousser formelle-
ment cette proposition qui avait déjà été condamnée
par Schurrigius. Cependant les expériences de
Zambeccarius furent répétées par plusieurs physiologistes modernes, par Comhaire en 1803, et plus
tard par Prévost et Dumas (1823), Claude Bernard,
Rayer, Meissner, Shephard ; tous constatèrent que
les animaux pouvaient vivre avec un seul rein. Bien
plus, les extirpations accidentelles de Wolcott (2)
en 1861, de Spiegelberg (3) en 1867, de Peaslee (4)
en avril 1868, et de Spencer Wells, montrèrent
que les individus de l'espèce humaine aussi bien

---

(1) RAYER. Traité des maladies des reins, t. III, p. 239.
(2) STODDART. Med. and surg. Reporter, Philad., vol., II, p. 126, 1861.
(3) SPIEGELBERG. Arch. f. Gynœkologie, Bd. I, p. 146, 1870.
(4) PEASLEE. On ovarian tumours, New-York, 1872, p. 158.

que les animaux peuvent se contenter d'un rein.

Bien que Rayer ait considéré comme *une folie*
de songer à pratiquer l'extirpation d'un rein chez
l'homme, Simon (1), d'Heidelberg, se fondant sur
les expériences des physiologistes, celles qu'il entre-
prit lui-même sur des chiens, et sur les extirpations
accidentelles qui avaient été pratiquées quelques
années auparavant chez l'homme, n'hésita pas, le
2 août 1869, à enlever le rein à une femme qui
portait une fistule urinaire sus-pubienne. Cette
audacieuse entreprise fut couronnée d'un plein succès, et six semaines après l'opération la malade put
se lever et fut complètement guérie six mois après.

Il serait trop long et presque impossible d'ana-
lyser ici les *trois cent vingt-sept observations d'opération sur le rein :* néphrotomies, néphrectomies ou
néphrorraphies que nous avons réunies dans notre
travail ; nous les examinerons dans chacun de nos
chapitres, pour en tirer des conclusions pratiques
au point de vue des indications et des contre-indications de l'intervention chirurgicale. Qu'il nous
suffise de rappeler ici que l'heureuse tentative de
Simon fut souvent répétée à l'étranger, tandis
qu'en France la plupart des chirurgiens la rejetait,
et Nepveu dans une excellente revue publiée en
1875 la condamnait au nom « de la saine critique
« et de l'art ». Cependant Spencer Wells, Thornton, Clement Lucas, Morris, Bennett May, Lawson

---

(1) SIMON. Deutsche klin., 1870 et Chirurgie der Nieren, 1871.

Tait, etc., en Angleterre; Czerny, Von Bergmann, Bardenheuer, Hahn, Langenbuch, Martin, Billroth et Albert, etc., en Allemagne et en Autriche, pratiquent un grand nombre de fois l'ablation du rein pour des causes diverses. En Amérique, cette opération qui avait été pratiquée pour la première fois, accidentellement il est vrai, par Wolcott et Peaslee, ne tarda pas à être reprise et étudiée sérieusement par Gross, Harris et Robert Weir.

Tous ces travaux étrangers donnèrent lieu à de nombreuses discussions dans les différentes sociétés savantes et eurent de l'écho à l'Académie de Médecine et à la Société de chirurgie de Paris. Le 20 mai 1880, M. le professeur Léon Le Fort pratique pour la première fois en France, l'ablation du rein droit chez un malade atteint d'une fistule de l'uretère à la suite d'un coup de tranchet au-dessous des fausses côtes droites. Le malade mourut, mais dans sa communication à l'Académie de Médecine, M. Le Fort n'en conseille pas moins la néphrectomie dans certains cas bien déterminés. Cette observation donna lieu aussi à la thèse de Boulay (1) qui en réunit 25 autres cas.

L'année suivante, en 1881, M. Le Dentu communique également à l'Académie de médecine deux observations de néphrotomie, l'une un simple débridement de la capsule avec le thermocautère, l'autre une incision pour un énorme abcès du rein, et en

____

(1) BOULAY. De la néphrectomie (Thèse de Paris, 1880).

1884 il communique une nouvelle observation de néphrectomie avec guérison pour une fistule urinaire consécutive à une hydronéphrose suppurée et incisée. Ces faits sont l'occasion des Revues de Lannois (1) (39 cas) et de Quénu (2) (102 cas), dont 100 sont empruntés au tableau de Harris (3) de Philadelphie. En 1883, le professeur Ollier (4) (de Lyon) présente à l'Association française pour l'avancement des sciences, session de Rouen, trois observations de néphrectomie pour causes diverses.

En 1884, M. le professeur Verneuil attire l'attention de la Société de chirurgie sur un cas de néphrectomie pratiquée par M. Bœckel pour une fistule urinaire à la suite d'une lésion de l'uretère gauche consécutive à l'ablation totale par le vagin d'un utérus cancéreux.

Le savant chirurgien de la Pitié fait remarquer la dégénérescence amyloïde du rein trouvé à l'autopsie et conclut en disant que, si la malade avait survécu à son cancer, elle serait morte de ses reins.

L'année dernière, le nombre des néphrectomies pratiquées à Paris augmente, et M. le professeur Trélat présente à la Société de chirurgie deux cas

(1) LANNOIS. De l'extirpation du rein. Revue de chirurgie, avril 1881, p. 301.

(2) QUÉNU. De la néphrectomie. Revue critique (Arch. gén. Méd., déc. 1882).

(3) HARRIS. Examen anal. de 100 néphrectomies (Amer. Journ., 1882, p. 109).

(4) OLLIER. Semaine médicale, 1883, p. 233.

de néphrectomie suivis l'un de guérison et l'autre
de dénouement fatal. Dans cette même année,
MM. Lucas-Championnière, Polaillon, Monod,
Le Dentu, présentent chacun un nouveau cas favorable d'ablation du rein, et à l'Académie de médecine, M. Péan fait voir une malade chez laquelle il
enleva, quatorze mois auparavant, le rein droit pour
une tumeur épithéliale dont le diagnostic fut vérifié histologiquement par le professeur Robin. Depuis
le mois de janvier de cette année, nous avons réuni
trente observations inédites dues à l'extrême obligeance de chirurgiens, la plupart nos maîtres :
dix de M. Péan, quatre de M. Reliquet, trois de
M. Lucas-Championnière, deux de M. Nicaise,
deux de M. Périer et deux de M. Terrier, une de
M. le professeur Trélat, une de M. le professeur
Le Fort, et une autre de M. le professeur Verneuil.

MM. Léon Labbé, Polaillon et Segond nous ont
aussi communiqué chacun le résumé d'une observation. Enfin M. Monod a bien voulu nous autoriser à publier l'histoire d'un malade qu'il a communiquée à l'Académie de médecine dans la séance
du 15 juin 1886. Pour compléter cette énumération, ajoutons le cas présenté tout dernièrement par M. Demons (de Bordeaux) à la Société
de chirurgie et ayant trait à une néphrectomie
faite pour une lésion traumatique du rein.

On peut donc dire aujourd'hui que, grâce à la
méthode antiseptique et à une plus grande précision
dans le diagnostic des affections rénales, l'opération

de la néphrectomie s'est généralisée et tend à entrer de plus en plus dans le domaine de la chirurgie moderne. Nous croyons cependant qu'on a été beaucoup trop loin dans cette voie, qu'il y a lieu de réagir contre la tendance trop hardie qui semble s'accuser actuellement, et que l'on doit réserver l'ablation du rein pour certains cas bien déterminés que nous nous efforcerons d'établir dans le cours de ce travail.

En résumé, on peut donc considérer deux périodes dans l'histoire de l'intervention chirurgicale dans les affections du rein : l'une allant d'Hippocrate à Simon, d'Heidelberg (1869), dans laquelle l'extirpation du rein n'a jamais été tentée chez l'homme, quoiqu'elle ait été exceptionnellement conseillée par Blancard en 1690 ; et l'autre, s'étendant de 1869 à nos jours, dans laquelle la néphrectomie a été pratiquée souvent et même, selon nous, avec une trop grande facilité.

CHAPITRE II

Le rein normalement situé de chaque côté de la colonne vertébrale, au niveau de la dernière vertèbre dorsale et des deux premières lombaires (1), peut, dans certains cas, se déplacer et occuper différents points de la cavité abdominale. Son déplacement peut être congénital comme dans l'observation de Polk, dans laquelle le rein gauche est situé dans la fosse iliaque du même côté. Il peut aussi occuper un tout autre point sur le trajet de l'aorte abdominale. Si l'ectopie est congénitale (cas de Polk), le rein est généralement fixe et son pédicule ne présente ordinairement aucun allongement. Il n'en est pas de même du *rein mobile* caractérisé par un déplacement avec mobilité anormale du rein échappé de sa gaine cellulo-adipeuse.

Le rein mobile paraît être plus fréquent qu'on ne le suppose généralement, malgré la statistique d'Ebstein qui n'a trouvé que cinq cas sur 3658 autopsies à la Charité de Berlin et celle de Rollet qui,

---

(1) SAPPEY. Traité d'anatomie descriptive, t. IV, p. 517.

dans la Clinique d'Oppolzer, en a trouvé 22 sur 5500 malades examinés dans ce but spécial.

Cette affection, comme l'a déjà fait remarquer Rayer, est plus fréquente chez la femme, et sur les 36 observations que nous avons rassemblées et dans lesquelles le chirurgien a cru devoir intervenir plus ou moins radicalement, nous avons 32 femmes et 4 hommes.

Il semble que la plus grande fréquence du rein mobile coïncide avec la période où chez la femme les fonctions sexuelles acquièrent une activité extra-ordinaire. Dans nos 36 observations, nous avons 26 reins mobiles à droite, 6 à gauche et 4 indéter-minés.

Simpson et Gérard ont voulu expliquer la plus grande fréquence du rein mobile à droite par le repli que forme le péritoine autour de cet organe, mais ce *mésonéphron* existe rarement, comme le fait d'ailleurs remarquer M. Lancereaux, et comme nous avons pu le constater dans le cas de M. Polail-lon dont nous publions plus loin le résumé.

C'est donc plutôt par ses rapports anatomiques avec le foie que le rein droit est plus prédisposé à se déplacer que le gauche, et Cruveilhier a dit que « le déplacement du rein arrive lorsque par la « pression exercée par le corset sur le foie, le rein « droit est chassé de l'espèce de loge qu'il occupait « à la face inférieure de cet organe, à peu près « comme un noyau de cerise glisse entre les doigts « qui le pressent ».

En résumé, la congestion rénale sympathique de la fluxion cataméniale, l'abus du corset, la distension du ventre et le relâchement des parois abdominales, conséquences de grossesses multiples, l'amaigrissement rapide à la suite d'embonpoint, sont des causes adjuvantes qui favorisent l'ectopie rénale. Dans la plupart de nos observations de reins mobiles, nous trouvons presque chez toutes le traumatisme comme cause déterminante. Notre jeune malade de l'hôpital Saint-Louis fait une chute d'une hauteur assez élevée, et entrée à l'Hôtel-Dieu, elle est soumise à de nombreuses séances de palpation abdominale. Il en est de même du cas de M. Terrier, où l'ectopie rénale gauche ne se développe qu'après une chute sur l'épaule. La malade de M. Polaillon est une femme de ménage qui avait l'habitude de se fatiguer beaucoup en frottant les appartements et qui souvent était prise de quintes de toux et d'accès d'asthme. Nous devons ajouter à ces différentes causes la dégénérescence cancéreuse ou kystique et les calculs qui agissent en augmentant le poids du rein.

Quelquefois l'exploration seule de la cavité abdominale permet de reconnaître le déplacement du rein qui ne donne lieu à aucun phénomène pathologique. Dans d'autres cas, le rein mobile, tout en étant douloureux, peut être maintenu par une ceinture ou un appareil approprié et ne pas exercer d'influence sur la santé générale. Souvent au contraire, la vie des malades est en danger et le chi-

rurgien doit intervenir pour remédier à des phénomènes douloureux inquiétants.

Le premier symptôme que l'on constate est la
présence d'une tumeur le plus souvent mobile,
située dans l'un ou l'autre flanc, se déplaçant facilement sous la main de l'explorateur, ou spontanément quand le malade change de position, tumeur
lisse, mate et généralement du volume et de la
forme du rein (cas de MM. Péan et Terrier). Quelquefois même la tumeur en se déplaçant est projetée
en avant et vient faire saillie à la paroi abdominale antérieure (cas de M. Terrier). D'autres fois
elle est cachée sous les fausses côtes et ne se
déplace que pendant la marche ou sous l'influence
des efforts. Quant à la percussion de la région lombaire, nous avouons que ce moyen d'exploration ne
nous a jamais donné aucun renseignement sérieux
chez notre malade de Saint-Louis. Malgré le soin
que nous avons mis à rechercher la différence de
résonnance des deux régions lombaires droite et
gauche, nous n'avons pu en trouver d'appréciable.

Les troubles fonctionnels peuvent devenir excessivement graves et exercer même une influence
fâcheuse sur l'état intellectuel des malades, cas de
Smith dans lequel une femme, atteinte d'ectopie
rénale droite, passa deux années dans une maison
d'aliénés et n'en sortit guérie qu'à la suite de la
néphrectomie. Avant cette opération radicale, on
avait passé sans succès un séton dans le rein pour
déterminer des adhérences.

Les douleurs peuvent être très-intenses et condamner les malades au repos le plus absolu. Dans les moindres mouvements il existe des coliques nerveuses, souvent accompagnées de vomissements incoercibles. Chez la malade de M. Péan, la marche était devenue excessivement pénible et tout travail impossible. Quand la malade faisait quelques pas, elle se tenait courbée en avant et les mains placées sur le ventre pour retenir, disait-elle, « cette masse qui voulait *se décrocher* ».

Il en est de même de celle de M. Polaillon, qui était obligée de se coucher du côté de son rein déplacé.

Chez l'homme que nous avons pu observer avec notre excellent maître, M. Péan, on ne pouvait constater de tumeur dans le flanc gauche; il existait un certain degré d'hyperesthésie de la région rénale sans provoquer aucun trouble de la miction. Les douleurs paroxystiques étaient tellement violentes que, pour les calmer, on lui faisait de nombreuses injections hypodermiques de morphine.

Bartels et plus tard Hiller ont présenté des exemples d'ectasie stomacale qui ne reconnaîtraient d'autre étiologie qu'une ectopie du rein droit.

Brochin (1) a vu un cas d'ictère provoqué par la compression du canal cholédoque par un rein droit mobile. Dans un cas de Béhier, le rein déplacé comprimait l'uretère et provoquait de l'anurie et

______

(1) Brochin. Ictère consécutif à l'oblitération du canal cholédoque comprimé par les reins. (Gaz. des hôpitaux, n° 116, 1875.)

des accidents urémiques. La compression peut même s'exercer sur la veine cave inférieure et produire de l'œdème des membres inférieurs. On a aussi vu, comme complications de rein mobile, des accidents signalés sous le nom de *phénomènes d'étranglement* (1).

En résumé, le rein mobile se caractérise au point de vue physique par une tumeur située dans le flanc, se déplaçant avec facilité, spontanément, ou sous la main de l'explorateur, et au point de vue fonctionnel, par des douleurs quelquefois excessivement vives et par des phénomènes dyspeptiques, tellement graves dans certains cas que la vie des malades peut être en danger.

On a vu des vomissements incoercibles, un amaigrissement considérable, un teint jaune paille, qui en imposaient pour un cancer de l'estomac.

Le *Diagnostic* de l'ectopie rénale est en général facile surtout chez des sujets maigres dont la cavité abdominale est aisée à explorer. Cependant on l'a confondue avec un kyste de l'ovaire (cas de Lawson Tait), avec un cancer du pylore (cas de Billroth), pour lequel le savant professeur de Vienne incisa la région épigastrique dans le but de réséquer l'intestin.

On pourrait, dans certains cas, faire placer la malade dans la position genu-palmaire comme nous l'avons fait pour Eléonore B..., pendant son séjour à

____

(1) DIETL. Wiener med. Wochenschrift, 1864.

l'hôpital Saint-Louis. Dans cette position le rein venait pour ainsi dire s'appliquer sur la main exploratrice qui le saisissait facilement et en appréciait les contours.

En présence d'une ectopie rénale qui occasionne des douleurs horribles et des vomissements incoercibles rendant la vie insupportable, en présence de phénomènes aussi graves, le chirurgien doit-il intervenir? Le professeur Ollier, de Lyon, dans une communication orale qu'il voulut bien nous faire au mois de mai dernier (1886), nous dit que jamais il n'avait rencontré d'ectopie rénale ayant nécessité une opération radicale; mais que, s'il se trouvait jamais en présence d'un cas rebelle à tout traitement palliatif judicieusement conduit, il n'hésiterait pas à pratiquer l'extirpation du rein, ou mieux, la fixation du rein, la néphrorraphie.

M. le professeur Le Fort, dans sa communication à l'Académie de Médecine en 1880, repousse énergiquement l'extirpation pour les reins migrateurs.

Pour Keppler, au contraire, « tout rein flottant « ayant un retentissement fâcheux sur la santé géné- « rale doit être extirpé »; et, à l'appui de son opinion, il cite un cas où les douleurs causées par un rein mobile, constaté à l'autopsie, étaient telles que le malade se suicida.

Ces deux propositions nous semblent trop absolues, et les trente-six observations que nous publions dans ce chapitre semblent indiquer que le chirurgien doit faire une opération sanglante pour remédier à certains accidents graves des reins déplacés.

Le 14 avril 1881, le professeur Hahn (de Berlin) pratiquait, pour la première fois, chez une femme atteinte de rein mobile très-douloureux, une incision lombaire aux bords de laquelle il sutura le rein avec six à huit sutures de catgut, en faisant passer les fils à travers les capsules cellulo-adipeuse et fibreuse du rein. L'opération réussit très bien et la malade en fut guérie rapidement. Hahn répéta son opération cinq fois, d'après Samuel Gross, et toujours avec le même succès.

En Amérique, en Angleterre et en Italie, l'opération de Hahn, la néphrorraphie, fut répétée dix-huit fois (statistique de Gross, 1885) et avec un seul cas de mort. L'opération de la fixation du rein paraît donc être d'une innocuité presque absolue, d'une exécution facile et d'un résultat excessivement favorable.

En France, la néphrorraphie n'a jamais été pratiquée à notre connaissance. Cependant, dans le cas de notre jeune malade de l'hôpital St-Louis, la question fut agitée de savoir si l'on ne tenterait pas la fixation du rein dans sa loge lombaire ; mais notre excellent maître, M. Péan, craignant une lésion tuberculeuse possible du rein en ectopie, se décida à l'extirpation immédiate. Il nous semble que dans les deux autres cas inédits que nous publions plus loin, l'opération de la néphrorraphie aurait dû être tentée et aurait sans doute donné de bons résultats.

De toutes les considérations qui précèdent et de celles que nous exposerons dans un autre chapitre, nous concluons que : toujours dans les reins mobiles excessivement douloureux et donnant lieu à des phénomènes généraux graves, l'opération de la fixation du rein ou néphrorraphie doit être pratiquée lorsque tout traitement palliatif n'a pu réussir et que la néphrectomie ou l'extirpation du rein ne doit être tentée que lorsque tout autre traitement a échoué.

Il n'en est pas ainsi lorsque le rein néphralgique est fixé dans une position anormale, comme dans le cas suivant que nous avons pu suivre à la fin de l'année 1885, dans la clientèle civile de M. Péan. Cette observation nous paraît intéressante surtout à cause des douleurs excessivement intenses qui résistèrent aux traitements les plus rationnels, à l'absence de tumeur rénale et de toute lésion avancée de son parenchyme, comme le prouve d'ailleurs l'examen histologique fait par M. le professeur Cornil. La situation anormale seule du rein au devant de la colonne vertébrale et derrière l'estomac nous semble expliquer les douleurs horribles auxquelles le malade était en proie. D'ailleurs, l'opération, en faisant disparaître toute trace de douleur, confirme cette manière de voir. Probablement, nous avions affaire à un rein qui, mobile dans le principe, a été le siège d'une inflammation périphérique ayant déterminé des adhérences intimes l'unissant à la colonne vertébrale.

OBSERVATION 1 (inédite). — *Anomalie de situation du rein gauche avec hypertrophie et inflammation de son parenchyme. Néphralgie excessivement intense. Néphrectomie. Guérison.* — Par M. le Docteur **Péan**.

Il y a 5 ans, je fus consulté par M. R..., de Rouen, qui m'était adressé par son médecin ordinaire. C'était un homme de 40 ans qui avait toujours joui d'une bonne santé. On ne relevait aucun antécédent héréditaire digne d'être noté. Jamais de rhumatisme, pas de syphilis. Depuis quelques mois, il éprouvait des douleurs excessivement violentes dans la région du rein gauche, douleurs qui lui rendaient la vie insupportable et qui lui avaient fait prendre des habitudes alcooliques. A l'examen du malade qui jouissait encore d'un bon embonpoint, quoiqu'il eût maigri beaucoup, disait-il, depuis quelques mois, je ne trouvai aucune tumeur dans la région du flanc gauche, siège de ses douleurs; la constatation d'une exagération de sensibilité à ce niveau fut l'unique résultat de mes recherches, et je ne pus malgré les instances du malade me résoudre à pratiquer une opération.

Il n'existait aucun trouble vésical, et comme les urines contenaient un peu d'albumine, je pensai à une néphrite guérissable par un traitement médical rationnel, et l'engageai à s'adresser à un de nos collègues les plus distingués, M. le professeur Peter qui le soigna pendant une année. Leudet, de Rouen, lui fit appliquer dix cautères profonds sur le trajet de l'uretère et du rein gauches. En même temps, il consultait le Dr Bellencontre, aussi de Rouen, qui constata à cette époque une induration douloureuse au palper sur le trajet de l'uretère gauche.

Voyant que tous ces soins ne le calmaient pas, M. R... revint me voir à Paris, et comme il hésitait maintenant à accepter un traitement chirurgical, je lui conseillai de consulter à nouveau ceux de nos collègues en qui il aurait le plus de confiance. Divers traitements lui furent prescrits successivement par Lécorché, Peter, Horteloup, Le Dentu, Guyon, Brongniart. Celui-ci lui fit prendre des eaux minérales de Contrexéville.

Malgré les soins éclairés de tous ces collègues et confrères distingués, les douleurs persistaient, partant du rein gauche et s'irradiant sur le trajet de l'uretère jusque dans la partie correspondante du scrotum. Ces douleurs vives, continues, s'exaspérant au moindre mouvement, rendaient la marche impossible.

L'analyse des urines, répétée souvent par Henri Fauvel, Deshets et d'autres chimistes habiles, montra qu'il y avait toujours une certaine quantité d'albumine (1 gr. 70 à 0,70 centigrammes par litre), de globules de pus et de sang, de sels calcaires (oxalate et phosphate de chaux).

La persistance des douleurs vives et continues avec exacerbations fréquentes, fit conclure à plusieurs de nos confrères que celles-ci étaient dues à la présence d'un calcul qui déterminait de temps en temps des poussées inflammatoires dans le rein gauche, et mon savant collègue, le professeur Peter, se prononça pour la néphrectomie, comme la seule ressource qui pût amener quelque soulagement contre des douleurs qu'aucun traitement médical n'était parvenu même à diminuer.

Résultat de l'analyse des urines et des sédiments urinaires fait en 1884, par M. Méhu :

Urée....................................	27.4		
Acide urique..........................	0.76		
Albumine.............................	1.29	68.85	1000 gr. d'urine.
Sels minéraux anhydres.............	11.71		
Matières organiques diverses.......	27.69		
Eau...	931.15		

« *Dans les sédiments urinaires,* on trouve :

« 1º Leucocytes en quantité peu considérable ;

« 2º Hématies plus nombreuses que les leucocytes ;

« 3º Cristaux d'oxalate de chaux en petit nombre ;

« 4º Cellules épithéliales de la vessie et des détritus épithéliaux en quantité modérée.

« L'urine rendue en 24 heures n'excède pas la moyenne
normale.

« Le poids des leucocytes et des hématies correspond au quart
« de celui de l'albumine, et la coloration rouge orangée de celle-
« ci est due à un mélange d'urobéline (troubles hépatiques) et
« d'un peu d'uroérythrine (état fébrile). Il n'y a ni sucre, ni
« tubes urinaires, ni spermatozoïdes, ni matières grasses en
« quantité notable.

« L'albumine est plus abondante dans les urines du jour que
» dans celles de la nuit. »

Jamais le malade n'a éprouvé de troubles du côté de la vessie
qui ne contient pas de calcul.

Malgré le traitement médical le plus rationnel, M. R... souffrait de plus en plus et les nombreuses injections hypodermiques de morphine qu'on lui faisait et qui l'avaient rendu véritable morphinomane, ne pouvaient lui rendre le sommeil. La
vie lui était devenue insupportable et fou de douleur, il mena-
çait de se détruire si on ne le soulageait pas. C'est à ce moment
que je fus prié par plusieurs de nos confrères et par le malade
lui-même, de pratiquer la néphrectomie comme unique chance
de salut.

Opération, 18 janvier 1886.— Assisté de mes aides ordinaires,
les docteurs Barrault, Desarènes, Larrivé, Aubeau, de plusieurs
confrères étrangers, du Dr Bellencontre, de Rouen, et de mon
interne Brodeur, du Canada, je plaçai le malade dans le décubitus latéro-abdominal droit, avec un coussin sous le flanc
droit, les cuisses et les jambes légèrement fléchies ainsi que le
tronc. Après avoir obtenu l'anesthésie chloroformique au moyen
de l'appareil du professeur Paul Bert, remarquable appareil
dont je me sers dans presque toutes mes opérations, après
m'être entouré de toutes les précautions antiseptiques les plus
minutieuses : lavage du champ opératoire avec solution phéniquée, instruments placés dans solution phéniquée au 1/20, etc.,
je cherchai du doigt la saillie que forme la masse sacro-lom-
_baire, et juste en dehors de son bord externe, je traçai à l'encre
une ligne verticale parallèle à ce bord, remontant au-dessus du

rebord des fausses côtes et descendant au-dessous de la crête iliaque. Sur toute l'étendue du trajet de cette ligne qui sert à guider le bistouri, j'incisai la peau et le tissu cellulaire sous-cutané. C'est d'ailleurs un principe que je suis toujours, de pratiquer de larges incisions à la peau et à la couche celluleuse sous-jacente, quand je veux mettre des organes profonds à nu. Cette incision qui déborde les côtes et la crête iliaque de cinq à six centimètres, permet de bien voir le bord antérieur du carré lombaire et le bord postérieur des muscles de la ceinture abdominale et de couper l'interligne aponévrotique qui les sépare. En écartant les deux lèvres musculaires, je vois au-dessous une couche de graisse assez molle que j'excise, puis une lame aponévrotique (fausse aponévrose, Péan) qui isole cette couche de la couche graisseuse qui représente la véritable atmosphère graisseuse du rein. J'incise toutes ces couches que je fais alors rétracter avec des rétracteurs courts, à manche, de même forme que ceux dont je me sers pour le vagin. Avant de mettre le rein à nu, je cherche avec l'extrémité de l'index la place qu'il occupe, je le reconnais à sa forme et à sa consistance, et après l'avoir mis à nu, je constate que son extrémité inférieure fait seule saillie au niveau de l'incision, qu'elle est hypertrophiée, et que le reste de l'organe remonte derrière l'estomac, en avant de la colonne vertébrale. Ces rapports devant en rendre l'énucléation difficile, j'incise de mon mieux tous les tissus qui recouvrent la capsule propre du rein, et malgré la résistance qu'elle oppose en raison d'un certain degré d'inflammation dont elle est le siège, je l'énuclée exclusivement avec l'extrémité des doigts. En suivant cette capsule sur les deux faces du rein, je vois alors à travers cette membrane que le parenchyme rénal offre une teinte noire insolite, que sa surface est inégale, parcourue de sillons blanchâtres de 1 à 2 millimètres de profondeur qui se poursuivent d'une façon irrégulière sur son bord externe et ses deux faces.

En raison de la hauteur de la situation du rein, je cherche après l'avoir énucléé, à l'abaisser en le saisissant dans son milieu avec des pinces à mors larges, courts et dentés qui me servent dans l'ablation du cancer de la langue pour laquelle je les ai imaginées. Mais le tissu de l'organe est tellement friable que ces pinces le coupent assez pour qu'elles ne puissent me servir de point d'appui. Il en est de même des pinces de Museux. à plus forte raison.

Pour parer à cette difficulté, j'applique de bas en haut, perpendiculairement, deux pinces longues et courbes à mors plats, larges et non dentés, sur la moitié inférieure du hile du rein, pour empêcher le passage du sang dans le rein ; je place ensuite deux pinces semblables transversalement à l'union des tiers inférieur et moyen du rein et j'en excise la portion sous-jacente. Cette coupe donne trois petits jets artériels qui sont facilement arrêtés avec mes pinces hémostatiques et me facilite l'introduction de la main au fond de la plaie. J'attire ensuite de vive force les deux tiers supérieurs de l'organe qui étaient doubles de leur volume normal, et je place en passant au-dessus d'eux, verticalement, deux nouvelles pinces longues sur la moitié supérieure du hile. J'excise la portion restante du rein, et le hile reste seul bien mis à nu avec les pinces qui le fixent. Je traverse alors en dedans de ces pinces le hile dans son milieu avec une longue aiguille à manche munie d'un fil de soie double et résistant. L'aiguille retirée, le fil rendu libre par sa section à ses deux extrémités sert à lier le hile en deux portions séparées, en même temps que les pinces sont retirées. Comme le pédicule est épais, je me sers ensuite de l'un de ces fils pour faire autour de tout le hile une troisième ligature, puis je coupe les fils très près du nœud et réduis les anses de soie avec le pédicule.

Ce temps de l'opération ne donne pas de sang, car au moment de retirer les pinces supérieures pour placer la ligature, une artère surrénale ayant voulu saigner, fut saisie par une longue pince hémostatique et liée à part. Une autre artériole située à la partie inférieure du hile et ayant été coupée probablement par les fils, fut saisie par une autre pince hémostatique et, comme ce vaisseau paraissait difficile à lier à cause de sa profondeur, cette pince longue fut laissée en place pendant 24 heures.

Il restait alors à la place qu'occupait le rein, une vaste cavité qui devait nécessairement les jours suivants. sécréter un liquide irritant dont je facilitai l'écoulement par deux gros tubes à drainage placés l'un à la partie supérieure, l'autre à la partie inférieure de cette cavité. Ces tubes et la pince laissée en place sortaient par le milieu de la plaie dont le reste fut fermé avec le plus grand soin par deux sutures profondes métalliques, correspondant au centre de la plaie et six sutures de soie superficielles correspondant surtout à la périphérie. Pansement avec de la gaze iodoformée, de la gaze au sublimé recouverte d'un morceau de Mackintosh, d'ouate et d'un bandage de corps en flanelle bien serré pour maintenir le tout.

Bien que l'opération ait été faite aussi rapidement que possible, elle dura cependant une heure un quart, à cause des difficultés causées par le siège insolite et le grand volume du rein.

Suites de l'opération. — La réaction fut facile, mais bien que le malade n'eût aucune douleur, nous dûmes faire plusieurs piqûres de morphine pour satisfaire à son habitude. La première nuit fut agitée et il y eut de la fièvre. T. 39°. Pouls 120. Le malade urina abondamment seul.

Le 19 janvier 1886. La fièvre tombe à 38°. Pouls 105. Le malade but 2 litres de lait, 1/2 litre de bonne eau-de-vie et 2 litres d'eau de Vichy. C'est alors qu'il nous avoue ce qu'il nous avait caché jusque-là, que les souffrances l'avaient rendu alcoolique, et que sur l'avis de plusieurs médecins qu'il pouvait boire à discrétion, il buvait huit bouteilles d'eau de Vic. Le soir, nous ne pûmes l'empêcher de boire de la bière. Malgré cette grande quantité de liquide ingéré, il ne rendit qu'un litre d'une urine très-sédimenteuse.

Le 20. L'altération diminua, le malade but moitié moins et urina trois fois plus. T. 37°. Pouls 96.

Le soir : un peu de dyspnée due a des gaz stomacaux cédant à la poudre de charbon. Il pouvait se coucher sur les deux côtés et rendit un litre d'urine nuageuse et colorée, mais moins boueuse.

Le 21. On put supprimer la morphine.

Le 22. Le malade prit un œuf et du jus de viande, ne but pas plus qu'un homme en santé ordinaire et rendit un litre et demi d'urine claire.

Le 23. Urines plus abondantes encore, viande et laitage.

Le 24. On renouvelle le pansement, tous les fils et les deux tubes sont enlevés bien que le tube supérieur donne un peu de pus non fétide. Pour empêcher l'écartement des lèvres de la plaie, je les maintiens rapprochées par des fils collodionnés comme pour la gastrotomie.

Le 26. Malade très bien, mange et boit comme tout le monde. Plus de morphine ni d'alcool.

Le 30. Pansement renouvelé, plaie cicatrisée complètement.

Le 31. Le malade se lève et se promène dans sa chambre.

1er février 1886. Il retourne dans son pays.

Depuis l'opération, le malade est venu nous voir plusieurs fois, et nous avons constaté avec plaisir que non-seulement il n'éprouve plus de douleur, mais qu'il a repris ses forces et que sa santé est très-satisfaisante.

Examen du rein, fait par M. le professeur Cornil.

« Sur des coupes, les canalicules contournés sont de volume » généralement normal, cependant quelques-uns sont un peu » dilatés. Ces derniers qui sont disposés par petits îlots, con- » tiennent dans leur lumière quelques cellules granuleuses sans » noyau, et des boules hyalines. Dans les tubes non dilatés, il » existe aussi très-souvent des boules hyalines avec des frag- » ments granuleux. Les cellules sécrétoires de ces canalicules » contournés ne contiennent que rarement des granulations » graisseuses fines. Le tissu conjonctif qui sépare les tubuli » n'est pas épaissi, cependant j'ai trouvé, sur plusieurs coupes, » 3 ou 4 ilots où il y avait des amas de cellules rondes. Les » parois hyalines des tubes urinifères sont normales. Parmi » les glomérules, j'en ai vu un assez grand nombre, dans la par- » tie de la substance corticale la plus rapprochée de la surface » du rein, qui présentaient un épaississement de la capsule de » Bowman et un degré plus ou moins avancé de glomérulite. » Les uns offraient, entre la capsule de Bowman et le bouquet » glomérulaire, des cellules rondes qui ne sont autres que des » globules blancs et des cellules polyédriques. Les lésions plus » avancées du glomérule s'accusent rarement, il est vrai, par » une transformation fibreuse du bouquet vasculaire et par une » atrophie de tout le glomérule. La capsule est alors très-épais-

» sie et, dans certains de ces glomérules, la circulation san-
» guine ne peut plus se faire. Toutes les lésions qui précèdent
» sont parfaitement nettes et caractérisent une néphrite albu-
» mineuse. Cependant la surface du rein, sous la capsule, n'est
» ni granuleuse ni chagrinée ; le rein ne paraît pas atrophié et
» il ne revêt pas non plus la couleur grise opaque qu'on observe
» souvent dans la maladie de Bright. Les artérioles ne sont pas
» sclérosées. La substance tubuleuse des pyramides de Malpi-
» ghi est à peu près normale et elle ne contient point de
» cylindres hyalins.

« Il y a donc là de la glomérulite et un état d'altération des
» tubes urinifères comme dans la néphrite albumineuse peu
» avancée. »

OBSERVATION 2 (inédite). — *Rein droit mobile excessivement douloureux. — Néphrectomie. — Guérison.* — Par
M. le Docteur **Péan**.

La nommée Eléonore B...., garde-malade, âgée de 22 ans, est
entrée à l'hôpital St-Louis, le 20 décembre 1885, salle Denon-
villiers, 48.

Le père qui est âgé de 63 ans, est assez bien portant, malgré
les deux ou trois attaques de goutte (?) qu'il aurait eues il y a
quelques années. Souvent il se plaint de douleurs articulaires
variant avec les changements de température. Sa mère est morte
à 47 ans, d'un cancer utérin. Plusieurs parents du côté mater-
nel seraient morts d'affection pulmonaire tuberculeuse (?).

Enfant, la malade eut une faible santé, toujours pâle, s'en-
rhumant facilement, toussant au moindre refroidissement.
Fluxion de poitrine à gauche à 16 ans, fièvre typhoïde à 18 ans.
Nouvelle fluxion de poitrine au mois de juillet de cette année.
La malade raconte qu'elle souffre de douleurs de reins depuis
l'âge de connaissance. Toujours, dit-elle, ses reins lui faisaient
mal quand elle voulait se lever de son siège. Réglée à 17 ans,
les douleurs s'accrurent davantage et à chaque époque menstruelle, époque qui était tout à fait irrégulière, puisque les

règles apparaissaient toutes les deux ou trois semaines, la malade éprouvait des souffrances extrêmes qui lui occasionnaient souvent des syncopes. En 1879, quelques jours avant la mort de sa mère, Eléonore B.... fit une chute d'une hauteur de quatre mètres environ, et tomba à plat ventre sur des morceaux de bois. Elle fut transportée inanimée chez elle et ce n'est que 24 heures après qu'elle reprit connaissance. Bien que la malade se relevât rapidement de cet accident, bien qu'elle se plaignît déjà de d uleurs lombaires et abdominales, les crises douloureuses furent plus fortes et la contraignirent, à la suite de cette chute, à entrer à l'Hôtel-Dieu, vers le mois d'octobre 1879. Pendant son séjour de 2 à 3 mois à l'hôpital, E. B... eut plusieurs attaques nerveuses et, à la moindre pression sur la région ovarienne, on provoquait des convulsions. Ces séances de palper abdominal, pratiqué surtout au niveau de la fosse iliaque droite et du flanc correspondant, se répétaient tous les jours et, comme l'état général ne s'améliorait pas, elle sortit et se rendit en province, pensant trouver au milieu de la campagne un soulagement à ses douleurs. Elle consulta successivement plusieurs médecins à Meaux et à Paris, où mon collègue, Siredey, la reçut dans son service à Lariboisière, le 2 décembre 1883, et lui fit garder le repos le plus absolu dans le décubitus dorsal, en lui appliquant sur la moitié droite de la paroi abdominale des vésicatoires, des pointes de feu, et une ceinture avec une pelote spéciale qui exerçait une forte pression sur la région du rein droit. Aucun traitement ne réussit à la soulager des douleurs abdominales et lombaires qu'elle éprouvait spontanément ou au moindre mouvement. Elle ressentait toujours dans le flanc droit une tumeur douloureuse à la pression, mobile, se déplaçant facilement sous l'influence des mouvements. Elle faisait remonter l'origine de la mobilité de cette tumeur à sa chute en 1879 et surtout aux pressions sur le ventre qu'on lui avait si fréquemment répétées pendant son séjour à l'Hôtel-Dieu. Au mois de juillet 1884, la malade sortit de l'hôpital dans un état d'affaiblissement extrême. Elle continua à éprouver de très-vives douleurs qu'elle ne calmait que par des injections de morphine.

Tout travail lui devenait impossible et ce n'est que lasse de

souffrir qu'elle vint me consulter en me priant de la débarrasser de la cause de ses douleurs.

Après l'avoir examinée pendant plusieurs jours dans mon
service à St-Louis, je me rangeai à l'avis de mon collègue
Siredey dont la malade s'était recommandée auprès de moi. Je
constatai que le rein droit était douloureux, qu'il était difficile
pour ce motif de le palper lorsqu'elle était couchée sur le dos,
tandis que lorsqu'elle se mettait à genoux ou qu'elle s'appuyait
à la fois sur les genoux et les mains, le rein se rapprochait assez
de la paroi abdominale antérieure amaigrie pour pouvoir être
facilement saisi et porté aussi bien vers la fosse iliaque droite
que sous la face inférieure du foie. On lui faisait aussi dépasser
la ligne médiane à gauche de 2 à 3 travers de doigt. La malade,
épuisée par les souffrances et par le péritonisme, était tombée
dans un état de nervosisme inquiétant. Souvent elle avait des
vomissements, du hoquet, de la toux et même des hémoptysies,
ce qui nous fit craindre une tendance à la tuberculose pulmonaire et peut-être rénale. Mais ni à l'auscultation de la poitrine,
ni à l'analyse des urines dont les sédiments étaient plus abondants qu'à l'état normal, nous ne trouvâmes aucun signe ma-
tériel qui pût nous autoriser à admettre cette opinion. Pensant
que l'ablation du rein droit était la seule chance de salut, comme
d'ailleurs déjà Siredey l'avait lui-même proposée, nous fîmes
transporter la malade chez les dames religieuses de la rue de la
Santé.

Opération, le 29 décembre 1885.—En présence de mes aides
ordinaires, les docteurs Barrault, Desarènes et Larrivé, de
mon interne Brodeur et de plusieurs confrères étrangers, après
nous être entourés des précautions antiseptiques les plus minutieuses, après avoir obtenu l'anesthésie au moyen de l'appareil
Paul Bert, la malade étant dans le décubitus latéro-abdominal
gauche avec un coussin sous le flanc correspondant, les jambes
et le tronc légèrement fléchis, je fis une incision verticale le
long du bord externe du sacro-lombaire, débordant en haut les
côtes de 6 centimètres et en bas la crête iliaque de 8 centimètres. La section de la paroi abdominale fut facile, mais
comme le rein était profondément situé, il devenait difficile, à
cause de l'hémorrhagie, de bien voir l'atmosphère graisseuse

rénale dans l'épaisseur de laquelle se trouvaient de nombreux vaisseaux artériels et veineux sur lesquels je dus appliquer soixante pinces hémostatiques.

Pour obtenir une plaie un peu plus large, je fis une section transversale de 3 à 4 centimètres sur le bord antérieur du carré lombaire, à un centimètre environ au-dessus de la crête iliaque, afin de saisir plus facilement les vaisseaux qui peuvent longer cette crête. Le rein apparut alors à la partie supérieure de la plaie, profondément situé sous le foie avec sa couleur et son volume normaux. J'incisai alors la capsule propre et, saisissant l'un des deux feuillets avec une pince, je la détachai avec mes doigts, des ciseaux et une spatule jusqu'au hile. Ce temps de l'opération fut facile et n'exigea l'application d'aucune pince hémostatique. Au niveau du hile, j'appliquai deux longues pinces à mors plats, larges, de mon modèle, l'une au-dessus et l'autre au-dessous, verticalement situées, et j'excisai le rein au ras de ces pinces. Je traversai alors le hile en dedans des pinces avec une aiguille munie d'un fil de soie double qui me servait à lier le pédicule en deux parties, puis j'appliquai une troisième ligature en masse, comprenant l'artère de la capsule surrénale. Lorsque le rein fut enlevé, nous fûmes frappés de l'étendue de la cavité dans laquelle il jouait au milieu de son atmosphère graisseuse. Nous prîmes le parti de ne pas mettre de drain à demeure et de chercher à obtenir la réunion par première intention. Dans ce but, nous remplaçâmes les pinces hémostatiques par 16 ligatures perdues exclusivement placées sur les vaisseaux les plus profonds (10 de soie et 6 de catgut). La plaie fut fermée complètement au moyen de dix sutures à anses séparées (6 de soie et 4 d'argent), comprenant dans leur anse toutes les couches jusqu'à l'atmosphère graisseuse inclusivement.

Pansement avec gaze iodoformée, gaze phéniquée, toile imperméable, ouate et bandage de corps en flanelle. L'opération dura 30 minutes.

Suites de l'opération.—Réveil chloroformique facile. Pendant la journée, quelques vomissements qui résistèrent à la glace et à l'eau de Seltz, mais disparurent sous l'influence d'une piqûre de morphine. Soir T. 38. Pls. 96.

Le 30. La malade n'a pas dormi, a eu quelques syncopes. Un peu d'agitation, quelques crachements de sang. Pas de vomissements dans la journée, grâce à la morphine. T. 38º, Pls 96. Bouillon froid et lait, lavements nutritifs.

Le 31. Même état. Toujours un peu d'agitation, même alimentation.

1er *janvier* 1886. — Nuit un peu calme. Très peu de sommeil, T. 38º, 3. Pls 94.

Le 2. Agitation et fièvre. T. 38º,5. Pls 104. Douleurs lombaires malgré trois injections de morphine de deux centigrammes chacune. Tous ces accidents cessent par l'apparition des règles. Je calme l'état nerveux par 3 gr. de bromure de potassium.

Le 5. Pansement renouvelé. Ablation de tous les fils. Réunion complète. Première garde-robe après l'opération. Pas de fièvre. Bouillon, lait, œuf et viande, vin.

Le 9. Fièvre. T. 39º. Pouls 108. Région lombaire douloureuse. Il s'est formé, sur le trajet d'un fil, un petit abcès dont l'évacuation amène un soulagement immédiat. Le lendemain, T. 37º,4. Pouls 80. L'appétit est excellent. La malade se lève pour la première fois et marche un peu dans la chambre. Les jours suivants elle continue à se lever, rentre à Saint-Louis, pour être envoyée en convalescence au Vésinet, dans les premiers jours de février 1886.

Depuis sa sortie de l'hôpital, nous avons souvent revu la malade qui jouit d'une bonne santé, d'un bon appétit et reprend de l'embonpoint. Les urines qui ont toujours été claires, transparentes, et en quantité normale après l'opération, ne contiennent ni sang, ni pus, ni sucre, ni albumine. Eléonore B... a repris son travail de garde-malade et marche sans douleur, comme nous avons pu le constater dans les premiers jours de ce mois (juillet 1886).

Le rein enlevé est sain.

OBSERVATION 3 (inédite). (Recueillie par M. ROLLIN, interne
du service). — *Rein flottant gauche. — Néphrectomie. —
Mort. — Rétrécissement congénital (?) de l'urètère droit
avec Hydronéphrose et Atrophie presque complète du parenchyme rénal.* — Par **M. Terrier.**

La nommée S..., âgée de 24 ans, couturière, entre à l'hôpital
Bichat, le 3 février 1885, salle Chassaignac, n° 4, service de
M. le Dr Terrier.

Pas d'antécédents héréditaires.

Pas de maladie antérieure ; les règles se sont établies à
14 ans 1/2 sans troubles d'aucune espèce.

Il y a 2 ans, la malade fut brusquement soulevée et jetée sur
l'épaule ; elle ressentit à ce moment une douleur assez vive
dans la fosse lombaire et l'hypochondre gauche et eut plusieurs
vomissements verdâtres. La malade raconte qu'à partir de cette
époque les règles furent moins abondantes et surtout devinrent douloureuses ; elle ajoute, il est vrai, que depuis l'âge de
17 ans les époques ont toujours été accompagnées de coliques
plus ou moins intenses.

Mais c'est seulement depuis deux ans, que les digestions
sont devenues mauvaises et les vomissements presque continuels.

Ces troubles dyspeptiques allant en croissant interdirent
bientôt l'usage des aliments solides, et les douleurs, exagérées
par la marche, la fatigue, forcèrent la malade à s'aliter. L'état
moral s'en ressentit bientôt et on constate aujourd'hui un nervosisme assez accusé.

Etat actuel. — La palpation, la percussion, permettent
d'abord de reconnaître que l'estomac est véritablement dilaté ;
ensuite on trouve une tumeur située dans l'hypochondre gauche
juste au-dessous des fausses côtes, à grand diamètre transversal, paraissant régulièrement arrondie, lisse, sans bosselures.

Cette tumeur est mobile, fuyant sous la pression des doigts, reparaissant lors des efforts. Lorsque la malade tousse ou fait un effort, la tumeur vient soulever la paroi abdominale et se dirige de haut en bas. Cette propulsion de la tumeur au moment de la toux et son mouvement de descente sont facilement appréciables à la vue et au toucher.

Cette tumeur est un peu douloureuse à la pression et sa forme rappelle assez bien la forme du rein. La malade prétend lorsqu'elle change de position, sentir quelque chose qui se déplace dans l'abdomen. Le diagnostic est: *Rein flottant*.

Février–Mars. — Les coliques sont continues, subissant une exagération très-notable au moment des règles. Les troubles digestifs sont toujours considérables ; les vomissements, les douleurs gastralgiques, ne permettent à la malade que de prendre des potages, du lait et de l'eau de Vichy.

Les lavages de l'estomac avec le tube de Faucher n'amenèrent aucune amélioration, on y renonce au bout de quelque temps.

La malade reste couchée toute la journée, couchée du côté gauche, la main appuyée sans cesse sur l'hypochondre gauche pour calmer les douleurs. Le nervosisme s'accentue de plus en plus.

L'état général est cependant encore relativement satisfaisant, l'amaigrissement n'est pas trop accusé. Pas de toux, l'examen de la poitrine est négatif. Pas de lésions cardiaques. Urines en 24 heures : 1,000 à 1,500 grammes en moyenne.

La néphrectomie proposée est acceptée.

25 mars. — Les règles apparaissent et durent jusqu'au 28 mars. Pendant cette période les douleurs subissent l'exagé ration habituelle.

31 mars 1885. *Opération*. — MM. Terrier, Périer. — M. Berger donne le chloroforme.

L'anesthésie est facile et rapide : ni agitation, ni asphyxie. *Incision sur le bord externe* et gauche du muscle droit de l'abdomen, verticale, étendue de la douzième côte à deux travers de doigt de l'arcade de Fallope.

Section du grand oblique (deux ou trois pinces hémostatiques pour les vaisseaux du tissu cellulaire sous-cutané).

On arrive sur le petit oblique qu'on incise couche par couche en pénétrant dans la gaine du muscle droit. Derrière ce tissu fibreux, on incise le tissu cellulaire sous-péritonéal. A ce moment on fait une petite ouverture au péritoine par où s'échappe un peu d'épiploon. Cet épiploon est maintenu avec le péritoine par une pince à pression continue. A ce moment, dans un effort, la malade fait descendre son rein, qui bientôt remonte dans l'hypochondre où il se perd.

Ici se présente une grande difficulté, c'est de saisir le rein et de l'abaisser.

Malgré les efforts faits, ou plutôt qu'on provoque chez la malade, malgré même des efforts de vomissements obtenus en laissant un peu réveiller la malade, rien ne redescend au niveau de l'incision.

L'ouverture faite à la paroi est un peu agrandie en bas et en haut afin de pouvoir pénétrer plus facilement dans l'hypochondre gauche, avec la main. Après des essais infructueux, on peut saisir le hile du rein et abaisser le rein jusqu'à la plaie. Alors on déchire peu à peu le tissu cellulaire qui l'entoure, on énuclée le bord externe, l'extrémité inférieure et la moitié inférieure du bord interne. La partie supérieure du rein est isolée peu à peu et séparée de la capsule surrénale par une ligature de soie. Le hile du rein est alors facile à isoler et on y place une forte ligature de soie, serrée fortement. Le rein qui est enlevé, est gros, d'une coloration bleue violacée, et pèse 205 gr. (Poids normal, 170 gr., Sappey). Excision de l'épiploon, lié au catgut et réduit; suture de l'ouverture péritonéale avec catgut au moyen de l'aiguille de Reverdin.

Un gros drain est placé dans la plaie, puis on pratique six sutures profondes au fil d'argent et six superficielles. Gaze iodoformée. Pansement de Lister. L'opération a duré 50 *minutes*, l'hémorrhagie a été insignifiante. La seule difficulté a été la recherche et l'attraction du rein. Le pouls est resté très-faible et fréquent, pendant toute cette partie de l'opération.

31 mars. T. 38º,2. Respiration, 30. Pouls, 100.

Un peu de suintement sanguin, insuffisant pour forcer à changer le pansement. La malade se plaint de douleurs assez vives dans le ventre. La bouche est amère, la langue étalée, blanchâtre, la soif vive. Urines, 50 grammes (depuis le matin dix heures et demie jusqu'à cinq heures et demie du soir).

1er avril. — La nuit a été assez bonne, deux vomissements peu abondants. T. 38°,8. — Respiration 30. — Pouls 104.

La langue a le même aspect qu'hier, soif toujours vive ; lait, champagne.

Soir. — Même état, pas de vomissement dans la journée. La malade fait des efforts pour aller à la selle, douleur dans le côté gauche.

T. 38°,1. Respiration 28. Pouls 110.

Urines des 24 heures, 250 grammes.

2 avril. — La nuit a été mauvaise, agitée, la malade veut se lever, remue beaucoup. — A quatre heures du matin, la diarrhée commence : 2 selles liquides, jaunâtres, fétides.

T. 38°,8. — Respiration, 18. — Pouls 126.

Pansement. — La plaie a bon aspect, les sutures sont laissées en place.

Soir. Assoupissement très marqué. Subdélirium.

Langue blanchâtre, épaisse, pas de vomissement, 2 selles diarrhéiques.

T. 38°,7. — Pouls 132, faible, presque filiforme, difficile à compter. Respiration 13. Les mouvements respiratoires sont lents, séparés par de longues pauses.

Urines des 24 heures, 50 grammes.

La malade a pris dans la journée un demi-litre de lait.

3 avril. — La nuit a été mauvaise : deux selles liquides jaunâtres.

9 *heures*. — La malade est abattue, prostrée, répond difficilement aux questions.

T. 39°,3. — Pouls, 130, petit et faible.

Respiration 10. La respiration est très-lente, entrecoupée de pauses prolongées, l'haleine paraît ammoniacale, la réaction avec HCL fait défaut. La langue est toujours pâteuse, recouverte d'un enduit blanchâtre, épais ; un peu de muguet.

On cesse les piqûres de morphine. Piqûres d'éther.

11 *heures*. — On fait une injection sous-cutanée d'une demiseringue d'une solution de chlorhydrate de pilocarpine au

trentième. Dix minutes après apparaissent des sueurs diffuses, de la salivation, un écoulement de mucus nasal.

Le pouls se relève un peu, la respiration est plus fréquente.

2 *heures*. — Un tiers de seringue de pilocarpine ; salivation, sueurs moins abondantes qu'à la première injection. Mais par contre, depuis ce matin, la malade a eu 4 selles diarrhéiques abondantes de couleur jaunâtre.

Le pouls est à 118, toujours faible et petit.

La respiration est plus fréquente que le matin (16 à 18) et plus régulière. L'assoupissement paraît moins profond. On remarque quelques mouvements convulsifs dans le bras gauche.

6 *heures*. Un quart de seringue de pilocarpine.

Abattement semi-comateux. Urines de 24 heures, à peine 15 gr., mais la diarrhée est continue, la malade va sous elle sans en avoir conscience.

Respiration plus fréquente 27. Pouls 106. Encore quelques mouvements dans le bras gauche. Hoquet. T. 37°,2.

4 avril. Depuis 4 heures du matin l'état de la malade s'est encore aggravé, coma. La face est pâle, immobile, les yeux à demi fermés, la bouche largement ouverte, la respiration lente et bruyante, 15 à 18. La diarrhée a continué. Le cathétérisme plusieurs fois pratiqué n'a évacué que quelques gouttes d'urine.

T. 40. Pouls filiforme incomptable.

Mort à 11 heures du matin.

Autopsie (24 heures après la mort).

La plaie opératoire est entièrement réunie ; les fils d'argent, le drain, sont encore en place.

Incision sur la ligne médiane ; l'épiploon apparaît bien étalé en avant des anses intestinales, sans rougeur, sans vascularisation anormales.

Les anses intestinales présentent en plusieurs points un piqueté rougeâtre très-accusé, mais nulle part on ne trouve de fausse membrane, nulle part de pus. L'intestin se déroule avec facilité ; en somme il n'y a pas trace de péritonite.

Le feuillet péritonéal décollé pendant l'opération est solidement adhérent à la paroi abdominale, il ne présente rien autre chose qu'une teinte violacée, ecchymotique.

Dans la fosse lombaire gauche, on trouve le tissu cellulaire déchiré, quelques caillots sanguins, mais pas de trace de pus. On se met aussitôt à la recherche du rein droit ; on aperçoit bientôt une masse bosselée, mollasse, très-allongée dans le sens vertical, de couleur blanchâtre. Le rein est absolument dégénéré, transformé en une poche irrégulière, avec de grosses bosselures ; le bassinet, l'uretère dilaté dans sa portion supérieure, font partie de la tumeur.

Pesée pleine, cette poche kystique pèse 245 grammes. Une douce pression est suffisante pour affaisser la tumeur, on recueille avec soin 150 grammes d'un liquide jaunâtre, trouble et il reste alors une poche membraneuse peu épaisse, blanchâtre, pesant 95 grammes. Il n'existe de parenchyme rénal avec sa coloration normale qu'une petite languette de 3 centimètres de long sur 5 centimètres de largeur environ.

La *vessie* est ensuite ouverte sur la ligne médiane, elle contient à peine quelques grammes d'un liquide jaunâtre, opalescent.

L'embouchure des *uretères* est facile à trouver et paraît normale ; mais, tandis qu'il est facile de faire pénétrer dans l'uretère gauche une petite sonde, du volume d'une sonde cannelée environ, il est fort difficile de pousser le même instrument dans l'uretère droit. La sonde est serrée et entre avec frottement, tandis qu'elle est libre et mobile dans l'uretère gauche. Il y a donc un rétrécissement assez accusé de la portion inférieure de l'uretère droit, sur le trajet duquel on ne peut d'ailleurs trouver aucune cause de compression.

Utérus. — Sain, normal.

Ovaires. — Durs au toucher, quelques points semblent calcifiés.

L'*intestin grêle* est incisé : sur plusieurs points, les anses intestinales sont vascularisées, présentent des arborisations rougeâtres très marquées. On ne trouve nulle part d'ulcération.

L'*estomac* est dilaté et contient un liquide franchement vert. Le *foie* ne présente autre chose qu'une ecchymose large comme la paume de la main, sur sa face convexe, au niveau du rebord des fausses côtes. *Poids* : 1,450 grammes. La *rate* est normale.

Les *poumons* ne sont pas tuberculeux, mais il y a une congestion intense des deux bases, surtout de la base gauche.

Le *cœur* est normal.

OBSERVATION 4 (Inédite). — *Rein droit mobile douloureux. — Néphrectomie. — Guérison.* — Par **M. Polaillon**.

T. M.., âgée de 35 ans, femme de ménage, entrée à la Pitié, service de M. Polaillon, le 7 décembre 1885. Bien portante jusqu'à dix-huit ans. A cette époque, bronchites successives et attaques d'asthme, la fatiguant beaucoup. A ce moment elle est très-nerveuse, très-émotive. Il y a quatre ans, douleurs lombaires disparaissant dans le décubitus latéral droit. Douleurs très-violentes pendant la marche et dans la station debout, l'empêchant de frotter les appartements, ce qu'elle faisait auparavant.

Il y a deux ans, séjour de quatre mois et demi à l'hôpital, service de M. Audhoui, qui reconnaît un rein mobile, toujours avec le même genre de douleur. Au Vésinet, nouvelle attaque violente d'asthme.

En dernier lieu, la malade devient cuisinière dans une maison bourgeoise où elle travaille beaucoup. A ce moment, douleurs intolérables, station debout impossible, vomissements fréquents et même au repos, sensation de douleurs dans les reins.

Entrée à la Pitié, service de M. Polaillon, 7 décembre 1885. Très-grandes douleurs. Amaigrissement. Coliques immédiatement après avoir mangé. Etat nerveux très-prononcé. Anorexie. Dyspepsie. Urine normale sans sucre, ni albumine, ni sang.

A la palpation, tumeur dans le flanc droit, de la forme et du volume du rein, mate, facile à percevoir, très-mobile surtout dans le sens vertical allant jusque sous le foie. Douloureuse seulement à une forte pression ; même matité des 2 régions lombaires.

Après une sortie d'un jour de l'hôpital au milieu d'avril, la malade rentre très-fatiguée avec douleurs rénales atroces. Demande avec instance l'opération.

Opération, 13 *avril* 1886.—Chloroforme. Incision sur la ligne médiane de 15 à 18 centimètres. Sortie de l'épiploon et des intestins enveloppés dans serviettes de flanelle chaude phéniquées. Incision du péritoine profond. Pédicule du rein très court sans *mésonéphron.* Enucléation du rein très-pénible. Double ligature superposée du pédicule volumineux avec catgut résistant. Section du pédicule, ablation du rein. Ensuite ligature de l'uretère, de la veine et de l'artère rénales séparément avec fil de soie fin, mais résistant. Toilette du péritoine qui est rentré dans le ventre avec intestins maintenus chauds. Pas de suture de la plaie péritonéale profonde, pas de contre-ouverture pour drainage lombaire, suture de la paroi abdominale (4 prof ndes et 5 superficielles). Pansement de Lister. Bandage de corps très serré.

Suites de l'opération. — Les suites de l'opération sont heureuses. Pas de fièvre les premiers jours. T. variant de 38° à 39,°4, du 6ᵉ au 16ᵉ jour. Ensuite pas de fièvre. Diminution considérable des douleurs. Très-grande amélioration dans l'état général.

Urine 500 gr. le premier jour, augmentant progressivement de jour en jour pour atteindre 1,500 gr., le 12ᵉ jour. Aujourd'hui, 1ᵉʳ juillet 1886, la malade va très bien, souffre peu dans la station debout, digère bien, se lève une heure par jour, et excrète une quantité normale d'urine. Le rein droit enlevé, examiné au laboratoire de M. le professeur Cornil, était légèrement congestionné sans aucune lésion de son parenchyme.

OBSERVATION 5. — *Rein excessivement douloureux.* — *Néphrectomie.* — *Guérison.* — Par **Gilmore** (1).

Négresse de 33 ans, enceinte de 5 mois, éprouve depuis 4 ans des douleurs horribles dans la région lombaire où siège une tumeur mal déterminée.

Diagnostic : rein douloureux.

(1) Amer. Journ. of obstetrics, may 1871.

Opération; décembre 1870. — Incision lombaire. Ligature du hile. Ablation du rein. Pas d'avortement. Guérison.

Le rein était atrophié avec des dépressions costales.

OBSERVATION 6.— *Rein droit flottant douloureux.*— *Néphrectomie.* — *Guérison.* — Par **Martin** (1).

Femme, 49 ans, sentait depuis de longues années une tuméfaction mobile dans l'abdomen, qui occasionnait des douleurs telles que la malade ne pouvait plus continuer son travail. La tumeur, le rein droit, se trouvait sur le milieu d'une ligne allant de l'ombilic à l'épine iliaque antéro-supérieure. Tumeur mobile. Urine normale.

Opération le 24 mars 1878. — Incision sur la ligne blanche. Le péritoine est refoulé jusqu'au hile. Le pédicule long de 10 centimètres pris en masse est lié en deux portions par transfixion. Le péritoine seul saignait assez fort. Le pédicule ne donnait pas de sang. La plaie fut suturée. Le rein gauche occupait sa place normale. L'opération dura 36 minutes. Au début on sonda la malade. L'urine était normale. Cependant une cystite prononcée dura un temps assez long, après quoi la guérison ne tarda pas à être complète.

OBSERVATION 7. — *Rein droit flottant.* — *Néphrectomie.* — *Guérison.* — Par **Martin** (2).

Femme, 30 ans. Il y a deux ans, elle fit une chute sur la fesse. Depuis lors elle éprouva des douleurs ; cinq mois après, elle s'aperçut d'une tuméfaction mobile. Les douleurs devinrent si intenses qu'elle fut obligée de renoncer à tout travail.

A droite, près de la ligne blanche, au-dessous de l'ombilic se trouve une tumeur mobile douloureuse : le rein droit.

(1) Langenbeck's Arch. Bd. XXIII, 1879.
(2) Langenbeck's Arch. Bd. XXIII, 1879.

Opération le 25 *août* 1878. — L'organe était dégénéré ; à l'ouverture de l'abdomen, il disparaît sur la ligne blanche. Quelques secousses de la malade le font apparaître dans la plaie abdominale. Le pédicule lié avec 5 ligatures est réséqué. Pas d'hémorrhagie. Le rein gauche occupe sa place normale. La durée de l'opération est de 50 minutes. Une guérison rapide s'ensuit.

OBSERVATION 8.— *Rein droit flottant douloureux.*— *Néphrectomie.*— *Guérison.* — Par **Martin** (1).

Femme, 25 ans. Depuis longtemps, rein droit mobile et très-douloureux.

Opération, 14 *novembre* 1878. — Incision sur la ligne blanche, avec toutes les précautions antiseptiques. Guérison sans complications.

OBSERVATION 9.— *Rein droit flottant douloureux.*— *Néphrectomie.* — *Mort.* — Par **Martin** (2).

Femme, 37 ans, souffrant depuis longtemps du côté droit. A l'examen, rein droit mobile et excessivement douloureux. Malade très-faible, extrêmement amaigrie.

Opération le 19 *avril* 1879. — Incision médiane avec toutes les précautions antiseptiques. Mort par inanition.

OBSERVATION 10.— *Rein droit flottant douloureux.*—*Néphrectomie.* — *Guérison.* —Par **Smith** (3).

La malade, 55 ans, éprouve des douleurs dans le côté droit depuis 8 ans ; ces douleurs ont amené des troubles psychiques. Malade renfermée 2 ans dans un asile.

(1) Berliner Klin. Wochenschrift, 1882.
(2) Berliner Klin. Wochenschrift, 1882.
(3) New-Orleans med. and surg. journ., Août 1879.

Plusieurs interventions ont été tentées, comme l'ovariotomie; un séton fut passé dans le rein pour déterminer des adhérences, mais sans résultat.

Opération le 3 juin 1879. — Incision lombaire d'après Simon. Le rein fut remis à sa place et facilement énucléé. Le pédicule fut lié. La ligature tomba le 10ᵉ jour. Le rein extirpé présentait une cicatrice, suite de l'application du séton ; sain d'ailleurs.

La guérison eut lieu sans complications.

OBSERVATION 11.—*Rein droit flottant douloureux.— Néphrectomie. — Mort. —* Par **Martin** (1).

Femme, 40 ans, souffrant depuis longtemps d'une tumeur mobile, dans la partie droite de l'abdomen.

Opération, 24 *juin* 1879. — Incision sur la ligne blanche. Rien de particulier. Mort par septicémie.

OBSERVATION 12.— *Rein droit flottant douloureux.— Néphrectomie. — Guérison. —* Par **Martini** (2).

Depuis plus d'un an, à la suite d'une chute, la malade, âgée de 37 ans, éprouve des douleurs fortes dans le côté. Nausées, faiblesse et marche bientôt impossible. Six mois après, elle tombe de nouveau et depuis lors ces douleurs ont encore augmenté.

Dans l'abdomen on sent une tumeur très-mobile qui n'est autre chose que le rein droit. De plus on entend nettement les battements du pédicule du hile. Le rein gauche occupe sa place normale. Les ovaires sont intacts. L'urine est claire, contient de l'albumine. Une pelote pour maintenir l'organe déplacé ne soulage que temporairement.

Opération le 17 juillet 1879. — Incision sur la ligne blanche. L'organe est énucléé de sa capsule séreuse, le parenchyme saigne

(1) Berliner Klin. Wochenschrift, 1882.
(2) Langenbeck's Arch. Bd. XXVI, 1879, p. 513.

à peine. Le pédicule ainsi que l'artère rénale sont isolés et liés séparément.

Les premiers jours, les urines sont légèrement teintées de sang. La guérison a lieu sans fièvre.

OBSERVATION 13.— *Rein droit flottant douloureux.— Néphrectomie. — Mort. —* Par **Merkel** (1).

Une femme de 28 ans avait remarqué ces temps derniers une tuméfaction dans l'abdomen que lui déterminait des douleurs vives pendant la marche.

Chez la malade très-amaigrie, on trouve une tumeur qui se laisse facilement déplacer de la droite vers la ligne blanche.

Diagnostic. — Rein droit flottant, malade au point de vue organique.

Opération, le 24 *septembre* 1879. — Incision abdominale sur la ligne médiane. Le pédicule est lié en masse.

Stéatose du rein droit. Un peu d'urine claire est retirée par la sonde.

Le cinquième jour, la malade meurt d'urémie.

Le rein gauche était aussi en dégénérescence graisseuse.

OBSERVATION 14.— *Rein droit flottant douloureux.—Néphrectomie. — Mort. —* Par **Martin** (2).

Malade, 42 ans. Douleur vive dans le flanc droit. Rein mobile.

Opération, 20 *juillet* 1880. — Incision sur la ligne médiane. Tout va bien immédiatement après l'opération. Mort, par péritonite chronique, six semaines après.

(1) Bay. Aerztl. Intelligenz Blatt, nº 21, 1879.
(2) Berliner Klin. Wochenschrift, 1882.

OBSERVATION 15. — *Rein droit flottant douloureux.— Néphrectomie. — Guérison. —* Par **Martin** (1).

Femme, 67 ans, souffrant depuis longtemps d'une tumeur mobile
et très-douloureuse dans le flanc droit.

Opération, le 28 novembre 1880. — Incision sur ligne médiane.
Pas de complications. Guérison.

OBSERVATION 16.— *Rein droit flottant douloureux.— Néphrectomie. — Guérison. —* Par **Langenbuch** (2).

Une femme, 30 ans, présentait un rein flottant.
L'organe malade descendait jusqu'au petit bassin.
Opération en 1880. Incision le long du bord externe du muscle
droit de l'abdomen du côté droit. Le méso-colon latéral fut écarté
et les vaisseaux et l'uretère liés avec une ligature double. Le
pédicule réséqué. Guérison.

OBSERVATION 17.— *Rein droit flottant douloureux.— Néphrectomie. — Guérison. —* Par **Langenbuch** (3).

Chez un garçon de 20 ans, le rein droit se sentait nettement
derrière la paroi abdominale, dans la région de la vésicule biliaire.
Le malade éprouvait des douleurs atroces et devint dyspeptique.
Opération en 1880.— Même incision que dans l'observation précédente. Une artère secondaire donnait fortement du sang. Pour la
lier, un fil fut passé par la paroi abdominale, afin d'assurer complètement l'hémostase.
Le malade sort guéri.

(1) Berliner Klin, Wochenschrift, 1882.
(2) Centralbl. f. Chirurgie, 1881, p. 44.
(3) Centralbl. f. chirurgie, 1881.

OBSERVATION 18. — *Rein droit flottant pris pour cancer de l'estomac ou du pylore.* — *Néphrectomie.* — *Mort.* — Par **Billroth** (1).

Une femme âgée de 28 ans, se présente au professeur Billroth, avec un diagnostic écrit par un médecin : cancer de l'estomac. Depuis 3 ans, dyspepsie sans cause apparente chez cette malade, jusqu'alors bien portante. Amaigrissement très-prononcé, faiblesse. Depuis quelques semaines, vomissements presque incoercibles. Dans la région du pylore on sent nettement une tumeur mobile, douloureuse à la pression. Cet ensemble de symptômes faisait croire, de prime abord, qu'il s'agissait d'un néoplasme pylorique, mais quand la malade fut examinée pendant le sommeil chloroformique, Billroth trouva que la tumeur se laissait déplacer facilement vers la profondeur et crut alors à l'existence possible d'un rein flottant.

Opération, le 17 août 1881. — Incision abdominale dans le but de réséquer le pylore, puisque le diagnostic de rein flottant est douteux, à cause de l'influence de l'affection sur l'état général de la malade.

Lorsque l'abdomen fut ouvert, on constata que l'estomac, le pylore et le duodénum ne présentaient rien d'anormal. Mais en avant du pylore se trouvait le rein droit, la vraie cause des douleurs. C'est alors que Billroth extirpa cet organe et ferma la plaie abdominale.

L'opération fut longue. Hémorrhagie abondante. Après l'opération, syncope. On réchauffe la malade et on lui administre des lavements de vin. Lait, bouillon ; malgré tout, la malade est toujours très-faible et meurt le huitième jour après l'opération.

Autopsie : péritonite infectieuse, localisée surtout à la région lombaire droite.

(1) Wiener med. Wochenschrift, 1884, n° 24.

OBSERVATION 19.— *Rein gauche flottant douloureux congénital.
— Néphrectomie.— Mort par Urémie.* — Par **Polk** (1).

La malade, 19 ans, porte dans la fosse iliaque gauche, une
tumeur manifestement mobile, qui provoque des douleurs très
vives et fait que la malade devient incapable de travailler. La
tumeur est de forme ovale. De la tumeur part un cordon qui
arrive à la face inférieure de la vessie.

Diagnostic : Rein flottant congénital adhérent à l'ovaire.

Opération, le 3 novembre 1882.—L'incision fut faite parallèlement
au ligament de Poupart, allant de l'épine iliaque antéro-supérieure
à l'anneau inguinal. Enucléation du rein facile. L'uretère et les
vaisseaux furent liés séparément. Drainage. Le péritoine ne fut
pas ouvert. Le onzième jour, la malade meurt d'urémie. Le rein
droit manquait complètement.

OBSERVATION 20.— *Rein droit mobile kystique.— Néphrectomie. — Guérison.* — Par **William Walter** (2).

Femme, 42 ans, entrée à l'hôpital, 9 avril 1883, pour rein droit
mobile depuis environ 5 ans, après un accouchement.

Bientôt, rein volumineux, état général grave, vomissements.

Opération 1883. — Incision sur ligne blanche, tumeur ayant
l'apparence d'un kyste à parois bleuâtres avec rein attenant. Section du péritoine et décollement du rein.

Ponction du kyste. Ligature des vaisseaux rénaux et de l'uretère séparément. Extirpation du rein. Pas d'hémorrhagie, suture
de la plaie abdominale et pansement au thymol. Ablation des fils
à suture le sixième jour.

Accès de delirium tremens le douzième jour. Guérison complète
un mois après l'opération. Les vomissements ont cessé entièrement.

(1) New-York medical journ. 3 nov. 1882.
(2) Brit. med. Journ. p. 615, sept. 1883.

OBSERVATION 21.— *Rein mobile douloureux.— Néphrectomie. Mort.* — Par **Geyl** (1).

Femme avec tumeur mobile de l'abdomen après traumatisme. Symptômes dyspeptiques et nerveux très graves.

Operation 1884. — Incision sur ligne blanche. Ablation du rein. Avant l'opération laryngite aiguë et après l'opération, œdème de la glotte. Mort 8 heures après.

OBSERVATION 22. — *Rein droit flottant pris pour tumeur de l'ovaire ou de la trompe. — Néphrectomie. — Guérison.* — Par **Lawson Tait** (2).

A. T..., 22 ans, me consulta au mois de mai de cette année. Mariée, il y a 5 ans, 2 enfants, le plus jeune de 20 mois. Depuis environ un an, la malade porte une tumeur dans le côté droit de l'abdomen, qui n'est sentie que dans certaines positions et qui se déplace facilement. Douleur constante avec exacerbation à chaque époque menstruelle.

A l'examen, je découvre la tumeur juste à droite du corps des vertèbres lombaires au-dessus du détroit supérieur du bassin. Quand la paroi abdominale est relâchée, je peux déplacer cette tumeur dans toutes les directions, à gauche de la colonne vertébrale, en haut jusque sous le foie, en bas jusque dans le bassin. Vu cette mobilité et l'extrême douleur continue certainement due à la tumeur, je n'hésite pas à diagnostiquer : tumeur de l'ovaire ou de la trompe avec un pédicule extrêmement long.

Opération, le 20 mai 1885.—A l'ouverture de l'abdomen, je trouve à ma grande surprise, que c'est le rein droit augmenté environ de 3 fois son volume que je pouvais ainsi déplacer dans tous les sens sous le péritoine. Pas de *mésonéphron.* C'était un véritable rein

(1) Etude sur l'extirpation du rein in Inaug. Diss. Heidelberg, 1885, de JONG. Revue Scienc. méd. T. XXVII, p. 792, 1886.

(2) Notes on the Surgery of the Kidney by Lawson Tait, F. R. C. S. (The Birmingham Medical Review, Sept. 1885.)

flottant. Comme il me paraissait malade et que je ne pouvais croire que sa grande mobilité fut la cause de la douleur, je l'ouvris et ne trouvai ni calcul, ni suppuration. Je l'enlevai après m'être assuré de l'état sain du rein gauche.

Rien à noter après l'opération. La veille de sa sortie de l'hôpital, le 9 juin 1885, la malade rendait environ 900 grammes d'urine. Il y a quelques jours, je l'ai revue avec une santé parfaite, sans la moindre douleur. Le rein enlevé présentait les lésions de la dégénérescence graisseuse (examen par Dr. Suckling) et pesait 9 onces (288 grs).

Lawson Tait ne croit pas que dans ce cas, la néphrorraphie eût pu être utile au malade.

OBSERVATION 23. — *Rein mobile calculeux.* — *Néphrectomie.*—
Guérison. — Par **Clement Lucas** (1).

X., souffrant dans la région rénale d'une tumeur mobile, dans laquelle on sentait des calculs, à travers la paroi abdominale.

Opération, 14 *juillet* 1885. — Incision lombaire. Extirpation facile du rein. Le péritoine n'est pas intéressé. Malade en très-bonne voie de guérison, le 25 juillet 1885. Urine toujours normale.

OBSERVATION 24.— *Rein gauche mobile, volumineux et douloureux.*— *Néphrectomie.*— *Guérison.*— Par le Dr **Hingston** (2).

Jeune fille, 18 ans, vives douleurs dans région du rein gauche. Rein gauche volumineux, mobile librement.

Néphrectomie, Août 1885. — Incision lombaire. Opération facile, sans hémorrhagie, et suites heureuses. Guérison.

Rein enlevé rempli de cavités avec liquide crémeux. Bassinet rempli de tissu fibreux. Uretère obstrué, devenu presque une corde fibreuse. Pas de vaisseaux pénétrant dans le hile. Désor-

(1) British med. Journal, 25 July 1885.
(2) Montreal Medico-Chirurgical Society, Octob. 23 th 1885 (Medical News, Nov. 7 th, 1885 p. 524).

ganisation du rein due probablement à l'obstruction congénitale
de l'uretère (?).

OBSERVATION 25. — *Rein droit mobile et douloureux.* — *Néphrorraphie.* — *Néphrectomie.* — *Guérison.* — Par **Hayes
Agnew** (1).

Homme, 32 ans, marchand d'habits. Il y a 7 ans, pendant un
effort, le malade éprouva de très vives douleurs dans la région
lombaire droite. Il lui sembla que quelque chose s'était *détaché* à
l'intérieur. Depuis ce temps, toujours vives douleurs dans le flanc
droit.

A l'examen, on trouve un rein flottant droit. Après plusieurs
tentatives infructueuses pour fixer l'organe déplacé, et les douleurs augmentant toujours, l'auteur procède à l'opération.

Opération 1884. — Incision lombaire, l'atmosphère cellulo-graisseuse est mise à nu. Fixation du rein aux bords de la plaie avec
du catgut que l'on passe dans la capsule fibreuse. Drainage. Pansement antiseptique.

Guérison de la plaie au bout de six semaines. Un mois après,
réapparition de la mobilité du rein. Néphrectomie.

Opération 1885. — Incision lombaire. Ablation du rein. Guérison, quatre semaines après. .

OBSERVATION 26.— *Rein droit mobile douloureux.* — *Néphrectomie.* — *Guérison.* — Par **Hennig** (Leipzig) (2).

Femme, 50 ans, souffrant depuis quelque temps d'une tumeur
mobile de la région rénale droite. Etat nerveux grave. Très-vives
douleurs.

Opération 1885. — Incision abdominale. Ablation du rein. Guérison.

(1) Philadel. med. times, June 1885.
(2) Memorab. 14 mai 1885.

OBSERVATION 27.— *Rein droit mobile douloureux.— Néphror-raphie. — Guérison.* — Par **Hahn** (1).

Femme, âgée de 38 ans, avec rein mobile du côté droit à la suite d'un effort. Il existe quelque doute sur l'état du rein gauche qui peut être atteint de lithiase rénale. Troubles urinaires très-prononcés. Oppression forte. Douleurs dans tout l'abdomen, parfois si fortes que la malade est obligée de garder le lit. Douleurs presque continues.

Opération, le 14 avril 1881 (mode opératoire). — La malade est placée sur le côté gauche et profondément endormie à l'aide de chloroforme. Incision le long du bord des muscles de la masse sacrolombaire, allant de la douzième côte à la crête iliaque. Incision de la peau et des différentes couches musculaires. Ecartement des bords de la plaie. En pressant sur l'abdomen, on fait proéminer le rein dans la plaie lombaire et l'on fixe alors la capsule adipeuse, avec 6 ou 8 sutures au catgut, à la paroi de la plaie qu'on remplit ensuite de gaze phéniquée. Les douleurs qui, avant l'opération, étaient excessivement fortes même pendant le repos, ont disparu depuis. La malade est actuellement complètement guérie et n'éprouve plus aucune douleur, quatre mois après l'opération.

OBSERVATIONS 28 et 29.— *Deux reins mobiles.— Néphrorra-phie pour chacun des reins.— Guérison.*— Par **Hahn** (2).

Femme âgée de 28 ans, nullipare, malade depuis 2 ans et demi. Les deux reins sont mobiles, le droit cependant plus que le gauche. L'affection s'est produite à la suite d'un effort fait pour soulever une charge trop lourde. Douleurs excessivement intenses. La malade constamment au lit depuis 2 ans.

Opération, le 20 avril 1881, pour fixer le rein droit. — Incision

____

(1) Centralblatt für Chirurgie, 1881, n° 29.
(2) Centralblatt für Chirurgie, n° 29, 1881.

lombaire. Mêmes sutures que dans le cas précédent. Les douleurs
ont diminué mais n'ont pas complètement disparu.

Quatre mois plus tard, opération pour fixer le rein gauche.

Quatre mois après l'opération, les deux malades se portent bien.
La première n'accuse pas de douleurs du tout, la seconde n'éprouve
que des douleurs supportables.

OBSERVATION 30.— *Rein droit mobile douloureux.— Néphrorraphie.— Guérison.—* Par **Bassini** (1).

Femme, 27 ans, malade depuis 3 ans ; douleurs dans région
épicolique, tiraillement et sensation de poids dans région iliaque
droite. Vomissements, amaigrissement considérable, cachexie
extrême. Rein droit mobile.

Opération 27 juillet 1882. — Incision verticale, parallèle au
bord externe de la masse sacro-lombaire, allant de la douzième côte
à la crête iliaque. On trouve dans la fosse iliaque droite le rein que
l'on chasse avec la main vers la plaie lombaire. Section de l'atmosphère graisseuse et application d'un premier point de suture au
milieu du bord externe du rein, d'un deuxième sur la face postérieure près son bord convexe, en prenant en même temps les tissus
profonds de la lèvre postérieure de la plaie. Un troisième point
de suture est placé sur la face antérieure de l'organe, près son
bord convexe pour le réunir à la lèvre antérieure de la plaie. Le
tissu cellulo-adipeux qui recouvre la moitié inférieure du rein est
divisé en quatre chefs et chacun d'eux réuni : le premier aux
parties molles du bord inférieur et de la face externe de la douzième
côte ; le deuxième un peu au-dessous de cette côte, à la lèvre antérieure de la plaie ; le troisième à la lèvre postérieure ; le quatrième,
qui correspond à l'extrémité inférieure du rein, est réuni aussi à
la lèvre postérieure de la plaie, à un travers de doigt au-dessous
du précédent et à deux travers de doigt au-dessous de la douzième
côte. Toutes les ligatures au catgut. Drain. Sécrétion urinaire

(1) Ann. univ. di med. et chir., sept. 1882, vol. 261, p. 281, et Revue
de Chirurgie, 1884, p. 72.

TABLEAU DES NÉPHRECTOMIES P

N°ˢ	OPÉRATEUR	DATE DE L'OPÉRATION	SEXE	AGE	DIAGNOSTIC
1	Gilmore.	Décembre 1870.	F.	33	Rein excessivement douloureux.
2	Martin.	24 mars 1878.	F.	49	Rein droit flottant douloureux.
3	Martin.	25 août 1878.	F.	30	Rein droit flottant.
4	Martin.	14 novembre 1878.	F.	25	Rein droit flottant douloureux.
5	Martin.	19 avril 1879.	F.	37	Rein droit flottant douloureux.
6	Smith.	3 juin 1879.	F.	55	Rein droit flottant douloureux.
7	Martin.	24 juin 1879.	F.	40	Rein droit flottant douloureux.
8	Martini.	17 juillet 1879.	F.	37	Rein droit flottant douloureux.
9	Merkel.	24 septembre 1879.	F.	28	Rein droit flottant douloureux.
10	Martin.	20 juillet 1880.	F.	42	Rein droit flottant douloureux.
11	Martin.	28 novembre 1880.	F.	67	Rein droit flottant douloureux.
12	Langenbuch.	1880.	F.	30	Rein droit flottant douloureux.
13	Langenbuch.	1880.	H.	20	Rein droit flottant douloureux.
14	Billroth.	17 août 1881.	F.	28	Rein droit flottant douloureux pris p cancer de l'estomac ou du pylore.
15	Polk.	3 novembre 1882.	F.	19	Rein gauche flottant douloureux.
16	Walter William.	1883.	F.	42	Rein droit mobile kystique.
17	Geyl.	1884.	F.		Rein mobile douloureux.
18	Terrier.	31 mars 1885.	F.	24	Rein flottant gauche.
19	Tait Lawson.	20 mai 1885.	F.	22	Rein droit flottant.
20	Lucas Clement.	14 juillet 1885.	F.		Rein mobile calculeux.
21	Hingston.	Août 1885.	F.	18	Rein gauche mobile.
22	Péan.	20 décembre 1885.	F.	22	Rein droit mobile.
23	Agnew Hayes.	1885.	H.	32	Rein droit mobile douloureux.
24	Hennig.	1885.	F.	50	Rein droit mobile douloureux.
25	Péan.	18 janvier 1886.	H.	40	Anomalie de situation du rein gauche.
26	Polaillon.	13 avril 1886.	F.	35	Rein droit mobile douloureux.

NS MOBILES NÉPHRALGIQUES

SIÈGE DE 'INCISION	ÉTAT DE L'ORGANE ENLEVÉ	RÉSULTAT	OBSERVATIONS
mbaire.	Rein atrophié.	G.	Pas de complications.
diane.	Rein normal.	G.	Hémorrhagie abondante provenant du péritoine. — Cystite prononcée après l'opérat
diane.	Rein normal.	G.	Pas de complications.
diane.	Rein atrophié.	G.	Pas de complications.
diane.	Rein hypertrophié.	M.	Par inanition.
mbaire.	Tr. de cicatr. anc. sur l'organe.	G.	Pas de complications.
diane.	Rein normal.	M.	Par septicémie.
diane.	Rein normal.	G.	Pas de complications.
diane.	R. en dégénérescence graiss.	M.	Urémie, rein gauche dégénéré.
diane.	Rein hypertrophié.	M.	Péritonite chronique.
diane.	Rein hypertrophié.	G.	l'as de complications.
d. latérale.	Rein hypertrophié.	G.	Pas de complications.
d. latérale.	Rein normal.	G.	Hém. abond. pend. l'op. par une artère sec.
dominale.	Rein normal.	M.	Hémorrhagie abondante, syncope, péritonite infectieuse localisée à droite.
lique abd.	Hypertrophié.	M.	Urémie. — Le rein droit manquait.
diane.	R. en dégénérescence kystiq.	G.	Le 12e jour accès de delirium tremens.
diane.	Rein atrophié.	M.	Œdème de la glotte.
d. latérale.	Rein volumin. d'une couleur bleue violacée.	M.	Rétrécissement de l'uretère droit. — Rein droit dégénéré, uretère dilaté.
dominale.	R. atr. en dégénér. graisseuse.	G.	Pas de complications.
mbaire.	Rein normal.	G.	Pas de complications.
mbaire.	Rein kystique, uretère obstr.	G.	Pas de complications.
dominale.	Rein normal.	G.	La cavité du rein enlevé très-étendue. — Ablation par morcellement.
mbaire.	Rein normal.	G.	En 1881, néphrorraphie sans succès.
lominale.	Hypertrophie du rein.	G.	Pas de complications.
mbaire.	Rein normal.	G.	Glomérulite, altération des tubes urinifères.
liane.	R. congestionné, pas de lés.	G.	Pas de complications.

toujours normale. Cicatrisation complète le neuvième jour et le vingtième, la malade sort de l'hôpital guérie. La guérison s'est maintenue d'après l'auteur qui a revu la malade deux fois depuis l'opération.

OBSERVATION 31. — *Rein droit mobile douloureux. — Néphrorraphie. — Guérison.* — Par **Smith Greig** (1).

Une femme de 39 ans entre à l'hôpital au mois d'avril 1883. Douleurs abdominales excessivement vives. Anorexie. Céphalalgie opiniâtre. A l'examen de la malade, on constate un rein flottant dans le côté droit de l'abdomen.

Depuis un an, la tumeur, située ordinairement sous les côtes, commençait à descendre jusqu'à la crête iliaque.

Opération, mai 1883. — Incision lombaire. Fixation du rein par des sutures passant à travers la capsule propre du rein et les lèvres de la plaie lombaire. Au bout d'une semaine, plaie complètement guérie. Plus de douleurs. Au bout d'un an le rein était resté fixé.

OBSERVATION 32. — *Rein droit mobile douloureux. — Néphrorraphie. — Guérison.* — Par **Robert Weir** (2).

Femme, 33 ans, serrée entre deux voitures et fortement contusionnée ; à la suite de cet accident, manifestation de tumeur mobile, douloureuse, dans partie droite de l'abdomen. Depuis, constamment accès douloureux très-pénibles et souvent nausées, vomissements et un peu d'hématurie. Rein très-mobile, volume normal, et sain en apparence.

Opération 1883. — Incision lombaire. Capsule cellulo-graisseuse

(1) The Lancet, 5 Juillet 1884.

(2) Fixation of movable Kidney (New-York Med. Journal, 15 Febr. 1883).

mise à nu, et fixée solidement par cinq à six points de suture au catgut aux lèvres de la plaie lombaire. Drain à la partie inférieure de la plaie laissée ouverte pour obtenir du tissu de granulation. Guérison en cinq semaines. Rein demeura parfaitement fixé, mais il resta un certain degré d'hyperesthésie sur le trajet des nerfs lombo-abdominaux, probablement lésés durant l'opération. Disparition complète des troubles gastriques et des douleurs.

OBSERVATION 33. — *Rein droit mobile néphralgique.* — *Néphrorraphie.* — *Guérison.* — Par **Newmann** (1).

Femme, 40 ans, 7 enfants et 3 avortements en 12 ans. Après la sixième couche, douleurs et troubles dyspeptiques. Douleurs plus fortes après la septième. Tumeur mobile abdominale. Rein flottant non douteux. Douleurs brûlantes à l'épigastre, vomissements pénibles et persistants. Diarrhée. Depuis deux ans, malade obligée de garder le lit. Tous les moyens palliatifs ont échoué.

Opération 23 mars 1884. — Incision lombaire. Fixation du rein mobile aux bords de la plaie lombaire par des points de suture passant dans les capsules celluleuse et fibreuse du rein. Réunion de la plaie lombaire par première intention. Guérison. Depuis, la malade est très bien, peut vaquer à ses occupations et même faire trois kilomètres à pied.

OBSERVATION 34. — *Rein droit mobile douloureux.* — *Néphrorraphie.— Guérison.* — Par **William Gardner** (2).

Mme C..., âgée de 45 ans, mère de 11 enfants, vient consulter Gardner, en septembre 1884, pour une violente douleur siégeant dans la région lombaire droite et s'irradiant dans l'épaule. Dans le flanc droit, on trouve une tumeur mobile, rappelant la forme du rein, pouvant être amenée en bas jusqu'à la crête iliaque, en

(1) Glasgow medical Journal, June 1884. — Lyon médical, T. XLVI, p. 292, 1884.
(2) The Australian Medical Journal, 15 avril 1885.

dedans jusqu'au niveau de la ligne médiane, et s'enfonçant en haut et en arrière sous le bord du foie.

Gardner diagnostique un rein flottant, mais ne consent à intervenir que si les douleurs sont réellement intolérables.

La malade revient au mois de décembre, réclamant à tout prix l'opération.

Le *4 décembre 1884*, Gardner, assisté des Drs Gay et Gasse fait l'incision ordinaire, arrive sur le rein, incise la capsule et fixe les deux lèvres de l'incision aux deux bords de la plaie lombaire. Ceci fait, il passe à travers la substance rénale deux fils solides trempés dans l'acide chromique, séparés l'un de l'autre par une distance de 6 centimètres environ. Il ramène ensuite les extrémités de ces fils au dehors, leur faisant traverser les deux lèvres de l'incision lombaire et, après avoir placé un drain à l'angle inférieur de la plaie, il noue fortement ensemble les ligatures ainsi placées.

L'opération fut pratiquée sous la vapeur de thymol à 1/1000 et la plaie pansée avec de la gaze au thymol.

La guérison fut beaucoup retardée par suite de la formation d'un gros abcès sous-aponévrotique, sai lant au niveau de l'épine iliaque antéro-supérieure, et dû probablement à la suppuration du sang épanché sous l'aponévrose.

Le résultat final fut excellent : toutes les douleurs cessèrent et le rein ne se déplaça plus.

OBSERVATION 35. — *Rein gauche mobile douloureux.* — *Néphrorraphie.* — *Mort.* — Par **A. Ceccherelli** (1).

Femme, 28 ans, avec rein gauche mobile occasionnant depuis quelques années de vives douleurs et des phénomènes nerveux très-graves.

Opération 1884. — Incision lombaire. On applique quatre sutures de catgut à l'extrémité supérieure du rein, en faisant passer chacune d'elles deux fois dans la capsule rénale et deux fois autour de la 12e côte. Ces quatre points de suture en forment en réalité huit.

(1) Rivista clinica, in-4, 1884.

D'autres sutures fixent la capsule aux lèvres de la plaie lombaire. Réunion de la plaie ; drain. Pansement antiseptique trèsminutieux.

Malade meurt dans collapsus, 45 heures après l'opération.

Autopsie. — 300 grammes de liquide dans cavité pleurale gauche, un peu d'athérome de l'aorte, cœur gras. Rien de particulier dans le rein.

OBSERVATION 36. — *Rein droit mobile douloureux.* — *Néphrorraphie.* — *Guérison.* — Par **de Paoli** (1).

Femme, âgée de 30 ans. Depuis un an douleurs dans la région lombaire droite, accompagnées de troubles gastriques. La marche devient bientôt impossible à cause des douleurs vives et des vomissements. Dilatation de l'estomac. Rein droit mobile qu'on déplace facilement et qui est douloureux à la palpation.

Urine d'abord 400 grammes, puis 900 grammes, dans les 24 heures. Envies fréquentes d'uriner.

Opération 1885. — Résection de la 12e côte. Après la section de la capsule adipeuse du rein, l'organe revient tout seul à sa place normale. On fait alors des sutures multiples entre la capsule adipeuse et la capsule fibreuse.

D'autres sutures réunissent les capsules adipeuse et fibreuse aux lèvres de la plaie lombaire. Enfin une dernière suture est appliquée dans le dernier espace intercostal. De cette façon, le rein reste bien fixé à sa place ; suture du périoste de la côte réséquée. Drainage. Réunion des lèvres de la plaie par des sutures superficielles et profondes.

Pansement de Lister. La malade présente à la fin de l'opération un abaissement de température considérable. Frissons. Au bout d'une heure pouls petit, perte de connaissance. Frictions, injections d'éther. La température ne dépasse pas 38o,8. Le deuxième jour, rien de particulier.

Au bout de 7 semaines, guérison parfaite. Pas de douleurs, ni de phénomènes nerveux. Par la palpation, on sent l'organe nettement dans l'hypochondre droit.

(1) Gazz. delle cliniche, 1885, vol. II, nos 14, 15.

N°ˢ	OPÉRATEUR	DATE DE L'OPÉRATION	SEXE	AGE	DIAGNOSTIC
1	Hahn.	14 avril 1881.	F.	38	Rein droit mobile douloureux.
2	Hahn.	20 avril 1881.	F.	28	Rein droit mobile.
3	Hahn.	Août 1881.	F.	28	Rein gauche mobile.
4	Bassini.	27 juillet 1882.	F.	27	Rein droit mobile douloureux.
5	Smith Greig.	Mai 1883.	F.	39	Rein droit mobile douloureux.
6	Weir Robert.	1883.	F.	33	Rein droit mobile douloureux.
7	Newmann.	23 mars 1884.	F.	40	Rein droit mobile néphralgique.
8	Gardner William	4 décembre 1884.	F.	45	Rein droit mobile douloureux.
9	Ceccherelli.	1884.	F.	28	Rein gauche mobile douloureux.
10	Paoli (de)	1885.	F.	30	Rein droit mobile douloureux.

Nous devons ajouter que sur 36 *reins mobiles*, il y a : 33 *femmes* et 3 *hommes*.

27 *reins droits*, 6 *reins gauches* et 3 *reins indéterminés*.

26 *néphrectomies*, dont 20 *abdominales* avec 12 *guérisons* (60 0/0) et 6 *lombaires* avec 6 *guérisons*.

10 *néphrorraphies*, dont 10 *lombaires* avec 9 *guérisons* (90 0/0).

S MOBILES NÉPHRALGIQUES

E DE ISION	ÉTAT DE L'ORGANE	RÉSULTAT	OBSERVATIONS
ire.	Rein normal.	G.	Pas de complications.
ire.	Rein normal.	G.	Pas de complications.
ire.	Rein normal.	G.	Pas de complications.
ire.	Rein normal.	G.	Cicatrisation complète le neuvième jour.
ire.	Rein normal.	G.	Cicatrisation complète de la plaie au bout de 7 jours.
ire.	Rein normal.	G.	Persistance d'un certain degré d'hyperesthésie sur le trajet des nerfs lombo-abdominaux.
ire.	Rein normal.	G.	La malade fait 3 kilomètres à pied.
ire.	Rein normal.	G.	Formation d'un abcès volumineux sous-aponévrotique au niveau de l'épine iliaque antéro-supérieure.
ire.	Rein normal.	M.	Collapsus.
ire.	Rein normal.	G.	Abaissement considérable de température après l'opération. État comateux.

Les causes de la mort sont :

Anurie... 1

Collapsus....................................... 1

Inanition....................................... 1

Œdème de la glotte.............................. 1

Péritonite chronique............................ 1

Péritonite infectieuse.......................... 1

Septicémie...................................... 1

Urémie 2

CHAPITRE III

HYDRONÉPHROSE

Rayer (1) le premier a donné le nom d'hydronéphrose à l'accumulation d'urine dans les calices et
le bassinet dilatés. Friedreich Walter en avait fait
une bonne description au commencement de ce
siècle, mais on peut dire que c'est grâce aux progrès
de la chirurgie moderne antiseptique que l'histoire
clinique de l'hydronéphrose est aujourd'hui bien
connue.

Tout obstacle au libre écoulement de l'urine par
les voies naturelles peut amener une hydronéphrose.

Cette affection qui paraît plus fréquente chez la
femme que chez l'homme (23 F., 8 H., 1 enfant) se
rencontre à tous les âges et même à la naissance.
Dans les trente-deux observations que nous avons
réunies dans ce chapitre, trois fois l'hydronéphrose est congénitale sans autre vice de conformation, du moins extérieure. Thornton extirpe
le rein gauche à une enfant de 7 ans et trouve l'u-

_____

(1) RAYER. Maladies des reins, t. III, p. 476.

retère oblitéré. Tuckwell pratique la néphrotomie et son jeune malade guérit. Comme on le voit, les cas d'hydronéphrose congénitale pour lesquels les chirurgiens sont intervenus, sont plus rares que ceux de cause acquise.

Outre le rétrécissement congénital de l'uretère, son absence (Cruveilhier), son imperforation (Bonnet), son obturation par une valvule, et sa compression par une tumeur de voisinage ou par une artère rénale supplémentaire s'enroulant autour de lui, ont été citées par les différents auteurs comme causes d'hydronéphrose. Billard a rapporté un exemple d'atrésie congénitale de l'urèthre et Johnson a décrit un urèthre pourvu d'une valvule congénitale.

Dans l'*hydronéphrose acquise,* la cause la plus fréquente est un corps étranger, un calcul, une concrétion calcaire. Chez la malade dont M. le professeur Verneuil a bien voulu nous permettre de publier l'observation, on trouve à l'autopsie un calcul dans les calices dilatés et un autre du volume de la pulpe du pouce enclavé dans l'orifice de l'uretère et l'oblitérant complètement.

Il en est de même de la malade de M. Reliquet, chez laquelle les concrétions calcaires siégeant sur la muqueuse vésicale, devaient probablement se prolonger jusqu'à la muqueuse de l'uretère et du bassinet et gêner ainsi le passage des urines. Pendant notre internat à l'hospice des Incurables d'Ivry, en 1882, nous avons eu l'occasion d'observer un malade atteint d'hématurie avec néphrite calculeuse et à l'autopsie duquel nous avons trouvé les bassinets et les uretères dilatés sur toute leur étendue ; la muqueuse était épaissie, rouge et tapissée de concrétions calcaires qui formaient une couche adhérente et presque continue. Aux deux angles postérieurs du trigone vésical, les orifices des uretères étaient entourés et même recouverts d'une plaque calcaire, au centre de laquelle existait une petite ouverture qui permettait difficilement l'écoulement de l'urine dans la vessie. Nous avons présenté à la Société anatomique le résultat intéressant de cette autopsie (1).

Dans une des observations de Lawson Tait, on ne peut atteindre le calcul qui devait, dit l'auteur, obturer l'uretère, et chez la malade, opérée par Thornton, le 6 octobre 1885, outre les calculs qui se trouvaient dans le bassinet, l'orifice était bouché par de nombreuses végétations papillomateuses.

D'autres corps étrangers peuvent aussi obstruer l'uretère, une vésicule hydatique, un caillot, etc.

En ouvrant le bassinet et l'uretère d'un rein qu'il venait d'extirper à une malade, le 25 juillet 1885, M. le professeur Trélat reconnut un rétrécissement serré d'une longueur de près d'un centimètre à la jonction de ces deux orifices, rétrécissement inflammatoire dû probablement à l'irritation répétée des calculs qui siégeaient dans le bassinet. Chez nos deux malades de M. Nicaise, l'un est guéri à la suite

(1) Société anatomique. Séance du 19 mai 1882. Progrès Médical, 1883, p. 169.

de la néphrotomie, et l'autre après une néphrotomie suivie d'une néphrectomie.

Il nous semble difficile d'expliquer dans ces deux cas la pathogénie de l'hydronéphrose. Peut-être pourrait-on admettre ici une sorte de paralysie de la couche musculaire de l'uretère occasionnant ce que certains auteurs ont appelé : *une hydronéphrose essentielle.*

Dernièrement, M. Reliquet a bien voulu nous montrer une pièce anatomique dans laquelle les deux uretères, se jetant dans la vessie dans le même point, se comprimaient réciproquement, et cette compression avait amené une dilatation de l'uretère avec atrophie du rein du côté le plus comprimé.

Toute tumeur du petit bassin peut, par son développement, exercer une compression sur l'un ou les deux uretères et arrêter ainsi l'écoulement de l'urine. Le traumatisme paraît jouer aussi un certain rôle dans la production de l'hydronéphrose, et Bardenheuer rapporte un fait d'un enfant sur le ventre duquel une roue de voiture avait passé trois mois auparavant.

A la suite de cet accident, il s'était développé une tuméfaction douloureuse dans l'hypochondre gauche. On peut difficilement admettre, dans ce cas, une véritable hydronéphrose D'ailleurs, à l'opération, Bardenheuer trouva différentes poches *péri-rénales* remplies d'urine.

L'hydronéphrose double nous semble assez rare

et nos observations ne nous en fournissent aucun exemple. Quant au volume que la poche hydronéphrotique peut acquérir, il est très variable, car la tumeur liquide peut arriver à remplir toute la cavité abdominale en passant par tous les intermédiaires.

C'est dans ces cas qu'un certain nombre d'opérateurs ont ouvert le ventre et extirpé le rein, croyant au début de l'opération pratiquer une ovariotomie (cas d'Esmarch, Schetelig, Meadows, Billroth, Goodell). Lawson Tait enleva un rein pour un kyste du mésentère.

L'hydronéphrose se développe généralement lentement et souvent atteint un certain volume sans avoir jamais provoqué la moindre gêne, la plus légère douleur. Dans ces cas, il n'existe pas de trouble du côté de la miction. D'autres fois, une tumeur apparaît presque subitement dans l'hypochondre, à la suite d'une douleur plus ou moins violente dans la région lombaire. Les urines sont alors diminuées et souvent teintées de sang. Dans d'autres cas, la tumeur hydro-néphrotique disparaît et cette disparition est accompagnée d'une miction plus abondante. Quelquefois, la tumeur se reproduit pour disparaître de nouveau; c'est une véritable *hydronéphrose à répétition*. Dans certains cas, rares il est vrai, l'obstacle à l'écoulement de l'urine a complètement disparu et la guérison est définitive.

Le plus souvent, la tumeur persiste, augmente de volume et présente des caractères variables aux différentes périodes de son évolution.

C'est une tumeur limitée à la région du rein, de forme légèrement allongée, avec un prolongement dans la direction de l'uretère. Rarement, cette tumeur a la forme arrondie des kystes du rein, par exemple, ou des tumeurs solides de cet organe. Quand l'hydronéphrose a atteint un certain volume, elle présente des signes physiques et fonctionnels pour la description desquels nous ne saurions mieux faire que de rapporter immédiatement l'observation qu'a bien voulu nous communiquer M. le Dr Nicaise.

On pourra voir, chez ce malade, que malgré les ponctions répétées (au nombre de 6 depuis le mois de janvier de cette année, 1886), l'hydronéphrose se développait toujours et qu'elle n'a été complètement guérie que par la néphrotomie lombaire. L'opération fut pratiquée le 17 avril 1886 et la guérison était complète dans les premiers jours de juin, environ un mois et demi après.

OBSERVATION 37 (inédite). — *Hydronéphrose du rein droit.* — *Néphrotomie.* — *Guérison.* — Par M. le docteur **Nicaise.**

Le nommé B... journalier, âgé de 60 ans, est entré le 12 avril 1886, à l'hôpital Laënnec, salle Malgaigne, n° 15, service de M. Nicaise.

Mère morte de maladie inconnue. Père bien portant, a 86 ans ; sœur morte de maladie également inconnue.

Le malade a eu 18 enfants dont 9 sont morts. Il n'a jamais fait de maladie antérieure.

Il y a 3 ans, il a souffert de tr   niction. Il paraît avoir eu à cette époque un p   esoin d'uriner se manifestait impérieusement toutes les 20 minutes et la miction était douloureuse ; les symptômes douloureux s'appaisèrent, mais depuis ce temps, le malade a continué à uriner fréquemment. Il était obligé de se lever plusieurs fois chaque nuit ; il n'a jamais remarqué que son urine renfermât de graviers.

Au mois de novembre dernier, il y a 5 mois, les pieds enflèrent, puis toute la jambe et le malade fut obligé de garder le lit. Il n'avait à ce moment constaté aucune augmentation du volume de son abdomen. Il n'avait ressenti aucune douleur, mais il fut pris d'incontinence d'urine, ou plutôt il se mit à uriner par regorgement.

Le repos au lit diminua un peu l'œdème des jambes.

Le malade put de nouveau contenir ses urines, il paraît avoir eu à ce moment des accidents fébriles, il dut garder le lit pendant 3 mois consécutifs. Vers le mois de janvier 1886, le malade commença à remarquer une augmentation de volume de la partie droite de son abdomen ; l'augmentation se fit très-rapidement ; 15 jours après, première ponction qui donna issue à trois litres de liquide. Le liquide se reproduisit avec une extrême rapidité et deux semaines après, la tumeur ayant repris son volume primitif, on fit une seconde ponction qui donna issue à une égale quantité de liquide.

Depuis ce temps, le liquide se reproduisant toujours, les ponctions s'échelonnèrent de 15 jours en 15 jours (on en a fait 6, lorsque le malade entre à l'hôpital) et la dernière a été faite il y a 8 jours.

2 *avril. Etat actuel.* — Le malade âgé de 60 ans est un peu amaigri, le teint est pâle, la muqueuse palpébrale est décolorée, l'appétit est conservé et la digestion se fait régulièrement, il n'y a pas de troubles respiratoires. Les troubles de la miction sont restés dans le même état, c'est-à-dire que le malade urine un peu fréquemment, l'urine a la coloration normale et ne contient ni pus, ni sucre, ni albumine.

Lorsqu'on considère de face l'abdomen du malade, on constate qu'il est devenu absolument asymétrique ; sa partie latérale droite considérablement augmentée de volume fait saillie en avant et en dehors. Dans ce dernier sens elle déborde la crête

iliaque et on constate que la partie inférieure du thorax, les dernières fausses côtes sont soulevées et projetées en dehors. La
ligne blanche est déviée du côté gauche et l'ombilic est situé à
2 cent. de la ligne verticale passant par la pointe de l'appendice xyphoïde et la symphyse du pubis. La saillie formée par la
tumeur est régulièrement arrondie et, à sa partie inférieure
au-dessus du pubis, elle semble déborder la ligne médiane pour
envahir la fosse iliaque gauche. Mais en palpant la tumeur, on
constate qu'elle est globuleuse, fluctuante.

Lorsqu'on pratique le cathétérisme immédiatement après la
miction, on extrait 500 gr. d'urine. Le malade a donc de la
rétention chronique incomplète ; et en effet, si on pratique le
toucher rectal, on trouve une hypertrophie de la prostate. Cette
seconde tumeur, la tumeur vésicale étant disparue, si on fait
faire au malade des mouvements respiratoires profonds, on
voit que la tumeur ne suit pas les mouvements du diaphragme
et en outre, on voit se creuser un léger sillon qui établit la
limite entre le foie et la tumeur. Si on fait une mensuration cir-
conférentielle des 2 moitiés de l'abdomen, en se servant comme
point de départ antérieur, non pas de la ligne blanche déviée,
mais d'une ligne verticale réunissant l'appendice xyphoïde et la
symphyse pubienne, on constate au niveau de la partie la
plus saillante de la tumeur, c'est-à-dire à 3 cent. au-dessus
de l'ombilic, que la circonférence de la moitié droite malade
a 84 cent., tandis qu'au même niveau, la moitié gauche mesure
seulement 40 centimètres.

Lorsqu'on palpe la tumeur, on trouve qu'elle remonte en haut
et en avant jusqu'au niveau du tubercule saillant de la neuvième côte. En bas, elle déborde les deux épines iliaques antérieures et envahit même le corps du pubis. A gauche, la tumeur déborde
de 5 cent. l'ombilic déplacé. En arrière, elle remplit complètement
la fosse lombaire et fait une saillie convexe entre la douzième côte soulevée et la crête iliaque. Elle est partout régulièrement sphérique, d'une consistance ferme, presque résistante.

Lorsqu'on percute la tumeur, on trouve que sa partie postérieure et sa partie latérale droite sont absolument mates, puis
à partir d'une ligne verticale passant par le tubercule de la
neuvième côte, on ne trouve plus que de la submatité. Et, en

effet, en palpant avec plus de soin, on trouve, au niveau de la ligne dont nous venons de parler, une corde saillante mais aplatie, allongée dans le sens vertical, légèrement mobile dans le sens transversal et qui gargouille lorsqu'on la déplace. Cette corde n'est autre chose que le colon ascendant. Plus en dedans, on trouve des anses intestinales qu'on peut également déplacer.

La tumeur est très-nettement fluctuante dans toute son étendue. Elle donne de plus la sensation de flot et, lorsqu'on place la main en arrière, dans la fosse lombaire et qu'on percute légèrement la face antérieure de la tumeur, on constate que la sensation de flot se transmet de bout en bout.

Lorsqu'on palpe et qu'on percute la fosse lombaire du côté sain, il est impossible de saisir une augmentation de volume du rein. Nous avons donc affaire à une tumeur volumineuse, fluctuante dans toutes ses parties, qui occupe la fosse lombaire et la fosse iliaque, qui, à la suite de troubles urinaires, s'est développée avec une grande rapidité, et s'est reproduite avec la même rapidité à la suite des ponctions successives dont elle a été l'objet. Etant donnée l'intégrité absolue des fonctions digestives, étant donnée l'indépendance de la tumeur vis-à-vis du foie, étant donnés son siège et l'extrême rapidité de sa production et de sa reproduction, on est conduit à penser à une hydronéphrose.

La température étant normale et l'état général du malade relativement satisfaisant, il n'y a pas à penser que le liquide ait subi la transformation purulente.

Opération, 17 *avril* 1886. *Néphrotomie.* — Incision verticale de 5 à 6 cent. dans l'espace ilio-costal, au niveau du bord externe de la masse sacro-lombaire. Issue de 3 litres d'un liquide transparent, de couleur roussâtre, d'odeur urineuse. Deux longs tubes volumineux, en canon de fusil, sont placés dans la cavité. Lavage de la poche avec acide phénique au 1/20 et pansement antiseptique.

Le 18. Le liquide de la poche contient une quantité considérable d'albumine. L'urine de la vessie n'en contient pas du tout ; il est donc probable qu'aucune partie de l'urine de la poche ne passe dans la vessie.

Le 24. Le malade a de la rétention chronique, environ 600 gr. Pas de cystite. Cathétérisme quotidien.

Le 8 mai. La poche se rétracte et, en outre, elle ne donne presque plus d'urine, le pansement est presque sec.

Au commencement de juin il ne coule plus une seule goutte d'urine par la plaie. La poche abdominale ne se reforme pas.

Le malade part de l'hôpital n'ayant plus de fistule urinaire.

Le diagnostic de l'hydronéphrose présente quelquefois de grandes difficultés. Cependant, si le chirurgien a pu assister au développement de la tumeur, constater sa position, ses rapports avec les organes environnants, en particulier avec les intestins, il pourra assez facilement en reconnaître la nature, surtout si, par une ponction exploratrice, il retire un liquide franchement urineux.

On sait que le liquide hydronéphrotique se transforme rapidement et qu'il perd bientôt presque toute la quantité d'urée qu'il contenait, comme l'ont d'ailleurs prouvé les expériences du professeur Ludovic, de Vienne, et cette disparition de l'urée dans le liquide enlève toute valeur de diagnostic à la ponction exploratrice. C'est dans ce cas qu'on a souvent confondu l'hydronéphrose avec le kyste de l'ovaire et, pour remédier à cette absence de signes différentiels bien nets, Simon a conseillé l'exploration par le rectum et même le cathétérisme de l'uretère chez la femme, que pratique régulièrement aujourd'hui Pawlik, de Vienne. Teichmann oblitère l'un des deux uretères avec un appareil spécial et arrive ainsi à reconnaître de quel côté l'uretère est perméable. Tous ces moyens, que nous discuterons dans un chapitre spécial, sont souvent infidèles et ne suffisent pas toujours à éclairer le diagnostic d'une façon bien certaine.

En présence d'une hydronéphrose assez volumineuse et de date assez ancienne, le chirurgien doit-il intervenir? Il semble aujourd'hui qu'il y ait pour l'intervention unanimité complète parmi les chirurgiens, surtout si le malade présente quelques phénomènes graves indiquant la transformation purulente. Bien des méthodes ont été mises en usage pour guérir l'hydronéphrose et chacune paraît avoir donné un certain nombre de succès. On a pratiqué des injections de morphine pour diminuer le spasme de la paroi de l'uretère et faciliter ainsi la descente du calcul obturateur. Si l'utérus en rétroflexion est la cause de la rétention d'urine dans les voies urinaires supérieures, le redressement de la matrice fera disparaître tout obstacle, et l'urine s'écoulera facilement. Roberts aurait obtenu un succès chez un jeune homme après trois séances de malaxation, méthode dangereuse pouvant occasionner une mort rapide par la rupture de la poche hydro-néphrotique. Rosenberger a ponctionné une hydronéphrose pour un kyste de l'ovaire et la malade mourut en présentant des phénomènes de péritonite infectieuse. Cependant, M. Dieulafoy (1) a guéri une hydronéphrose suppurée en pratiquant, dans l'espace de

(1) Gazette hebdomadaire, 1877, n° 5.

trois ans, quarante-sept ponctions. Wolfer a obtenu une guérison, chez un garçon de 13 ans, par trois ponctions dont les deux premières ont été suivies d'injections iodées, très-faibles.

L'incision de la tumeur, suivant la méthode de Récamier pour l'ouverture des kystes hydatiques du foie, a été employée avec peu de succès pour le traitement de l'hydronéphrose, et M. Nicaise (1) en rapporte un cas malheureux en 1874. Grâce aux progrès de la chirurgie moderne, grâce à l'usage rigoureux de la méthode antiseptique, on peut aujourd'hui pratiquer, sans grand danger pour le malade, une large incision de la tumeur hydro-néphrotique, en laver la cavité, la drainer, et souvent obtenir une guérison parfaite sans persistance de fistule urinaire. Certains chirurgiens ont été plus hardis et ont pratiqué d'emblée l'extirpation du rein comme moyen radical de guérir l'hydronéphrose. Ces premières néphrectomies ont été faites d'abord accidentellement, car Esmarch, Meadows, Schetelig, Billroth, Goodell, avaient diagnostiqué un kyste de l'ovaire et Lawson Tait un kyste du mésentère, et ce n'est que pendant l'opération qu'ils reconnurent leur erreur de diagnostic, mais n'en continuèrent pas moins leur néphrectomie. Von Bergmann pratique, le 10 octobre 1885, une néphrectomie par la région lombaire et la malade guérit quatre semaines après.

---

(1) Nicaise. De l'hydronéphrose, Gaz. méd. de Paris, p. 542, 1874.

Robert Weir, de New-York, paraît être le premier qui ait pratiqué la néphrotomie lombaire pour hydronéphrose du rein droit, le 20 décembre 1878, et son malade, âgé de 21 ans, était complètement guéri au mois de juillet 1879. Sur les trente-deux observations d'hydronéphrose que nous avons rassemblées dans ce chapitre, dix malades ont été néphrotomisés avec guérison consécutive, dont trois avec persistance de fistule urinaire.

La malade de M. Reliquet fut considérablement soulagée par l'ouverture lombaire de son hydronéphrose suppurée ; les douleurs cessèrent, la miction devint moins fréquente, les urines normales, les nausées et les vomissements disparurent, l'appétit se développa et bientôt la malade reprit des forces et de l'embonpoint. Elle garda sa fistule jusqu'à sa mort qui arriva deux ans après. Chaque injection antiseptique dans le bassinet passait en partie dans la vessie. Il y avait donc là une voie facile qui permettait au chirurgien d'agir avec des solutions appropriées sur les muqueuses uretérale, vésicale et même uréthrale. Par le cathétérisme rétrograde de l'uretère, ne pourrait-on pas essayer de lever l'obstacle au cours de l'urine, quelle qu'en soit la nature? Car l'instrument introduit dans l'uretère agit non seulement en poussant le corps étranger, mais encore en provoquant les contractions de ce conduit musculo-membraneux.

Peut-être aussi dans ces cas, pourrait-on profiter de l'ouverture du bassinet pour tenter la dilatation progressive de l'uretère rétréci et nous nous demandons si, dans le cas de M. le professeur Trélat dont nous parlions plus haut, il n'eut pas été possible, après avoir ouvert le bassinet, de pratiquer le cathétérisme de l'extrémité supérieure de l'uretère et d'obtenir ainsi la dilatation du rétrécissement uretéral. L'autopsie de la malade de M. le professeur Verneuil démontra la présence d'un calcul obturateur à l'origine de l'uretère. Il nous semble que dans ce cas la simple ouverture du bassinet ou du rein même, la néphrotomie suivie de lavages antiseptiques de la cavité purulente, aurait amené probablement l'expulsion des deux calculs qu'on a trouvés, l'un dans un des calices dilatés et l'autre à l'orifice supérieur de l'uretère, et aurait produit une amélioration rapide dans l'état général grave présenté par la malade.

Plus tard la néphrectomie eut pu être pratiquée avec de bien plus grandes chances de succès, si, par suite de la persistance d'une fistule urinaire après l'incision du rein, on eût été obligé de recourir à l'ablation totale.

Dans les deux cas favorables de M. Nicaise, le savant chirurgien de Laënnec a d'abord pratiqué la néphrotomie qui a suffi dans un cas à amener une guérison complète, au moins jusqu'à présent. Dans l'autre cas, M. Routier, alors suppléant de M. Nicaise, a d'abord ouvert largement la poche hydronéphrotique suppurée, l'a lavée, drainée et traitée avec toutes les précautions les plus minutieuses de la méthode antiseptique; puis, comme il persistait une fistule urinaire et que l'état général de la malade s'était relevé, M. Nicaise pratiqua la néphrectomie qui fut suivie d'un plein succès, opération à laquelle nous eûmes l'honneur d'assister.

En résumé, nous croyons donc que le meilleur traitement de l'hydronéphrose et surtout de l'hydronéphrose suppurée, est l'ouverture large et antiseptique de la poche hydronéphrotique par la région lombaire. Par cette ouverture on pourra tenter de reconnaître l'existence et peut-être la nature de l'obstacle qui s'oppose à l'écoulement de l'urine, de l'extraire ou de le chasser dans la vessie si c'est un calcul, ou enfin d'essayer de dilater l'uretère, si c'est un rétrécissement uretéral. Par la suite, s'il persiste une fistule urinaire et que la néphrectomie s'impose, le malade sera alors dans les meilleures conditions possibles pour la supporter.

Donc, la première opération, l'opération d'emblée de l'hydronéphrose surtout suppurée, nous paraît être la *néphrotomie*, ou incision du rein. Quant à la *néphrectomie*, ou extirpation du rein, elle ne doit être pratiquée qu'ultérieurement et après s'être bien assuré de l'existence (cas de Schetelig, rein unique), et de l'intégrité plus ou moins grande du rein opposé (cas de Czerny, rein gauche atrophié et bassinet oblitéré).

C'est du moins ce qui nous semble ressortir de

la façon la plus nette de l'étude des trente-deux
observations qui suivent.

OBSERVATION 38 (inédite). — *Cystite.* — *Incrustation calcaire des parois vésicales.* — *Hydronéphrose purulente
du rein gauche.*— *Néphrotomie.*— *Amélioration (survie de
2 ans).* — Par M. le docteur **Reliquet.**

Vers l'automne 1880, je fus appelé à voir madame X..., âgée
de 32 ans, qui éprouvait de grandes douleurs du côté des voies
urinaires. Depuis longtemps elle souffrait d'envies fréquentes
d'uriner et de vives douleurs à la miction.. Fréquemment elle
avait eu de violentes coliques néphrétiques à gauche avec irradiation. Ces accès douloureux étaient généralement suivis de
l'expulsion de matières glaireuses, contenant des graines calcaires très-dures ou de petites plaques calcaires. Comme aucun
traitement médical ne parvenait à l'améliorer, je pratiquai avec
le Dr Duguet, le 29 novembre 1880, la dilatation de l'urèthre,
la malade étant anesthésié par le chloroforme. Le doigt introduit dans la vessie reconnut de nombreux ilots calcaires
adhérents à la muqueuse vésicale. Je cherchai à enlever ces
ilots, et j'en retirai de nombreuses lames calcaires très-minces
de phosphate tribasique (1). Je fus obligé de m'arrêter, ne pouvant gratter toute la surface de la muqueuse vésicale et craignant une irritation consécutive trop vive.

Déjà à cette époque. le rein gauche était plus volumineux
que le droit et plus tard, au moment des attaques de coliques

_____

(1) *Analyse des plaques calcaires par M. Yvon, le 29 Novembre
1880.*

Calculs de phosphate tribasique de chaux, avec traces de carbonate de
chaux et de phosphate ammoniaco-magnésien :

Eau..	12 gr.	
Matières organiques et volatiles (Az H³).	24	66
Résidu minéral fixe......................	63	33
	99	99

Contenant 42 d'acide phosphorique, de la chaux et de la magné-sie.

néphrétiques, on reconnaissait très distinctement l'augmentation de volume de la masse rénale avec prolongement dans la direction de l'uretère. Cette hydronéphrose se vidait dès que les magmas muco-calcaires tombaient dans la vessie.

La dilatation de l urèthre et le grattage de la surface de la muqueuse vésicale ne produisirent que très-peu d'amélioràtion. Les coliques néphrétiques à gauche se succedèrent en devenant de plus en plus fréquentes et le rein continua à augmenter de volume. Bientôt les nausées sont continuelles, les vomissements fréquents. Il y a impossibilité de nourrir la malade dont l'amaigrissement se prononce de plus en plus.

Devant cet état général grave, en présence de cette tumeur du flanc gauche, qui ne peut être que le rein développé par une hydronéphrose dont le liquide est certainement purulent, avec les frissons et la fièvre dont la malade est atteinte, je propose l'ouverture du rein comme le seul moyen d'apporter quelque soulagement à tant de douleurs.

Opération, 2 juillet 1881. — Avec le Docteur Le Dentu, la malade étant chloroformée et couchée sur le côté droit, le flanc droit soulevé par un coussin, je pratique une incision lombaire verticale au niveau du bord externe de la masse sacro-lombaire et je sectionne toutes les parties molles couche par couche. Je fais ensuite une incision transversale au niveau du bord inférieure de la dernière côte et découvre le rein que je sectionne avec le thermocautère. Il s'en écoule alors un liquide purulent abondant. Je fais dans cette cavité une injection qui passe manifestement en partie dans la vessie, et du doigt je reconnais les saillies rénales résistantes et lisses que nous avons cherché à sectionner avec le thermocautère. Je place un gros drain dans la cavité et fais un pansement phéniqué. L'état général s'améliore rapidement. Les nausées et les vomissements disparaissent, la fièvre tombe et les urines deviennent à peu près normales. La malade commence d'abord par se nourrir au régime lacté, puis peu à peu, elle y ajoute des aliments solides et bientôt reprend de l'embonpoint. Tous les jours le pansement est renouvelé et des injections boriquees sont faites dans la cavité rénale et ces injections passent toujours en partie dans la vessie. Le 13 août, je suis obligé

d'agrandir l'ouverture extérieure trop rétrécie de la plaie et, le
23 du même mois, la malade part pour la campagne devant y
continuer le traitement de sa fistule lombaire qu'elle conserva pendant deux ans, époque de sa mort.

Pendant plus d'une année, elle eut des envies d'uriner toutes
les deux ou trois heures.

OBSERVATION 39 (inédite). — *Hydronéphrose suppurée du
rein droit par calcul. — Néphrectomie partielle. — Pleurésie droite purulente. — Péritonite suppurée. — Mort. —*
Par M. le professeur **Verneuil.**

(Communiquée par le Dr F. Verchère, chef de clinique chirurgicale).

La nommée V..., ménagère, âgée de 31 ans, est entrée le
1er avril 1885, salle Lisfranc, n° 14, hôpital de la Pitié (Service
de M. le professeur Verneuil).

Aucun antécédent héréditaire morbide. Son père est mort âgé,
d'un ulcère de jambe (?); sa mère vit encore. Elle a eu deux
enfants dont un garçon est mort de méningite. Le premier
symptôme que signale V..., remonte à quatre ans.

En 1881, elle rendit un petit calcul en urinant. A cette époque
elle n'eut aucune hématurie. Quelques mois plus tard, à la
suite d'un arrêt subit des règles, elle eut une miction sanglante.

Ce n'est qu'en 1882 qu'apparurent des douleurs. Celles-ci,
toujours identiques à elles-mêmes, revenaient par crises. Elles
débutaient au niveau de la région lombaire, s'irradiaient vers
le flanc et venaient se terminer dans le bas-ventre. Ces crises
de douleurs s'accompagnaient de vomissements bilieux, puis
subitement elles cessaient. A la suite de ces crises qu'il est
facile de reconnaître pour des crises néphrétiques, la malade
rendait des urines boueuses.

Depuis neuf mois, les crises douloureuses ont cessé et avec
cette disparition coïncide l'apparition d'une tumeur siégeant au
niveau du flanc droit. Cette tumeur s'accrut progressivement
et amène la malade à l'hôpital.

L'état général est satisfaisant; néanmoins depuis deux ou trois mois, l'amaigrissement est notable, l'appétit s'est perdu, les forces ont diminué. Enfin, le soir apparaissent de temps en temps de petits frissons, s'accompagnant d'un léger état fébrile.

A la palpation, on trouve une tumeur occupant la région lombaire et le flanc droit tout entier, s'étendant de la fausse côte à la crète iliaque. En déprimant la paroi abdominale, on trouve sa face antérieure dure, résistante, régulière sauf en un point où il est possible de sentir une saillie arrondie, surélevée et formant un véritable lobe. Lorsqu'on essaie de mouvoir cette tumeur, on la sent fixée de tous côtés, immobile, sans rapport avec la paroi abdominale. La percussion donne de la matité dans toute son étendue. Avec une main appliquée sur la région lombaire et une autre déprimant la paroi abdominale, il est facile de sentir la fluctuation de la manière la plus formelle. Aucune douleur à la pression.

Le 20 avril, M. le professeur Verneuil fait une ponction avec l'aiguille n° 3 de Dieulafoy et évacue 600 gr. de pus horriblement fétide.

La température, prise chaque jour, indique une élévation vespérale constante. Le thermomètre oscille entre 37°,6 le matin et 38°,6 le soir. La malade est affaiblie. Il est impossible de songer à obtenir la résolution d'une tumeur purulente de ce volume, la guérison sans intervention chirurgicale est inadmissible; enfin la vie n'est pas compatible avec l'existence d'une pareille collection.

Les urines sont examinées le 21 avril, par M. Béhal, interne en pharmacie, qui nous remet la note suivante :

« Urines légèrement troubles, colorées normalement. Quan« tité émise en 24 heures : 1250 gr. Densité : 1022. Réaction au « tournesol, acide.

« Urée 16,8 par litre, soit 21 gr. par jour.

« Acide phosphorique anhydre 1,653 par litre, soit 2 gr. 065 « par jour.

« Glucose, pas. Albumine, quantité appréciable.

« *Examen microscopique.* — Leucocytes nombreux. Urate « de soude; quelques cristaux d'oxalate de chaux ».

L'albumine observée semble venir du pus. Une intervention est décidée.

Opération le 1er Mai. — M. le professeur Verneuil, assisté de M. Le Dentu, fait une incision courbe à concavité antérieure, s'étendant du 1/3 externe de la douzième côte, se dirigeant vers le 1/3 antérieur de la crête iliaque. Couche par couche, on arrive sur une coque fibreuse résistante et tendue. Incision de celle-ci au thermocautère, on constate qu'elle est épaisse de 3 à 4 millimètres. Issue abondante d'un pus fétide, crémeux, 1/2 litre environ. A l'intérieur de la poche qui ne revient nullement sur elle-même, sont des cloisons solides, séparant de véritables loges, 3 ou 4 de ces cloisons sont incisées au thermocautère; quelques-unes donnent lieu à un écoulement de sang assez abondant que l'on arrête avec de grandes pinces courbes. Le tiers supérieur du rein complètement détruit par la suppuration est réséqué. La partie corticale semble seule à peu près saine.

Tamponnement de la partie profonde avec des tampons d'iodoforme; 3 drains, adossés les uns aux autres, sont placés au fond de la plaie.

Deux heures après l'opération, la température descend à 35°,6, abattement, injection d'éther. Le soir, la température est encore basse, 36°. On fait à 4 heures, une abondante injection d'acide phénique. A une heure du matin, légère excitation, on administre une potion calmante.

Le 2 mai, T. matin 37°. Urines, 500 gr. Iodoforme dans les urines, sels en abondance. L'état général est bon. On défait le pansement, sauf les tampons iodoformés de la partie profonde.

Le soir, la malade se plaint d'une sensation de froid marqué, 37°,2.

Le 3, matin, quelques vomissements. Le pansement est changé. Urines 1200 gr.

Température, 37°,6. Soir, 38°,4.

Le 4, matin. Urines 1000 gr., légèrement rosées, acide rosacique ; T. 37°,4.

Pas d'odeur du côté du pansement. Malgré un lavement, n'a pas été à la selle. (La pièce, examinée par M. Nepveu, lui semble être de l'épithélioma.)

Soir. La malade se plaint d'un point de côté à droite. Affaissement marqué, semble indifférente, abattue, répond avec peine. T. 40°.

Le 5, T. 40° Le pansement est fait avec soin, pas d'odeur. Pas de complication du côté de la plaie. A l'auscultation, on trouve des frottements, râles à la base du côté droit.

Le soir, T. 38°,6. Ballonnement du ventre.

Les urines ne présentent rien de particulier.

Le 6, matin, T. 38°, 4. Les mains, les pieds, le nez sont froids ; léger degré de cyanose, facies légèrement grippé. A l'auscultation, on constate du râle crépitant de pneumonie. Vésicatoire. Piqûre de morphine. Potion avec 2 gr. d'oxyde blanc d'antimoine.

Le soir, T. 38°,6.

Le 7, la malade est légèrement excitée.

La cyanose persiste. Refroidissement très-marqué des extrémités. Le nez est pincé, les yeux excavés, facies grippé, langue sèche. Pouls petit, misérable. La malade se trouve bien. Insensible, indifférente, répond mal aux questions. Au niveau de la plaie, aucune complication qui explique cet état grave.

Soir, T. 38°,8, même état général grave.

Meurt le 8, après avoir passé une nuit agitée pendant laquelle elle a voulu se lever, s'est découverte. Aucune injection de morphine n'a pu la calmer.

Autopsie, le 9 mai. — Le foie est légèrement graisseux.

Du côté droit, on trouve une pleurésie purulente avec deux litres de pus. Des adhérences nombreuses relient la plèvre pariétale à la plèvre viscérale. Du côté de l'abdomen, péritonite suppurée, généralisée; aspect glutineux de tout le péritoine intestinal. Les anses sont réunies entre elles par une sorte d'exsudat épais qui les maintient accolées. Dans le petit bassin et dans les fosses iliaques, on trouve du pus en assez notable quantité. La pièce est enlevée dans son ensemble au niveau du rein. Au niveau du plexus solaire, on trouve des ganglions augmentés de volume, quelques-uns gros comme une noix, durs, blanchâtres à la coupe. Le rein est enlevé avec toutes ses connexions. Il présente une poche extrêmement épaisse, formant une coque résistante, 4 à 5 millimètres

B.   6

d'épaisseur, en certains points 1 centimètre. Adhérences intimes avec tous les organes voisins. Il eut été impossible de l'enlever sans blesser le péritoine étendu à sa surface et adhérent dans toute son étendue. La poche est largement ouverte; dans son intérieur, on retrouve les diverticules séparés par les cloisons dont, quelques-unes ont été déchirées pendant l'opération. Dans une des loges, on trouve un petit calcul enchâtonné en partie. Au niveau du bassinet, à l'union de celui-ci et de l'uretère, on trouve un calcul du volume de la pulpe du pouce, exactement enchassé à l'orifice du conduit excréteur et l'oblitérant complètement.

Le rein examiné par M. le professeur Cornil est reconnu atteint de néphrite interstitielle. En faisant la section du rein, on trouve des caillots en assez grande abondance.

OBSERVATION 40 (inédite). — *Hydronéphrose suppurée du rein gauche.* — *Néphrotomie.* — *Fistule urinaire.* — *Néphrectomie.* — *Guérison.* — Par M. **Nicaise.**

La nommée L. E...., âgée de 28 ans, couturière, est entrée le 28 décembre 1885, à l'hôpital Laënnec, salle Chassaignac, nᵒ 20, service de M. Nicaise.

Père bien portant, mère souffrant souvent des reins. Un frère et une sœur en bonne santé. Rougeole à 3 ans. Réglée à 13 ans, la menstruation s'accompagnait de douleurs vives au niveau du flanc gauche et de vomissements pendant une huitaine de jours, jusqu'à l'âge de 19 ans. A cette époque, elle consulte M. Millard qui constate dans le flanc gauche la présence d'une tumeur qui disparait au bout de quelque temps par les vésicatoires. Depuis l'âge de 20 ans, les règles devinrent régulières et durèrent 8 jours chaque fois.

En 1883, elle reçoit un coup de poing sur le sein gauche. Vers le milieu de l'année 1884, elle constate au niveau de la contusion la présence d'une tumeur qui est le siège de douleurs vives surtout la nuit et se propageant au bras gauche. Le 28 décembre, sur le conseil de M. Legroux, elle entre dans le service de M. Nicaise, alors remplacé par M. Routier.

On constate, à la partie inférieure et externe de la mamelle gauche, la présence d'une tumeur du volume d'une noix, tumeur dure, bosselée, douloureuse à la pression. Les ganglions axillaires paraissent absolument sains. Le 29 décembre, ablation au bistouri d'une petit adénome du sein. Le soir de l'opération, rétention complète d'urine ; on sonde la malade, l'urine ne contient ni albumine, ni pus.

Elle se plaint, en outre, de douleurs vives dans l'abdomen. Ces douleurs augmentent encore dans la nuit et le premier janvier, elles se localisent au niveau du flanc gauche ; ni les piqûres de morphine, ni les cataplasmes ne peuvent les calmer.

Le 3 janvier, la palpation fait découvrir dans le flanc gauche un peu de tuméfaction, elle augmente le 4 janvier et le 5, elle atteint presque le niveau de l'ombilic. On constate de la matité et de la fluctuation au niveau de la tuméfaction. Le 6 janvier, une ponction exploratrice donne issue à un liquide jaunâtre, présentant les caractères de l'urine ; une ponction évacuatrice à l'aide de l'aspirateur de M. Potain permet d'en retirer 1,250 grammes.

Les deux premiers tiers du liquide recueilli ressemblent à de l'urine, le dernier tiers est entièrement constitué par du pus. Après l'opération, la tumeur et la douleur ont disparu et l'état de la malade reste satisfaisant jusqu'au 15 janvier, jour où la tumeur reparait avec les mêmes caractères que la première fois et s'accompagne de douleurs tout aussi intenses.

Une nouvelle ponction est pratiquée et l'on retire 100 grammes de pus épais, ne ressemblant nullement au liquide jaunâtre retiré la première fois. Le soir on retire par le cathétérisme 150 grammes d'urine très-colorée et dont les dernières gouttes sont mélangées à un peu de sang.

Le 22 janvier. La malade est pâle, son pouls est petit, la rétention d'urine continue ; on retire par la sonde 300 gr. d'urine fortement teintée en rouge. Quelques vomissements verdâtres, constipation opiniâtre dont 20 gr. d'eau-de-vie allemande ne peuvent avoir raison. Température, 37°,5. La plaie résultant de l'ablation de l'adénome est cicatrisée depuis longtemps.

Le 23. Vomissements verdâtres peu abondants, le ventre est ballonné, mais indolent. Douleur à la région lombaire droite, selle assez abondante.

Le 24. La quantité d'urine rendue dans les deux derniers jours s'élève à 925 gr., elle est assez colorée et renferme de nombreux globules rouges. Le ballonnement du ventre a diminué, la douleur au niveau du rein droit a disparu, quelques vomissements verdâtres. Au niveau du rein gauche et dans le flanc correspondant, apparaissent encore la matité, l'empâtement et la douleur. Celle-ci est très-vive à la pression au niveau du rein gauche dans la région lombaire. (Cataplasme laudanisé sur le flanc gauche). T. 38°,6.

Opération, 26 janvier 1886. — La malade est chloroformisée et l'on pratique la *néphrotomie.* Incision de 8 centimètres sur le bord externe de la masse sacro-lombaire gauche, on arrive sur le rein, la poche ouverte au bistouri laisse échapper environ deux litres de liquide sentant l'urine, se coagulant comme du sang dans le bassin. La poche une fois vidée par les pressions de l'abdomen, on peut sentir le tissu rénal déchiqueté. Deux gros tubes sont placés au fond du trajet; pansement ordinaire.

Le 27 janvier. La plaie a laissé suinter une quantité de liquide assez considérable pour traverser le pansement qui est renouvelé. On raccourcit les drains de 1 centimètre. La matité a disparu dans le flanc gauche, ainsi que les douleurs ; la malade n'a vomi qu'une seule fois depuis la veille et encore est-ce un vomissement alimentaire. (Bagnols, bouillon, potion de Rivière.)

Un érythème phéniqué très-intense se manifeste autour de la plaie, sauf dans les points recouverts par la gaze iodoformée.

Le 28. — Dyspnée, mouvements respiratoires douloureux, menace de pleurésie diaphragmatique. La plaie ayant beaucoup sécrété, on applique sur le pansement un sachet de sciure de bois mélangée à du goudron. On a pu recueillir 500 gr. d'urine.

Le 29. — L'érythème phéniqué a diminué, la plaie a bon aspect; la malade ne peut uriner seule. Pendant tout le mois de février, la plaie se cicatrise peu à peu à la périphérie, mais il reste un trajet fistuleux correspondant à la partie centrale de l'incision ; la rétention d'urine continue. Par contre, il s'écoule par le trajet fistuleux une quantité considérable d'urine qui force à faire le pansement matin et soir. Cet écoulement est, pour ainsi dire, intermittent et, lorsqu'il cesse, une poche palpable se développe dans le flanc gauche et la poche disparait quand le cours de l'urine se rétablit par la fistule.

Le 1er mars. — La malade urine seule pour la première fois. L'urine de la vessie ne contient que 1 centigr. d'albumine par litre, tandis que celle qui sort par la fistule rénale en renferme 6 centigr. par litre. L'état général de la malade est excellent, elle prend de l'embonpoint et désire qu'on la guérisse de sa fistule.

Opération, 5 avril 1886. — Anesthésie par le chloroforme, incision courbe partant de 4 centim. en arrière de l'épine iliaque antéro-supérieure et aboutissant au bord externe de la masse sacro-lombaire au niveau du bord inférieur de la douzième côte gauche. Cette incision décrit une courbe à concavité antéro-supérieure. Après avoir traversé la peau, le tissu cellulaire sous-cutané, les aponévroses postérieures de l'abdomen et les muscles, on arrive immédiatement sur le rein. Quelques pinces à forcipressure suffisent pour se rendre maître de l'hémorrhagie

Le rein considérablement augmenté de volume est très-adhé rent aux parties voisines, l'isolement en est très-laborieux. Un gr s fil de soie double est glissé sur sa face postérieure et amené jusqu'au niveau du hile, l'uretère forme en ce point un cordon fibreux très-volumineux. Le rein doublé de volume, trop volumineux pour sortir par l'incision, est ensuite incisé ; il s'en écoule une quantité considérable de pus qui est immédiatement épongé et les parties voisines lavées à l'eau phéniquée forte (1/20). Le fil de soie qui avait servi à isoler le pédicule est ensuite lié et on excise le rein. La plaie est ensuite fermée par dix points de suture aux crins de Florence, deux drains y sont introduits, drainage et pansement de Lister. Une heure après l'opération, injection d'éther ; trois heures après, champagne glacé. On retire par le cathétérisme 100 gr. d'urine. Le soir, quelques vomissements verdâtres.

Le 6. Nuit très-agitée, la quantité d'urine retirée par la sonde dans les 24 heures est de 575 gr.; elles ne renferment pas d'albumine. Premier pansement.

Le 7. La malade se plaint de douleurs abdominales, nausées fréquentes, la quantité d'urine dans les 24 heures est de 800 gr. Température 40° le soir, 39°,5 le matin.

Le 8. On raccourcit les drains de 1 centimètre, la malade souffre beaucoup moins, la nuit a été calme, la quantité d'urine est de 675 gr., la température s'élève à 39°,2.

Le 9. La malade a pris dans les vingt-quatre heures un litre de lait, un demi-litre de bouillon, un peu de soupe grasse, et 3 centilitres de vin mélangé à de l'eau. Température 38°, 5.

Le 10. On enlève 4 fils, un peu de suppuration s'est produite à la partie inférieure de la plaie. On écarte les lèvres en ce point. T. 38°,2. Urines 725 gr.

Le 11. Les 6 autres fils sont enlevés. La malade mange une côtelette, une moitié de pigeon, un potage gras, un demi-litre de bouillon. Température 38°,6. Urines 625 gr.

Le 12. L'amélioration continue, mais cependant le thermomètre monte encore le matin à 38° et le soir à 39°. La quantité d'urine rendue est de 800 gr.

Le 16. La quantité d'urine excrétée dans les vingt-quatre heures est de 1.500 gr., elle arrive à 2,000 gr. le 18 avril.

Cependant, il persiste une fistule au niveau du centre de la plaie. Les fils qu'on avait passés au moment de l'opération autour du pédicule n'ont pas sectionné ce dernier. Les tractions que l'on exerce sur eux font voir qu'ils sont encore fortement fixés dans la profondeur. Le reste de la plaie est cicatrisé. La quantité de pus qui s'écoule est assez abondante et cet état se continue jusqu'au 16 juin. Cependant l'état général est excellent et la malade a pris de l'embonpoint.

Opération, 16 *juin* 1886. — Anesthésie par le chloroforme. On incise au niveau de la cicatrice. Une hémorrhagie assez considérable fournie par une artère pariétale se produit, elle est assez facilement arrêtée par la ligature médiate de l'artère et du tissu lardacé qui l'environne. L'exploration du pédicule fait voir que l'anse de fil qui l'entoure est trop large pour le serrer ; cette anse est sectionnée et l'une de ses extrémités étant fixée à un nouveau fil de soie, on tire sur l'autre. Par cette manœuvre le nouveau fil se trouve placé derrière et au-dessus du pédicule. Ce fil est ensuite fixé à un tube de caoutchouc circulaire. Ce dernier est ensuite passé sur l'un des crans que présente la tige métallique inventée par M. Périer pour l'ablation de l'utérus en inversion. L'appareil de M. Périer est laissé en place, un drain est placé dans la plaie. Pansement à l'iodoforme et à l'eau boriquée. Vomissements fréquents dans la journée, douleur au niveau de la plaie, T. 38°.

Le 17 juin. La température est retombée à 37°,2. On recule le tube de caoutchouc de 4 crans.

Le 25. La section du pédicule est complète et il ne reste plus qu'une petite fistulette de 4 à 5 centimètres de profondeur par laquelle s'écoulent encore quelques gouttes de pus. L'état général est des plus satisfaisants et certainement l'on peut considérer la malade comme complètement guérie. Les urines sont normales, le rein enlevé contenait de nombreux abcès.

OBSERVATION 41 (Inédite). — *Hydronéphrose suppurée du rein gauche. — Néphrectomie. — Guérison. —* Par M. le docteur **P. Segond.**

Hydronéphrose suppurée chez une femme de 47 ans, soignée depuis plusieurs années pour des symptômes de cystite.

Au niveau du rein gauche, signes évidents d'une volumineuse tumeur offrant une vague sensation de fluctuation profonde. Etat général grave, fièvre, vomissements, etc. Urines purulentes.

Opération pratiquée à Meaux, le 14 mars 1886. — Incision postérieure en L. Evacuation d'une grande quantité d'urine purulente. Décortication laborieuse. Ligature en masse mais déchirure des tissus par la pince placée sur un pédicule trop friable. Hémorrhagie abondante et nécessité de tamponner un instant la très-vaste cavité résultant de l'extirpation du rein. Ligature isolée et à fils perdus des vaisseaux et de l'uretère. Drainage, suture et pansement antiseptique. Réunion par première intention. Mais désunion secondaire sous l'influence d'un érysipèle. Disparition assez rapide de cet érysipèle et, dès lors, marche régulière vers la cicatrisation. La guérison est aujourd'hui complète, 1er juillet 1886.

OBSERVATION 42.— *Hydronéphrose du rein droit.*— *Néphro-tomie.* — *Guérison.* — Par **Weir** (1).

Homme de 21 ans. Au mois de juillet 1878, douleurs abdominales. Pas d'hématurie, ni de rétraction du testicule; quelque temps après, léger gonflement dans la fosse iliaque droite. Entre à l'hôpital le 1er nov. 1878. Ponction aspiratrice. on retire deux onces de liquide limpide, ne contenant ni crochets d'échinocoque, ni urée. Quelques semaines après, deuxième ponction; on retire 12 onces de liquide de la même constitution. La tumeur augmenta considérablement.

Opération le 20 décembre 1878. — Incision lombaire. On arrive facilement sur la tumeur constituée par le rein. Incision de l'organe et drainage de la cavité. Le lendemain cathétérisme de l'uretère sans résultat. Le 1er mars, le malade quitte l'hôpital. Au mois d'avril il revient pour enlever son drain lombaire. Au niveau de la plaie il se forme de petits abcès qui guérissent au bout de peu de temps.

Au mois de juillet 1879, la plaie est complètement guérie.

OBSERVATION 43. — *Hydronéphrose suppurée du rein droit mobile.* — *Néphrotomie.* — *Guérison.* — Par **Landau** (2).

Femme, 60 ans, souffrant depuis longtemps d'hydronéphrose du rein droit mobile; tumeur disparaissant de temps en temps, bientôt développement de pyonéphrose et abcès périnéphré-tique.

Opération, 2 *juin* 1880. — Incision abdominale. Suture de la tumeur kystique aux parois abdominales. Excision du kyste; établissement d'une fistule urinaire abdominale. Urine sécrétée par le rein atrophié est peu considérable. Malade guérit sans fièvre.

(1) The med. Record, mars 1880.
(2) Berliner Klin. Wochenschr., 13 décembre 1883.

OBSERVATION 44. — *Hydronéphrose du rein droit. — Néphro-*
tomie. — Guérison avec persistance d'une fistule urinaire. —
Par **Rupprecht** (1).

Jeune fille de 9 ans, souffrant depuis cinq à six ans d'une tumeur
dans le flanc droit. Tumeur lisse. mate, légèrement fluctuante, dont
l'o igine n'est pas bien nette. Le Dr M., croit que la variole pour
laquelle il a soigné l'enfant, il y a quelques années, en est la
cause.

Opération 1880.—Incision au niveau de la tumeur et sutures des
parois du kyste aux bords de la plaie. Drainage. Guérison avec
persistance d'une fistule urinaire. Cinq ans après l'opération, la
jeune malade meurt d'une affection intestinale.

A *l'autopsie*, uretère droit complètement obstrué. bassinet dilaté,
et vaste abcès rempli de fongosités du rein droit qui est très-
solidement adhérent aux organes voisins (foie. côlon ascendant),
ce qui aurait rendu la néphrectomie très-difficile.

OBSERVATION 45. — *Hydronéphrose du rein droit.* —*Néphro-*
tomie. — Guérison. — Par **Kehrer** (2).

Malade, âgée de 32 ans. Depuis environ 2 ans, une tuméfaction
non douloureuse dans côté droit; urines quelquefois troubles,
jamais sanguinolentes. La tumeur du volume d'une tête d'adulte
remplit le flanc et l'hypochondre droits, dépassant la ligne blanche
de deux travers de doigt. Le côlon se trouve en avant de a tumeur
qui est mate dans toute son étendue. Cette matité disparaît quelquefois avec la tumeur pour faire place à un son tympanique
clair. L'urine est normale ; 1,015 gr. dans vingt-quatre heures.
Diagnostic: Kyste du rein (?).

Opération, 3 aout 1881. — Incision sur la ligne blanche, tumeur

(1) Centralblatt für Chirurgie, 1886, n° 5.
(2) Archiv. für Gynækologie, Bd. XVIII, 1881

mise à découvert, ponctionnée et enlevée jusqu'à sa base. Introduction de deux drains dans la plaie qui est suturée. Il s'agissait
d'une hydronéphrose avec un développement spontané de gaz (?).
Le liquide kystique formait des gaz avec de l'acide acétique (?).

La malade guérit.

OBSERVATION 46. — *Hydronéphrose du rein droit mobile.
Ovariotomie. — Néphrotomie. — Amélioration. — Fistule urinaire abdominale persistante.* — Par **J. Schramm** (1).

Femme, 47 ans, bonne santé habituelle. A l'automne 1880, à la
suite d'un mouvement violent du bras droit, sensation de déchi-
rement au niveau de la région lombaire correspondante et formation de tumeur mobile dans côté droit du ventre, avec très-vives
douleurs. Tumeur lisse, mate, élastique, du volume d'une tête
d'adulte, fluctuante à son point le plus saillant, sensible par toucher vaginal. Ponction exploratrice et 800 gr. de liquide vineux
(globules de sang).

Opération, 10 *mars* 1881. — Incision sur ligne blanche. Ponction de la tumeur et épanchement du liquide dans cavité péritonéale. Ablation de l'ovaire droit kystique. Bientôt tumeur se
reforma et petite hernie ventrale au point de la cicatrice.

Opération, 23 *novembre* 1881. — Incision à côté de l'ancienne.
Ponction de la tumeur et issue de 1,500 gr. de liquide ambré.
Ablation d'une partie de la tumeur dans laquelle on reconnaît des
calices. Suture du sac à la paroi abdominale. Drain. Miction
facile. Ecoulement d'urine par la plaie, environ 60 gr. par jour.
Tumeur n'est plus appréciable.

(1) Berl. Klin. Woch., septembre 1883.

OBSERVATION 47. — *Hydronéphrose du rein droit. — Néphrotomie. — Guérison.* — Par **Cabot** (1).

Chez un garçon de 10 ans survinrent des hématuries à la suite d'une chute dans un escalier, il y a trois mois. Quelques semaines après, tumeur dans le côté droit. A l'entrée du malade à l'hôpital, on constate dans la moitié droite de l'abdomen jusqu'à la ligne médiane une tumeur fluctuante dans sa partie inférieure et sonore dans sa partie antéro-supérieure.

On fit deux ponctions aspiratrices, les 18 et 22 avril 1882, et après chaque ponction, le liquide se reformait assez rapidement. T. 39°,5. Néphrotomie jugée nécessaire.

Opération, 6 mai 1882. — Incision au niveau du bord externe du carré des lombes. Suture de la paroi kystique avec la peau. Drainage. Pansement de Lister. Au fond du kyste, se trouve le rein. On ne trouve pas l'uretère. La marche consécutive ne présente rien de particulier. Au début, la plaie rendait beaucoup de liquide jaunâtre, puis le liquide devint légèrement purulent, mais diminua considérablement, de telle sorte que le quarantième jour après l'opération les drains furent enlevés. Le 19 juin, le malade quitte l'hôpital, guéri.

OBSERVATION 48. — *Hydronéphrose congénitale du rein gauche. Néphrotomie. — Guérison.* — Par **Tuckwell** (2).

Garçon, 11 ans, entre à l'hôpital en juin 1881, pour tumeur du flanc gauche. Tumeur développée insensiblement, sans aucune douleur ni trouble de quelque nature que ce soit. Tumeur dans moitié gauche de l'abdomen, fluctuante, faisant saillie en arrière et dépassant ligne médiane en avant, mate, lisse, élastique. Excellent état général; urines parfaitement normales. Ponction exploratrice et

(1) Boston med. and surg. Journ., 1883, n° 8. — Centralblatt für Chirurgie, 1883, n° 21. — Revue de Chirurgie, 1884, p. 73.

(2) The Lancet, July 1882.

issue d'un liquide brun foncé, trouble, sans odeur, avec sang altéré, albumine et urée. Liquide se reforme.

Opération 1882. — Ponction dans région lombaire et incision ; large tube à drainage. Bientôt suppuration. Drain retiré treize semaines après l'opération et guérison complète un mois plus tard.

OBSERVATION 49. — *Hydronéphrose du rein gauche rupturé dans la cavité péritonéale. — Néphrotomie. — Guérison avec fistule urinaire abdominale.* — Par **Taylor** (1).

Fille, 15 ans. A son entrée à l'hôpital, douleur dans côté gauche de l'abdomen et de la poitrine, vomissements fréquents. Tumeur fluctuante dans flanc gauche, s'étendant des côtes au bassin ; 1er août, frisson et fièvre.

Diagnostic : Hydronéphrose aiguë. Opération résolue. Le 3 août, malade avec figure anxieuse, grippée, vomissements continuels et vives douleurs abdominales. Etourdissements. Tumeur non aussi bien limitée, ventre ballonné et très-sensible. Rupture probable de la poche.

Opération, 3 *août* 1884. — Incision sur la ligne blanche. Ne pouvant trouver le point de la rupture de la poche. Taylor ponctionne cette poche et suture les bords de l'ouverture aux bords de l'incision cutanée, après avoir épongé l'urine répandue dans la cavité péritonéale. Pas de drain. Pansement avec ouate hydrophile et bandage abdominal.

Le lendemain, symptômes de péritonite formidable. Etat général meilleur le sixième jour. Une semaine après l'opération, il ne s'écoule presque plus d'urine par la plaie abdominale, la poche se remplit et devient tendue. Craignant, par la dilatation de l'orifice, de rupturer les parois de la poche, Taylor préfère faire une incision abdominale en dehors de la première. Drain en verre. Amélioration immédiate. En mettant un bouchon au tube, la malade peut ne vider sa poche qu'à de certains moments. Etat général de la malade très-bon. Toute l'urine du rein gauche paraît passer

(1) The Lancet, 4 décembre 1884.— Arch. gén. médecine, t. II, p. 107, 1885.

par le tube abdominal. On essaie vainement de cathétériser l'urctère Malade guérie avec fistule urinaire. Plus tard, Taylor se
propose de pratiquer la néphrectomie.

OBSERVATION 50. — *Hydronéphrose congénitale du rein gauche
prise pour un kyste de l'ovaire. — Néphrectomie. — Mort. —* Par
Esmarch (1).

Jeune fille, 19 ans. présentait un gonflement du ventre dès sa
naissance. Elle tomba trois fois sur cette tuméfaction et chaque
fois, cette dernière disparaissait, mais cette disparition était
accompagnée de douleurs et de troubles de la miction. Deux fois
l'urine fut sanguinolente. La tumeur augmenta notablement surtout dans les trois dernières années. La surface en est lisse. Par la
ponction on a déjà retiré 300 gr. d'un liquide franchement urineux. Les urines sont claires.

Diagnostic : kyste de l'ovaire.

Opération, le 15 *novembre* 1869. — L'incision sur la ligne
blanche fait voir qu'il s'agit d'une hydronéphrose, présentant des
adhérences avec l'ovaire gauche et le côlon transverse. Pendant
le decollement. il se produit une hémorrhagie abondante. Au
bout de 36 heures, mort par suite d'œdème pulmonaire.

OBSERVATION 51. — *Hydronéphrose du rein droit prise pour
kyste de l'ovaire. — Néphrectomie. — Mort. —* Par **Schetelig** (2).

Femme avec tumeur abdominale diagnostiquée : kyste de
l'ovaire.

Opération, 1870. — Gastrotomie. Hydronéphrose énorme. Extirpation. Mort le lendemain.

Autopsie. — Rein enlevé unique.

(1) Archiv. f. Gynækologie, Bd. I, 1870.
(2) Archiv. für Gynækologie. — Revue Scien. méd., t. I, p. 974, 1873.

TABLEAU DES NÉPHROTOMI

N⁰ˢ	OPÉRATEUR	DATE DE L'OPÉRATION	SEXE	AGE	DIAGNOSTIC
1	Weir.	20 décembre 1878.	H.	21	Hydronéphrose du rein droit.
2	Landau.	2 juin 1880.	F.	60	Hydronéphrose suppurée du rein droit.
3	Rupprecht.	1880.	F.	9	Hydronéphrose du rein droit.
4	Reliquet.	2 juillet 1881.	F.	32	Hydronéphrose purulente du rein gauche.
5	Kehrer.	3 août 1881.	F.	32	Hydronéphrose du rein droit.
6	Schramm J.	23 novembre 1881.	F.	47	Hydronéphrose du rein droit mobile.
7	Cabot.	6 mai 1882.	H.	10	Hydronéphrose du rein droit.
8	Tuckwell.	1882.	H.	11	Hydronéphrose congénitale du rein gauche.
9	Taylor.	3 août 1884.	F.	15	Hydronéphrose du rein gauche.
10	Nicaise.	17 avril 1886.	H.	60	Hydronéphrose du rein droit.

IR HYDRONÉPHROSES

SIÈGE DE 'INCISION	ÉTAT DE L'ORGANE	RÉSULTAT	OBSERVATIONS
mbaire.	Hydronéphrose.	Guérison.	Formation de petits abcès au niveau de la plaie.
dominale.	Rein kystique.	Guérison.	Pas de complications.
d. latérale.	Hydronéphrose.	Guérison.	Mort 5 ans après, d'une affection intestinale.
mbaire.	Hydronéphrose.	Améliorat.	Néphrotomie. Survie de 2 ans.
diane.	Hydronéphrose du rein.	Guérison.	Néphrotomie.
diane.	Rein kystique.	Améliorat.	Néphrot., persistance d'une fistule.
mbaire.	Rein kystique.	Guérison.	Pas de complications.
mbaire.	Rein normal.	Guérison.	Suppuration pendant 13 semaines.
diane.	Rein kystique.	Guérison.	Persistance d'une fistule urinaire.
mbaire.	Hydronéphrose.	Guérison.	Rétention chronique d'urine.

OBSERVATION 52. — *Hydronéphrose du rein gauche prise pour un kyste de l'ovaire. — Néphrectomie. — Mort.* — Par **Meadows** (1).

Femme avec tumeur de l'abdomen examinée et diagnostiquée : kyste de l'ovaire.

Opération, 8 *aout* 1871. — Incision sur la ligne blanche. Le pédicule très-large du kyste rénal est pris dans une ligature Le sixième jour après l'opération, forte hémorrhagie provenant du pédicule et mort. Pas de péritonite. Rein droit hypertrophié, mais sain. Le rein extirpé ne contient plus de parenchyme renal.

OBSERVATION 53. — *Hydronéphrose du rein droit prise pour un kyste de l'ovaire. — Néphrectomie. — Mort.* — Par **Billroth** (2).

Une malade de 46 ans souffre depuis longtemps d'un kyste de l'ovaire. Il y a 5 ans, il se développa une tumeur mobile dans la région rénale droite. accompagnée de douleurs vives. L'urine était normale. Cette tumeur mate, mobile, s'étend à droite jusqu'à la ligne médiane. On la limite fort bien de haut en bas. Il n'y a presque pas d'ascite : la ponction permet de retirer 5 litres d'un liquide brun foncé, qui ne fut pas examiné au point de vue chimique.

Diagnostic : kyste de l'ovaire.

Opération, le 18 *juillet* 1876. — Incision sur la ligne blanche. Incision du kyste. Au moment de la déchirure des nombreuses adhérences avec les viscères. il se produit une forte hémorrhagie veineuse. Ligature du pédicule. La malade meurt le 21 juillet de péritonite. La tumeur extirpée était une hydronephrose.

(1) British med. Journal, 1871.
(2) Langenbeck's Archiv. für Klin. chir., Bd. XXI, p. 694, 1877.

OBSERVATION 54. — *Hydronéphrose du rein droit. — Néphrectomie. — Guérison.* — Par **Czerny** (1).

Malade de 37 ans avait remarqué, depuis 7 mois, une tuméfaction qui avait rapidement augmenté de volume, surtout dans les huit dernières semaines. Cette tuméfaction du flanc droit est lisse, fluctuante et se laisse limiter en haut et en bas. La malade est obligée de garder le lit.

Diagnostic : Hydronéphrose.

Opération, le 6 octobre 1879.—Incision sur la ligne blanche. L'incision du feuillet supérieur du méso-côlon n'exige qu'une seule ligature de vaisseaux. La tumeur est énucléée difficilement et à ce moment elle se déchire et laisse s'écouler une très-petite quantité de liquide dans la cavité abdominale. Le pédicule est lié en masse et réséqué. Une autre ligature sur chacun des organes du hile. Le péritoine ne fut pas suturé. Dans le kyste, on trouve fort peu de substance rénale. Guérison avec très-peu de fièvre.

OBSERVATION 55.— *Hydronéphrose congénitale du rein gauche. — Néphrectomie. — Guérison.*—Par **Thornton** et **Day** (2).

A. B..., âgé de 7 ans; depuis 5 ans, tumeur irrégulière, mobile, dure, élastique par places, dans le côté gauche de l'abdomen, tumeur ayant repoussé en dehors les dernières côtes, probablement congénitale. Un peu d'ascite. Une seule émission d'urine dans les vingt-quatre heures. Urine d'ailleurs normale. Par la ponction de la tumeur, on retire un liquide urineux, contenant de l'albumine, liquide qui se reproduisit bientôt.

Opération, 3 janvier 1880. — Incision sur la ligne médiane. Le côlon descendant passe au-devant de la tumeur. Énucléation

(1) Langenbeck's Archiv. Bd. XXV, 1880.

(2) The Lancet 1880, vol. I, p. 871. — Centralblatt für Chirurgie, n° 42, 1880.

B.

7

du kyste à parois très-minces. L'uretère oblitéré, la veine et l'artère rénales sont liés séparément. Pas d'hémorrhagie. Le premier jour, l'urine est noirâtre, sanguinolente (?) probablement à cause de l'acide phénique. Le deuxième jour, urine claire. Guérison rapide. L'enfant quitte l'hôpital, le vingt-troisième jour après l'opération.

OBSERVATION 56. — *Hydronéphrose du rein droit.* — *Néphrectomie incomplète.* — *Guérison.* — Par **Savage** (1).

Une malade âgée de 46 ans éprouve depuis 3 ou 4 ans des coliques néphrétiques dans la région lombaire droite. En même temps, il s'y est développé une tumeur qui diminue à l'époque des règles.

Chez cette malade, on trouve dans la moitié droite de l'abdomen une tumeur du volume d'une tête d'enfant, élastique et douloureuse. L'urine est normale.

Diagnostic : Hydronéphrose.

Opération, le 16 janvier 1880. — Incision sur la ligne médiane. La tumeur qui a un large pédicule est recouverte par le côlon ascendant. Par la ponction, on retire un liquide clair. Pas de calcul. Un quart de la masse totale est excisé. Un autre quart, pris dans une pince, est ensuite extirpé. La malade guérit entièrement.

OBSERVATION 57. — *Hydronéphrose du rein gauche.* — *Néphrectomie.* — *Mort.* — Par **Czerny** (2).

Homme, 23 ans, atteint d'hydronéphrose probablement congénitale.

Trois fois la poche kystique s'est rompue à la suite de chutes et chaque fois, hématuries et douleurs abdominales vives.

Depuis 3 ans, douleurs persistantes. Œdème des jambes. Pneumonie et pleurésie comme antécédents. Persistance d'une matité

(1) The Lancet 1880, vol. I.
(2) Arch. de Langenbeck, Bd. XXV, 1880.

du sommet. Ponction au mois de janvier 1880 et 7,100 grammes de liquide sanguinolent, urineux. Le liquide se reproduit au bout de quelques semaines.

Opération, 9 *mars* 1880. — Incision de cinq centimètres un peu en dehors de la ligne axillaire à l'endroit où la ponction a été faite. On ne trouve pas d'adhérence du péritoine et on se contente d'un simple pansement de la plaie.

Opération, le 10 *mars* 1880. — Incision du kyste. On trouve des matières caséeuses.

Incision prolongée jusqu'à la douzième côte.

L'énucléation du rein facile à sa partie inférieure.

Déchirure du péritoine en deux endroits.

La poche kystique présente des adhérences avec le côlon ascendant qui est aussi un peu déchiré. Après le décollement du sac, sutures de ces deux petites déchirures, drainage et pansement de Lister. Une demi-heure après l'opération, qui a duré 3 heures, le malade meurt.

A l'*autopsie*, on trouve un peu de sang coagulé dans la plaie péritonéale. Cinq ganglions lymphatiques engorgés au milieu du tronc cœliaque. Tubercules dans le foie, la rate et le rein droit. Phtisie pulmonaire.

OBSERVATION 58. — *Hydronéphrose du rein droit.* — *Néphrectomie.* — *Mort par anurie.* — Par **Czerny** (1).

Un homme de 33 ans avait, il y a deux ans, des douleurs rénales qui ont disparu. Depuis six semaines, le malade éprouve des douleurs lombaires et des troubles gastriques, en même temps qu'il remarque le développement d'une tumeur dans la région de l'hypochondre droit. L'urine était, pour la plupart du temps, claire.

Après avoir chloroformé le malade, on explore la région et l'on trouve une tumeur oblongue, lisse, molle, légèrement fluctuante, qui se prolonge jusqu'au foie et s'étend de l'ombilic à la crête iliaque. Par la ponction, on retire 300 gr. d'un liquide san-

(1) Deutsche med. Wochenschrift, 1881, n° 32.

guinolent, urineux. L'urine des 24 heures (1700 à 2500 gr.) est mélangée de sang et contient beaucoup d'albumine.

Diagnostic : Hydronéphrose à la suite de formation de calculs.

Opération le 17 juin 1881. — Par une incision lombaire de 15 cent., parallèlement à la courbure costale, on met à découvert la tumeur qu'on ponctionne pour en diminuer le volume. Le bassinet est lié par une double ligature, le sac est énucléé et alors le rein, dont le décollement à sa partie supérieure présentait quelques difficultés, s'enlève facilement. Le pédicule est d'abord lié en masse, puis l'uretère et l'artère rénale sont liés séparément. Plusieurs déchirures de l'organe même donnent beaucoup de sang. L'ouverture du péritoine est suturée et la plaie de l'abdomen drainée.

Le malade rend 480 gr. d'urine le jour de l'opération, puis il se développe une anurie complète; la mort survient, 36 heures après, causée par l'urémie.

Dans le rein extirpé, qui présentait encore une certaine épaisseur de parenchyme rénal propre à la sécrétion de l'urine, on ne trouve pas de calcul.

Le rein gauche est atrophié dans sa totalité, le bassinet oblitéré.

OBSERVATION 59. — *Hydronéphrose à la suite de lésion traumatique de l'uretère gauche.* — *Néphrectomie.* — *Guérison.* — Par **Bardenheuer** (1).

Enfant, 5 ans. Il y a trois mois, une roue de voiture lui passa sur le corps et, à la suite de cet accident, il se forma une tuméfaction douloureuse dans la région de l'hypochondre gauche. L'urine est normale. La tumeur présente une surface lisse, légèrement fluctuante et, par une ponction exploratrice, on en retire de l'urine claire.

Diagnostic : Hydronéphrose aiguë à la suite d'une lésion de l'uretère.

Opération, 1881. — Incision sur la ligne blanche. L'énucléation du rein est facile. On trouve dans des poches multiples de la

(1) Drainirung der peritoneal Höhle, 1881.

sphère périrénale de l'urine, et dans le rein même, un abcès du volume d'un œuf de pigeon. L'uretère étant lésé, son examen fut difficile. Après quelques phénomènes passagers d'intoxication phéniquée, l'enfant guérit.

OBSERVATION 60.—*Hydronéphrose du rein droit.— 2 ponctions. Néphrectomie. — Mort. —* Par **Schede** (1).

Femme, âgée de 26 ans. Le 8 mars 1882, chute à la suite de laquelle douleurs abdominales vives.

A son entrée à l'hôpital, le 14 mars 1882, ventre ballonné. Présence à droite d'une tumeur mate, bosselée, fluctuante.

Par la ponction, on retire 2,100 gr. de liquide sanguinolent. Quelques jours après, liquide formé de nouveau. Le 20 mars, exploration de la tumeur sous chloroforme et ponction qui donne 1800 gr. de liquide toujours sanguinolent. Lorsque la poche fut vidée, on sentait nettement encore des masses dures.

Opération, mars 1882. Incision abdominale.

La poche fut énucléée difficilement. Ligature facile des vaisseaux rénaux. Drainage. Pansement au sublimé.

L'opération a duré 2 heures; la température immédiatement après l'opération est tombée à 35º, 8, mais, vers le soir, elle remonte à 38º. De telle sorte qu'on avait cru que la malade avait évité le collapsus, mais dans la nuit, elle meurt subitement. Pas d'autopsie.

OBSERVATION 61. — *Hydronéphrose du rein gauche prise pour un kyste de l'ovaire. — Néphrectomie. — Guérison. —* Par **Goodell** (2).

Une femme, âgée de 52 ans, éprouve depuis de longues années, dans la région rénale gauche, des douleurs ressemblant à des

(1) Deutsche med. Wochenschr., 1882, nº 50, p. 702.
(2) The Lancet, 1883, vol. 1.

coliques néphrétiques, cependant il n'y a pas d'élimination de calculs.

Au moi de juillet 1881, la malade fut examinée et on trouva un kyste qui occupait la moitié inférieure de l'abdomen et présentait le volume d'un fœtus de 8 mois. L'extrémité inférieure de ce kyste est accessible par le vagin. Par la percussion on constata tous les phénomènes des kystes de l'ovaire. L'utérus était libre.

Diagnostic : Kyste de l'ovaire ou du ligament large.

Opération le 16 septembre 1882. — Incision sur la ligne blanche. Kyste mis à découvert. Le péritoine, qui lui est appliqué, est excisé. On aperçoit alors, à l'extrémité inférieure du kyste, une portion du rein gauche sain. Ligature du pédicule ainsi que de l'uretère. Dans le kyste extirpé on trouve un seul petit calcul. Le neuvième jour, la malade va très-bien. Guérison.

OBSERVATION 62.— *Hydronéphrose du rein droit par calcul. Néphrectomie. — Guérison.* — Par **Lawson Tait** (1).

N. B.., âgée de 32 ans, me fut envoyée par M. Gordon Nicholls, en mars 1884. La malade avait ressenti pendant quelques années une douleur sourde dans la région du rein droit, douleur qui avait augmenté jusqu'à l'apparition d'une tumeur dans cette même région. Ayant rendu beaucoup de sang dans ses urines, elle était devenue extrêmement anémique. Quand je vis la malade, la tumeur avait le volume d'une tête de fœtus et était nettement fluctuante.

Le 22 mars 1884. *Exploration du rein et du bassinet* distendu par l'urine, pas de suppuration. Le doigt ne peut pénétrer jusqu'aux limites de la grande distension de l'uretère.

Impossibilité d'atteindre le calcul probablement enclavé dans l'uretère. Néphrectomie.

La malade rendit très-peu d'urine les 22 et 23 mars; le 24, environ 450 gr.; le 25, 600 gr.; le 26, près de 1,100 gr. en augmentant

____

(1) Notes on the surgery of the Kidney, by Lawson Tait F. R. C. S. (The Birmingham medical Review, sept. 1885).

jusqu'au 15 avril où elle rendit 1,450 gr. N.B. sortit de l'hôpital le 1er mai 1884, urinant tous les jours de 15 à 1,600 gr. Le 12 mai, les urines furent soigneusement examinées et ne présentèrent aucune altération. La malade recouvra rapidement une santé parfaite.

OBSERVATION 63. — *Hydronéphrose du rein droit prise pour un kyste du mésentère. — Néphrectomie. — Guérison.* — Par **Lawson Tait** (1).

J. M.., 45 ans, portait au côté droit une tumeur volumineuse et douloureuse qui s'étendait surtout au devant de la colonne vertébrale.

Diagnostic : Kyste du mésentère.

A l'ouverture de l'abdomen, le 18 *juin* 1885, je tombai immédiatement sur un kyste d'un liquide clair, à parois minces, contenant environ 3 pintes (2,793 gr.), et après l'avoir vidé, je m'efforçai de l'énucléer du mésentère sous lequel il paraissait siéger. Je réussis et arrivai bientôt sur une substance charnue que je reconnus pour le rein. J'avais en effet affaire à un cas d'hydronéphrose dans lequel le pédiculé du rein était si élargi que le rein se trouvait tout à fait en arrière. Ablation du rein. La malade ne rendit qu'une once (32 gr.) d'urine le jour de l'opération, mais bientôt la quantité dans les 24 heures s'éleva à 30 onces (960 gr.), le jour de sa sortie de l'hôpital, le 4 juillet 1885, tout à fait guérie. Depuis, son état de parfaite santé se continue.

OBSERVATION 64.— *Hydronéphrose calculeuse du rein gauche. Néphrectomie. — Guérison.* — Par M. le professeur **Trélat** (2).

Femme de 26 ans. Hydronéphrose calculeuse datant de trois ans. Etat général favorable. M. Trélat pense qu'il y a lieu, de faire, suivant le cas, soit la néphrotomie, soit la néphrectomie.

(1) Notes on the surgery of the Kidney by Lawson Tait F. R. C. S. (The Birmingham medical Review, sept. 1885.)
(2) Bullet. de la Soc. de Chir., 1885, p. 828. — Revue des Sciences médicales. Paris, 1886, p. 703.

Le 25 juillet 1885, *opération.*— Incision juste en dehors du bord externe du grand droit antérieur. L'incision est un peu trop près du bord, le péritoine qui y adhère est incisé en deux points au commencement du décollement. Ces incisions, qui ont été plus tard fermées par des sutures au catgut, sont saisies et soutenues par des pinces à forcipressure. Le péritoine est décollé dans la direction de la tumeur ; celle-ci est isolée et décortiquée, puis amenée à l'extérieur. La région du pédicule peut être facilement examinée ; on reconnaît facilement en bas l'uretère qui est lié et sectionné, ainsi qu'une grosse veine. Une troisième ligature embrasse le reste du pédicule qui est peu volumineux. Tout cela se fait commodément et d'une manière précise. Pas d'écoulement sanguin. Ligature de quelques petits vaisseaux de la paroi cutanée. Suture des incisions péritonéales déjà signalées. Nettoyage de la cavité. Introduction de deux gros tubes à drainage. Six points de suture au fil d'argent. Gaze iodoformée, ouate phéniquée. L'opération a duré une heure un quart ; suites opératoires bénignes et régulières. Guérison achevée depuis le mois de septembre. Règles régulières. Urine limpide, sans albumine, un litre à un litre un quart en vingt-quatre heures. Revue le 7 décembre, l'opérée allait très-bien.

Le *rein enlevé* a 22 centimètres de long, 8 centimètres en travers, 8 à 9 centimètres d'avant en arrière. La surface externe est lisse, mais bosselée par plusieurs poches fluctuantes.

Le tissu rénal se réduit à l'état d'une coque mince ; la plus grande épaisseur ne dépasse pas un centimètre. A l'intérieur de la poche, on trouve un liquide jaunâtre, parsemé de sable et d'une trentaine de petits calculs du volume d'un grain de chènevis à un grain de millet.

En ouvrant le bout supérieur de l'uretère et le bassinet, on reconnaît à la jonction de ces deux conduits un rétrécissement serré qui règne sur une longueur de près d'un centimètre.

OBSERVATION 65. — *Hydronéphrose calculeuse du rein droit. Néphrectomie. — Guérison.* — Par **Thornton** (1).

Femme, 32 ans, entre à l'hôpital, le 28 juillet 1884, pour une tumeur abdominale. Malade depuis huit ans. Menstruation douloureuse. La miction diminue pendant les règles. Hématurie. A l'examen, dans le côté droit tumeur rénitente, au devant de laquelle se trouvent des intestins ; pas de pus, ni de sang, ni d'albumine dans les urines. Obligée de quitter l'hôpital à cause des vacances. Au mois d'octobre, tumeur plus volumineuse.

Opération le 8 octobre 1885. — Incision verticale en dehors du muscle droit de l'abdomen. Tumeur mise à découvert et ponctionnée. On retire près de deux pintes d'urine pâle, légèrement trouble ; ligature des vaisseaux rénaux, de l'uretère tout près du rein. Suture de la plaie. Pansement de Lister. Le rein extirpé est petit, le bassinet et les calices dilatés. Deux calices obstrués par de petits calculs brunâtres.

L'uretère à son entrée dans le bassinet est recouvert par des végétations papillomateuses. Calculs dans le bassinet. Rien de particulier dans la suite. Le pansement fut changé le jour même de l'opération. Le neuvième jour, ablation des sutures ; le quatorzième jour, la plaie est complètement guérie. Le huitième jour, pus dans urine dû probablement à la suppuration de l'uretère. Au mois de mars, malade très-bien portante.

OBSERVATION 66. — *Hydronéphrose du rein gauche.—Néphrectomie. — Guérison.* — Par **Von Bergmann** (2).

Femme, 48 ans, remarqua, il y a 14 ans, à la suite d'une couche, une induration dans le côté gauche de l'abdomen qui ne lui occasionnait pas de grandes douleurs et qui fut enfin prise pour un rein flottant. Dans ces derniers temps, tuméfaction notablement augmentée de volume et s'étendant de plus en plus vers la pro-

(1) Nephrectomy by abdominal incision. Med. Times, 1885, vol. I, p. 347, 14 mars.
(2) Berlin. Klin. Wochenschr. 1885, n° 48.

fondeur. Malade habituellement très-constipée. Pas de troubles urinaires.

A l'examen, on constate que toute la moitié gauche du bas-ventre est occupée par une tumeur du volume d'une tête d'adulte, siégeant dans la fosse iliaque, tumeur mobile, bien limitée en bas et en haut, lisse, dure et uniforme. En pressant sur la tumeur en avant, on la sent facilement dans la région lombaire, et la percussion sur toute son étendue donne un son clair. Utérus libre, urine normale, sans albumine.

Opération le 10 *octobre* 1885. — Incision lombaire. Par la ponction de la tumeur, on retire un liquide séreux qui, à l'examen ultérieur, ne contient pas d'éléments de l'urine. Poche prise avec la pince de Luër et tirée en dehors. Décollement des parois avec les doigts. Les gros vaisseaux sont liés d'abord séparément et ensuite en masse. Opération de courte durée. Plaie suturée, drainée et pansée à l'iodoforme: Le rein ne présente pas d'altérations notables, mais l'uretère est oblitéré. Cicatrisation complète de la plaie au bout de 14 jours, excepté les deux points des drains. Guérison parfaite, la quatrième semaine de l'opération.

OBSERVATION 67. — *Hydronéphrose congénitale du rein droit. Néphrectomie. — Guérison.* — Par **Rupprecht** (1).

Garçon de 5 ans, toujours bien portant depuis sa naissance. Cependant il présentait cette particularité qu'il n'urinait qu'une ou deux fois dans les 24 heures, que chaque miction était excessivement abondante et précédée d'une augmentation du volume du ventre, augmentation qui disparaissait avec la sortie des urines. Celles-ci étaient claires le plus souvent, quelquefois laiteuses. Par la palpation, on limite très-bien la tumeur dont la ponction exploratrice donne issue tantôt à un liquide clair, urineux, tantôt à du pus.

Diagnostic : Hydronéphrose multiloculaire dont quelques-unes des loges contiennent du pus, avec obstruction, tantôt complète,

____

(1) Centralblatt für Chirurgie, 1886, n° 5.

tantôt incomplète de l'uretère. Hydronéphrose congénitale (?).
Opération, 1885. — Incision au niveau de la tumeur. Ligature
du pédicule. Pendant l'extirpation du rein droit, déchirure de la
paroi kystique et épanchement d'urine dans la plaie qui est
désinfectée immédiatement. Drainage. Le malade rend ·1.600 gr.
d'urine, 15 jours après l'opération. Guérison. Les urines restent
un peu purulentes à cause de la cystite qui produit d'assez vives
douleurs. Trois mois après, santé florissante. Le rein extirpé contient des kystes à parois très-minces.

OBSERVATION 68.— *Hydronéphrose du rein gauche. — Néphrectomie. — Mort. —* Par **Watson** (1).

Homme, 22 ans; colique néphrétique à gauche, suivie de l'expulsion de deux petits calculs, il y a un an. Beaucoup de sable
dans l'urine pendant plusieurs semaines. A la même époque, blennorrhagie accompagnée de cystite. Bientôt tout disparaît, le
malade se croit guéri et se livre à l'étude et à la gymnastique.
Cinq jours avant l'attaque de colique néphrétique qui doit lui être
fatale, il prend part à des régates. Frissons pendant la course. Il
rentre chez lui avec une violente colique néphrétique à gauche, et
les urines sont brusquement diminuées. Le lendemain, gonflement
dans la région lombaire gauche et l'hypochondre correspondant.
Le quatrième jour, tumeur tendue et du volume d'une tête de
fœtus. Ponction aspiratrice et 6 onces d'urine (168 grammes). La
tumeur se reproduit et, le jour suivant, tumeur aussi grosse
qu'avant la ponction. Urine rendue par la vessie varie entre 3 à 6
onces (84 à 168 gr.) par 24 heures. Affaiblissement rapide. Hoquet et vomissements stercoraux et perte de connaissance le quatrième jour. Constipation opiniâtre depuis le premier jour. Pouls
138, régulier et assez fort. T. 97° (Fah.), (36°,5 cent.). Langue
fuligineuse, hoquets et vomissements continuels et mouvements
fibrillaires des muscles de la face et des avant-bras. Vessie vide,
pas de rétrécissement de l'urèthre; tumeur tendue et fluctuante
s'étendant de la onzième côte à la crête iliaque et saillante en
avant. Traces d'albumine dans les urines.

(1) Ann. des mal. des organes gén.-urinaires, 1886, p. 255.

TABLEAU DES NÉPHRECTOMIE

Nᵒˢ	OPÉRATEUR	DATE DE L'OPÉRATION	SEXE	AGE	DIAGNOSTIC
1	Esmarch.	15 novembre 1869.	F.	19	Hydronéphrose du rein gauche.
2	Schetelig.	1870.	F.		Hydronéphrose du rein droit.
3	Meadows.	8 août 1871.	F.		Hydronéphrose du rein gauche.
4	Billroth.	18 juillet 1876.	F.	46	Hydronéphrose du rein droit.
5	Czerny.	6 octobre 1879.	F.	37	Hydronéphrose du rein droit.
6	Thornton et Day.	3 janvier 1880.	F.	7	Hydronéphrose du rein gauche.
7	Savage.	16 janvier 188J.	F.	46	Hydronéphrose du rein droit.
8	Czerny.	10 mars 1880.	H.	23	Hydronéphrose du rein gauche.
9	Czerny.	17 juin 1881.	H.	33	Hydronéphrose du rein droit.
10	Bardenheuer.	1881.	Enfᵗ	5	Hydronéphrose traumatique gauche.
11	Schede.	Mars 1882.	F.	26	Hydronéphrose du rein droit.
12	Goodell.	16 septembre 1882.	F.	52	Hydronéphrose du rein gauche.
13	Tait Lawson.	22 mars 1884.	F.	32	Hydronéphrose du rein droit par calcul.
14	Verneuil.	1ᵉʳ mai 1885.	F.	31	Hydronéphrose suppurée du rein droit par calcul.
15	Tait Lawson.	18 juin 1885.	F.	45	Hydronéphrose du rein droit.
16	Trélat.	25 juillet 1885.	F.	26	Hydronéphrose calcul. du rein gauche.
17	Thornton.	8 octobre 1885.	F.	32	Hydronéphrose calcul. du rein droit.
18	Bergmann (Von)	10 octobre 1885.	F.	48	Hydronéphrose du rein gauche.
19	Rupprecht.	1885.	H.	5	Hydronéphrose du rein droit.
20	Watson.	1885.	H.	22	Hydronéphrose du rein gauche.
21	Segond.	14 mars 1886.	F.	47	Hydronéphrose suppurée du rein gauche.
22	Nicaise.	16 juin 1886.	F.	28	Hydronéphrose suppurée du rein gauche.

)UR HYDRONÉPHROSES

SIÈGE DE 'INCISION	ÉTAT DE L'ORGANE ENLEVÉ	RÉSULTAT	OBSERVATIONS
diane.	Rein dégénéré.	M. 36 h. ap.	Hémorrhagie pendant l'opération. Œdème pulmonaire.
dominale.	Rein dégénéré.	Mort.	Rein enlevé était unique.
diane.	Rein dégénéré.	Mort.	Rein droit hypertrophié mais sain.
diane.	Hydronéphrose.	Mort.	Hémorrhagie veineuse abondante, péritonite.
diane.	Dégénérescence kyst. du rein.	Guérison.	Péritoine non suturé.
diane.	Hydronéphrose.	Guérison.	Uretère oblitéré.
diane.	Rein kystique.	Guérison.	Extirpation du rein par morcellement.
mbaire.	Rein en dégénérescence.	Mort.	Déchirure du péritoine et lésion du côlon ascendant, généralisation tuberculeuse.
mbaire.	Rein kystique.	Mort.	Anurie. Rein gauche atrophié, bassinet oblitéré.
diane.	Rein contient un abcès.	Guérison.	Phénomènes légers d'intoxication phéniquée.
dominale.	Hydronéphrose.	Mort.	Pas d'autopsie. Liquide retiré un peu sanguinolent.
diane.	Rein kystique.	Guérison.	Excision du péritoine au niveau de la tumeur.
mbaire.	Rein calculeux.	Guérison.	Pas de complications.
mb. courbe.	Rein suppuré en partie.	Mort.	Pleurésie purulente, péritonite suppurée, néphrite interstitielle de la partie restante du rein.
dominale.	Rein dégénéré.	Guérison.	Pas de complications.
mbaire.	Rein kystique calculeux.	Guérison.	Rétrécissement de l'uretère à sa partie supérieure.
dominale.	Rein atrophié calculeux.	Guérison.	Présence de végétations papillomateuses dans l'uretère au niveau du bassinet.
mbaire.	Rein presque normal.	Guérison.	Uretère du rein enlevé oblitéré.
mbaire.	Rein kystique.	Guérison.	Déchirure des parois de la tumeur et épanchement d'urine dans la plaie.
mbaire.	Rein hypertrophié, dégénéré.	Mort.	Rétrécissement de l'uretère gauche au niveau de la vessie.
mbaire.	Rein suppuré.	Guérison.	Hémorrhagie abondante pendant l'opération. Désunion des bords de la plaie sous l'influence d'un érysipèle.
mbaire.	Rein suppuré.	Guérison.	Néphrotomie avant néphrectomie. Fistule urinaire à la suite de la néphrotomie.

Diagnostic : Hydronéphrose du rein gauche due probablement à un calcul dans uretère et affection chronique du rein droit. Intervention immédiate.

Opération, 1885. — Incision lombaire s'étendant de la douzième côte à la crête iliaque. Tumeur mise à nu avec parois tendues non rupturées. Rein gauche enlevé est extrêmement hypertrophié (19 1/2 centim. sur 12). Bassinet et calices énormément dilatés. Il n'existe plus qu'une faible partie de subtance rénale. L'uretère, à son point d'émergence du bassinet, mesure 0,01 centim. ; immédiatement au-dessous de ce point, il est presque aussi volumineux que l'intestin grêle et mesure, ouvert, 0,08 cent. A 2 centimètres de la vessie, uretère très-rétréci admettant à peine une aiguille très-fine. Pas de calcul ni aucune lésion pouvant expliquer ce rétrécissement.

Nous devons ajouter que sur 32 cas d'*hydronéphrose,* il y a : 23 *femmes,* 8 *hommes* et 1 *enfant.*

18 *reins droits* et 14 *reins gauches.*

22 *néphrectomies,* dont 10 *lombaires* avec 6 *guérisons* (60 0/0), et 12 *abdominales,* avec 7 *guérisons* (58,33 0/0).

10 *néphrotomies,* dont 5 *lombaires,* toutes avec guérison; 5 *abdominales* avec guérison (2 avec persistance de fistule).

Les causes de la mort sont :

Anurie	1
Collapsus	1
Choc	1
Hémorrhagie	2
Péritonite	2
Phtisie pulmonaire	1
Urémie	1

CHAPITRE IV

KYSTES DU REIN

A. *Kystes simples, congénitaux ou acquis.* — Le rein est quelquefois le siège de tumeurs liquides qui peuvent se développer dans certains cas pendant la vie intra-utérine.

La distinction entre les kystes congénitaux et les kystes acquis a même une grande importance au point de vue de l'intervention chirurgicale.

La dégénérescence congénitale kystique porte généralement sur les deux reins qui atteignent parfois un volume tel que l'accouchement en peut être gêné. Sans vouloir insister sur la pathogénie de ces kystes, nous dirons cependant que pour Virchow (1) c'est une néphrite « intra-utérine entraî- « nant à sa suite l'atrophie de la substance médul- « laire et le rétrécissement d'un certain nombre de « tubes droits ». Koster croit à un vice de développement de l'appareil urinaire et très-souvent on

<hr>

(1) LABADIE-LAGRAVE. Article *Rein*. Dict. Méd. et Chirurgie pratiques, t. XXXI, p. 30.

trouve chez le même nouveau-né d'autres malformations congénitales. Tel est le cas de Heusinger, dans lequel la dégénérescence kystique du rein droit était accompagnée de l'absence congénitale du membre inférieur et des organes génitaux du même côté.

Chez l'adulte, la dégénérescence kystique affecte aussi généralement les deux reins et souvent on trouve en même temps une altération kystique du foie, du corps thyroïde, des vésicules séminales ou encore de l'estomac et de l'intestin.

Le contenu de ces kystes, de même que celui des kystes congénitaux, est très-variable. Tantôt c'est un liquide clair comme de l'eau de roche, tantôt le liquide est plus ou moins foncé ; d'autres fois il est urineux, surtout quand le kyste est peu développé, et cette particularité de la nature du liquide kystique peut en imposer pour le diagnostic différentiel d'avec l'hydronéphrose. Dans certains cas, c'est un véritable hématome développé dans le rein, comme dans l'observation de Léopold, où, pendant l'opération, on retira de la poche kystique 4 litres d'un liquide roussâtre et épais. Le volume de ces kystes est très-variable, souvent ce sont des trouvailles d'amphithéâtre.

Chez l'adulte, les kystes du rein peuvent atteindre un développement considérable et exiger une intervention opératoire. Dans les différentes observations que nous avons rassemblées, le kyste remplit, dans certains cas, toute la cavité abdominale et cinq fois il a été confondu avec le kyste de l'ovaire et opéré comme tel (cas de Spiegelberg, Peaslee, Campbell, Keeling et Ollier). Von Bergmann extirpa un kyste volumineux du rein gauche, croyant enlever un rein cancéreux mobile. La malade mourut et à l'autopsie, le rein droit était hypertrophié et dans son épaisseur il existait de nombreuses cavités kystiques.

Wagner opéra une tumeur de même nature qu'il avait prise pour un kyste hydatique du foie.

Nous n'insisterons pas sur la symptomatologie des kystes du rein, identique à celle de l'hydronéphrose qui a fait l'objet du chapitre précédent. Qu'il nous suffise de dire que le kyste du rein se présente généralement sous la forme d'une tumeur arrondie, souvent bosselée, siégeant dans la région rénale, non douloureuse à la pression, ayant un développement lent et la plupart du temps continu. Dans quelques-uns des faits que nous rapportons, on mentionne de l'hématurie, souvent même des douleurs néphrétiques. Mais le plus fréquemment, le kyste s'est développé sans provoquer la moindre douleur, ni le moindre trouble de la miction.

Par l'étude de nos observations, on peut voir que le diagnostic est souvent très-difficile, quelquefois même impossible.

Comme le pronostic de cette affection est d'une gravité extrême, à cause de la généralisation kystique aux deux reins et même à d'autres organes, il nous semble que dans ces cas la néphrectomie ne doit jamais être pratiquée.

Si le chirurgien croit devoir intervenir, il doit ouvrir la cavité kystique plutôt par la région lombaire que par l'abdomen, suturer les parois de la poche aux bords de la plaie, la drainer et laisser ainsi au malade ses deux glandes rénales dont l'une à elle seule n'eût certainement pas été suffisante à l'uropoèse.

Dans nos douze observations de kystes non hydatiques du rein, nous avons 11 néphrectomies par l'incision abdominale avec 4 guérisons seulement et 7 morts, et 1 néphrotomie par la région lombaire avec guérison. La néphrectomie, dans ces cas, a donc donné de très-mauvais résultats. L'examen de nos observations ne peut donc que nous engager à la plus grande prudence en présence d'un kyste du rein.

OBSERVATION 69 (inédite). — *Kyste purulent du rein gauche. — Néphrotomie. — Guérison.* — Par M. le Dr **Péan**.

T. M..., 37 ans, artiste dramatique, entre le 7 novembre 1881, à l'hôpital Saint-Louis, salle Ste-Marthe, n° 45, service de M. Péan.

Père mort de la poitrine à 37 ans ; mère, d'une affection du cœur à 70 ans.

Pas de gourme, pas de maladies graves, si ce n'est une pleurésie à 27 ans.

Réglée à 12 ans, très-irrégulièrement jusqu'à ces dernières années où les mois sont devenus réguliers.

Mariée à 17 ans, enfant à 18 ans, bien portant. Depuis son enfance, attaques de nerfs assez fréquentes. Vers l'âge de 19 ans, elle fut prise un jour de douleurs très-vives dans l'abdomen en essayant d'uriner, accompagnées de vomissements. Pendant six semaines, ces douleurs ressemblant à des coliques néphrétiques, se répétèrent plusieurs fois par crises, toujours du côté gauche.

Depuis, tous les ans, crises douloureuses semblables, dans l'intervalle desquelles la santé n'était pas complète. Jamais elle n'a rendu de calculs ni de sable, mais les urines sont devenues très-purulentes, ammoniacales.

Depuis quelques années, la santé est bonne entre ces crises qui sont annoncées par des malaises et des maux de cœur.

Elle a toujours été maigre, néanmoins elle l'est encore actuellement plus que d'habitude.

En 1870, elle aurait perdu, elle ne sait trop si c'est par l'urèthre, un lambeau de peau, qu'un médecin de Versailles aurait déclaré être de la muqueuse vésicale (?).

Toujours petit appétit qui se supprime complètement pendant les crises et est remplacé par des vomissements incessants.

Depuis le 12 août dernier, alternatives de douleurs et de mieux; à ce moment, elle s'aperçoit qu'elle porte une tumeur dans le côté gauche de l'abdomen. C'est alors qu'elle entre à l'hôpital.

A l'entrée. — Nouvelle crise douloureuse durant environ deux jours, pendant laquelle elle ne peut garder aucun aliment, vomit tout ce que l'on cherche à lui faire prendre, et n'est calmée que par les injections de morphine. Pendant ce temps, toute la moitié gauche de l'abdomen est empâtée et très-douloureuse, ce qui en rend l'exploration impossible. On ne sent rien par le vagin.

Le 12 novembre. — Les douleurs sont complètement apaisées, on peut sentir alors une tumeur irrégulière qui remplit tout l'hypochondre gauche, non séparée des fausses côtes gauches et ne descendant pas jusqu'au petit bassin. On la limite parfaitement à trois doigts de la ligne médiane en avant. En arrière, tout l'espace qui sépare la crête iliaque des dernières côtes est empâté, dur.

Cette tuméfaction est bosselée, irrégulière, allongée verticalement, mate. Elle ne suit pas les mouvements du diaphragme. On ne la retrouve ni par le toucher vaginal, ni par le toucher rectal.

L'exploration à ce moment en est peu douloureuse. La miction est fréquente (5 ou 6 fois par jour, 4 ou 5 fois dans la nuit). Elle est douloureuse vers sa fin. Urine abondante, quan · tité pouvant être évaluée à 3 ou 4 litres.

Elles sont fortement ammoniacales, purulentes, se séparant par le repos en deux couches égales, dont l'inférieure n'est composée que dé pus. Le microscope n'y fait découvrir que des globules purulents.

La malade est fortement amaigrie. Elle mange peu et peut se lever bien qu'elle se sente faible. Traitement tonique, cataplasmes laudanisés.

Le 15 novembre. — Nouvelle crise semblable aux autres. Bromure de potassium.

Le 17 novembre. — La malade est prise la nuit de difficulté croissante d'avaler, d'étouffements, de sensation de boule qui remonte..., de vomissements continus; pas de douleurs de ventre.

Le sommeil est supprimé. Au moment où elle est prise de douleurs d'estomac et de l'œsophage, elle semble prête à rendre le dernier souffle.

Ces accidents durent quatre jours, à peine calmés par les injections de morphine et une potion avec 0 gr. 10 d'opium.

Le 22 novembre. — Mieux sensible, n'a pas vomi depuis hier, garde bien le lait, a pu manger un peu; selles régulières. Traitement : vin de quinquina, Tood, bromure de potassium, extrait thébaïque 0,10 centigrammes.

Les 24 et 25 novembre. — Deux nouveaux accès de gastralgie et de vomissements.

Opération, 2 *décembre* 1881 (à la clinique de l'hôpital). — Anesthésie par le chloroforme. Incision de 10 à 12 centimètres de longueur, verticale, vers le bord externe de la masse sacro-lombaire. Les couches cutanée, cellulaire, aponévrotiques et musculaires sont incisées une à une et l'on arrive ainsi sur une vaste poche purulente qui se vide au dehors. Le doigt, introduit dans la plaie rénale, ne permet de sentir aucun calcul comme on aurait pu s'y attendre. On passe un drain qui sort au moyen d'un trocart par la partie déclive à travers la masse sacro-lombaire. La plaie est suturée au-dessus et au-dessous du drain. Pansement de Lister sans pulvérisation. Toniques, Tood, extrait de quinquina, Bagnols, Bordeaux, etc...

Soir, T. 38°,2. P. 110, petit, faible. La tumeur a disparu en grande partie.

Le 3 décembre. — Pas de sommeil malgré une pilule de 0,05 centigrammes d'opium. Le pansement est souillé par une grande quantité de pus. En revanche, les urines sontmoins abondantes et déposent beaucoup moins.

Pansement de Lister. Bouillon, pas de vomissements.

Le 4 décembre. — Même état, même température le soir, le pouls est tombé à 100. Dans la nuit, accès d'étouffement, spasmes œsophagiens comme avant l'opération.

Le 5 décembre. — La malade a un peu d'appétit et mange un peu ; on la fait passer au chalet pour changer d'air. La suppuration est moins abondante et ne sent pas manifestement l'urine. On pratique toujours des injections phéniquées dans la poche.

L'urine est notablement moins abondante et ne sent plus mauvais. Elle dépose à peine.

Le 6 décembre. — On enlève les points de suture métalliques que l'on remplace par des bandelettes collodionnées, sauf les deux points les plus rapprochés du drain.

Le 7 décembre. — La malade tousse un peu et se plaint d'un point de côté à gauche. On craint une pleurésie au niveau du cul-de-sac, au-dessus du rein malade ; mais l'exploration de la poitrine ne fait découvrir rien d'anormal.

Le point de côté ne subsiste d'ailleurs que deux jours, puis disparaît de lui-même ; mais la toux reste assez fréquente. L'auscultation ne fait constater que quelques râles fins de bronchite et la respiration puérile due au peu d'épaisseur des parois thoraciques. Sirop de morphine, toniques, tisane pectorale. Pendant son séjour au châlet, la malade passe par des alternatives de haut et de bas, moins marquées cependant qu'avant l'opération, mais consistant principalement en crises d'œsophagisme. L'appétit est très-capricieux ; elle vomit rarement mais ne prend pas d'embonpoint, son émaciation est toujours très-grande.

Vers la fin du mois de décembre, la tumeur ne s'est pas manifestement reproduite ; la suppuration s'est presque entièrement tarie, bien que le drain soit laissé en place. En revanche, les urines sont redevenues un peu ammoniacales. La plaie est cicatrisée entièrement. La toux est beaucoup moins fréquente et à l'auscultation, on ne trouve aucune lésion pulmonaire. Etat général bon.

La malade part le 1er janvier 1882, complètement guérie et ne souffrant plus du tout du ventre comme auparavant. Il n'existe plus de trace de tumeur

OBSERVATION 70. — *Kyste du rein pris pour un kyste de l'ovaire. — Néphrectomie. — Mort. —* Par **Peaslee** (1).

Femme, portant tumeur abdominale, tumeur diagnostiquée après examen : kyste de l'ovaire.

Opération, avril 1868. — Incision sur la ligne médiane. On s'aperçoit alors que la tumeur est un kyste du rein qui fut extirpé. Pas de coma ; miction normale. Mort par péritonite, 50 heures après l'opération.

OBSERVATION 71. — *Kyste du rein gauche pris pour un kyste de l'ovaire. — Néphrectomie. — Guérison. —* Par **Campbell** (2).

Une femme, âgée de 49 ans, avait remarqué pour la première fois, il y a 18 mois, une tuméfaction, dans la fosse iliaque gauche, qui a augmenté surtout pendant ces deux derniers mois. Dans cette région on sent une tumeur franchement mobile, douloureuse, de 7 centimètres environ de longueur et de 3 centimètres

(1) On Ovarian tumours, New-York, 1872. — Transact. of internat. chirurg. Congress, 1881, vol. II.

(2) Edinb. Medical Journal, 1874, p. 36.

de largeur, qui présente une fluctuation dans 3 points. L'utérus se trouve remonté. Urine normale. Malade très-amaigrie.

Diagnostic : kyste de l'ovaire.

Opération le 2 décembre 1873. — Incision sur la ligne blanche. Le kyste recouvert dans sa plus grande partie par le péritoine fut ponctionné, sans résultat, puisque le contenu présentait la consistance d'une sorte de bouillie. Alors incision du kyste lui-même et évacuation de son contenu. Ensuite la tumeur fut décollée de l'épiploon avec lequel elle avait contracté des adhérences. Les ovaires sont libres. L'uretère gauche ainsi que les vaisseaux rénaux sout liés avec du fil de chanvre. Le pédicule réséqué.

L'hémorrhagie fut abondante. L'extrémité inférieure du rein extirpé présentait une dégénérescence kystique. Guérison lente, 84 jours après l'opération.

OBSERVATION 72. — *Kyste volumineux du rein droit mobile.* — *Néphrectomie.* — *Mort par infection purulente.* — Par **Czerny** (1).

Une femme de 40 ans est atteinte d'une dégénérescence kystique du rein droit qui semble être mobile.

Opération le 3 mai 1880. — Incision sur la ligne blanche. Ablation de la tumeur. Les suites de l'opération furent heureuses au début, mais pendant la deuxième semaine, il se forma des abcès dans le poumon, le rein et au niveau du sacrum, et il se développa une parotidite suppurée. Mort le 20 juin 1880.

Pas de péritonite, la plaie abdominale est cicatrisée. A l'extrémité inférieure du rein extirpé, on trouve un kyste du volume d'une tête d'enfant. Le rein droit est ratatiné, granuleux.

(1) Langenbeck's Archiv, Bd. XXV, 1880.

OBSERVATION 73. — *Kyste volumineux du rein droit.* — *Néphrectomie.* — *Mort.* — Par **Burgess** (San Francisco) (1).

Homme, 53 ans, souffrant depuis longtemps de tumeur abdominale volumineuse.

Opération, novembre 1880. — Incision abdominale. Kyste du rein. Ligature du pédicule et ablation du rein. Mort.

OBSERVATION 74. — *Kyste sanguin (hématome) du rein gauche pris pour kyste de l'ovaire.* — *Néphrectomie.* — *Guérison.* — Par **Leopold** (2).

Femme, 33 ans. Il y a 6 ans, début du développement d'une tumeur dans le bas-ventre avec douleurs assez intenses. Sur la ligne médiane de l'abdomen, on constate la présence d'une tumeur élastique, peu mobile, qui s'étend à 2 travers de doigt au-dessous du rebord des côtes. En avant de la tumeur on ne trouve pas d'organes qui lui soient adhérents.

Diagnostic : kyste de l'ovaire.

Opération, le 23 *octobre* 1881. — Ouverture de la cavité abdominale par incision sur la ligne blanche. Le kyste fut ponctionné et ou en retira 4 litres d'un liquide roussâtre, épais. Déchirure des adhérences avec le côlon. Ligature en masse du pédicule et ligature de chaque organe du hile séparément. Une portion du rein resta dans l'abdomen. La tumeur extirpée était un kyste sanguin (hématome?) développé dans l'extrémité inférieure du rein. Guérison.

(1) San Francisco Western Lancet, novembre 1881.
(2) Arch. f. Gynækologie, Bd. XIX, 1882.

OBSERVATION 75. — *Kyste du rein gauche.* — *Néphrectomie.*
— *Mort.* — Par **Cullingworth** (1).

Femme, 26 ans, avait remarqué pour la première fois, il y a
cinq ans, une tumeur qui fut ponctionnée plusieurs fois. Cette
tumeur occupait toute la moitié gauche de l'abdomen, dépassant
même la ligne blanche à droite de deux travers de doigt. Matité
depuis la douzième côte jusqu'à l'épine iliaque. Urine claire, mais
albumineuse.

Diagnostic : Kyste du rein gauche.

Opération, le 9 juin 1882. — Incision sur la ligne médiane; péritoine épaissi. La tumeur fut énucléée en totalité et l'uretère et
les vaisseaux liés.

Mort de choc 12 heures après l'opération. — Lésion de néphrite
commençante du rein droit.

OBSERVATION 76. — *Kyste du rein pris pour tumeur de
l'ovaire.* — *Népherctomie.* — *Guérison.* — Par **Keeling** (2).

Femme, 23 ans, souffrant d'une tumeur abdominale.

Diagnostic : tumeur de l'ovaire.

Opération, le 10 août 1882. — Incision abdominale. Le pédicule
fut lié avec du catgut. — Drainage de la plaie. — Suppuration.
— La convalescence fut lente à cause de la suppuration et de la
diarrhée. La tumeur kystique présentait des parois fibreuses,
solide, est elle s'était probablement développée dans la capsule
surrénale ou dans l'extrémité supérieure du rein qui ne présentait pas lui-même de grandes altérations.

(1) British Med. Journal, 1882, vol. II.
(2) British Med. Journal, 1882, vol. II.

OBSERVATION 77.— *Kyste du rein pris pour kyste de l'ovaire.* — *Néphrectomie.* — *Mort.* — Par **Ollier** (de Lyon) (1).

Femme avec tumeur abdominale. Jamais de troubles rénaux, ni vésicaux. Jamais de douleurs lombaires. Jamais de tumeur dans cette région. — Diagnostic : kyste de l'ovaire.

Opération, 1882. — Incision abdominale. On reconnaît un kyste du rein. Énucléation de la tumeur, pas de ligature perdue.

Mort de péritonite le troisième jour.

OBSERVATION 78. — *Kyste du rein gauche.* — *Néphrectomie.* — *Mort.* — Par **Jowers** (2).

Femme, âgée de 55 ans, entre à l'hôpital le 16 mai 1883. Malade depuis un an. Douleurs abdominales à gauche avec tumeur du volume du poing, arrondie, lisse, mate, s'étendant des fausses côtes à la fosse iliaque, suivant les mouvements respiratoires. Examen de la tumeur très-douloureux.

Urine acide avec légères traces d'albumine. Hématurie de temps en temps avant et après son admission à l'hôpital. La malade souffrant beaucoup, Jowers propose la néphrectomie qui est acceptée.

Opération, le 19 juin 1883. — Incision abdominale médiane. La tumeur est recouverte par le péritoine. Par la ponction on retire près d'une pinte d'un liquide jaunâtre, urineux. Incision du péritoine profond. Déchirure des adhérences avec les doigts. Rupture du kyste et écoulement d'une matière floconneuse qui ressemble à la fibrine d'une vieille hématocèle. Le kyste est adhérent à la partie inférieure du rein.

(1) Association française pour l'avancement des sciences.— Session de Rouen. (La Semaine médicale, 1883, p. 233. — Revue de chir., 1883, p. 898.)

(2) The Lancet, 5 janvier 1884.

Ligature des vaisseaux rénaux et de l'uretère. Ablation du rein; après l'opération, les douleurs persistent encore.

Urine en petite quantité, une once (32 gr.) par jour. — Mort le 21 juin, deux jours après l'opération.

OBSERVATION 79. — *Kyste du rein droit pris pour un kyste hydatique du foie. — Application de caustiques. — Néphrectomie. — Guérison.* — Par **Wagner** (1).

W. M..., âgé de 4 ans, entre à l'hôpital le 19 avril 1884. Antécédents personnels : Rougeole et légère coqueluche. Vers la fin de janvier 1883, la mère avait remarqué une augmentation de volume dans la moitié droite de l'abdomen de son enfant. Deux médecins consultés à cette époque avaient diagnostiqué un kyste hydatique du foie.

Etat actuel. — Ventre volumineux. Dans le flanc droit, tumeur du volume du poing suivant nettement les mouvements respiratoires, mate. Par une ponction exploratrice avec la seringue de Pravaz faite au niveau de la partie supérieure de la tumeur, on retire un liquide clair. L'urine est normale. Le volume de la tumeur, sa fluctuation, son développement lent, l'état de l'urine, et enfin l'état général du malade font penser à un kyste hydatique du foie.

Traitement par la pâte de Canquoin qui est appliquée le 21 avril. Le 13 mai, emploi du thermocautère qui fait jaillir de la plaie un liquide clair comme de l'eau et, lorsqu'on retire le thermocautère, il se produit un jet encore plus fort et en même temps une hernie épiploïque. La plaie fut fermée par une éponge aseptique et chloroformisation de l'enfant.

Opération, le 13 *mai* 1884. — Incision agrandie, l'épiploon est tiré en dehors, lié en 3 endroits et ensuite réséqué. C'est alors qu'on s'aperçut que la tumeur à parois minces, qui s'étendait le long du bord interne du côlon ascendant, ne dépendait pas du foie qui ne présentait aucune lésion. Déchirure des adhérences

(1) Langenbeck's Arch., 1884, XX.

avec le côlon ascendant au moyen des doigts. Enucléation de la tumeur, facile au début. Les vaisseaux sont liés et parmi ceux-ci quelque chose qui rappelle l'uretère. Ce n'est qu'à ce moment qu'on reconnaît le kyste du rein droit. Ligature du pédicule et extirpation de l'organe après l'avoir divisé en 2 portions. Lavage de la cavité abdominale et occlusion de la plaie. L'opération avait duré 40 minutes. Les suites de l'opération furent très-heureuses ; 150 gr. d'urine normale le premier jour. Premier pansement le 21 mai et le 30, plaie complètement cicatrisée.

D'après les dernières nouvelles, le malade se porte très-bien. Le rein extirpé présentait deux portions distinctes : l'une atteinte de kyste du volume d'une tête d'enfant, avec un liquide clair ; l'autre saine.

OBSERVATION 80. — *Kyste volumineux du rein gauche, pris pour rein flottant cancéreux.— Néphrectomie. — Mort par anurie.* — Par **Von Bergmann** (1).

Femme, âgée de 38 ans, fut adressée au professeur Bergmann, pour une tumeur abdominale se développant depuis une dizaine d'années, tumeur sans douleurs. Cependant, depuis ses dernières couches, il y a un an, la tumeur se développe rapidement ; perte d'appétit, douleurs dans l'hypochondre gauche où siège la tumeur, douleurs s'irradiant dans le membre abdominal gauche. Tumeur dure, bosselée, du volume d'une tête d'enfant, légèrement mobile, se laissant déplacer. En avant de cette tumeur, se trouvent les intestins ; urine claire avec faibles traces d'albumine.

Diagnostic · Rein flottant en dégénérescence cancéreuse depuis la dernière couche.

Opération (date non indiquée). — Incision abdominale, décollement facile des adhérences avec le côlon descendant. L'uretère et les vaisseaux sont liés séparément. Il s'agit d'un kyste volumineux à contenu clair.

Après l'opération, syncope. Pouls très-petit. Bientôt étouf-

(1) Berliner Klin. Wochenschr., 1885, 46.

fements, vomissements, anurie. Le troisième jour, météorisme et mort dans la journée.

Autopsie. — Epanchement de sang dans le petit bassin (environ 500 gr.). Rein droit hypertrophié et contenant de très-nombreux kystes.

Au niveau du pylore et de la grande courbure de l'estomac, on trouve une tumeur dure, provenant de la couche muqueuse. Dans le lobe gauche du foie très-pâle, il existe un petit angiome.

B. *Kystes hydatiques.* — D'après la statistique de Davaine, sur 566 cas d'échinocoques observés chez l'homme, on n'en trouve que trente développés dans le rein. Cette affection paraît être plus fréquente en Islande, en Silésie, et dans le Mecklembourg où Wolff l'a trouvée douze fois, dans vingt-quatre autopsies qu'il a faites dans ce pays. Le rein gauche en est le plus souvent le siège, et cependant dans nos trois observations, deux fois les hydatides siégeaient à droite.

Le kyste hydatique rénal se développe plus fréquemment chez l'homme que chez la femme, et nos observations portent sur deux hommes et une femme. Quant au volume qu'il peut acquérir, il varie depuis celui d'une noisette jusqu'à celui d'une tête de fœtus, et il peut même occuper toute la moitié droite ou gauche de la cavité abdominale. Quelquefois il prend naissance à l'une des deux extrémités du rein et la partie de l'organe en dehors du kyste est tout à fait saine. C'est dans ce cas aussi que, s'il se développe à la partie supérieure du rein, il est plus facilement confondu avec les kystes du foie ou de la rate.

Les signes par lesquels se manifeste le kyste hydatique du rein sont souvent extrêmement obscurs,
surtout au début de son développement. Le malade que nous avons pu observer dernièrement dans
la clientèle civile de notre maître, M. Péan, fut très-
étonné d'apprendre du médecin qui l'examinait
quelques années auparavant pour une douleur dans
le côté droit, qu'il avait une tumeur dans la région
de l'hypochondre gauche. Chez ce malade, la tumeur
avait déjà atteint un volume assez considérable,
lorsque les premières douleurs néphrétiques se déve-
loppèrent ; mais il faut avouer que quelquefois,
la douleur est le premier indice du développement
du kyste hydatique du rein. Notre jeune boucher
avait souffert 6 à 8 mois avant la constatation de sa
tumeur dans l'hypochondre droit. Il y a en général
peu de troubles de la miction et, si la cavité kystique ne communique pas avec le bassinet, les
urines sont normales et ne contiennent ni sucre, ni
albumine. Dans ces cas, la tumeur se présente avec
l'apparence des kystes simples du rein ; elle est
lisse, indolente, siégeant dans la région profonde de
l'abdomen et souvent recouverte de l'intestin qui lui
donne un certain degré de sonorité à la percussion.

Si, par son développement progressif ou par un
traumatisme sur la région du rein, le kyste hydatique se rupture et déverse son contenu dans le
bassinet, alors les urines contiennent des hydatides
et le diagnostic se trouve vérifié par le simple examen du liquide urinaire.

Le passage de ces vésicules hydatiques à travers l'uretère provoque de vives douleurs qui peuvent être accompagnées de nausées et de vomissements. Chez notre malade (obs. 81), chaque accès de douleurs néphrétiques était suivi de l'émission d'une certaine quantité d'urine avec de nombreux fragments de poches d'acéphalocystes qui déterminaient une très-pénible sensation de déchirure à leur passage dans le canal de l'urèthre. C'est aussi dans ces cas que la communication du kyste avec les voies urinaires peut provoquer une pyélo-néphrite suppurée avec tous les phénomènes graves qui l'accompagnent. On a vu le kyste hydatique du rein s'ouvrir dans les voies respiratoires et être rendu par la toux.

Les auteurs citent des faits où la cavité kystique communiquait avec l'intestin et le bassinet. Rayer rappelle deux cas d'ouverture du kyste au dehors, par la paroi abdominale postérieure.

Si le kyste rénal subit la transformation purulente, les hydatides sont souvent détruites et leur disparition complique le diagnostic.

Enfin, dans les cas douteux, la ponction de la tumeur et l'examen microscopique du liquide kystique viendront lever tous les doutes en décélant la présence des crochets d'échinocoques.

G. Simon, d'Heidelberg, qui a beaucoup étudié le traitement des affections du rein, a conseillé bien des procédés opératoires pour obtenir la guérison des kystes rénaux. Certains chirurgiens, voyant

que le kyste rénal était rompu dans le bassinet,
conseillèrent de légères pressions sur la tumeur à
travers la paroi abdominale, espérant ainsi vider la
poche kystique et amener une guérison durable.
D'autres ont pratiqué des ponctions capillaires,
mais ces explorations nous paraissent plutôt propres à éclairer le diagnostic qu'à produire la guérison. L'électrolyse paraît aussi avoir donné quelques
bons résultats, mais pour les kystes hydatiques,
nous répèterons ce que nous avons dit pour les
kystes simples, la néphrotomie lombaire est, selon
nous, bien supérieure à tous les autres modes de
traitement.

Il nous semble difficile, vu le petit nombre d'observations de kystes du rein que nous publions, de
chercher à fixer une règle de conduite dans le traitement des kystes hydatiques du rein ; mais si, à ces
trois observations, nous ajoutons celles des kystes
simples d'un pronostic plus grave, nous concluons
que la néphrotomie, et surtout la néphrotomie lombaire, doit être, dans ces cas, l'opération de choix.
La néphrectomie au contraire, d'après nos recherches, ne devrait jamais être employée dans la dégénérescence kystique congénitale ou acquise du rein,
le malade dût-il, toute sa vie, porter une fistule
urinaire. A peine pourrait-on l'admettre pour les
kystes hydatiques lorsque, à la suite d'une néphrotomie, il persiste une fistule urinaire.

Les faits qui suivent viennent d'une façon évidente confirmer cette manière de voir.

Dans l'observation suivante que nous avons nous-même recueillie, et qui a trait à un malade qu'il nous a été donné de suivre jusqu'à ces derniers temps, on peut voir un de ces cas rares, dans lesquels les urines renfermaient manifestement une grande quantité d'hydatides plus ou moins volumineuses.

OBSERVATION 81 (inédite). — *Kyste hydatique du rein gauche. — Hydatides dans les urines. — Néphrotomie. — Guérison avec persistance d'une fistule urinaire lombaire.* — Par M. le docteur **Péan** (1).

Il y a environ quinze jours, M. Péan fut consulté par M. A. P., de Paris, pour des douleurs lombaires et une tumeur assez volumineuse du flanc gauche. C'est un homme de 28 ans, fabricant de jouets mécaniques d'enfant, sur les antécédents héréditaires duquel il n'y a rien à noter. Ses parents sont très-bien portants. Le grand-père, âgé de 85 ans, est très-valide et n'a jamais été malade.

Pendant sa jeunesse, M. P. n'eut jamais de maladie, quoique d'une santé assez faible; pas de privation d'aucune sorte. Sorti de pension à 16 ans, il fit le commerce des graines qu'il abandonna bientôt à cause des poussières qui le fatiguaient. Il en fut de même pour la profession de distillateur qui lui occasionnait souvent des quintes de toux. A 21 ans, il tire au sort, et va en garnison à Lille où il passe deux mois, puis à Arras où il fait la plus grande partie de son service militaire.

Pendant les deux premières années de son séjour au régiment, M. P. se porte très-bien, mangeant avec appétit et ne faisant d'excès d'aucune sorte. A 23 ans, il fut pris, sans cause connue, d'une assez vive douleur dans le côté *droit* et consulta le

____

(1) *Note de l'auteur.* — Au 15 août 1886, la fistule urinaire était complètement guérie, ainsi que nous l'a fait savoir M. le Dr Dupouy.

médecin du régiment qui, en l'examinant, constata la présence d'une tumeur peu volumineuse dans la région du rein *gauche*. Comme cette tumeur n'avait jamais provoqué de douleur, le malade ne l'avait pas remarquée et fut bien étonné du diagnostic du médecin militaire. Il entra à l'hôpital où on lui fit appliquer une pommade sur la région de l'hypochondre gauche, sans aucun résultat et, après un traitement de vingt-cinq jours, il partit en convalescence et vint à Paris passer quelques jours dans sa famille. C'est alors qu'il entre pour dix jours à l'Hôtel-Dieu qu'il quitte pour retourner au régiment toujours dans le même état. Trois ou quatre mois après sa rentrée au service militaire, il eut un peu d'hématurie, mais sa santé se rétablit bientôt et il put terminer assez facilement ses cinq années de service. Pendant cette dernière période de fatigues, il n'eut aucun trouble de la miction et les urines étaient toujours claires et transparentes.

Il y a deux ans, M. P. commença à éprouver des douleurs assez vives dans la région lombaire et, comme sa tumeur du côté gauche augmentait progressivement de volume, il consulta, sur les conseils du Dr Faure (de Fontenay), le professeur Guyon qui lui fit appliquer des pointes de feu sur la région douloureuse, cautérisation que le Dr Faure répéta toutes les deux ou trois semaines. Ce traitement diminua les douleurs pendant près de dix-huit mois et, durant cette période, il put s'occuper de la fabrication de jouets d'enfants, sans trop de fatigue. Sa santé était assez bonne et lui permit de se marier au mois d'octobre, l'année dernière (1885).

Il y a environ quatre semaines, M. P. éprouve de nouvelles douleurs dans la région lombaire, douleurs sourdes d'abord, puis excessivement intenses, surtout depuis dix à douze jours. Ces douleurs partant de la région du rein gauche, s'irradient sur le trajet de l'uretère jusqu'au testicule correspondant qui remonte dans l'anneau inguinal, dit-il, au moment des fortes crises douloureuses. A la suite de ces accès paroxystiques, le malade rend, dit-il, en urinant comme des petites billes blanches, arrondies, du volume d'un pois ou d'un haricot. D'autres fois, ce sont des membranes, *des peaux*, qui sortent par le canal de l'urèthre et que l'on retrouve au fond du vase.

Le Dr Dupouy, qui a vu le malade avant nous, nous dit que ces membranes ressemblaient à un doigt de gant.

C'est dans cet état que M. P. vint consulter M. Péan, dans son cabinet, le 21 mai dernier (1886).

Le malade est pâle, un peu maigre et a perdu considérablement ses forces depuis quelque temps. En examinant la paroi abdominale, on voit très-nettement que la moitié gauche est plus développée que la droite, qu'il y a une saillie en avant et sur le côté, s'étendant du rebord des fausses côtes gauches à la fosse iliaque. A la percussion, on trouve de la matité sur toute l'étendue de cette tumeur dont la fluctuation est facile à percevoir. Il ne semble pas que les intestins soient placés en avant, mais plutôt refoulés dans la moitié droite du ventre qui est le siège d'une sonorité un peu exagérée. Rien au foie ni aux organes de la cavité thoracique. Les urines sont légèrement pâles et contiennent fréquemment comme des petits corps arrondis, dit le malade, de volume variant entre celui d'une tête d'épingle à celui d'un haricot ; et ces corps étrangers se montrent dans les urines surtout après de violentes coliques néphrétiques, en occasionnant, par leur passage à travers le canal de l'urèthre, une sensation de déchirure qui arrache des cris au malade.

A ce premier examen, M. Péan ne voit pas les urines du malade mais conseille d'en faire faire l'analyse par M. le Dr Méhu, membre de l'Académie de médecine.

Voici le résultat de l'analyse que M. Méhu a bien voulu nous remettre. — « L'urine qui m'a été remise hier est « trouble, d'une teinte légèrement rosée ; elle est acide, sans « odeur anormale. Elle dépose des membranes et des boules « qui seront examinées plus loin.

« Densité $= 1,029$ à la température de 18°.

« Urine du 20, matin :

« Le liquide filtré, acidulé modérément, se trouble quand on « le chauffe et dépose une quantité considérable de flocons d'al- « bumine coagulée. A froid, il est précipitable par l'acide azo- « tique, par la solution acétique d'iodure de mercure et de po- « tassium. J'ai dosé l'albumine par coagulation, lavage, dessic- « cation à 100°.

« Le liquide filtré, privé d'albumine, réduit nettement mais
« assez difficilement la liqueur de Fehling et la solution caus-
« tique de bismuth, preuves de la présence d'une petite quantité
« de sucre (glycose).

« Ce sucre est en trop faible quantité pour que l'examen
« polarimétrique ait pu donner un résultat positif. »

COMPOSITION GÉNÉRALE (20 mai 1886) :

	gr.		
Urée	26 7		
Acide urique	0 17		
Albumine	2 38	69 gr.	
Sucre	1		1.000 gr.
Sels minéraux anhydres	18 11		
Matières organiques diverses.	20 64		
Eau	931 gr.		

« *Examen microscopique.* — Le sédiment contient :

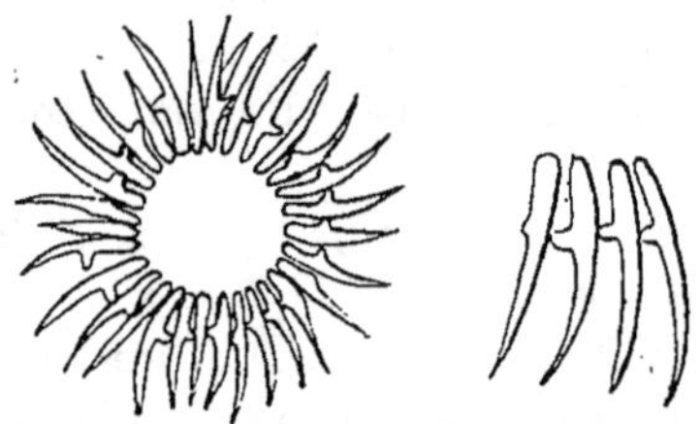

FIG. 1. — Echinocoques.

« 1º Des crochets d'échinocoques et même des couronnes
« entières de crochets ;
   « 2º Des globules de matières grasses de volumes variés ;
   « 3º Des leucocytes nombreux ;
   « 4º Des hématies, le plus souvent groupées sur un filament
« de fibrine, les unes décolorées nageant dans le liquide, les
« autres d'un rouge vif fixées sur un flocon de fibrine ;
   « 5º Quelques cristaux d'oxalate de chaux ;

« 6° Des cellules de ferment peu nombreuses ;

« 7° Une grande quantité de produits membraneux dont je
« reparlerai.

« *En résumé*, cette urine est rendue en quantité inférieure
« à la moyenne.

« Elle contient 2 gr. 38 d'albumine coagulable, dont 1/10
« environ correspond au nombre des *hématies*. Elle dépose des
« échinocoques, des leucocytes nombreux, quelques cristaux
« d'oxalate de chaux, des cellules de ferment, de la matière
« grasse.

« Elle ne renferme ni tubes urinaires, ni urobiline, ni pig-
« ment biliaire, ni uroérythrine.

« Les grandes membranes sont des fragments de poches d'acé-
« phalocystes ; en ratissant leur surface ou examinant le dépôt
« menu du flacon, il est aisé de rencontrer des crochets.

« On trouve dans les flacons d'urine des échinocoques de
« petit volume, ayant de deux à six millimètres de diamètre et
« d'autres beaucoup plus volumineux, et l'examen microscopique
« m'a permis de voir des *couronnes entières de crochets* et les
« granulations qui les accompagnent.

« Ces recherches ont été multipliées. Elles donnent un résultat
« constant : la présence d'échinocoques avec des développements
« variés dus à l'âge. »

En présence du résultat fourni par l'examen des urines, il
ne pouvait s'élever de doute sur la cause de la présence des
hydatides dans le liquide urinaire. La tumeur, dont il était
facile de constater la présence dans la région du rein gauche,
était bien un kyste hydatique qui se déversait dans la partie
supérieure des voies urinaires. On avait donc affaire à un kyste
hydatique du rein, affection assez rare, il est vrai, que M. Péan
a déjà rencontrée un certain nombre de fois dans sa clientèle
civile ou hospitalière.

En présence d'un état d'amaigrissement assez avancé du
malade, des crises douloureuses qui se répètent fréquemment
surtout depuis quelques jours, M. Péan conseille l'opération
qui est acceptée immédiatement.

Opération, le 31 *mai* 1886. — Assisté de ses aides ordinaires, et en présence de plusieurs médecins étrangers, et de son interne Brodeur, le malade chloroformé est placé dans le décubitus latéro-dorsal droit avec un coussin sous le flanc correspondant, les jambes et le tronc légèrement fléchis ; M. Péan pratique une incision verticale le long du bord externe de la masse sacro-lombaire, dépassant de 5 à 6 centimètres en haut le rebord des fausses côtes et en bas la crête iliaque. Il incise couche par couche la peau, le tissu cellulaire sous-cutané, l'aponévrose superficielle et les différentes couches musculaires et aponévrotiques sous-jacentes.

De nombreuses pinces hémostatiques sont appliquées chemin faisant pour éviter toute perte de sang. La poche est alors ponctionnée avec l'extrémité du bistouri et il s'en échappe immédiatement un jet clair comme de l'eau de roche qu'on recueille dans un verre. On incise alors la poche largement et il s'en écoule une grande quantité de liquide (environ un litre 1/2) dans lequel nagent une multitude d'hydatides d'un volume variant d'une tête d'épingle à un œuf de poule. Ce liquide ne présente aucune odeur urineuse et, en coulant sur les bords de la plaie, il prend une teinte légèrement rosée. On penche le malade sur le dos et même sur le côté gauche pour faciliter la sortie des hydatides, puis, au moyen d'une spatule et même d'une longue cuiller, on arrive à vider toute la cavité. En écartant fortement les deux lèvres de la plaie, on aperçoit très-nettement le fond de la cavité qui se prolonge en haut jusqu'au-dessous des dernières côtes, en dedans jusqu'à la colonne vertébrale, et en bas jusqu'à la fosse iliaque. Une sonde introduite dans cette poche pénètre dans une profondeur de 18 à 20 centimètres.

M. Péan croit plus prudent de s'en tenir à la néphrotomie et de traiter cette vaste cavité par le drainage. Il procède alors à la suture des bords de la paroi kystique, épaisse de 1 à 2 millimètres, à la peau et établit ainsi une surface de communication entre l'intérieur de la poche kystique, qui est régulière et lisse, et la peau. Lavage de la cavité avec solution phéniquée. Suture des deux extrémités de la plaie lombaire de manière qu'il ne reste plus au centre de la plaie qu'un orifice qui fait communiquer la cavité kystique avec l'air extérieur. Toutes les sutures sont faites avec du fil de soie. Deux gros drains plongent dans la cavité, l'un dans son extrémité supérieure, l'autre dans sa partie inférieure, afin de faciliter l'écoulement des liquides. Pansement iodoformé et bandage de corps en flanelle.

Le réveil chloroformique se produit sans accident.

Suites de l'opération. — Réaction facile, pas de nausées ni de vomissements.

Fièvre le soir. T. 40°, P. 120.

Le 1er juin. Bonne nuit, pas d'agitation, pas de nausées ni de vomissements. Pas de fièvre. T. 37°. P. 116. Le malade a uriné seul; urine un peu trouble sans hydatides. Pansement.

Les jours suivants, l'état général du malade s'améliore, l'appétit se développe et au douzième jour de l'opération, M. P... se lève et marche un peu dans la chambre. Tous les jours on renouvelle le pansement qui est taché de pus, mais qui jamais jusqu'à présent n'a présenté d'odeur urineuse.

Le quinzième jour de l'opération, les pièces de pansement sont plus mouillées que d'habitude et sentent l'urine. Peu à peu il s'établit un écoulement de liquide urinaire par le trajet fistuleux et la quantité d'urine rendue par la vessie est égale, à peu près, à celle rendue par la fistule.

Le 25. — On retire le petit drain qui était encore dans la fistule, et le lendemain le malade part pour la campagne faire sa convalescence. A son départ, l'état général était satisfaisant, l'appétit bon et les urines de la vessie normales sans aucune trace d'hydatides. D'ailleurs, depuis l'opération, le malade n'en a jamais rendu par l'urèthre. Il s'écoulait encore, à son départ, quelques gouttes d'urine par le trajet fistuleux de la région lombaire.

Aujourd'hui, 1er juillet 1886, la fistule urinaire persiste encore quoique un peu diminuée.

Voici le résultat de l'analyse du liquide de la poche kystique faite par M. Méhu, le 1er juin 1886. — « Le liquide « rouge rosé qui m'a été remis hier contient manifestement « du sang. Filtré, il passe d'abord rosé, puis peu à peu « (au bout de 10 heures) à peu près incolore. Il con-« tient :

	Liquide rosé.	Liquide incolore.
	gr.	gr.
Matières organiques diverses.............	10 71	9 70
Sels minéraux anhydres...............	8 33	8 28
Matières fixes à 100°.............	19 04	17 98
Eau..............................	980 96	982 02
Total...........	1.000 00	1.000 00

« L'examen microscopique de ce liquide montre :

« 1° Des hématies en très-grand nombre, bien nettes ;

« 2° des débris de coque d'échinocoques, des crochets ;

« 3° une grande quantité de matière grasse sous la forme de « sphères de volumes variés ;

« 4° des cristaux de cholestérine, peu nombreux mais volu- « mineux et nets. Ces derniers indiquent que la formation du « liquide est déjà ancienne (à mon avis au moins six mois).

« D'autre part, j'ai examiné les acéphalocystes de dimension « très-variable et dont les poids étaient de 3 gr. 70 ; 2 gr. 60 ; « 1 gr. 60 ; 4 gr. ; 3 gr. 90 ; 4 gr. 10.

« Des poches vides pesaient humides 16 gr. 20 ; 17 gr. 50.

« Le liquide contenu dans ces poches a la composition ordi- « naire du liquide hydatique.

« Le liquide non filtré avait la composition :

Matières organiques........................	7 gr.55	
Sels minéraux.............................	8 30	
Matières fixes à 100°.............	15 gr.85	1000
Eau...........................	984 15	

« Il est aisé d'y trouver des crochets, des échinocoques avec « leur couronne de crochets.

« Le liquide rouge rosé sanguinolent dans lequel baignent « des acéphalocystes, débarrassé des matières albumineuses « par la chaleur, devient incolore.

« Mis dans l'uréomètre et traité par l'hypobromite de so- « dium, ce liquide ne me donne pas plus de gaz que le contenu des « petites poches d'échinocoques dans les mêmes conditions. Il

« est incolore et ne donne pas l'odeur de l'urine que l'on brûle
« quand on l'évapore et qu'on carbonise le résidu.

  « L'effet de l'hypobromite a été mesuré de plusieurs façons ;
« j'ai opéré une fois sur 50 centimètres cubes de liquide, ce
« liquide exerçait une légère action réductrice sur la liqueur de
« Fehling.

  « Je tiens donc ce liquide rosé, sanguinolent, dans lequel
« flottent les acéphalocystes, pour exempt d'urine. La quantité
« de gaz recueillie correspond au plus à 0. gr. 375 d'urée par
« kilogr.; mais, à mon avis. c'est à des matières albuminoïdes
« et non à de l'urée qu'il faut attribuer ce gaz qui est constant
« dans tous les liquides séreux. »

OBSERVATION 82 (inédite). — *Kyste hydatique suppuré du
rein droit. — Néphrotomie. — Guérison.* — Par M. le
Dr **Péan.**

Au mois de juillet 1881, un jeune homme de 17 ans, garçon
boucher, vint me consulter pour une tumeur qu'il portait dans
le flanc droit. Il me raconta que, depuis 18 mois environ, il
éprouvait de légères douleurs dans la région lombaire droite et
que, l'année dernière, il y vit apparaître une petite tumeur qu'il
sentait très-bien avec la main au-dessous du rebord des fausses côtes. Cette tumeur se développa lentement sans jamais provoquer de vives douleurs, mais depuis quelques mois, le
malade a souvent des frissons, de la fièvre. Il a perdu l'appétit
et est considérablement amaigri. Jamais il n'a uriné de sang
ni de pus.

En examinant la cavité abdominale, on constate, dans la
région du flanc droit, une tumeur qui fait saillie en avant et en
arrière, douloureuse à la pression, légèrement fluctuante,
remontant au-dessous du foie auquel elle paraît accolée, descendant dans la fosse iliaque droite et dépassant la ligne
médiane au niveau de l'ombilic. La partie la plus saillante de
la tumeur se trouve sur une ligne verticale tombant perpendi-

culairement sur l'épine iliaque antéro-supérieure. A ce niveau il existe de la matité qui est séparée de celle du foie par une zone sonore de deux à trois travers de doigt. Les urines examinées avec le plus grand soin ne contiennent ni sang, ni pus, ni sucre, ni albumine.

En raison de la conformation de la tumeur, de la saillie qu'elle forme en arrière et de la sonorité qui existe en avant, en raison de l'absence de véritables coliques néphrétiques, d'hématurie ou de pyurie, vu la profession du malade, nous diagnostiquons : un kyste hydatique suppuré du rein droit ; nous conseillons l'opération qui est acceptée immédiatement.

Opération, le 16 juillet 1881. — Le malade étant chloroformé, je pratique au niveau de la partie la plus saillante de la tumeur, une incision verticale, allant des fausses côtes à l'épine iliaque antéro-supérieure et comprenant toute l'épaisseur de la paroi abdominale. J'ouvre alors le péritoine qui est légèrement adhérent à la tumeur dont la ponction donne issue à deux litres et demi de pus mélangé d'hydatides. Il me fut alors facile de constater que la poche kystique dépendait du rein droit. J'attire au dehors la plus grande partie possible de la poche que j'excise et dont je suture les bords à la plaie cutanée. Ce temps de l'opération est facile, grâce à l'épaisseur et à la résistance des parois du kyste. Je place dans la poche purulente deux gros tubes à drainage qui permettront d'y faire des lavages facilement. L'opération a duré 25 minutes et les suites en furent très-heureuses. Le malade conserva ses deux drains pendant trois mois et tous les jours, on lui faisait un lavage tantôt avec une solution d'acide phénique au 1/100, tantôt avec une solution d'acide borique dans les mêmes proportions. Quatre mois après l'opération, le malade était complètement guéri et jouissait déjà d'une bonne santé. Jamais il n'était sorti d'urine par la fistule abdominale. De temps en temps nous revoyons le malade qui se porte toujours bien.

OBSERVATION 83. — *Kyste hydatique du rein droit, pris pour un kyste de l'ovaire. — Néphrectomie incomplète. — Mort. —* Par **Spiegelberg** (1).

Femme, 42 ans, six enfants. Il y a 18 mois, apparition de tumeur dans l'abdomen. Diagnostic : Kyste de l'ovaire. Ponction.

Opération, 26 juin 1867.— Incision abdominale. Extirpation d'une partie de la tumeur. Pédicule non atteint. Peu d'hémorrhagie. Collapsus. Mort 20 heures après l'opération.

C'est un kyste à échinocoques du rein droit.

(1) Archiv. für Gynækologie, Bd. I, p. 146, 1870.

TABLEAU DES NÉPHRECTOMIES ET DE

Nᵒˢ	OPÉRATEUR	DATE DE L'OPÉRATION	SEXE	AGE	DIAGNOSTIC
1	Spiegelberg.	26 juin 1867.	F.	42	Kyste hydatique du rein droit.
2	Peaslee.	Avril 1868.	F.		Kyste du rein pris pour kyste de l'ovaire
3	Campbell.	2 décembre 1873.	F.	49	Kyste du rein gauche pris pour kyste l'ovaire.
4	Czerny.	3 mai 1880.	F.	40	Kyste volumineux.
5	Burgess (S. Francisco).	Novembre 1880.	H.	53	Kyste volumineux du rein droit.
6	Leopold.	23 octobre 1881.	F.	33	Kyste sanguin (hématome) du rein gauch
7	Péan.	16 juillet 1881.	H.	17	Kyste hydatique suppuré du rein droit.
8	Péan.	2 décembre 1881.	F.	37	Kyste purulent du rein gauche.
9	Cullingworth.	9 juin 1882.	F.	26	Kyste du rein gauche.
10	Keeling.	10 août 1882.	F.	23	Kyste du rein pris pour tumeur de l'ovair
11	Ollier (de Lyon).	1882.	F.		Kyste du rein pris pour kyste de l'ovaire.
12	Jowers.	19 juin 1883.	F.	55	Kyste du rein gauche.
13	Wagner.	13 mai 1884.	H.	4	Kyste du rein dr. pris pour k. hydat. du fo
14	Bergmann (Von).	1885.	F.	38	Kyste volumineux du rein gauche.
15	Péan.	31 mai 1886.	H.	28	Kyste hydatique du rein gauche.

...ÉPHROTOMIES POUR KYSTES DU REIN

SIÈGE DE 'INCISION	ÉTAT DE L'ORGANE ENLEVÉ	RÉSULTAT	OBSERVATIONS
dominale.	Kyste à échinocoques.	M.	Collapsus.
ediane.	Kyste hydatique.	M.	Péritonite.
ediane.	Rein kystique.	G.	Hémorrhagie abondante. Guérison 84 jours après l'opération.
ediane.	Rein granuleux.	M.	Kyste volumineux à la partie inférieure du rein. Mort par infection purulente.
bdominale.	Kyste du rein.	M.	Pas d'autopsie.
ediane.	Kyste du rein.	G.	On retire quatre litres de liquide sanguinolent pendant l'opération.
bdominale.		G.	*Néphrotomie.* — L'urine n'a jamais passé par la plaie.
mbaire.		G.	*Néphrotomie.* — Phénomènes d'hystérie.
dominale.	Rein kystique.	M.	Néphrite commençante du rein droit. Choc.
bdominale.	Rein kystique.	G.	Pas de complications.
bdominale.	Rein kystique.	M.	Péritonite le troisième jour.
dominale.	Rein kystique.	M.	Pas d'autopsie.
bdominale.	Rein kystique.	G.	Pas de complications.
bdominale.	Rein kystique.	M.	Anurie. — Rein droit hypertrophié kystique. Epanchement de 500 grammes de sang dans le petit bassin. Angiome du foie.
mbaire.		G.	*Néphrotomie.* — Persistance d'une fistule urinaire lombaire.

Nous devons ajouter que sur 15 cas de *kystes rénaux*, il y a :

11 *Femmes* et 4 *hommes*.

4 *Reins droits*, 7 *reins gauches*, 4 *indéterminés*.

12 *Néphrectomies*, dont 12 *abdominales* avec 4 *guérisons* (33,33 0/0).

3 *Néphrotomies*, dont 2 *lombaires* et 1 *abdominale* avec 3 *guérisons*.

Les causes de la mort sont :

Anurie............................	2
Choc.............................	3
Infection purulente........	1
Péritonite....................	2

CHAPITRE V

TUMEURS DU REIN

Comme l'étude de chacune des différentes espèces
de tumeurs du rein fournit au chirurgien des indications spéciales, nous envisagerons séparément les
tumeurs cancéreuses, les *sarcomes* et les *fibromes* ou
adéno-fibromes de cet organe.

A. *Carcinome.* — Sur dix-huit observations de
cancer du rein dans lesquelles le chirurgien est
intervenu radicalement, nous avons trouvé six guérisons.

Cette affection plus fréquente chez l'adulte et le
vieillard (de 33 à 65 ans) se rencontre bien
rarement dans la jeunesse (un cas à 21 ans), et
M. Lancereaux considère que la plupart des carcinomes que l'on a diagnostiqués dans l'enfance,
doivent être rangés au nombre des sarcomes. Un
seul de nos opérés est un jeune enfant de 2 ans et
demi (cas de Jessop) qui guérit de sa néphrectomie,
mais mourut neuf mois plus tard de généralisation
cancéreuse aux ganglions lombaires. Barker extirpa

un rein mobile encéphaloïde à une jeune femme de 21 ans, qui, le deuxième jour de l'opération, mourut subitement de thrombose pulmonaire.

Aucune de nos observations ne mentionne le traumatisme comme cause occasionnelle du cancer du rein, et l'hérédité ne paraît pas jouer un rôle bien important dans son développement. Seule, la mère du malade de M. Périer serait morte d'une tumeur de la cuisse (?).

Sans vouloir faire ici l'anatomie pathologique du cancer du rein, nous dirons qu'il se développe assez souvent à l'une des extrémités de la glande rénale et qu'il n'envahit tout le parenchyme que tardivement. Chez la malade de M. Terrier (obs. 87, pl. III), la masse cancéreuse occupe la partie inférieure du rein droit, et l'on distingue encore très-bien les pyramides de Malpighi dans sa moitié supérieure. Nous insistons sur cette marche du développement du cancer du rein, car, dans l'intervention chirurgicale, on pourrait peut-être pratiquer l'ablation partielle, si, pendant l'opération, on trouvait le rein opposé également en voie de dégénérescence carcinomateuse. Lorsque le cancer a envahi la glande dans toute son épaisseur, il envoie souvent des prolongements aux organes environnants, au bassinet, aux vaisseaux rénaux et à la veine cave. Rayer rapporte un exemple dans lequel la masse cancéreuse avait perforé le duodénum. C'est dans ces cas qu'il peut exister une ectasie stomacale ; quelquefois même la séreuse péritonéale s'enflamme et donne lieu à la production d'une grande quantité de liquide dans la cavité du péritoine (cas de Byford).

Il peut aussi se développer des dépôts cancéreux dans les voies urinaires inférieures et, chez le malade Davy Richard, il y en avait jusque dans la vessie.

Le début du cancer primitif du rein est souvent excessivement obscur ; il arrive d'en trouver à l'autopsie qui n'ont jamais provoqué le moindre phénomène morbide pendant la vie.

Comme on peut le voir par l'étude de nos observations, les deux grands troubles fonctionnels du cancer primitif sont les douleurs lombaires et les altérations de l'urine, surtout l'hématurie.

Les *douleurs* sont d'un caractère très-variable. Tantôt ce sont des douleurs sourdes, continues ; d'autres fois des douleurs excessivement intenses, comme chez le malade de M. Reliquet qui rendait de temps en temps de petits graviers dans ses urines sanguinolentes.

La malade de M. Péan était épuisée par les souffrances et avait des tendances continuelles aux syncopes. Au contraire, dans le cas de M. Périer, il s'agit d'un homme qui rend parfois des caillots sanguins pendant 5 à 6 mois, sans éprouver la moindre douleur, si ce n'est un peu de gêne au commencement de la miction. Quand le caillot qui bouchait l'orifice vésical de l'urèthre était expulsé, le jet d'urine devenait normal et la miction s'accomplissait aisément. La femme qui fait l'objet de l'observation de M. Terrier s'aperçoit de l'existence d'une tumeur dans le flanc droit, trois ans avant l'apparition des douleurs, tumeur absolument indolore spontanément, un peu sensible seulement à la pression pendant les efforts et à la suite de fatigue. Il faut ajouter que cette malade, femme de la campagne, avait l'habitude de faucher et qu'elle a pu sans s'arrêter continuer ses durs travaux. Ce n'est qu'au mois de décembre dernier (1885), qu'elle aurait eu une crise douloureuse assez violente pendant deux jours, mais jamais elle n'a gardé le lit. D'ailleurs, ces douleurs lombaires pouvaient être attribuées à la présence des calculs assez volumineux que l'on a trouvés dans les calices dilatés, comme on peut le constater dans les figures que nous donnons (planches III et IV).

Les douleurs sont très-variables tant dans leur époque d'apparition que dans leur intensité. Quelquefois elles s'irradient aux espaces intercostaux, aux membres inférieurs et peuvent simuler une névralgie sciatique. D'autres fois, les malades se plaignent d'une vive constriction dans le bas-ventre et les douleurs se portent dans la vessie et l'urèthre en produisant un véritable ténesme vésical.

L'observation suivante, que nous devons à l'extrême obligeance de M. Reliquet, nous fait bien voir la marche et l'intensité des troubles vésicaux que détermine quelquefois le cancer rénal. Ajoutons de suite, sans y insister d'ailleurs, que la néphrotomie lombaire fit cesser immédiatement tous les troubles urinaires qui rendaient la vie intolérable à ce malade.

OBSERVATION 84 (inédite). — *Cancer du rein gauche. — Néphrotomie.— Cessation des douleurs néphrétiques excessives, des vomissements et de l'anurie. — Mort 2 mois après.* — Par M. le docteur **Reliquet**.

Au mois de décembre 1884, M. X..., âgé de 50 ans, vint me consulter pour des accidents urinaires dont il souffrait depuis plusieurs années. A différentes reprises, il avait eu des attaques de coliques néphrétiques, accompagnées souvent d'hématuries et, dans ses urines, il avait rendu des graviers uriques.

En 1881, il rendit par l'urèthre un nouveau gravier assez volumineux et, à partir de cette époque, les accidents du côté de la vessie et du rein, ainsi que les fréquents accès de fièvre intermittente probablement symptomatiques, cessèrent de se produire. Comme ce monsieur habitait un pays marécageux, on pouvait croire à des accès de fièvre paludéenne. A part la dyspepsie se manifestant surtout après le dîner, l'état de santé de M. X. était redevenu satisfaisant.

Au commencement du mois d'octobre 1884, nouvelles attaques de coliques néphrétiques, nouvelle hématurie. Autre attaque un peu moins forte quelques jours après. La région lombaire gauche depuis cette époque est demeurée toujours un peu endolorie.

Vers le 20 octobre, nouvel accès de fièvre; anorexie complète avec soif et céphalalgie pendant les paroxysmes qui sont précédés de frissons. Fréquents besoins d'uriner, urines assez abondantes, mais fortement colorées, rougissant le fond du vase avec dépôt muco-purulent, très-odorantes. Toujours un peu de douleur dans la région lombaire gauche, mais l'examen fait par le médecin n'y fait découvrir aucune tuméfaction. C'est à cette époque qu'il y eut une période de calme, au point de vue des douleurs, mais l'amaigrissement et la perte des forces augmentaient de plus en plus.

Dans les premiers jours de décembre 1884, il existait dans la région du rein gauche une tumeur du volume d'une grosse pomme, douloureuse à la pression, légèrement mobile, qui fut prise pour une hydronéphrose par son médecin ordinaire. C'est dans cet état que je vis le malade le 17 décembre 1884. Il est très-fatigué de son voyage à Paris, a le teint pâle, jaune, terreux. Les douleurs du rein gauche sont extrêmement vives et cet organe, qui a le volume d'une tête d'enfant, est légèrement mobile, sans bosselure, sans points ramollis, sans tuméfaction se prolongeant dans la direction de l'uretère.

Les urines sont rares (à son arrivée, 60 cent. cubes environ dans les 24 heures), troubles, chargées de grumeaux purulents, ammoniacales. Miction fréquente, quelques gouttes à la fois, avec vives douleurs pendant et après. Pas de sommeil.

Le malade se tient debout le plus possible, car il prétend que le séjour au lit augmente ses douleurs. Il est agité et tout de suite, il me demande avec instance de lui ouvrir le rein pour en retirer les graviers qui le font tant souffrir. De grands lavements et un léger purgatif salin le débarrassent des matières accumulées dans le gros intestin placé au-devant du rein gauche. Cette évacuation amène un soulagement et permet d'examiner plus facilement la tumeur rénale. Quoique les nausées persistent aussi fréquentes, il y a moins de vomissements et le malade peut garder un peu de lait. Mais les douleurs de coliques néphrétiques et de la miction sont toujours excessivement violentes, les urines très-fétides et rares arrivent à 250 gr. en 24 heures, et le ténesme vésical très-pénible.

Je ne crois pas à l'hydronéphrose et je préviens la famille qu'il s'agit très-probablement d'un cancer. Cédant aux instances du malade qui dit ne pas pouvoir vivre plus longtemps dans de si horribles souffrances, je me décide à une intervention chirurgicale.

Opération, le 20 *décembre* 1884.—Anesthésie chloroformique, décubitus latéro-dorsal droit avec coussin sur le flanc correspondant. Je pratique avec le Dr Chevallet, au moyen du thermo-cautère, une incision verticale le long du bord externe du

carré des lombes et une horizontale au-dessous de la dernière
côte. Je découvre le rein et, avant d'agrandir l'incision horizontale, je reconnais très-nettement qu'il n'y a pas d'hydronéphrose. D'ailleurs, avant toute incision, pendant le sommeil
chloroformique, le palper ne me fit pas reconnaître de
fluctuation dans la tumeur, comme cela est si manifeste dans
les cas d'hydronéphrose.

Je ponctionne alors la tumeur avec le thermo-cautère et,
immédiatement par l'orifice ainsi formé, part un jet de sang
du diamètre de l'ouverture pratiquée, qui passe par dessus mon
épaule. Le doigt rapidement porté sur cette ouverture pénètre
sans pression dans la tumeur vu l'extrême friabilité du tissu
rénal dégénéré et, pour arrêter le sang, je tamponne avec des
éponges molles imbibées d'une solution de sublimé au 1/1000.
L'hémorrhagie s'arrête facilement et je cherche alors à énucléer
le rein, mais celui-ci est tellement friable dans toutes ses
parties que mes doigts pénètrent dans son tissu à la moindre
pression et forment autant de nouvelles plaies par lesquelles
le sang s'écoule abondamment. Je débride alors largement
et rapidement la masse rénale; immédiatement je tamponne de nouveau avec des éponges molles imbibées d'une
solution de sublimé au 1/1000 et je fais un pansement au sublimé.

Aussitôt réveillé, le malade urina un peu de sang, mais avec
très-peu de douleur. (Il faut dire qu'avant l'opération j'avais
vidé la vessie avec une sonde en gomme et j'avais fait une
injection d'eau boriquée).

A partir de cette opération, les douleurs en urinant ont disparu complètement, les envies d'uriner sont devenues de plus
en plus éloignées, et il n'y a plus de douleurs de coliques néphrétiques. Les urines ont augmenté de quantité et il n'y a plus de
nausées, ni de vomissements. Le malade supporte très-bien
deux litres de lait par jour. M. X. se croit *guéri!*

Le premier pansement, fait 48 heures après l'opération, est
renouvelé tous les deux ou trois jours. Mais, malgré les conditions si remarquables de l'état général et des fonctions de la
vessie, le cancer continue sa marche, la plaie répand bientôt
une odeur infecte et j'ai dû à deux reprises différentes introduire

des flèches de Canquoin dans la tumeur. Le malade meurt deux mois après l'opération.

Marche croissante de la quantité des urines rendues dans les vingt-quatre heures, après l'opération :

1er 1,730 gr., 2° 1,140 gr., 3° 620 gr., 4° 680 gr., 5° 1,670 gr., 6° 1,820 gr., 7° 1,580 gr., 8° 1,310 gr., 9° 1,280 gr., 10° 1;140 gr., 11° 1,190 gr., 12° 1,290 gr., 13° 1,200 gr., 14° 1,320 gr., 15° 2,320 gr., 16° 1,920 gr., 17° 1,310 gr., 18° 1,390 gr., 19° 1,720 gr., 20° 1,820 gr., 21° 1,780 gr., 22° 1,730 gr., 23° 1,590 gr., 24° 1,580 gr., etc., etc.

Parmi les altérations de l'urine, on a trouvé une albuminurie passagère (cas d'Orlowski), qui n'a existé chez aucun autre de nos malades, car, dans les faits de MM. Périer et Terrier, les urines ont été examinées à différentes reprises et jamais l'analyse la plus minutieuse n'y a décelé la présence de sucre ni d'albumine. Certains auteurs ont prétendu que les urines pouvaient contenir des détritus de tissu cancéreux, nous n'avons rien trouvé de semblable dans les faits que nous avons recueillis.

Un autre signe important du cancer du rein, c'est *l'hématurie*. Pour Gerhardt, ce signe serait à peu près constant. Ebstein a trouvé l'hématurie 24 fois sur 50 cas de cancer rénal. Dans nos 18 observations, elle est notée 12 fois et dans les courts résumés que nous avons puisés dans plusieurs revues scientifiques, il est possible que ce phénomène ait pu exister quoiqu'on n'en ait pas fait mention.

On peut donc dire que l'hématurie est un signe habituel du cancer du rein, sans pourtant la considérer comme un signe pathognomonique. Le moment de son apparition n'a rien de précis. Tantôt, ainsi que nous l'avons déjà dit à propos des douleurs, elle apparaît lorsque la tumeur est déjà assez volumineuse pour être facilement perçue à la palpation (cas de M. Terrier). Tantôt l'hématurie est le premier signe de la manifestation cancéreuse et malgré l'examen le plus méthodique, on ne peut découvrir d'augmentation de volume du rein. Peut-être dans les cas d'hématurie avec douleurs, pourrait-on attribuer le pissement de sang à la présence de calculs dans les calices ou le bassinet. C'est aussi dans ces cas que l'on voit de l'anurie produite par la rétention d'un caillot fibrineux dans la vessie. Il ne faudrait pas confondre ce phénomène d'anurie, due à une cause mécanique, avec ces faits *d'anurie réflexe* que l'on observe dans les affections rénales et dont l'observation de M. Reliquet paraît être un exemple frappant. A son arrivée à Paris, son malade ne rendait qu'environ 60 gr. d'urine par jour et, à peine l'incision du rein cancéreux est-elle pratiquée, que les urines montent à 1,200 et même 1,820 grammes dans les 24 heures.

Sur 52 cas de cancer du rein, Roberts n'en a trouvé que 2 où la tumeur faisait défaut. Dans toutes nos observations, la néphrectomie a été pratiquée pour une tumeur du rein d'un volume plus ou moins considérable et, dans certains cas, le néoplasme occupait la plus grande partie de la cavité abdominale.

Par la palpation, on constatera alors, dans la région lombaire, une masse plus ou moins lisse ou bosselée, peu douloureuse en général à la pression, bien limitée, dure quoique donnant parfois la sensation de fausse fluctuation. Cette tumeur peut s'étendre du rebord des fausses côtes à la crête iliaque et occuper même la plus grande partie de l'abdomen (cas de M. Péan). Elle peut faire saillie en avant et rendre les deux moitiés de la paroi abdominale tout à fait asymétriques (cas de M. Périer). Chez la malade de M. Terrier, il existait un prolongement supérieur qui s'enfonçait sous le foie et qui pouvait en imposer pour un kyste pédiculé de la face inférieure de cet organe. On pouvait assez bien sentir sous le doigt ce pédicule qui, comme nous le verrons par la suite, n'était que la partie supérieure du rein presque indemne d'altération.

Souvent le cancer du rein est recouvert par l'intestin qui lui donne de la sonorité à la percussion et, chez la malade de M. Terrier, nous avons pu constater nous-même qu'au devant de la tumeur, il existait des anses intestinales atténuant considérablement la matité de la région. Le gros intestin rempli de matière fécale et formant au devant de la tumeur un cordon dur, saillant, même bosselé, peut rendre l'exploration du rein presque impossible. Ballard et Bristowe ont rapporté des cas de bruit de souffle perçu au niveau de la tumeur et résultant probablement de la compression des vaisseaux abdominaux, compression qui peut amener aussi de l'œdème des membres inférieurs (cas de M. Périer). Souvent, il existe des vomissements incoercibles, une constipation opiniâtre et de l'anorexie. Faludi a rapporté un fait de polyphagie dans le cancer du rein.

Tous ces accidents graves ne tardent pas à produire un état cachectique propre aux tumeurs malignes en général.

Il nous paraît important de diagnostiquer de bonne heure le cancer du rein, et l'ensemble des signes sur lesquels nous avons cru devoir insister longuement facilitera ce diagnostic. En présence d'un malade qui éprouve des douleurs lombo-abdominales, souvent accompagnées d'hématurie plus ou moins abondante, de perte de forces, d'amaigrissement, de cachexie, le diagnostic s'imposera, s'il existe dans l'une des deux régions rénales une tumeur de volume variable, non fluctuante, et présentant un certain degré de sonorité due aux intestins qui la séparent de la paroi abdominale antérieure. M. le professeur Guyon, dans le diagnostic des tumeurs du rein, insiste sur une particularité qu'il désigne sous le nom de : « *Recherche du ballotement rénal.* » Voici en quoi elle consiste (1) : « Pendant qu'on « applique largement l'une des mains en avant, au « niveau du rein sans déprimer la paroi abdominale, « avec l'autre main placée en arrière dans l'inter- « valle costo-iliaque, on pratique de très-légères « petites impulsions qui soulèvent le rein augmenté « de volume et le portent au contact de la main

(1) Guyon. Des cystites. Annales des mal. organ. génito-urinaires, 1886, p. 220.

« antérieure. Celle-ci perçoit une sensation de choc
« très-nette qui fait défaut toutes les fois que le
« rein n'est pas augmenté de volume. »

La ponction exploratrice de la tumeur pourra
contribuer à éclairer le diagnostic, surtout si l'on
redoutait l'existence d'un kyste du rein. Wolcott, en
1861, croyant enlever un kyste du foie, fait l'extirpation d'un rein droit encéphaloïde. Si la tumeur
rénale siège à gauche, elle pourra être confondue
avec l'hypertrophie de la rate, cependant une palpation méthodique, la constatation de la présence de
l'intestin au devant de la tumeur lèveront généralement tous les doutes.

L'accumulation de matières dans le gros intestin
peut aussi en imposer pour une tumeur du rein. Dans
ce cas, il suffit d'administrer un purgatif énergique
pour faire disparaître cette cause d'erreur.

Il nous paraît difficile de confondre le cancer du
rein chez un enfant avec une dégénérescence tuberculeuse des ganglions intra-abdominaux (carreau).

Dans le kyste de l'ovaire, une ponction exploratrice fera disparaître toute incertitude.

Nous n'insisterons pas ici sur le diagnostie différentiel entre le carcinome et le sarcome du rein,
nous en parlerons dans le paragraphe suivant.

En présence d'un carcinome du rein caractérisé
par une tumeur dans la région lombaire, par des
crises néphralgiques, des hématuries plus ou moins
abondantes, un état cachectique, le chirurgien doit-
il intervenir ?

La première ablation de rein cancéreux, pratiquée par Wolcott en 1861, fut suivie d'un dénouement fatal. En 1877, Jessop enlève un rein cancéreux à un jeune enfant de 2 ans et demi qui guérit de son opération, mais meurt 9 mois après de récidive dans les ganglions lombaires. Byford est plus heureux en 1878, et sa malade se portait encore très-bien deux ans après son opération. A partir de cette époque, les différentes tentatives d'extirpation de reins cancéreux qui furent faites jusqu'en 1883 par Czerny et Barker (1879), Esmarch (1881), Adams (1882), Spencer Wells, Gross et Périer (1883), furent toutes suivies de mort. Von Bergmann extirpe, le 26 septembre 1883, un rein droit mobile atteint de carcinome ou de sarcome (?) et, seize mois après, la malade continuait à se bien porter. Il en est de même d'un cas de Billroth, où la convalescence fut longue à cause de la persistance des douleurs. La suppuration retarda aussi la guérison complète de la malade d'Orlowski. Au mois de janvier 1884, M. Péan pratiqua la néphrectomie abdominale pour une tumeur épithéliale du rein droit ; la malade guérit et quatorze mois plus tard, M. Péan la présentait en état de santé parfaite devant l'Académie de médecine.

Si nous examinons le tableau comparatif de nos dix-huit observations de cancer du rein, nous voyons que sur dix-sept néphrectomies, il n'existe que 6 guérisons, soit 35,29 % ; et encore l'opéré de Jessop, compté comme guéri, est mort neuf mois après l'opération de récidive ganglionnaire. Les ré-sultats des extirpations de reins cancéreux sont donc déplorables et, en présence de ces faits, il est difficile de conclure à l'intervention radicale. Peut-être chez un malade qui présenterait des phénomènes vésicaux excessivement douloureux avec diminution considérable de la sécrétion urinaire et début d'urémie, le chirurgien devrait-il plutôt pratiquer un large débridement lombaire allant jusqu'à la masse cancéreuse. On pourrait sans doute apporter ainsi un grand soulagement à des souffrances horribles comme chez l'opéré de M. Reliquet.

Cependant en présence d'un malade dont l'état général est encore satisfaisant et qui offre tous les signes d'un carcinome rénal non généralisé, il semble que l'opération pourrait être tentée et, dans ce cas, la méthode de Thornton paraît être la meilleure. On ouvre la cavité abdominale et, après s'être rendu compte autant que possible de l'état du rein opposé, on peut pratiquer la néphrectomie avec alors beaucoup plus de chances de succès.

OBSERVATION 85 (inédite).— *Epithélioma du rein droit.— Néphrectomie. — Guérison.* — Par M. le Dr **Péan** (1).

Miss Catkin, quarante-cinq ans, maigre, épuisée par les

(1) Cette malade complètement guérie fut présentée à l'Académie de médecine dans la séance du 31 mars 1885, c'est-à-dire plus de 14 mois après l'opération. Les urines analysées à cette époque ne présentaient rien de particulier, et Miss Catkin continuait à jouir d'une parfaite santé sans présenter le moindre phénomène qui pût faire penser à une récidive de la tumeur épithéliale.

souffrances, affectée de dyspepsie et de nervosisme, a des tendances continuelles aux syncopes. Il y a six ans, j'avais diagnostiqué chez elle une tumeur du rein droit; son médecin
ordinaire, le Dr Raymond, une tumeur du foie. L'opération ne
me paraissant pas indiquée, elle alla consulter un de nos
collègues qui s'apprêtait à lui faire la gastrotomie, croyant
avoir affaire à un kyste de l'ovaire, lorsque son médecin
appelé engagea le chirurgien à profiter du chloroforme pour
réformer son diagnostic. L'opérateur effrayé s'abstint de toute
intervention. A partir de ce moment, la malade fut abandonnée à elle-même et ce n'est qu'à cause des douleurs et de
l'épuisement qui font craindre à elle et à son médecin une
mort prochaine qu'elle vient me supplier de l'opérer.

A cette époque, l'état général était tellement ébranlé que
j'hésitai à accepter une pareille responsabilité, d'autant plus que
la tumeur avait acquis un très-grand volume, remplissait toute
la cavité abdominale et me paraissait alors siéger plutôt dans
le mésentère que dans le rein droit; elle était médiane, aussi
étendue à gauche qu'à droite, allant de l'un à l'autre hypochondre et du pubis à l'épigastre ; elle était bosselée, peu
sensible au toucher et distendait les téguments amincis, laissant voir par transparence les veines sous-cutanées très·
dilatées.

Les lobes de la tumeur étaient larges, peu saillants, de
consistance inégale, les uns demi-fluctuants, les autres d'une
dureté fibreuse; aucun d'eux n'était mobile et la tumeur prise
en masse était elle-même d'une très-grande fixité. Par la percussion, on constatait que les intestins étaient refoulés à la
périphérie. La masse morbide était inaccessible par le toucher
vaginal et rectal.

Tous ces signes locaux, joints aux signes généraux et à la
marche de la tumeur dont le développement avait été rapide
dans ces dernières années, nous portaient à croire qu'il s'agissait d'une affection maligne probablement encéphaloïde. La
malade avait consulté en Angleterre les chirurgiens les plus
versés dans la pratique des gastrotomies ; tous avaient diagnostiqué une tumeur du mésentère et déclaré qu'elle ne pouvait
être enlevée avec chance de succès. C'est dans ces conditions

que je fus obligé de l'opérer pour la soustraire à une mort prompte et certaine.

Opération, 23 janvier 1884.— Je pratique l'opération en présence du Dr Raymond et assisté de mes aides ordinaires les Drs Barrault, Desarènes et Larrivé; le chloroforme donné par le Dr Aubeau. L'incision des parois abdominales fut

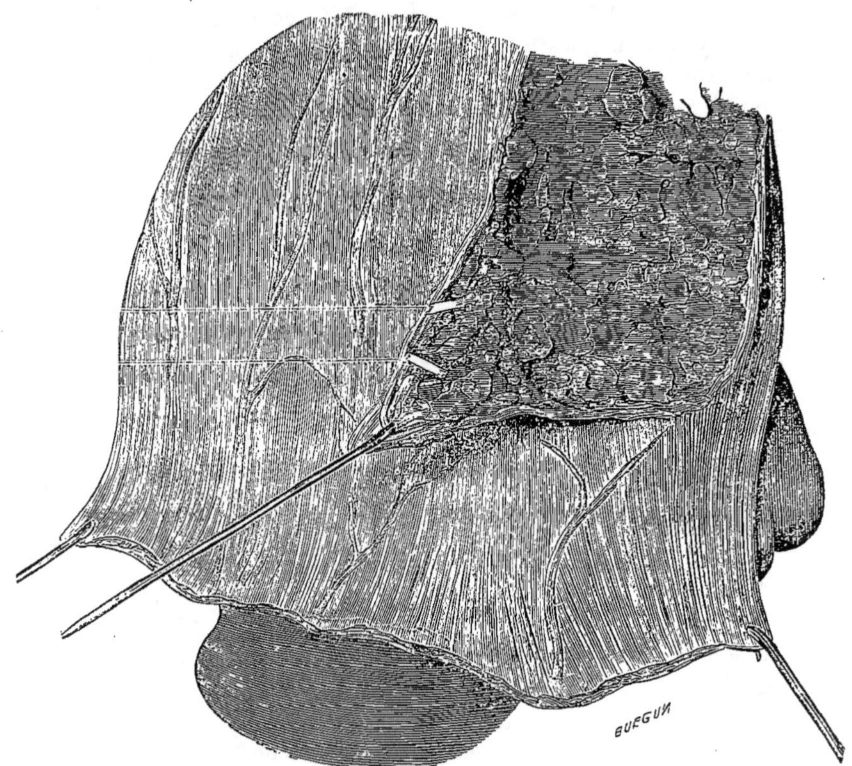

FIG. 2. — Cancer du rein. — Aspect général de la tumeur (1).

faite sur la ligne médiane, du pubis à l'épigastre. Elle montra que les vaisseaux de la paroi étaient nombreux et dilatés et qu'il n'y avait pas de tendance à l'hémophilie.

(1) Les fig. 2, 3, 4, 5, 6 et 7 sont dues à l'obligeance de M. le Dr Péan.]

La tumeur mise à nu, sa surface apparut blanche, recouverte par une tunique mince, semblable à celle des tumeurs mésentériques, au-dessous de laquelle apparaissaient des veines innombrables, très-grosses, très-dilatées, rapprochées en

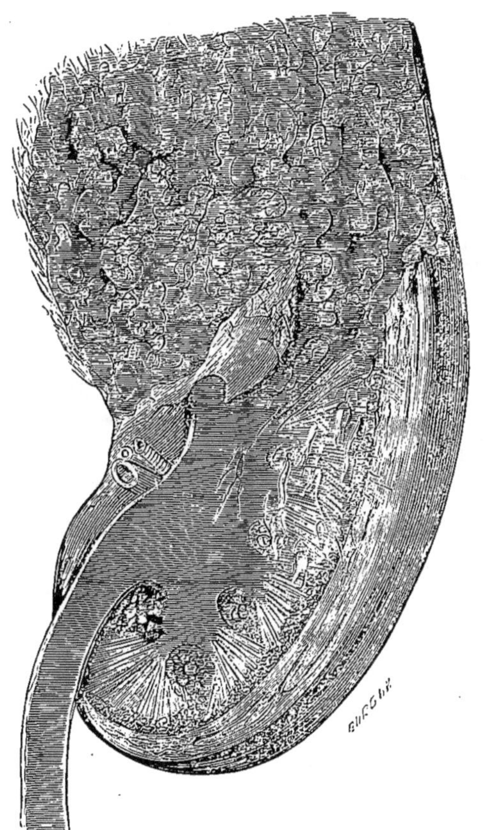

Fig. 3. — Cancer du rein. — Origine de la tumeur.

groupe de deux ou trois qui partaient toutes de la profondeur et rampaient en se divisant et en s'anastomosant sur toute la surface.

Je coupai largement et profondément la tunique externe sur

la ligne médiane, en pinçant successivement et très-rapidement tous les vaisseaux divisés, avec nos longues pinces hémostatiques. Je dissèque l'enveloppe propre de la tumeur à l'aide des doigts passés entre elle et le tissu interne; je mets successivement à découvert toute l'étendue de ce dernier et je l'enlève par morcellement suivant mon procédé habituel. Je reconnais que ce tissu est charnu, verdâtre, ecchymosé par places, sans trace de cavité kystique; en certains points, il est mollasse et semblable à du hachis, sur d'autres, qui sont encore plus nom-

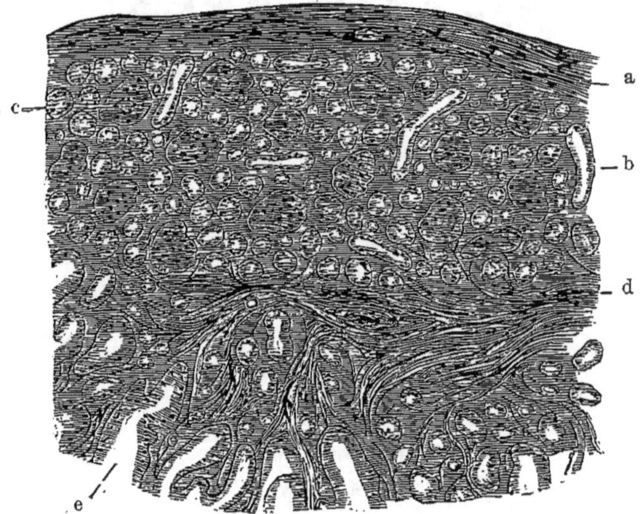

Fig. 4. — Aspect de la coupe à un faible grossissement.

breux, il est chargé de crétifications de formes irrégulières. Lorsque les deux tiers de la tumeur, ceux qui composaient les portions antéro-latérales, sont enlevés, j'éprouve plus de peine à détacher le feuillet mésentérique et je constate qu'il se confond de chaque côté de la tumeur avec des anses d'intestin grêle qu'il entoure sur une grande longueur; force m'est donc, pour extraire la portion restante, d'énucléer des anses intestinales en même temps que les feuillets mésentériques qui les sous-tendent. Ce temps de l'opération s'exécute avec les doigts et la spatule, et

nécessite le pincement de nombreux troncs veineux et artériels.
Malgré tout le soin et toute la rapidité que nous mettons dans
l'exécution, nous perdons à ce moment quelques cuillerées de
sang qui affaiblissent sensiblement la malade et nous obligent
à faire au bras une piqûre d'éther. Arrivés ainsi progressivement sur la face profonde de la tumeur, nous reconnaissons
qu'elle s'implante sur les deux tiers supérieurs du rein droit
et qu'il ne reste de ce dernier organe qu'une portion friable,
rouge, atrophiée, dans l'épaisseur de laquelle on voit à la section les calices, le bassinet et l'uretère. Dans cette portion qui
est restée presque saine, on distingue les pyramides et la substance corticale qui sont friables, violacées, en voie d'atrophie

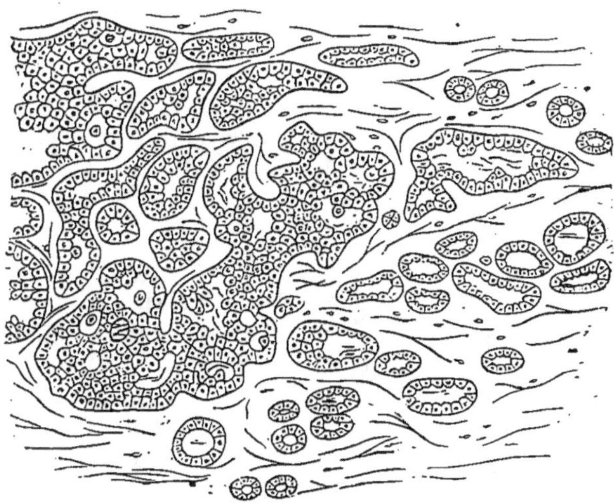

FIG. 5. — Zone *e* de la figure précédente à un fort grossissement. —
Évolution épithéliale aux dépens des tubes.

graisseuse ; les limites du tissu morbide tranchent par leur
lividité et leur coloration verdâtre. Les couches les plus exté-
rieures de la tumeur se confondent avec les tissus sains en se
dilatant à la manière des kystes.

Nous enlevons une faible portion restante du rein en liant
les vaisseaux et l'uretère entre deux ligatures, puis nous rap-

prochons l'un de l'autre les feuillets du mésentère écartés ; nous les réunissons entre trois ligatures isolées et une totale, en ménageant avec le plus grand soin les anses intestinales. Le péritoine ne renfermait pas de liquide ascitique, et, pendant tout le temps de l'opération, nous avions fait en sorte qu'aucune goutte de sang ne se perdît dans sa cavité. Malgré les difficultés insolites que présenta cette opération, une heure suffit pour l'exécuter, en y comprenant l'anesthésie et le pansement qui fut fait suivant les règles que nous avons posées.

Les suites furent des plus satisfaisantes : le premier jour, la réaction fut très-peu longue à se faire, mais la nuit fut calme ; sommeil, moiteur. Urines claires, assez abondantes. Pouls petit 85. T. 37°,6.

(Les urines, fait remarquable, n'avaient jamais, ni au point de vue de la qualité, ni au point de vue de la quantité, rien présenté de particulier).

Le deuxième jour, il y eut encore une grande faiblesse du pouls. La température s'éleva à 38°,8. Pendant la deuxième nuit, la faiblesse devint considérable ; le pouls fut, à 90, très-petit. T. 38°,1. La malade était calme et avait un bon sommeil. Il en fut de même le lendemain.

Le quatrième jour, la malade éprouva, le soir, des coliques et un malaise violent. P. 120. T. 39°. Le lendemain matin, la moiteur reparut, en même temps que les règles survinrent. Aussitôt le mieux se fit sentir. P. 95. T. 38°.

Le cinquième jour, même état. Un peu de muguet dans la bouche.

Le sixième jour, la malade se plaint de névralgie intercostale. A partir du septième jour, le muguet disparut, la malade commença à mieux supporter les aliments. La température oscille entre 37°,5 et 38°,3. Le pouls ne dépasse pas 95.

Dès le onzième jour, la malade pouvait se lever. Le dix-huitième jour, elle partait pour la campagne où elle achevait de réparer ses forces.

Les nouvelles que nous avons eues quelques mois après nous apprirent que sa santé ne laissait rien à désirer.

A coup sûr, en raison de la nature maligne de la tumeur, une récidive est à craindre ; mais la lenteur du développement permettait d'espérer qu'elle ne se ferait pas à bref délai et que la malade aurait le temps de profiter de l'opération.

Examen histologique.— Les coupes histologiques, faites à la périphérie de la tumeur et portant sur les points où l'on pouvait suivre à l'œil nu la transition entre le parenchyme rénal normal et la néoplasie, montrent :

(a) (fig. 4). La capsule fibreuse du rein.

(b). Une première zone sous-jacente dans laquelle le tissu rénal est normal avec ses tubes et ses glomérules de Malpighi (c).

(d). Une seconde zone caractérisée par la prolifération de la trame conjonctive de l'organe. Cette trame est devenue à la fois très-vasculaire et très-riche en éléments nucléaires. Cette zone représente en somme la gangue de la tumeur; elle présente l'aspect de la néphrite; les tubes y sont encore peu ou point modifiés.

(e). Au-dessous de cette deuxième zone, on entre dans la tumeur elle-même, par un passage presque insensible du tube normal au tube hypertrophié, devenu irrégulier, anfractueux, dilaté, finissant par perdre tous ses caractères primitifs pour former une véritable bouillie dont on ne comprend la texture qu'en suivant l'évolution du tube lui-même de la périphérie au centre. On arrive ainsi aux portions tout à fait centrales dans lesquelles l'épithélioma est dans son plein développement (fig. 5). La trame réduite à un lacis vasculaire y présente toutes les particularités communes aux grandes tumeurs ; dégénérescence graisseuse, foyers hémorrhagiques et de grosses concrétions calcaires (fig. 6).

L'épithélium de revêtement des tubes est très-épaissi ; il se compose de plusieurs couches superposées avec expansions digitiformes. Il est resté plus ou moins prismatique et bon nombre de ses éléments ont subi la transformation vésiculeuse (fig. 7).

D'après tous ces caractères, le diagnostic épithélioma glandulaire aux dépens des tubes et du parenchyme rénal se pose de lui-même.

M. Ch. Robin, qui a bien voulu examiner cette pièce si intéressante, a confirmé le diagnostic épithélioma du rein, qu'il

avait d'ailleurs posé à l'œil nu en constatant : 1º que le tissu
normal au voisinage de la tumeur était bien du parenchyme

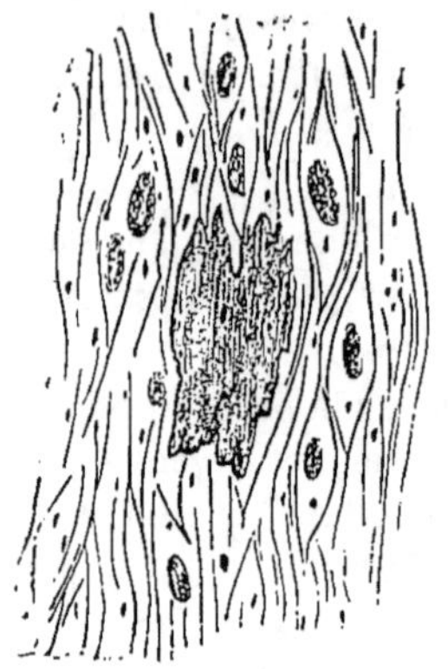

FIG. 6. — Concrétion calcaire
au milieu de la trame.

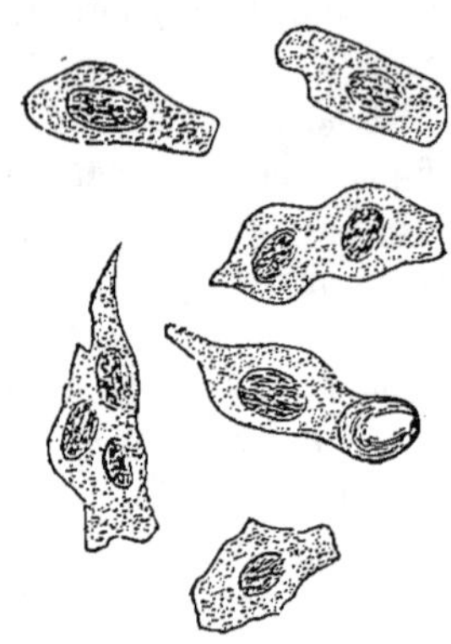

FIG. 7. — Éléments épithéliaux
montrant la multiplication des
noyaux et leur transformation
vésiculeuse.

rénal avec ses glomérules apparents ; 2º que la tumeur elle-
même avait tous les caractères macroscopiques de l'épithélioma du rein.

OBSERVATION 86 (inédite). — *Cancer du rein droit.* — *Néphrectomie.* — *Mort.* — Par M. le Dr **Périer** (1).

D..., âgé de 65 ans, charcutier, entre, le 24 juillet 1883, à
l'hôpital Bichat, salle Jarjavay, service M. le Dr Terrier.

Il y a trois ans, sans cause connue, ce malade commença à
éprouver des troubles du côté des voies urinaires. Il était pris
d'envies d'uriner, essayait en vain de le faire à plusieurs re-

____

(1) Dans nos recherches, nous avons trouvé cette observation rédigée
par M. Hartmann et publiée en partie dans la thèse de M. Patino Luna
(Thèse de Paris, 1884). Nous sommes autorisé à dire que jamais M. Périer
n'a permis à qui que ce soit la publication de cette observation qui lui
appartient.

prises, puis tout à coup urinait après avoir expulsé de petits caillots mous par la verge ; l'urine s'écoulait après avec son aspect normal. Les mêmes phénomènes se reproduisaient tous les jours ou tous les deux jours, mais par moment seulement et non à toutes les mictions. Aucune influence du repos ou du mouvement sur leur apparition. Tisane de bourgeons de sapin.

Cela dura 5 ou 6 mois ; au bout de ce temps il eut, dit-il, une forte inflammation vésicale ; il souffrait après avoir uriné, surtout comme de lames de couteau dans la verge. La douleur devint continuelle, très-vive, durait nuit et jour. Enfin il fut obligé de garder le lit. Les urines étaient toujours claires, d'apparence normale. Cela dura près de 15 mois avec des alternatives de mieux et de pire.

Il y a un an, pris un traitement au lait et médicaments inconnus ; au bout d'une dizaine de jours, les douleurs disparurent.

Il y a 7 à 8 mois, les membres inférieurs enflèrent en deux jours dans leur totalité. Cette tuméfaction disparut peu à peu au bout de trois mois par l'administration de diurétiques. Il put reprendre son travail quoique sans beaucoup de forces. Depuis, il est toujours resté dans le même état ; de temps en temps il est anéanti, n'a de courage à rien.

Il y a 3 mois, il s'est aperçu par hasard que le côté droit du ventre était dur ; il s'y trouvait une tumeur qui n'était pas grosse comme le poing, mais qui a toujours grossi graduellement depuis. Jamais de douleurs. Quelquefois il lui semble que la tumeur remonte vers l'estomac et la respiration s'en trouve gênée.

L'appétit est perdu ; depuis 3, 4 mois, il ne mange presque plus ; à un moment donné, il n'a plus rien mangé du tout. Amaigrissement.

Déjà autrefois, au moment des hématuries, il avait maigri, mais depuis il avait repris.

Père mort d'une maladie inconnue ayant duré 2 ans.

Mère morte d'une tumeur à la cuisse, qui était devenue grosse comme une vessie de mouton.

Sœur morte à 16 ans de fièvre typhoïde.

Tous les autres frères et sœurs bien portants.

A eu deux enfants : un a été étouffé à l'âge de 15 jours par une nourrice qui le couchait à côté d'elle ; l'autre est actuellement vivant et bien portant.

Jamais de maladie grave, de maladie vénérienne.

Depuis l'âge de 22 ans, porte une hernie inguinale gauche. Depuis une dizaine d'années, en porte une à droite qui, lorsqu'elle sort, occasionne de vives douleurs.

Etat actuel. — Ventre asymétrique, développé du côté droit où la paroi, qui ne présente aucune altération à part une très-légère dilatation des veines sous-cutanées, semble soulevée par une tumeur de forme arrondie qui se voit particulièrement au niveau du flanc droit.

Au palper, tumeur dure, un peu rénitente par places, particulièrement à la partie antérieure, de forme générale arrondie, un peu lobulée, complètement indolente spontanément et à la pression, du volume d'une tête de fœtus à terme, occupant la partie droite de la région ombilicale, la totalité du flanc droit, s'avançant jusqu'à la limite des régions hypogastrique et iliaque, paraissant formée d'un gros lobe en avant et de deux autres lobes latéraux.

La tumeur est mobile en totalité ; on se la transmet très-facilement de la région lombaire à la partie antérieure ; elle est aussi mobile latéralement.

A la percussion, matité dans toute l'étendue de la tumeur, mais matité incomplète comme si quelque anse intestinale se trouvait étalée au-devant d'elle. Sur la ligne mamelonnaire, submatité hépatique commençant à 3 centim. au dessous du mamelon ; matité à 6 centim. s'étendant sur une longueur de 18 centim., un peu interrompue cependant au niveau du rebord costal où l'on trouve un peu de sonorité formant une zone qui sépare la matité de la tumeur de celle du foie. Dans le sens horizontal, submatité immédiatement à droite de l'ombilic ; à un travers de doigt en dehors, matité qui s'étend sur toute la tumeur jusques et y compris la partie la plus postérieure du flanc droit.

En arrière, le flanc gauche est sonore.

La tumeur semble présenter approximativement 17 cent. d'épaisseur, 15 cent. de haut en bas.

Pas d'ascite appréciable. Pas de varicocèle à gauche, varicocèle à droite (le malade dit que depuis l'âge de 13, 16 ans, le testicule droit a toujours été plus gros que l'autre).

Très-léger œdème des pieds. Quelques taches de purpura sénile à la partie antérieure de la poitrine. Rien au cœur. Rien aux poumons. Malade un peu maigre, ayant cependant un facies assez bon.

La quantité des urines s'élève en moyenne à 1,400 grammes; leur couleur est jaune foncé; leur densité égale à 1,015; leur réaction acide; elles ne contiennent pas de sucre, ni de traces d'albumine, 15 gr.7 d'urée par litre, 1 gr. 041 d'acide phosphorique par litre. Au fond du vase est un dépôt peu abondant, rougeâtre, donnant au doigt la sensation de très-petits graviers et composé au microscope de cristaux d'acide urique.

La température prise matin et soir oscille de 37° à 37°,5.

Le 28, à la suite d'un examen fait par MM. Périer, Lucas-Championnière et Berger, la température s'élève le soir à 38°, le lendemain matin à 38°,6, puis retombe, le soir du 29, à 37°,5 et le 30, à 37°.

Opération, 31 *juillet* 1883. — Anesthésie par M. Berger, assez longue; à diverses reprises respiration de Cheyne Stokes. Opération par M. Périer, aidé de MM. Lucas-Championnière et Terrier. Incision médiane s'étendant à quatre travers de doigt au-dessus de l'ombilic, à deux au-dessous. Cette première incision fut agrandie à plusieurs reprises au cours de l'opération; en dernier lieu, elle s'étendait presque de l'appendice xiphoïde à la symphyse pubienne. La tumeur est recouverte par le feuillet pariétal profond du péritoine, le côlon ascendant passe au-devant. « Je le reporte en dedans et j'incise le feuillet péritonéal « pour arriver dans l'atmosphère celluleuse qui enveloppe le « rein. La surface de cet organe est couverte d'un plexus vei« neux des plus riches. A l'aide du doigt d'abord puis de la « main, je parviens à énucléer une grande partie de la tumeur; « mais en haut et en bas j'éprouve plus de résistance qu'ail« leurs. Je m'aperçois que les vaisseaux rénaux arrivent pres« que verticalement de haut en bas au hile du rein. Je saisis » d'abord et je coupe une grosse veine entre deux pinces lon» gues. Un deuxième paquet veineux est saisi et coupé de la

« même manière. Enfin un troisième faisceau vasculaire
« nécessite la même opération ; ce dernier contient l'artère ré-
« nale.

« La tumeur ne tient plus que par l'uretère qui est sectionné
« en bas, je sectionne de même un faisceau cellulo-vasculaire
« qui parait provenir de la fosse iliaque et la tumeur se trouve
« ainsi complètement détachée.

« Après un certain nombre de ligatures au catgut sur des
« vaisseaux de peu d'importance, nous appliquons des liga-
« tures au fil de soie sur les vaisseaux rénaux proprement dits.
« L'uretère a été lié au catgut.

« L'hémostase étant définitive, j'étale le côlon au devant des
« parties dénudées de la région rénale. »

Suture à points séparés avec du fil d'argent. Pansement de
Lister. L'opération a duré une heure et quelques minutes.

Le soir, T. 38°, 100 pulsations.

Le 1er août.—Le malade se trouve assez bien; il ne se plaint que
de quelques douleurs lombaires. Mictions volontaires. Depuis
hier matin 1,200 gr. d'urine un peu foncée (acide phénique);
glace, champagne, eau de seltz; 37°,3, 84 p., 40 resp.—*Soir.* Même
état, cependant, dans l'après-midi, il a eu un moment une sensation d'étouffement qui l'a inquiété, n'a duré qu'un instant et a
été suivie de quelques nausées. Une piqûre d'un quart de seringue de morphine l'a soulagé immédiatement. 37°, 6, 96 puls.,
33 respirations.

Le 2. — Depuis l'opération, n'a pas rendu de gaz par l'anus ;
ce matin, la voix est un peu faible, le ventre est douloureux ;
quelques aigreurs. Malgré cela, le malade se trouve assez bien.
750 gr. d'urine; 37°,8, 96 puls., 36 respir.

Soir. Cette après-midi, après avoir pris un peu de lait, a eu
une sensation d'étouffement qui a duré quelques instants. Le
malade est un peu affaibli, a la langue sèche, se plaint d'aigreurs.
Piqûre d'un quart de seringue de morphine. 37°,7, 96 puls.,
34 respirations.

Le 3. — Cette nuit, le malade a eu à plusieurs reprises du
hoquet. Le facies est grippé, la voix éteinte, les extrémités
froides. Le nez est froid et un peu violacé. Perte d'élasticité de
la peau de la face dorsale de la main. Langue sèche, se plaint

d'aigreurs. Ventre un peu ballonné ; rétention d'urine : 600 gr.
d'urine ; 37°.2, 116 puls., petites, 22 resp.

Soir. Un lavement donné à midi n'a produit aucun effet ;
le pouls est très-petit, le facies encore plus altéré que le matin.
Le cathétérisme ne ramène que quelques gouttes d'urine. 36°,4,
100 puls., 40 resp.

Dans la nuit, le malade est pris de délire ; l'interne de garde
le trouve délirant, avec un pouls presque insensible. Deux
injections d'éther.

Le malade meurt le 4 août 1883, à 7 heures du matin. Le cathétérisme pratiqué à 2 heures et à 6 heures du matin n'a ramené
que quelques gouttes d'urine. En tout, depuis hier matin,
60 grammes d'urine albumineuse contenant quelques cellules
épithéliales, des globules sanguins et un assez grand nombre
de leucocytes à contenu granuleux.

Autopsie. —30 heures après la mort.

Les points de suture sont au nombre de 18 : 13 profonds, 5 superficiels. La plaie est exactement réunie dans toute son étendue
par de la lymphe plastique, facile à déchirer en tirant sur les
lèvres de la plaie. Un peu de sang à la surface de l'épiploon
qui est ramassé au-dessous de la suture en haut et un peu à
droite. Une anse d'intestin grêle adhère au côté latéral droit
de la suture. L'intestin est distendu et vascularisé ; congestion
modérée, plus intense du côté droit. Pas de fausses membranes
d'état grenu. Un verre à liqueur de sérosité sanguinolente dans
le bassin. Le côlon ascendant est très-congestionné. Immédiatement en arrière et au-dessus de l'angle du côlon, se trouve un
paquet de fausses membranes occupant une étendue de 4 à
5 centimètres, mélangé de sang, au-dessus duquel se trouve
une grosse veine remplie d'un caillot. Tout le foyer traumatique est ainsi fermé en avant par le côlon, quelques fausses
membranes mêlées d'un peu de sang. Ouvrant ce foyer par la
partie postérieure, en incisant le carré des lombes, nous n'y
trouvons que quelques caillots sanguins. Rien dans les ganglions du mésentère, ni dans les prévertébraux. Le rein gauche
pesait 788 grammes et paraissait sain.

La rate et l'estomac étaient sains.

Cavité thoracique. — Emphysème du bord antérieur et du

sommet des poumons. Œdème pulmonaire, congestion des bases ; pas de noyaux apoplectiques.

Plaques graisseuses d'athérome sur les valvules cardiaques.

Examen de la tumeur. — La tumeur enlevée pèse 1,590 grammes. Elle offre une forme générale arrondie, est composée de plusieurs gros lobes offrant une consistance générale ferme, mais rénitente, élastique par places. A la coupe, elle laisse exsuder un suc ; tout le tissu rénal a disparu, on a une masse générale de consistance charnue, parcourue par des travées fibreuses, entre lesquelles le tissu de la tumeur fait un peu saillie. En plusieurs points, masses jaunâtres, caséeuses. Le bassinet et les calices forment une vaste poche dilatée ; une masse cancéreuse du volume du pouce fait saillie dans le bassinet qu'elle obture.

Un peu du tissu frais, dissocié dans du picrocarmin, montre que la tumeur est essentiellement constituée de cellules épithéliales de formes diverses, rappelant l'épithélium vésical, contenant un ou deux noyaux, granuleux, se colorant bien par le carmin. On y trouve aussi de nombreux globules sanguins et des leucocytes dégénérés.

OBSERVATION 87 (inédite). — *Epithélioma du rein droit.* — *Néphrectomie.* — *Mort.* — Par M. le Dr **Terrier** (1).

La nommée A. C..., âgée de 36 ans, couturière, entre à l'hôpital Bichat, le 29 mai 1886, salle Chassaignac, n° 24, service de M. Terrier.

Père mort à 61 ans d'une attaque d'apoplexie. Mère morte à 37 ans d'une affection de la moelle épinière ou de la colonne vertébrale (?). Un seul frère, bien portant. Grands parents morts très-vieux. Antécédents héréditaires nuls.

Fièvre typhoïde à 13 ans, pas d'autre maladie, pas de coliques hépatiques, pas d'ictère. Réglée à 14 ans, sans souffrances, l'a toujours été régulièrement, perdant 4 ou 5 jours.

(1) Cette observation a été recueillie par M. Bonnet, interne du service.

Mariée à 17 ans; 4 grossesses, de 18 à 33 ans, arrivées à terme et normales; pas de fausse couche.

Il y a 3 ans, après son dernier accouchement, la malade s'aperçoit de l'existence, dans le flanc droit, d'une petite tumeur dure, du volume du pouce, non douloureuse spontanément, un peu sensible à la pression et surtout pendant les efforts et à la suite de fatigue. Nul autre trouble fonctionnel du reste.

Cette tumeur grossit très-lentement et progressivement jusqu'à atteindre au mois d'octobre dernier (1885) le volume d'un œuf de poule seulement.

Au mois de juillet précédent, sans autre cause apparente qu'un peu de fatigue physique (une journée passée à faucher), la malade est prise de douleurs lombaires ressemblant à des coliques néphrétiques et rend avec ses urines, pendant la nuit et le jour suivant, des caillots de sang.

Au mois d'avril dernier, sans cause et sans coliques, elle en expulse encore pendant une demi-journée. Ce phénomène ne s'est pas reproduit.

Au mois d'octobre 1885, le développement de la tumeur, très-lent jusque-là, marche plus rapidement et cette tumeur atteint en cinq ou six mois le volume qu'elle présente aujourd'hui. Depuis deux mois elle est stationnaire.

Diarrhée pendant tout le mois d'octobre. Amaigrissement depuis cette époque, teinte jaune terreuse des téguments et surtout de la face.

Jamais la malade n'a éprouvé de douleurs bien vives ni de gêne assez marquée pour cesser de travailler; en décembre dernier, 1885, elle aurait cependant souffert assez fortement pendant deux jours. Dans la station debout, elle éprouve une sensation de tiraillement du côté de l'hypochondre droit, des nausées, un besoin de tousser et de cracher. Jamais de troubles dans l'excrétion urinaire assez marqués pour attirer l'attention de la malade; elle se rappelle cependant que, de temps en temps et surtout dans le mois d'octobre dernier, ses urines étaient troubles et déposaient.

Exploration physique, 24 juin 1886.— La tumeur a sensiblement augmenté de volume depuis l'entrée de la malade dans le service. Elle est située à l'union des régions de l'hypochondre droit et de la fosse iliaque droite. Cette tumeur est globuleuse et fait saillie sous la paroi abdominale.

Un peu de sonorité entre le bord inférieur du foie et la partie supérieure de la tumeur qui mesure en longueur 15 cent., en largeur 14 cent., environ. Elle est mobile transversalement, mobile aussi de haut en bas et de bas en haut, douloureuse à la pression, surtout à la partie supérieure où elle paraît pédiculisée à la face inférieure du foie. Elle se prolonge en arrière jusque dans le flanc et présente quelques lobules à sa surface.

L'utérus est volumineux avec son col entr'ouvert, très-mobile ; rien dans les culs-de-sac.

Le 5 juin.—La malade se plaint d'un torticolis très-douloureux, attribué au voisinage d'une fenêtre (elle couchait sur un brancard, la tête à la hauteur de l'appui de la fenêtre). Ce torticolis, beaucoup moins douloureux quelques jours après, est redevenu aussi marqué qu'auparavant, surtout dans les mouvements de flexion et d'extension de la tête et du côté droit.

Urines de 1 à 2 litres par 24 heures, sans sucre, ni pus, ni albumine. Rien au cœur.

Respiration un peu forte d'une manière générale; pas de différence notable d'un côté à l'autre, pas de râles.

Opération, 25 juin 1886 (1).—Avec l'aide de MM. Lucas-Championnière et Périer, et en présence de plusieurs médecins étrangers et des élèves du service, la malade étant chloroformée, M. Terrier pratique une incision oblique parallèle au bord externe du muscle droit de l'abdomen, incision de 8 à 10 cent. au niveau de la partie la plus saillante de la tumeur. Toutes les parties molles sont incisées couche par couche jusqu'au péritoine à travers lequel on aperçoit très-nettement la coloration légèrement bleuâtre et les vaisseaux de la tumeur qui suit exactement les mouvements du diaphragme. De nombreuses et volumineuses veines sillonnent la partie superficielle de la tumeur qui est légèrement mobile et certainement en avant de sa loge costo-vertébrale. M. Terrier hésite alors un peu pour savoir s'il doit décoller la couche péritonéale pour en faire

____

(1) N. B. — Ayant assisté à l'opération, cette partie de l'observation nous est personnelle.

l'ablation sous-péritonéale, ou plutôt inciser le péritoine comme offrant une voie plus facile pour pratiquer l'énucléation et faire la ligature du pédicule de la tumeur. D'ailleurs, à première vue, il pense qu'il pourrait bien être en présence d'une tumeur du mésentère, mais ses doutes ne sont pas de longue durée, car, à peine a-t-il sectionné le péritoine au niveau de la tumeur, qu'il reconnait facilement le rein dont la moitié inférieure est le siège d'un néoplasme du volume des deux poings environ. Il prolonge alors son incision de la paroi abdominale, en haut jusqu'au rebord des fausses côtes où il découvre le bord inférieur du foie et le fond de la vésicule biliaire, et en bas jusqu'à un à deux travers de doigt au-dessus du pubis. Il peut alors, en sectionnant l'artère épigastrique entre deux pinces, bien limiter sa tumeur dont le prolongement supérieur, constaté avant l'opération, est constitué par la partie supérieure du rein qui paraît saine à ce niveau.

Il constate aussi très-nettement que de nombreuses veines sillonnent le sommet de la tumeur, mais surtout sa base qui est entourée d'un véritable plexus veineux très-dilaté, ressemblant à une varicocèle très développée. La tumeur est bosselée, mollasse et légèrement mobile. Elle se trouve placée en avant et en dehors du côlon ascendant qui contourne son extrémité inférieure, de sorte qu'il n'y a que la première portion du gros intestin qui soit mise à découvert. Aussitôt des compresses phéniquées chaudes la protègent contre l'air extérieur.

Ce premier temps de l'opération n'a pas donné de sang et quelques pinces hémostatiques ont suffi pour obtenir une hémostase complète. Soulevant alors avec une pince à griffe le feuillet péritonéal profond immédiatement appliqué sur la tumeur, il l'incise avec des ciseaux et produit une section nette du péritoine, section qui est prolongée en haut et en bas sur toute l'étendue verticale de la tumeur.

En introduisant ensuite le doigt entre les lèvres de la plaie péritonéale, il arrive ainsi à pratiquer l'énucléation du rein assez facilement. Deux longues pinces courbes à longs mors sont appliquées sur des adhérences qui sont pédiculisées à la partie inférieure de la tumeur et l'on arrive au hile qui est saisi avec une troisième pince courbe à longs mors, et sectionné.

Pendant l'énucléation de la tumeur, M. Terrier est obligé de couper quelques veines volumineuses entre deux ligatures pour éviter toute hémorrhagie sérieuse. Après avoir enlevé le rein, il passe, en dedans de la pince placée sur le hile, un fil de soie double avec lequel il lie le pédicule par une ligature en X.

On applique de la même manière des fils de soie sur les adhé-rences maintenues par de longues pinces courbes et l'on com plète l'hémostase en jetant quelques nouvelles ligatures sur des vaisseaux de moindre calibre. L'uretère, séparé des autres organes du hile, est lié à part. Il reste alors une cavité sous-péritonéale se prolongeant surtout en haut au-dessous du foie et dont on aperçoit bien la profondeur en soulevant avec pré-caution, au moyen de deux pinces, les deux lèvres de la plaie péritonéale.

Deux moyens se présentent pour terminer l'opération. Ou faire la suture de toute l'étendue de la plaie péritonéale profonde et réunir la plaie abdominale comme dans la laparatomie ordi-naire, avec ou sans contre-ouverture lombaire postérieure pour drainer la cavité sous-péritonéale; ou bien suturer les lèvres de la plaie péritonéale profonde aux bords de la plaie abdominale, en introduisant deux drains pour faciliter l'écou-lement des liquides et même au besoin faire des lavages dans cette nouvelle cavité rétro-péritonéale. C'est à ce dernier pro-cédé qu'on s'arrête et on réunit facilement avec six points de suture de catgut fin les deux lèvres de l'extrémité inférieure de la plaie péritonéale profonde, plaie qui en ce point correspond à la partie supérieure du côlon transverse, et avec trois points de suture l'extrémité supérieure de cette même plaie au-des-sous du foie, de sorte qu'il reste un orifice de 4 à 5 centimètres de longueur, faisant communiquer la grande cavité péri-tonéale avec cette nouvelle cavité rétro-péritonéale. On suture alors avec 7 crins de Florence le pourtour de cet orifice à la partie supérieure des bords de la plaie abdominale, dont l'extré-mité inférieure est réunie par 8 points de suture aussi au crin de Florence. Il ne reste donc plus qu'un orifice immédiatement placé au-dessous du rebord des fausses côtes, au niveau de la vésicule biliaire, faisant communiquer avec l'air extérieur la

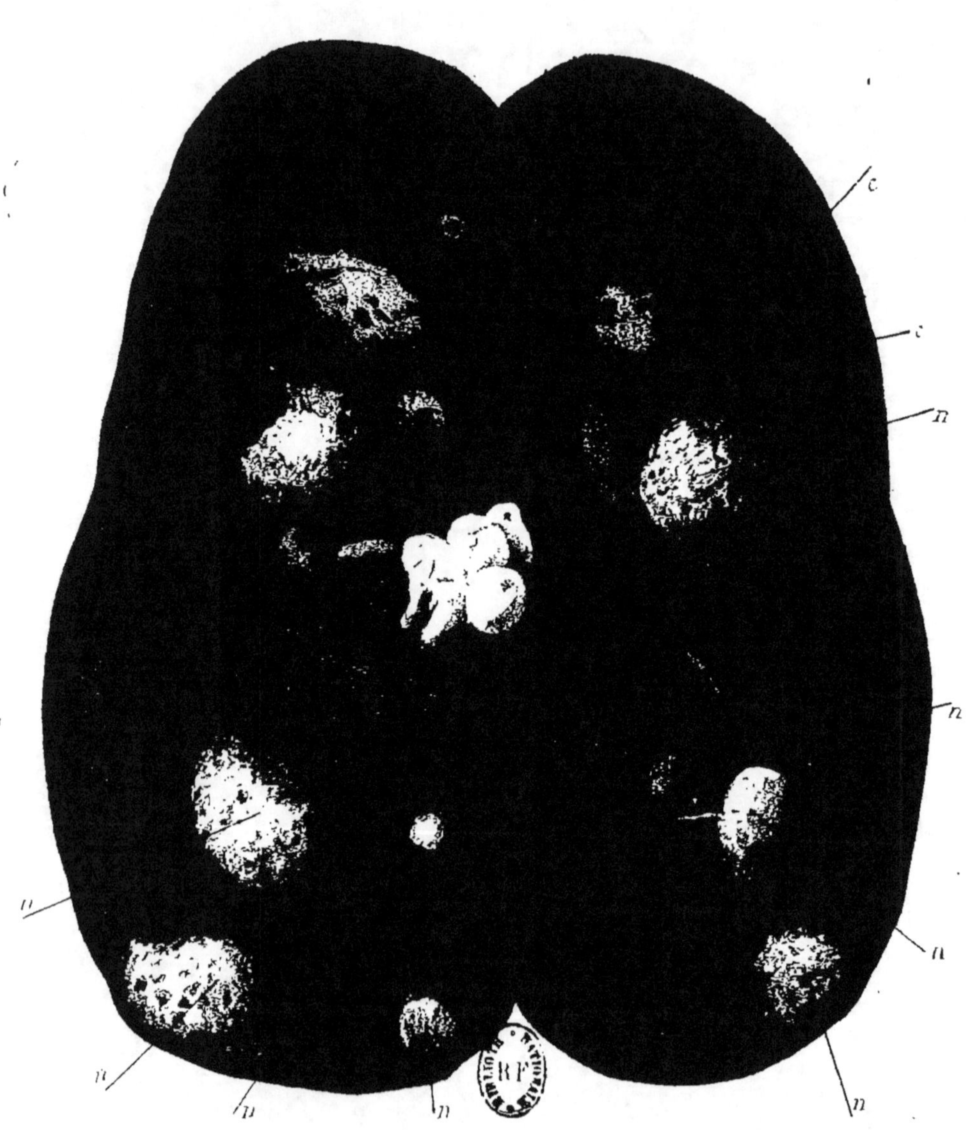

PÉNIS ENLEVÉ A L'AUTOPSIE

Observation de Mʳ Terrier.

c. c.   Petits calculs
n. n. n.   Noyaux cancéreux

LA FIGURE EST EXÉCUTÈE EN GRANDEUR NATURELLE

cavité rétro-péritonéale qu'occupait la tumeur rénale. Deux gros drains en double canon de fusil sont introduits dans cette nouvelle cavité et le pansement est fait avec des tampons d'ouate iodoformée directement appliquée sur la plaie, de la gaze phéniquée, un morceau de Mackintosh, une épaisse couche d'ouate ordinaire et un bandage de corps en flanelle bien serré.

L'opération a duré 1 heure 10 et a été pratiquée sous le spray et avec toutes les précautions antiseptiques les plus minutieuses.

Suites de l'opération. — Au réveil, quelques vomissements muqueux qui se produisent dans la soirée ; deux injections de morphine sont faites en douze heures ; à 4 heures la température est de 36° et de 36°,6 à 6 heures. Pouls 90. Respiration 20.

On retire avec la sonde une très-petite quantité d'urine très-foncée. — Champagne et glace.

La nuit, encore quelques vomissements et calme ; un peu de sommeil dans l'intervalle.

Le 26 juin, matin. Pansement, léger suintement sanguin par les tubes. Un peu de ballonnement du ventre, pas de coliques, insensibilité du bas-ventre, malgré la température qui est à 40° et le pouls à 126.

Elle n'a pas rendu de gaz, a uriné seule une petite quantité : 500 gr. environ d'urine très-foncée, presque noire depuis l'opération. Elle souffre peu, accuse quelque gêne pour respirer, les mouvements respiratoires étant douloureux. Respiration 26. Les boissons sont vomies.

Soir, 4 heures. Depuis 10 heures du matin, la malade n'a pas uriné. Le regard est vague, extatique ; délire de parole et d'action, la malade ne reconnaît pas les personnes qui l'entourent et essaie de se lever ; ce délire n'est du reste pas très violent.

A 8 heures, on retire par le cathétérisme quelques gouttes d'urine seulement. Temp. 40°, Pouls 130, Resp. 40.

La malade meurt à 10 heures du soir.

Autopsie. — 36 heures après la mort.

Le cadavre est dans un bon état de conservation, le ventre souple, non tendu.

Incision circulaire de la paroi abdominale, on ne trouve sur aucun point de la cavité abdominale de trace de péritonite.

Les diverses sutures sont dans un état de fraîcheur et de conservation remarquables ; nulle part, ni entre les lèvres de l'incision pariétale, ni dans le trajet de la paroi à la cavité, ni dans celle-ci, on ne trouve de pus.

Dans le tissu cellulaire qui tapisse le fond de ladite cavité, on trouve un grand nombre de ganglions de volume variable, de celui d'un pois environ, noirs, ressemblant par leur succession à des ramifications veineuses thrombosées et se dirigeant vers la colonne vertébrale pour rejoindre les ganglions mésentériques altérés aussi. On enlève l'intestin grêle, puis le gros intestin qui semblent sains.

Le rein gauche (Planche IV) est augmenté de volume, de consistance inférieure à la normale et d'aspect blanchâtre en divers points Il se décortique facilement du reste. A la coupe, on le voit criblé de noyaux de dégénérescence cancéreuse.

L'uretère est sain, non dilaté.

Le foie présente aussi de nombreux noyaux cancéreux. La vésicule biliaire est saine, sans calculs.

Les poumons sont emphysémateux et présentent de nombreux noyaux superficiels en proportion notablement semblable des deux côtés. Il n'y en a pas à l'intérieur.

La plèvre gauche est adhérente ; faible épanchement séreux à droite.

La rate est diffluente, ne présente pas de généralisation.

Rien ailleurs ; la colonne vertébrale et les muscles de la nuque ne présentent aucune trace de généralisation.

Rein néphrectomisé (Planche III).—L'extrémité inférieure du rein enlevé présente environ le volume du poing. A sa surface, on remarque plusieurs bosselures produites par des noyaux cancéreux. Poids 590 gr. Uretère non dilaté. A la coupe, on aperçoit une dizaine de noyaux carcinomateux répandus dans toute l'étendue de l'organe. La masse de la partie inférieure du rein est verdâtre et légèrement ramollie au centre. Dans les calices dilatés existent 8 à 10 calculs saillants à la surface de la coupe. Les pyramides de la moitié supérieure paraissent encore assez saines à l'œil nu.

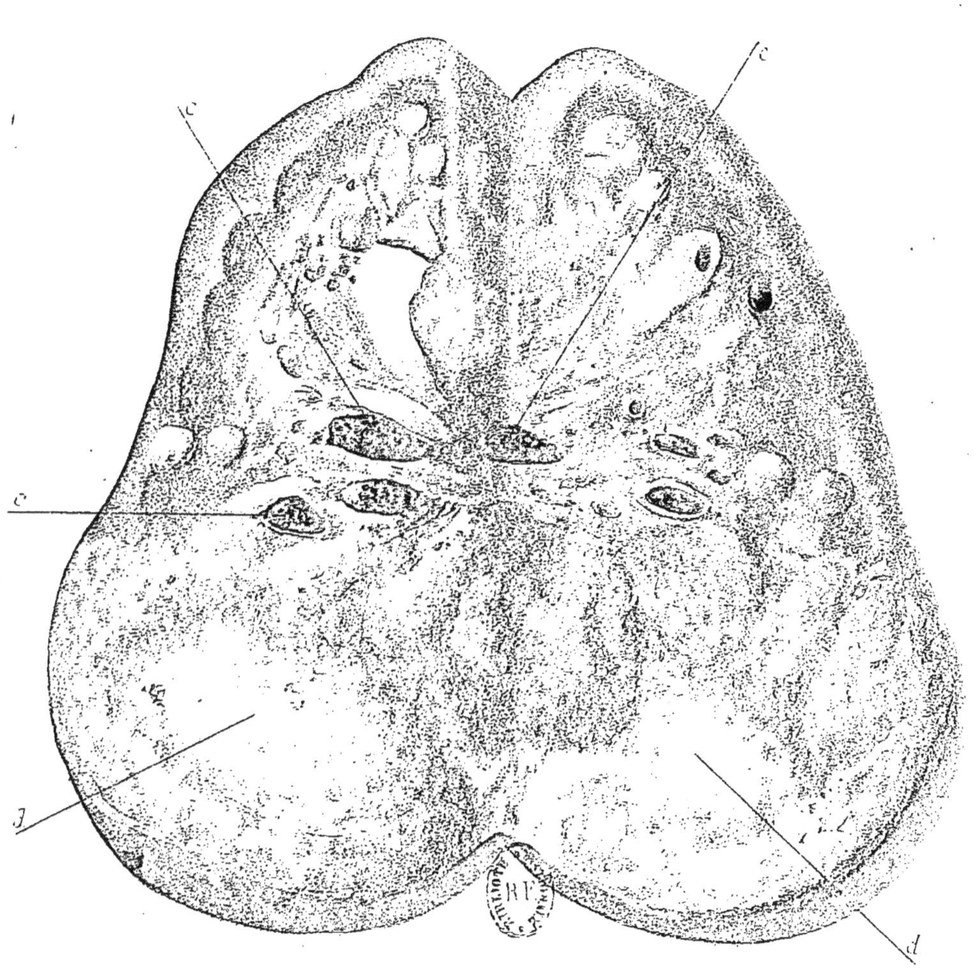

REIN NÉPHRECTOMISÉ.

—

Observation de Mr Terrier.

c _ c _ c _ Calculs.

d _ d _ Parties ayant subi la dégénérescence.

LA FIGURE EST EXÉCUTÉE AUX ⅔ DE LA GRANDEUR NATURELLE.

*Examen microscopique de la tumeur, fait au laboratoire de
M. le professeur Cornil, par M. Brault, médecin des hôpitaux.*

« Le rein a été examiné en deux points :
« 1° Au niveau de la tumeur principale ;
« 2° au niveau d'un petit nodule récent.

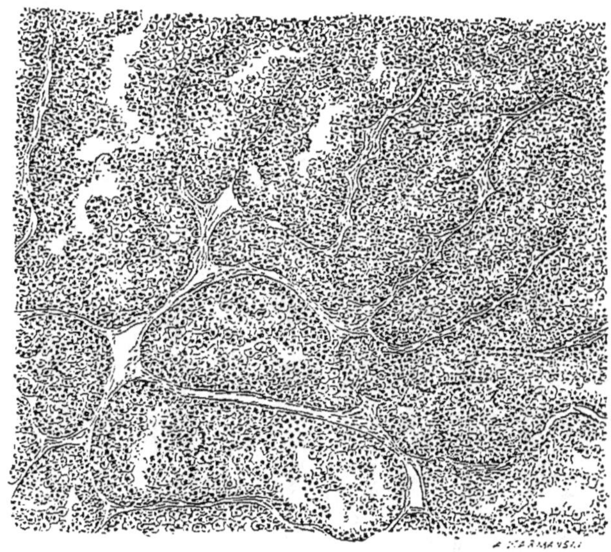

Fɪɢ. 8. — Epithéliome du rein. — Tubes altérés et dilatés (obj. 1, oc. 1).

« Dans la tumeur principale (fig. 8), il est difficile de dire quel
« a été le point de départ du néoplasme. De place en place, on
« reconnait encore la structure de l'organe ; des tubes tapissés
« d'un épithélium granulo-graisseux disposé sur une ou deux
« couches représentent ce qui reste de l'ancien tissu. Dans tous les
« autres points, on trouve une grande quantité de cellules épi-
« théliales enchevétrées les unes dans les autres, à protoplasma
« clair, à extrémités mousses et dont le type est nettement

B.   12

« cylindrique. Ces cellules se transforment peu à peu en cellules
« granulo-graisseuses. Dans beaucoup de points, la trame con-
« jonctive de la tumeur est très-développée. De ce premier
« examen on ne peut conclure qu'une chose : c'est qu'il s'agit

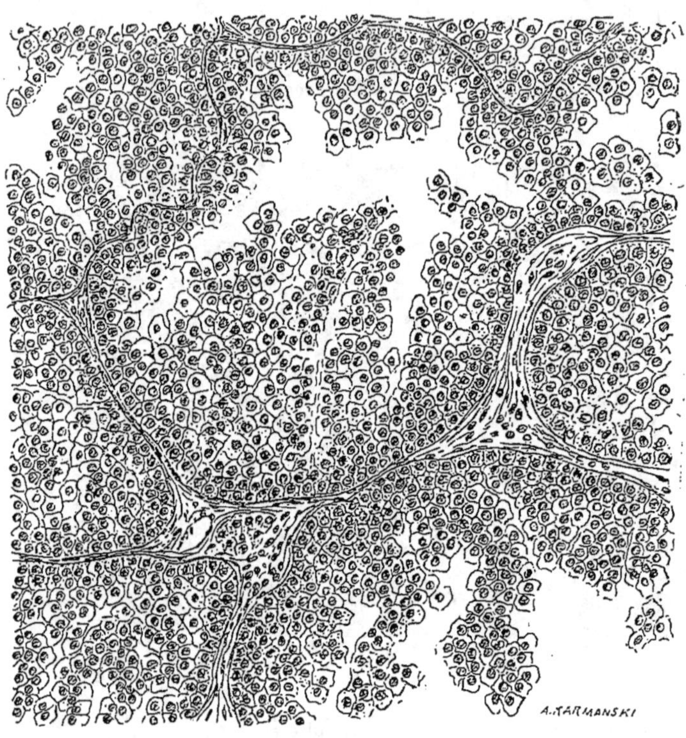

FIG. 9. — Epithéliome du rein (obj. 1. oc. 1, Verick).

« d'un épithélioma à cellules cylindriques, mais les différentes
« parties de la tumeur sont trop altérées pour que l'on puisse
« suivre l'évolution des altérations cellulaires.
    « Dans un petit nodule récemment développé et situé immé-
« diatement au-dessous de la capsule du rein, la série des modi-
« fications par lesquelles passent les cellules rénales peut être
« facilement suivie (fig. 9).

« Ici la forme générale de la glande est conservée, mais les
« tubes, au lieu d'être tapissés par une seule couche d'épithé-
« lium sombre et granuleux, présentent un revêtement de cel-
« lules cylindriques claires disposées sur plusieurs couches.
« Les tubes du rein sont encore reconnaissables et surtout à la
« périphérie de la petite tumeur.

« On suit pas à pas les métamorphoses de l'épithélium qui se
« transforme en épithélium cylindrique clair. Les tubes les plus
« distendus présentent une paroi dont le contour n'est pas net-
« tement circulaire, mais ovale ou ellipsoïde et même, dans
« plusieurs points, les tubes sont rompus, leurs cavités commu-
« niquent les unes avec les autres. La paroi des tubes est alors
« représentée par une ligne brisée en formant des angles ren-
« trants. Les épithéliums néoformés ont au début le type cylin-
« drique clair à extrémité mousse. Dans les tubes les plus volu-
« mineux, on trouve souvent au centre de la cavité des cellules
« irrégulièrement cylindriques ou cubiques chargées de graisse
« et dérivées de cellules normales par une série de modifications
« régressives. Il s'agit donc, dans ce fait, d'un épithélioma cylin-
« drique dont le point de départ est, sans doute aucun, le revê-
« tement épithélial de tubes rénaux.

OBSERVATION 88. — *Encéphaloïde du rein droit pris pour
kyste du foie. — Néphrectomie. — Mort.* — Par **Wolcott** (1).

Homme, 58 ans, malade depuis 6 ans. Tumeur volumineuse dans
hypochondre droit prise pour kyste du foie pressant sur le rein.

Opération, le 4 juin 1861. — Incision abdominale au niveau de la
tumeur. Ablation d'une masse encéphaloïde du rein droit dont la
partie supérieure n'est pas dégénérée. Tumeur pesant 2 livres et
demie. Mort 15 jours après, par grande suppuration.

(1) Med. and Surg. Rep. Philad., vol. VII, p. 126, 1861.

OBSERVATION 89. — *Encéphaloïde du rein gauche*. — *Néphrec-*
tomie. — *Guérison*. — *Récidive et mort 9 mois plus tard*. —
Par **Jessop** (1).

Chez un garçon de deux ans et demi apparut, il y a deux mois,
une tumeur à marche rapide dans l'hypochondre gauche. Hématurie, cystite et amaigrissement rapide.

Opération, le 7 janvier 1877. — Incision, celle de la colotomie,
mais plus longue. Ligature du pédicule en masse. Après avoir
mis d'autres ligatures, on enlève la tumeur. Hémorrhagie veineuse.

Tumeur encéphaloïde. Poids, 16 onces (512 gr.). Sécrétion urinaire abondante, normale.

La plaie guérit vite.

Au bout de 8 semaines, récidive dans les ganglions lombaires.
Mort 9 mois plus tard.

OBSERVATION 90. — *Carcinome du rein droit*. — *Néphrec-*
tomie. — *Guérison*. — Par **Byford** (Chicago) (2).

Malade, âgée de 39 ans, se plaint depuis 18 mois de douleurs
abdominales. Dans l'hypochondre droit, on sent une tumeur bosselée qui dépasse la ligne blanche. Par la ponction exploratrice
et l'incision, on retire beaucoup de liquide ascitique.

Diagnostic. — Encéphaloïde du rein droit.

Opération, le 14 mars 1878. — Incision sur la ligne blanche.
Le pédicule est formé par deux ligaments qui s'étendent en bas
et à droite. Les deux ligaments furent liés par une ligature double et réséqués. Pas d'hémorrhagie. La tumeur, de 4 livres 1/2, était
un carcinome.

Le quatrième jour après l'opération, on nettoya la cavité abdominale dans laquelle il s'est formé du pus fétide. La guérison

(1) The Lancet, vol. I, p. 889, 1877.
(2) Med. Times and Gaz., 1880, vol. II.— Amer. Journ. of Obstet., 1880.

après est rapide. Deux ans plus tard, il n'y avait pas encore de récidive.

OBSERVATION 91. — *Carcinome du rein gauche.* — *Néphrectomie.* — *Mort.* — Par **Czerny** (1).

Homme de 50 ans. Depuis deux ans se trouve une tuméfaction dans l'abdomen qui occasionne des douleurs atroces. La tumeur occupe la moitié gauche de l'abdomen. Le côlon descendant passe en avant de la tumeur.

Diagnostic. — Carcinome.

Opération, le 19 *janvier* 1879. — Incision abdominale. Les masses molles de la tumeur ont traversé aussi un feuillet du méso-côlon ascendant. L'ablation totale fut effectuée. Une hémorrhagie abondante survint. Ligature de l'aorte abdominale entre les deux artères rénales. Occlusion de la plaie. Une paralysie des membres inférieurs en fut la conséquence. Dix heures après l'opération, le malade meurt. L'artère rénale gauche fut atteinte. L'examen microscopique démontra qu'il s'agissait d'un myo-carcinome.

OBSERVATION 92. — *Rein mobile encéphaloïde.* — *Néphrectomie.* — *Mort.* — Par **Barker** (2).

Fille, 21 ans, souffrant depuis 8 mois de douleurs lombaires. Il y a trois mois, on avait diagnostiqué un rein flottant. La malade avait alors des hématuries et des nausées. A son entrée à l'hôpital, les hématuries étaient fréquentes.

Diagnostic. — Rein flottant encéphaloïde.

Opération, le 23 *décembre* 1879. — Incision sur la ligne blanche. L'uretère fut séparé, le reste du pédicule lié par transfixion ; pas d'hémorrhagie ; mort le deuxième jour, de thrombose pulmonaire.

(1) Centralbl. f. Chirurgie, 1879, p. 738.
(2) The Lancet, 1880, Vol. I, p. 402.

Infiltration métastatique des poumons ; rien d'anormal dans la cavité abdominale. La tumeur était un encéphaloïde.

OBSERVATION 93. — *Carcinome du rein.* — *Néphrectomie.* — *Mort.* — Par **Esmarch** (1).

Extirpation en 1881.

Mort au bout de 8 jours, à la suite de perforation intestinale par le carcinome en question.

OBSERVATION 94. — *Cancer du rein gauche.* — *Néphrectomie.* — *Mort le quarante-cinquième jour.* — Par **Adams** (2).

Malade, âgé de 39 ans, est atteint depuis 2 ans d'une hématurie intermittente et il éprouve en même temps des douleurs lombaires du côté gauche. A son entrée à l'hôpital, l'urine contient du sang.

Opération, le 10 *mars* 1882. — Une incision parallèle au rebord de la douzième côte fait voir qu'il s'agit d'un néoplasme. L'incision fut prolongée en avant. Adhérences avec le péritoine et ouverture de ce dernier. L'uretère et les vaisseaux sont liés en masse. Le rein est atteint de cancer. La plaie guérit en quelques semaines, mais le malade meurt le quarante-cinquième jour de pleurésie.

A l'autopsie, on trouve dans les ganglions lombaires des infiltrations carcinomateuses.

OBSERVATION 95. — *Cancer d'un rein mobile.* — *Néphrectomie.* — *Mort.* — Par **Spencer Wells** (3).

Homme, 58 ans, souffrant d'un rein mobile devenu cancéreux et volumineux. Depuis très-longtemps, douleurs excessivement vives, vomissements, hématuries, état général grave.

(1) Centralblatt f. Chirurgie, 1882, p. 72.
(2) The Lancet, 1882, Vol. II, p. 349.
(3) Brit. med. Journal, 1883, vol. I.

Opération, 1883. — Incision à deux pouces en dehors de la ligne blanche. Enucléation du rein entouré de grosses veines qui sont liées. Opération difficile, faite en une heure et demie. Urines toujours sanguinolentes. Collapsus. Mort le quatrième jour. Pas d'autopsie.

La tumeur enlevée mesure 5 à 6 pouces de longueur et est blanchâtre à la coupe, traversée par des bandes de tissu fibreux. C'est un cancer alvéolaire à petites cellules.

OBSERVATION 96. — *Carcinome du rein droit. — Néphrectomie. — Mort. —* Par **Gross** (1).

Chez une femme de 59 ans s'est développée, depuis 3 mois, une petite tumeur douloureuse. Depuis 2 mois sang dans les urines. La tumeur occupe la région lombaire et celle de l'hypochondre. Elle a le volume d'une tête d'enfant, résistante, dure, de consistance inégale, légèrement mobile. Une des anses intestinales passe au-devant d'elle. La ponction exploratrice donne un résultat négatif.

Diagnostic. — Carcinome du rein ou de l'ovaire.

Opération, le 20 avril 1883. — Une incision exploratrice sur la ligne blanche prouve qu'il s'agit d'une tumeur, couverte par le péritoine très-vasculaire qui fut incisé et décollé de la tumeur. A ce moment survint une forte hémorrhagie par l'artère rénale. Le pédicule fut lié dans deux points. Anémie excessive de la malade. Ligature au catgut et hémostase. La plaie est fermée et drainée. Dans la même séance, ouverture de la vésicule biliaire, extraction d'un calcul et suture de la plaie avec catgut.

Au bout de 65 heures, mort par péritonite.

Le rein gauche est intact, légèrement congestionné. Pas de généralisation. La sécrétion de l'urine existe jusqu'au dernier moment.

(1) Philadelph. Medical News, 1883, vol. I.

OBSERVATION 97. — *Carcinome ou sarcome du rein droit.* — *Néphrectomie.* — *Guérison.* — **Von Bergmann** (1).

Femme, âgée de 54 ans. Il y a 18 mois, première hématurie qui s'est répétée depuis plusieurs fois. Il y a quatre semaines, après un voyage, forte hématurie durant 24 heures. Urine foncée et sédiment rougeâtre, constitué par du sang. Par la palpation abdominale, on sent dans la moitié droite de l'abdomen une tumeur dépassant la ligne médiane, mobile et accessible aussi dans la région lombaire. A la percussion, son clair au niveau de la plus grande partie de son étendue.

Diagnostic. — Carcinome ou sarcome du rein droit.

Opération, le 26 septembre 1883. — Incision allant de la onzième côte au tiers externe du ligament de Poupart. On écarte le péritoine dont la déchirure est suturée avec du catgut fin. Enucléation de la tumeur volumineuse et vasculaire. Le pédicule est lié en trois endroits et la tumeur extirpée. Pansement iodoformé. Dans la première journée, 250 gr. d'urine sanguinolente.

Soir. Pouls 88, T. 37°,9. Urine claire les jours suivants. Quantité d'urine varie de 350 gr. à 1500 gr. dans les 24 heures. Plaie complètement cicatrisée le dixième jour. Au quinzième jour, formation d'un abcès au niveau de l'extrémité inférieure de l'incision, retardant la guérison définitive.

A la fin du deuxième mois, la malade quitte l'hôpital. Seize mois après, la malade revue par Bergmann continuait à se bien porter.

OBSERVATION 98. — *Carcinome du rein gauche.* — *Néphrectomie.* — *Mort.* — Par **Davy Richard** (2).

Homme, 53 ans, entré à l'hôpital le 11 août 1883. Il y a onze ans, traumatisme du testicule gauche. Douleurs dans le côté gauche depuis 1881.

(1) Berlin. Klin. Wochensch., 1885, n° 46.
(2) Brit. med. Journ., 1884, octobre, p. 757.

Expulsion de calculs par l'urèthre au mois d'avril 1883. Depuis, hématuries de temps en temps.

Organe génital douloureux, testicule gauche non rétracté. La tumeur occupant la région rénale gauche est fluctuante, du volume du poing, mate à la percussion, non douloureuse, immobile. Urine, légèrement albumineuse, contient du sang, des cellules épithéliales et du mucus. Miction très-douloureuse.

Opération, le 18 *août* 1883. — Incision abdominale parallèlement à la ligne blanche, à deux pouces en arrière de l'épine iliaque antéro-supérieure.

Ouverture du péritoine, ponction du kyste, écoulement de 33 onces de liquide.

Le 12 octobre, le malade quitte l'hôpital. La tumeur était réduite de volume mais point du tout disparue. Le 20 octobre le malade revient.

Opération, le 13 *novembre* 1883 (Nouvelle opération plus radicale). — Extirpation du rein. L'artère et la veine rénales ainsi que l'uretère sont liés séparément. Le rein extirpé est complètement dégénéré. Après l'opération, albuminurie et hématurie de temps en temps. Le 10 janvier 1884, le malade est envoyé en convalescence à St-Georges Infirmary. Mort le 15 janvier.

A l'autopsie, on trouve le foie, la vessie et l'uretère gauche atteints de *carcinome encéphaloïde.*

L'uretère contient aussi un calcul d'oxalate de chaux.

OBSERVATION 99. — *Tumeur épithéliale du rein gauche.* — *Néphrectomie.* — *Guérison.* — Par **Billroth** (1).

Homme de 33 ans, sans antécédents personnels, souffrant d'une tumeur dans le flanc gauche depuis longtemps.

Opération, le 16 *février* 1884. — Incision lombaire. Le rein gauche extirpé présente le volume d'une tête d'enfant.

Les suites de l'opération et la marche de la guérison furent très-satisfaisantes, quoique la convalescence fût un peu longue à cause de la persistance des douleurs.

(1) Wiener med. Wochenschrift, 1884, n° 25.

Il s'agissait d'un épithéliome interstitiel qui avait pris naissance probablement dans la capsule et les glomérules de Malpighi.

OBSERVATION 100. — *Cancer du rein gauche.* — *Néphrectomie.*
Mort. — Par **John Homans** (1).

Homme malade depuis 2 ans ; tumeur remplissant flanc et hypochondre gauches jusqu'à fosse iliaque, peu mobile.

Opération, 1884. — Incision abdominale, plaie du côlon que l'on
suture au catgut immédiatement. Tumeur très-volumineuse ; incision en T de la paroi abdominale pour l'enlever ; incision et écartement du péritoine qui la recouvre ; ligature avec soie phéniquée du
pédicule. Drain par contre-ouverture à région lombaire ; suture de
la plaie abdominale. Pansement. Mort le troisième jour de péritonite suppurée.

Rein enlevé cancéreux.

OBSERVATION 101. — *Cancer du rein droit mobile.* — *Néphrec-*
tomie. — *Guérison.* — Par **Orlowski** (2).

Femme, âgée de 37 ans, porte, depuis six ans, un rein mobile
qui s'est produit à la suite d'un effort, d'après la malade. Depuis
quatre semaines, il existe des douleurs dans le rein mobile et
l'urine contient du sang.

A l'examen de la malade, on trouve dans la fosse iliaque droite
une tumeur du volume du poing, bosselée, se déplaçant facilement
en haut et douloureuse. L'urine est claire, contient des traces d'albumine, d'épithélium pavimenteux et du mucus.

Opération, le 15 mai 1885. — Incision lombaire partant de la
9ᵉ côte. Ouverture du péritoine, énucléation de la tumeur,
ligature provisoire du pédicule. Extirpation de la tumeur ; nou-

(1) Boston Med. and Surg. Journ., 24 Jan. 1884.
(2) Gaz. Lekarska, 1885, n° 17.

velle ligature plus profonde du pédicule. Ablation du reste de l'organe. La plaie est fermée, mais non drainée.

Le jour même de l'opération, douleurs fortes dans la région rénale. Urine 120 gr.

Le 3e jour, température 40°. L'urine, 600 gr., contient de l'albumine, de l'épithélium et des cylindres.

Le 7e jour, écoulement de pus en abondance par la plaie. Température 40°. Urine 500 gr. Le 13e jour, la plaie présente un bon aspect, la suppuration persiste. La température devient normale et la malade entre en voie de convalescence. La quantité d'urine est de 2,700 gr. dans les 24 heures. Guérison.

Le rein extirpé pèse 450 gr. et présente en grande partie une dégénérescence carcinomateuse.

Nᵒˢ	OPÉRATEUR	DATE DE L'OPÉRATION	SEXE	AGE	DIAGNOSTIC
1	Wolcott.	4 juin 1861.	H.	58	Encéphaloïde du rein droit.
2	Jessop.	7 janvier 1877.	H.	2 ¹/₂	Encéphaloïde du rein gauche.
3	Byford.	14 mars 1878.	F.	39	Carcinome du rein droit.
4	Czerny.	19 janvier 1879.	H.	50	Cacinome du rein gauche.
5	Barker.	23 décembre 1879.	F.	21	Rein mobile encéphaloïde.
6	Esmarch.	1881.			Carcinome du rein.
7	Adams.	10 mars 1882.	H	39	Cancer du rein gauche.
8	Wells Spencer.	1883.	H.	58	Cancer du rein mobile.
9	Gross.	20 avril 1883.	F.	59	Carcinome du rein droit.
10	Périer.	31 juillet 1883.	H.	65	Cancer du rein droit.
11	Bergmann (Von).	26 septembre 1883.	F.	54	Carcinome ou sarcome.
12	Davy Richard.	13 novembre 1883.	H.	53	Carcinome du rein gauche.
13	Péan.	23 janvier 1884.	F.	45	Epithélioma du rein droit.
14	Billroth.	16 février 1884.	H.	33	Tumeur épithéliale du rein gauche.
15	Reliquet.	20 décembre 1884.	H.	50	Cancer du rein gauche.
16	Homans.	1884.	H.	37	Cancer du rein gauche.
17	Orlowski.	15 mai 1885.	F.		Cancer du rein mobile.
18	Terrier.	25 juin 1886.	F.	36	Cancer du rein droit.

)UR CARCINOME DU REIN

SIÈGE DE L'INCISION	ÉTAT DE L'ORGANE ENLEVÉ	RÉSULTAT	OBSERVATIONS
...lominale.	Rein, partie inférieure dégénérée.	M.	Tumeur pesant 2 livres et demie. Suppuration très-abondante.
...nbaire.	Tumeur encéphaloïde.	G.	Récidive dans les ganglions lombaires au bout de huit semaines. Mort neuf mois après l'opération.
...diane.	Carcinome.	G.	Tumeur de 4 livres et demie ; pas de récidive au bout de 2 ans.
...dominale.	Myo-carcinome.	M.	Hémorrhagie abondante, ligature de l'aorte abdominale, paralysie des membres inférieurs.
...diane.	Sarcome encéphaloïde.	M.	Thrombose pulmonaire, généralisation pulmonaire.
...dominale.	Carcinome.	M.	Perforation intestinale.
...mbaire.	Carcinome.	M.	Mort le 45e jour de pleurésie. Infiltration carcinomateuse des ganglions lombaires.
...dominale.	Cancer alvéolaire.	M.	Mort le quatrième jour, collapsus. Pas d'autopsie.
...diane.	Carcinome.	M.	Forte hémorrhagie ; extraction d'un calcul biliaire ; péritonite.
...diane.	Cancer.	M.	Œdème pulmonaire. Urémie.
...érale lomb.	Sarcome.	G.	Formation d'un abcès au niveau de l'incision.
...dominale.	Rein dégénéré.	M.	Généralisation carcinomateuse (foie, vessie et uretère gauche).
...diane.	Epithélioma glandulaire.	G.	Pas de complications.
...nbaire.	Epithélioma interstitiel.	G.	Convalescence longue à cause des douleurs persistantes.
...nbaire.		M.	*Néphrotomie.* — Amélioration notable dans l'état du malade.
...dominale.	Rein cancéreux.	M.	Plaie du côlon. Péritonite suppurée.
...nbaire.	Carcinome.	G.	Sans drainage de la plaie. Pas de complications.
...l. latérale.	Rein cancéreux.	M.	Généralisation cancéreuse au rein gauche, au foie et aux poumons.

Nous devons ajouter que sur 18 cas de *carcinome du rein,* il y a : 7 *femmes,* 10 *hommes* et 1 *dont le sexe est indéterminé.*

17 *Néphrectomies,* dont 12 *abdominales* avec 2 *guérisons* (16,66 0/0); 5 *lombaires* avec 4 *guérisons* (80 0/0).

1 *Néphrotomie lombaire.*

Les causes de la mort sont :

Collapsus.	1
Epuisement.	1
Hémorrhagie.	1
Péritonite.	2
Perforation intestinale.	1
Pleurésie.	1
Récidive.	1
Suppuration abondante.	1
Thrombose pulmonaire.	1
Urémie.	2

B. *Sarcome.* — Après avoir étudié longuement les tumeurs cancéreuses du rein et les différentes indications qu'elles fournissent pour l'intervention opératoire, il nous reste peu de chose à ajouter pour l'étude des sarcomes.

A l'inverse du cancer, le sarcome du rein est fréquent chez l'enfant et, sur nos 29 observations, 12 ont trait à des enfants au-dessous de 8 ans, dont 7 au-dessous de 5 ans. Chez nos 18 opérés de cancer, il n'y avait qu'un seul jeune sujet de 2 ans 1/2 (cas de Jessop).

Quelquefois le développement de la tumeur sarcomateuse paraît avoir débuté avant la naissance (cas de Kocher).

Cohnheim (1) a publié un cas de myo-sarcome fibro-cellulaire double du rein, qu'il considère comme remontant à la vie intra-utérine. Il en est de même du fait de sarcome congénital de Landesberger (2). La tumeur sarcomateuse du rein peut acquérir un volume considérable et remplir même presque toute la cavité abdominale. Le plus souvent, elle offre le volume du poing et c'est pour ces cas qu'il semble que le chirurgien soit intervenu le plus fréquemment. Quant aux signes physiques fournis par la tumeur, ils diffèrent peu de ceux du cancer.

L'*hématurie* est beaucoup moins fréquente et, dans toutes nos observations, nous ne la rencontrons que 9 fois. Dans le cas de Braum, le malade ne rend des urines sanguinolentes qu'à la suite d'un long voyage en chemin de fer.

Tous les autres phénomènes que nous avons mentionnés dans le paragraphe précédent, sont à peu près les mêmes dans le sarcome. Les crises douloureuses paraissent moins fréquentes, surtout

(1) Cohnheim. Congenitales quergestreiftes Muskelsarkom der Nieren. — Virchow's archiv. Bd. LXV, p. 64, 1875.

(2) Landesberger. Zür Casuistik der congenitalen Nierengeschwülste. Berlin. Klin. Wochenschr., 34, 1877.

moins intenses, et la marche du développement de la tumeur plus lente que dans le cancer.

On voit aussi de l'anorexie, des vomissements (cas de Braum), de l'œdème des membres inférieurs et de l'ascite dus à la compression de la veine cave et de la veine porte.

Le diagnostic présente à peu près les mêmes difficultés que celui du cancer du rein et doit être fait avec les mêmes affections. Le professeur Billroth extirpa, le 5 janvier 1883, un rein sarcomateux croyant enlever un fibrome de l'utérus ou de l'ovaire et, un mois plus tard, le 2 février 1883, Thornton opéra avec succès un sarcome rénal pour une tumeur de l'ovaire.

Comme nous l'avons déjà dit, il existe rarement de l'hématurie dans le sarcome du rein et les douleurs lombaires sont en général beaucoup moins fréquentes et moins intenses que dans le carcinome. Le sarcome primitif du rein est fréquent chez l'enfant, et l'on peut ajouter qu'il se développe plutôt aux deux extrémités de la vie que dans l'âge mûr. Il a peu de tendance à se généraliser et est presque toujours limité à un seul rein.

Si l'on se trouve en présence d'un enfant ayant une tumeur dans la région lombaire, à marche progressive, sans retentissement bien marqué sur l'état général, sans hématurie ni douleur lombaire, on pourra croire à l'existence d'un sarcome rénal, si la ponction exploratrice a été pratiquée sans résultat et si cette tumeur bien limitée présente à la percussion un certain degré de sonorité. La régularité et l'étendue de la tumeur, la conformation du ventre asymétrique, l'ensemble de l'état général permettront d'éliminer l'idée de carreau. Le diagnostic sera beaucoup plus difficile s'il s'agit d'un adulte présentant tous les signes que nous avons indiqués plus haut. Cependant, si en même temps qu'une tumeur du rein existent de l'hématurie, des douleurs néphralgiques violentes, un état cachectique rapidement développé, il y aura plus de probabilités en faveur du cancer du rein. Ajoutons que souvent le microscope seul établit la nature de la tumeur rénale après l'opération.

Si l'on considère notre tableau concernant les extirpations de reins sarcomateux, on aura une idée exacte des résultats opératoires. Sur 29 cas de néphrectomie, on obtient quatorze guérisons, soit 48,27 %. Ce résultat est vraiment encourageant si nous le comparons à celui obtenu pour les carcinomes.

Il nous semble donc qu'en face d'un sarcome du rein le chirurgien ne doit pas hésiter à intervenir de bonne heure, radicalement, et choisir pour son opération la voie abdominale.

Tel est l'enseignement qui paraît ressortir des observations qui suivent.

OBSERVATION 102.— *Sarcome du rein droit flottant.—Néphrec-tomie. — Mort. — Par* **Kocher** (1).

Malade, 35 ans. Hématurie depuis 9 mois. Rétention d'urine par la coagulation du sang. Douleurs dans la région rénale droite. En même temps il se forme dans la fosse iliaque droite une tuméfaction douloureuse. Puis le sang cesse d'apparaître dans les urines. Dans le côté droit se trouve une tumeur mobile pseudo-fluctuante, du volume d'une tête d'adulte. Les ovaires sont libres.

Diagnostic : sarcome du rein.

Opération, le 20 avril 1876.— Incision sur la ligne blanche. Le côlon passe au-devant de la tumeur, ce qui en rend l'énucléation difficile. Le second jour après l'opération, l'urine devient alcaline et le troisième jour, la malade meurt de péritonite. Le pédicule était de la largeur de trois doigts ; l'uretère dilaté.

OBSERVATION 103. — *Sarcome du rein gauche. — Néphrec-tomie. — Mort. — Par* **Hueter** (2).

Une fille, 4 ans ; tumeur de volume d'un œuf d'oie. La tumeur douloureuse, en partie élastique, en partie dure et présentant des tubérosités, s'étendait jusque dans le petit bassin et en haut jusqu'à la onzième côte, à droite en dépassant la ligne blanche. Aucun viscère ne passe au-devant de la tumeur. Urine normale.

La ponction exploratrice fait diagnostiquer un sarcome probablement de la rate.

Opération, le 4 juillet 1876. — Incision abdominale au niveau de la tumeur qui ne présentait aucune adhérence.

La mort survient pendant l'opération à la suite d'hémorrhagie provenant des vaisseaux rénaux blessés.

Le rein gauche était altéré ainsi que le droit.

La tumeur était un sarcome qui avait pris origine au niveau du hile du rein.

(1) Deutsch. Zeitsch. f. Chir., Bd. IX, p. 312.
(2) Deutsch. Zeitsch. f. Chir., Bd. XV, p. 527.

OBSERVATION 104. — *Adéno-sarcome du rein gauche.* — *Né-phrectomie.* — *Mort.* — Par **Kocher** (1).

Chez un garçon de 2 ans 1/2, on avait remarqué depuis sa nais-sance un gonflement localisé dans l'abdomen.

La tumeur, de consistance solide avec nodosités assez mobiles, remplit la moitié gauche de l'abdomen.

La ponction donna des résultats négatifs. Urine normale.

Diagnostic : tumeur du rein.

Opération, le 27 *août* 1877.— Ouverture de la cavité abdominale sur la ligne blanche. La tumeur présente des adhérences. Le feuillet latéral du méso-côlon descendant est déchiré, ce qui amène une hémorrhagie veineuse. Le décollement est facile. Le pédicule lié en masse avec du catgut est réséqué.

Jusqu'au soir du premier jour, on avait retiré 1,500 gr. d'urine avec le cathéter. Mort de septicémie deux jours après. Rein droit hypertrophié. La tumeur était un adéno-sarcome du rein gauche.

OBSERVATION 105.— *Sarcome du rein droit.* — *Néphrectomie. Guérison.* — *Récidive un mois après.* — Par **Martin** (2).

Malade, de 53 ans, fut prise tout d'un coup, il y a 3 mois, d'une rétention d'urine et de douleurs. Une tuméfaction se montre dans la région rénale droite, qui disparaît ensuite, mais les douleurs ont persisté.

A l'examen de la malade, on trouve une tumeur lisse qui se laisse déplacer dans la région abdominale droite et qui s'étend jusqu'au petit bassin et en haut à deux travers de doigt au-dessus de l'ombilic.

Opération, le 10 *décembre* 1878.— Incision sur la ligne blanche. Des couches multiples de membranes contenant des vaisseaux sont incisées sans hémorrhagie.

(1) Deutsch. Zeitsch. f. Chir., Bd. XV, p. 321.
(2) Berliner Klin. Wochensch., 1879, p. 338.

Le pédicule de la tumeur du volume des deux poings, très-riche en vaisseaux, volumineux, est lié avec 9 ligatures de soie. Aucune hémorrhagie. Résection du pédicule et suture de poches péritonéales au-dessus des ligatures.

L'urine contient le premier jour de l'albumine. Guérison au bout du dix-huitième jour. Récidive au bout d'un mois.

OBSERVATION 106. — *Sarcome du rein droit. — Néphrectomie. — Guérison. — Par* **Lossen** (1).

Malade, 37 ans, avait remarqué depuis six mois une tumeur grosse comme le poing dans l'hypochondre droit, tumeur qui déterminait de fortes douleurs. La tumeur occupait la place où l'on trouve des tumeurs de l'ovaire. Il n'existe pas de viscéres en avant d'elle. La malade est enceinte de 3 mois.

Opération, le 11 *août* 1879. — Incision sur la ligne blanche. La tumeur se laisse énucléer facilement. Ligature du pédicule en masse et une hémorrhagie abondante est arrêtée, puis le pédicule est saisi, lié et coupé. La malade a une syncope. Deux heures après, avortement. Les urines étaient au début noirâtres (intoxication phéniquée). La marche ultérieure de la guérison s'est effectuée sans accident. Il s'agissait d'un rein mobile sarcomateux.

OBSERVATION 107. — *Sarcome du rein droit. — Néphrectomie. — Mort. — Par* **Bardenheuer** (2).

Malade, 22 ans. Dans l'espace de trois mois, quatre crises douloureuses, causées par une tuméfaction qui se trouve dans l'hypochondre droit.

La tumeur est du volume des deux poings, accompagnée de douleurs et de fièvre. La peau est enflammée et on découvre de la fluctuation. La tumeur est limitée en haut par le foie, en bas par

____

(1) Centralbl. f. Chirurgie. 1879, p. 715.
(2) Drainirung der peritoneal Höhle, p. 257.

la crête iliaque. A gauche, elle dépasse la ligne blanche de deux travers de doigt.

Diagnostic : Sarcome ou périnéphrite due à la présence d'un calcul.

Opération, le 23 novembre 1879.— Incision lombaire. Le rein se trouve compris dans un énorme abcès qui saigne abondamment. Le rein fut énucléé et le pédicule lié en masse.

L'urine est au début sanguinolente. Formation d'un abcès dans le tissu conjonctif.

Mort le dixième jour, de septicémie.

La tumeur du volume d'un œuf de poule est un sarcome fasciculé.

OBSERVATION 108. — *Sarcome du rein. — Néphrectomie Mort 3 heures après.* — Par **Czerny** (1).

Homme de 23 ans. Hydronéphrose probablement congénitale qui est restée stationnaire. Trois fois, à la suite de chute, exagéra tion de cette affection et chaque fois, le malade éprouve de vives douleurs et les urines contiennent du sang. Les trois dernières années, les douleurs n'ont pas cessé. Par la ponction faite au mois de janvier, on retira un liquide urineux abondant.

Opération, 10 *mars* 1880. — Incision parallèle au ligament de Poupart. Autre incision, faite le lendemain au niveau du kyste, démontre qu'il s'agit d'un sarcome. L'incision fut prolongée jusqu'à la douzième côte. La tumeur s'étend entre l'aorte et le péritoine et se prolonge jusqu'au foie. Le péritoine est suturé en trois points ; on est obligé d'appliquer de nombreuses ligatures.

Derrière le côlon descendant, la masse néoplasique est enlevée avec la curette. Une plaie du côlon en fut la conséquence, plaie qui fut suturée. L'opération dura 3 heures. Une demi-heure après, survient la mort, par suite du choc opératoire. Les ganglions lymphatiques présentaient des lésions sarcomateuses ainsi que la rate, le foie et les poumons.

(1) Langenbeck's Arch., Bd. XXV.

OBSERVATION 109.— *Sarcome du rein droit.* — *Néphrectomie.*
— *Mort.* — Par **Lücke** (1).

Un homme de 60 ans avait remarqué. depuis de longues années,
une induration dans le bas-ventre. Dans sa partie droite de l'abdomen se trouvait une tumeur lisse, dure et un peu douloureuse.
L'urine est normale.

Diagnostic. — Sarcome rénal.

Opération, le 1er *août* 1880. — Incision sur la ligne blanche.

La tumeur mobile fut énucléée avec les mains. A ce moment,
elle fut arrachée, ce qui amena une hémorrhagie veineuse assez
forte qui s'est arrêtée par la compression, à l'aide des éponges.
Ligature des vaisseaux. Pansement compressif. Diarrhée. Anurie.
Mort par collapsus le quatrième jour. Le rein droit est sarcomateux, le gauche est atrophié et présente une transformation kystique. La veine rénale arrachée contient un thrombus sarcomateux. Une déchirure de la veine cave est bouchée par un thrombus.

OBSERVATION 110. — *Sarcome télangiectasique du rein gauche.*
— *Néphrectomie.* — *Guérison.* — Par **Braum** (2).

Homme, âgé de 51 ans, bien portant jusqu'en 1880. A cette époque,
extrême fatigue à la suite d'un voyage en chemin de fer et hématurie. En même temps, douleurs dans la région lombaire gauche. Ces
symptômes disparaissent, mais quatre jours après se renouvellent.
Dans la région rénale gauche, on sent une tumeur dure, élastique,
à la surface lisse, peu mobile, non fluctuante. L'urine claire contient des traces d'albumine ; à l'examen microscopique, on y trouve
quelques globules de sang. Vomissements fréquents.

Opération, le 23 *avril* 1881.— Incision de 22 centimètres à 1 cent.

(1) Deutsch. Zeitsch. f. Chirurgie, Bd. XV, p. 519.
(2) Deutsche med. Wochenschrift, nᵒˢ 31, 32, 33, 1881. — Centralbl.
für Chirurgie, n° 36, 1881.

au-dessous du rebord costal, parallèlement au bord externe de la masse sacro-lombaire. Enucléation de la tumeur sans lésion du péritoine. Drainage. Suppuration abondante pendant quelques jours. Vomissements encore quatre jours après l'opération. Pendant dix jours, le malade est sondé, ne pouvant uriner seul. Phénomènes de cystite. Quantité d'urine, les trois premiers jours, 650 gr. par 24 heures ; le quatrième jour, 1500 gr.; le septième, 1900 gr.; le onzième, 2,000 gr.

L'examen microscopique de la tumeur démontre qu'il s'agit d'un sarcome télangiectasique. Guérison.

OBSERVATION 111.—*Angio-sarcome du rein gauche.—Néphrectomie. — Mort.* — Par **Czerny** (1).

Il y a un an, le malade, 57 ans, avait remarqué du sang dans ses urines. Au bout de quelque temps, ces phénomènes disparurent et le malade se portait bien ; mais ces derniers temps, il accuse une fatigue, des douleurs et des phénomènes gastriques.

Dans l'hypochondre gauche, on trouve une tumeur solide, lisse et rénitente. L'urine contient de l'albumine.

Diagnostic. — Tumeur maligne du rein.

Opération, le 23 avril 1881. — Incision lombaire parallèlement à la courbure des côtes à un centimètre au-dessous de la douzième côte. L'énucléation est relativement facile.

Le pédicule est lié en masse avec de la soie. Deux vaisseaux du pédicule furent liés à part. Une portion molle du néoplasme fut enlevée avec la curette tranchante. La capsule fut traversée, mais le péritoine resta intact. Intoxication phéniquée. Cathétérisme de la vessie pendant dix jours. Pas de fièvre. Mort par métastase, le 14 octobre 1881. La tumeur était un angio-sarcome.

(1) Deutsch. med. Wochensch., 1881, n° 32.

OBSERVATION 112. — *Sarcome du rein gauche.* — *Néphrectomie.* — *Mort.* — Par **Czerny** (1).

Homme, de 40 ans, souffrant depuis six mois. Depuis plusieurs mois, graviers dans les urines. La tumeur du volume d'une tête d'adulte occupe la région lombaire gauche. Hématurie, douleurs intenses.

Opération, le 25 *juillet* 1881. — Incision lombaire oblique, pédicule lié en masse. L'hémorrhagie, assez forte, provient de la capsule déchirée et de la tumeur même qui est un sarcome.

L'urine devient claire après l'opération. Fièvre modérée. Pas d'urémie. Le malade meurt le 5 août du tétanos qui avait duré 24 heures.

OBSERVATION 113. — *Sarcome du rein droit.* — *Néphrectomie.* — *Mort.* — Par **Whitehead** (2).

Un homme, 45 ans, remarqua depuis peu de temps une tumeur dont le volume augmentait rapidement. A l'examen, on trouve dans l'hypochondre droit une tumeur peu volumineuse et légèrement mobile. Son bord inférieur se trouvait à deux centimètres de l'ombilic. Aucun viscère ne se trouve en avant de la tumeur. L'urine contient beaucoup de sang et de cellules, pas de cylindres.

Diagnostic : Sarcome du rein droit.

Opération, le 5 septembre 1881. — Incision sur la ligne blanche à laquelle aboutit une incision transversale. L'uretère et les vaisseaux sont liés par une double ligature et réséqués. Le rein est fixé par une bande fibreuse au diaphragme ; pas d'hémorrhagie. Ligatures et drainage.

Après l'opération, amélioration légère. Traces d'albumine et de sang dans les urines.

(1) Transact. of chirur. intern. Congr., 1881, vol. II.
(2) Brit. Medical Journal, 1881, vol. II, p. 741.

Le quatrième jour, le malade meurt subitement.

La cavité péritonéale contenait un épanchement de sang et des exsudats plastiques.

Le rein gauche est hypertrophié, mais de structure normale. Pas de généralisation.

La cause de la mort resta inexpliquée. La tumeur extirpée était un sarcome.

OBSERVATION 114. — *Sarcome du rein gauche. — Néphrectomie. — Guérison.* — Par le D' **D. Hicguet** (1).

M. H..., enfant de six ans. Pas d'antécédents héréditaires, n'a jamais été malade. Depuis février de cette année, 1881, douleurs sourdes dans le côté gauche du ventre. A cette époque, constatation par un médecin d'une tumeur solide, arrondie, du volume d'un gros œuf de dinde, non douloureuse à la pression. Traitement résolutif et injections sous-cutanées d'ergotine sans résultat.

Aujourd'hui, juin 1881, ventre développé surtout à gauche, fausses côtes gauches soulevées et flanc bombé de ce côté. Tumeur ovoïde remplissant l'hypochondre gauche, dépassant la ligne médiane et se prolongeant jusqu'à la fosse iliaque, lisse, régulière, du volume d'une petite tête d'adulte, rénitente, non fluctuante. Matité dans toute son étendue en avant, à gauche sur la face externe et sur toute la région lombaire gauche. Sonorité à droite de l'abdomen. Déplacement de la tumeur très-limité, parois abdominales fortement appliquées sur elle.

Peu de douleur, la tumeur fatigue l'enfant par son volume et son poids. Etat général bon. Aucun trouble de la miction : *Jamais on n'a constaté d'hématurie.*

2 mois plus tard, la tumeur a augmenté de volume ; urines normales. Au devant de la tumeur, on reconnaît par la palpation un cordon mou donnant par la pression la sensation de déplacement de gaz, et légèrement sonore à la percussion.

Opération, 10 septembre 1881. — Chloroforme. Incision sur la

(1) Bulletin de l'Acad. roy. de Médecine de Belgique, 3ᵉ série, t. XVI, n° 1.

ligne blanche, déchirure de quelques adhérences du péritoine avec le néoplasme. Tumeur sillonnée en avant par côlons transverse et descendant et entourée d'un lacis de grosses veines. Incision du péritoine profond, énucléation de la tumeur. Ligatures séparées en soie sur l'uretère, sur la veine et sur l'artère ; section de ces organes entre deux ligatures. Ablation du néoplasme, toilette du péritoine, drain sortant par le triangle aponévrotique du flanc gauche ; sutures de la plaie abdominale. Pansement de Lister. L'opération a duré cinq quarts d'heure.

Réaction facile. Pas de suppuration. Guérison le 16 octobre 1881. Au mois de janvier 1882, nous revoyons la malade qui continue à se bien porter.

L'examen histologique du néoplasme a démontré l'existence d'un adéno-sarcome épithéliomateux du rein (Docteur Firket) (1).

OBSERVATION 115. — *Sarcome du rein.* — *Néphrectomie.* — *Mort.* — Par **Heath** (2).

Développement rapide d'un sarcome chez un jeune enfant.
Opération, le 12 juillet 1882. — Incision sur la ligne blanche. Hémorrhagie abondante.
Mort par collapsus au bout de 18 heures.

OBSERVATION 116. — *Sarcome primitif du rein gauche.* — *Néphrectomie.* — *Mort.* — Par **Bókai** jun. (3).

Garçon, âgé de 5 ans 1/2 ; tumeur de la région rénale gauche ; pas d'hématurie.

(1) *Note de l'auteur.*— Monsieur le docteur Hicguet a bien voulu nous faire connaître par une lettre qu'il eut l'obligeance de nous adresser, le 9 mai 1886, « qu'elle (la petite opérée) a succombé un an et demi après « la néphrectomie, à la suite d'une généralisation du sarcome dans la « plupart des viscères et surtout dans le poumon droit ».
(2) Brit. Medical Journal, 1882.
(3) Orvosi hétilap., n° 7, 1883.

Diagnostic. — Sarcome primitif du rein gauche.

C'est le second cas observé dans l'espace de 30 ans à l'hôpital des Enfants Assistés de Pesth sur 170,000 enfants; 1er cas observé en 1865.

Opération, 1882. — Incision abdominale sur la ligne médiane, extirpation de la tumeur et du rein ; mort le 3e jour de péritonite septique.

La tumeur qui pèse 4 kilogrammes (le 1/4 du poids total de l'enfant) est un sarcome médullaire (myo-sarcome), d'après l'examen microscopique. Uretère gauche long de 35 centimètres. Substance rénale complètement disparue dans la tumeur. Généralisation du néoplasme à d'autres organes. Cœur hypertrophié.

OBSERVATION 117. — *Myxo-sarcome du rein droit, pris pour fibrome de l'utérus ou tumeur de l'ovaire. — Néphrectomie.— Guérison.* — Par **Billroth** (1).

Une femme, âgée de 38 ans, entre dans le service du professeur Billroth, le 2 janvier 1883. La malade a toujours été bien portante. Il y a à peu près 5 ans, elle a commencé à ressentir de légères douleurs dans le ventre. En même temps, il s'est développé une tuméfaction dans la moitié droite de l'abdomen. La tumeur augmentant progressivement atteint aujourd'hui le volume d'une tête d'adulte et les douleurs sont excessivement vives. Après le premier examen de la malade, le professeur Billroth pensa à un fibrome de l'utérus rétro-péritonéal ou à une tumeur de l'ovaire. Il admettait difficilement une tumeur rénale, à cause de la marche si lente de son développement. L'urine contenait des traces d'albumine, mais pas de cylindres ni de sang.

Opération, le 5 janvier 1883.— Large incision sur la ligne médiane. Les intestins sont refoulés, le péritoine en avant de la tumeur incisé et la tumeur énucléée avec le doigt. La surface lisse présente de nombreuses veines et, malgré toutes les précautions, il se produit pendant l'énucléation de la tumeur, implantée sur un large pédicule, une déchirure de ces vaisseaux qui cause une hémorrhagie abondante. Ligature du pédicule et résection de

(1) Wiener Med. Wochenschr., 1884, n° 25.

la tumeur. Tous les vaisseaux sont ensuite liés. On s'est aperçu alors, au grand étonnement de tous les assistants et de Billroth lui-même, que le pédicule contient quelque chose qui rappelle le bassinet du rein, de telle sorte que la tumeur extirpée n'est autre chose que le rein droit dégénéré. Le pédicule fut saisi avec une pince, comprimé, lié et cautérisé au thermo-cautère. Toilette de la cavité abdominale, drainage et suture de la plaie. La guérison est complète quatre semaines après l'opération.

Le rein extirpé est atteint d'un myxo-sarcome qui récidive très-souvent. Quelque temps après, le professeur Billroth reçoit des nouvelles de la malade qui continue à se bien porter.

OBSERVATION 118. — *Sarcome du rein.* — *Néphrectomie.* — *Guérison.* — Par **Thornton** (1).

Une femme, âgée de 53 ans, porte depuis six ans une tumeur qui incommodait la malade par sa grosseur. Par la percussion, le long de toute la tumeur, on trouve de la matité.

Diagnostic. — Tumeur de l'ovaire.

Opération, 2 *février* 1883. — Incision sur la ligne blanche. C'était un sarcôme qui avait pris naissance dans la capsule surrénale et qui pesait onze livres.

Le rein lui-même était en partie sain.

Le 6 février, la malade va bien.

OBSERVATION 119. — *Sarcome du rein gauche.* — *Néphrectomie.* — *Mort.* — Par von **Bergmann** (2).

Femme de 41 ans. Bien portante jusqu'en 1882, époque à laquelle elle a commencé à se plaindre de perte d'appétit et de faiblesse sans cause apparente. Affaiblissement général, insomnie et dyspnée. On découvre une tuméfaction dans l'abdomen. La tuméfac-

(1) The Lancet, 1883, vol. I, p. 234.
(2) Thèse inaugurale de Hans Bolz, Dorpat, 1883.

tion se trouve dans la région épigastrique gauche, mobile, du volume et de la forme d'une rate. En dernier temps, la tumeur avait notablement grossi, l'état général empirait. Douleurs intenses dans la tumeur avec irradiation vers le sacrum.

A la fin de décembre, hématurie, puis les urines deviennent normales pour redevenir sanguinolentes après un intervalle de trois ou quatre semaines.

Etat actuel. — Malade très-affaiblie et amaigrie.

L'abdomen est gonflé dans sa moitié gauche.

Par la palpation, on constate une tumeur du volume d'une tête d'enfant. Dans un point, sur la ligne axillaire et au-dessus de l'ombilic, on sent quelque chose qui proémine et qui est isolé. Tumeur peu mobile, d'une consistance ferme. En avant de la tumeur se trouve le côlon descendant. L'utérus et les ovaires sont libres. L'urine dans 24 heures est de 1,200 à 1,300 grammes. Densité : 1,010-1,016; réaction acide; contient un peu d'albumine. A l'examen microscopique, on trouve des globules rouges mais pas d'éléments morphologiques.

Diagnostic. — Tumeur maligne du rein.

Opération, le 12 juin 1883. — Incision le long du bord externe du muscle droit du côté gauche de l'abdomen.

La tumeur se trouvait entre les feuillets du méso-côlon descendant. Enucléation de la tumeur qui est très-vasculaire. Ligature des vaisseaux. Une hémorrhagie légère fut facilement arrêtée. La plaie est remplie de gaze au sublimé. Sutures profondes et superficielles. Durée de l'opération : 50 minutes.

Mort le 15 juin 1883, pas d'autopsie.

La tumeur extirpée est un sarcome vasculaire dans lequel on trouve du tissu fibreux.

Le rein était intact dans une grande partie de son étendue. Dans le bassinet dilaté, se trouvait une petite tumeur grosse comme une noisette.

OBSERVATION 120. — *Sarcome du rein droit.* — *Néphrectomie.*
— *Guérison.* — *Récidive 6 mois après et mort.* — Par
Godlee (1).

Enfant, 22 mois, entré au North Eastern Hospital en août 1883.
Deux mois auparavant, tuméfaction de l'abdomen visible surtout
du côté droit ; urine normale. Tumeur mobile, indolente, mesurant 10 centimètres sur 5.

Opération, août 1883. — Incision de Langenbuch. Extirpation
du rein malade assez facile ; six jours après, plaie abdominale cicatrisée et l'enfant quitte l'hôpital. En février 1884, récidive dans
la fosse iliaque et mort rapide. Cette tumeur, pesant une livre, est
un sarcome à cellules rondes, ovales et fusiformes.

OBSERVATION 121. — *Sarcome du rein.* — *Néphrectomie.* —
Mort. — Par **Ollier** (de Lyon) (2).

Enfant de 4 ans et demi avec tumeur volumineuse rénale diagnostiquée de bonne heure. L'opération est proposée, mais les
parents s'y opposent. Plus tard, tumeur augmentant beaucoup de
volume, les parents supplient le chirurgien d'intervenir.

Opération, 1883. — Incision abdominale. Ligature du pédicule
et extirpation de l'organe dégénéré. Malade meurt dans la journée,
en faisant un effort pour prendre un objet près de son lit. La
tumeur est un sarcome.

(1) La Semaine Médicale, 1884, p. 446.

(2) Association française pour l'avancement des sciences. Session de
Rouen. (La Semaine Médicale, 1883, p. 233. — Revue de Chirurgie,
1883, p. 898.)

OBSERVATION 122. — *Sarcome du rein. — Néphrectomie. —
Guérison.* — Par **Schœnborn** (1).

Fille, âgée de 7 ans; tumeur du rein grosse comme le poing.
Opération, 1883. — Incision abdominale. Extirpation de la tumeur. Guérison.

OBSERVATION 123. — *Sarcome rénal. — Néphrectomie. —
Mort.* — Par **Meredith** (2).

Fille, 4 ans, avec ventre volumineux, douloureux.
Opération, 1883. — Incision abdominale. Ligature du pédicule.
Rupture de la tumeur. Pansement. Mort le troisième jour.
Autopsie. — Nodules sarcomateux dans les poumons; uretère
du côté malade volumineux et contenant de l'urine dont la présence ne peut s'expliquer que par la régurgitation par l'orifice
vésical.

OBSERVATION 124. — *Sarcome médullaire du rein droit. —
Néphrectomie. — Guérison.* — Par **Krönlein** (3).

Femme, âgée de 58 ans. Hématuries depuis un an, et ce n'est
que depuis quelques semaines que l'on constate dans la région
rénale droite une tumeur qui arrive jusqu'à la ligne médiane.
Opération, 1884. — Incision verticale de 22 cent., allant du
fibro-cartilage de la 10e côte au ligament de Poupart. La tumeur
proémine dans la plaie pendant qu'un aide presse sur la paroi abdominale. Ligature du pédicule d'abord en deux parties, puis

(1) XIVe Congrès de la Société allemande de Chirurgie. (La Semaine
Médicale, 1885, p. 157.)
(2) La Semaine Médicale, 1884, p. 446.
(3) Korrespond. blatt f. Schweizer Aerzte, n° 14, 1885. — Centralblatt
für Chirurgie, n° 43, 1885.

l'artère, la veine et l'uretère sont liés séparément. Drain. Guérison par première intention, après trois pansements. La tumeur enlevée est du volume d'une tête d'enfant. La capsule rénale, nullement perforée, contient un fongus médullaire hémorrhagique (sarcome médullaire) qui occupe presque tout l'organe. Ce n'est qu'à la partie inférieure du rein qu'on peut constater un petit îlot de substance rénale normale.

OBSERVATION 125. — *Sarcome rétro-rénal.* — *Ablation de la tumeur et d'une partie du rein correspondant.*— *Abcès périrectal et lombaire. — Mort.* — Par **Chadwick** (1).

Malade avec douleur et tumeur abdominales.

Opération, 1884. — Incision abdominale. Tumeur en arrière du rein qui lui est solidement fixé. Énucléation cependant facile. En extirpant la tumeur, la substance rénale est aussi déchirée.

La malade meurt au bout de 10 semaines, après avoir présenté un abcès volumineux près du rectum et un autre dans la région lombaire.

Pas d'autopsie.

OBSERVATION 126. — *Sarcome du rein droit.*— *Néphrectomie. Guérison.* — Par **Croft** (2).

Enfant, 3 ans, avec trois hématuries en janvier dernier. Dans région lombaire droite, tumeur élastique, bosselée, mobile. Rien d'anormal à part cela; état général excellent; urine jaune paille, claire, sans albumine ni cylindres, avec poids spécifique : 1,022.

Opération, 17 *février* 1885. — Incision verticale de 12 centimètres commençant entre la crête iliaque et la dernière côte et finissant à la ligne semi-lunaire; seconde incision verticale de la même

(1) Boston Med. and Surg. journ., october 1884. — Centralbl. für Chirurg., n° 9, 1885.

(2) La Semaine médicale, 1885, p. 188.

longueur dans la ligne semi-lunaire. Tumeur attirée au dehors, ligature du pédicule en deux parties avec soie et catgut et extirpation du néoplasme, du volume d'un poing d'adulte à la périphérie duquel on distingue quelques restes de tissu rénal. Suture de la plaie péritonéale, profonde. Drain dans la plaie abdominale qui est suturée. Pansement avec ouate et gaze à l'iodoforme.

Pas d'accidents après l'opération, si ce n'est rétention d'urine de courte durée et petits abcès dans moitié droite du scrotum. 5 semaines après, malade quitte l'hôpital, parfaitement guéri; 500 gr. d'urine dans les 24 heures en moyenne.

OBSERVATION 127. — *Sarcome ou carcinome du rein gauche.* — *Néphrectomie.* — *Guérison.* — Par **Wahl** (de Dorpat) (1)

Malade, âgée de 49 ans; mariée, 11 enfants; dernière couche il y a 6 ans. Réglée pour la dernière fois au mois d'avril 1885. A cette époque, elle constata la présence d'une tumeur dans la région lombaire gauche. Généralement bien portante. Au mois de janvier dernier, hématurie. Douleurs se propageant de la région lombaire gauche vers la vessie et la partie supérieure de la cuisse. Depuis l'apparition de la tumeur, les hématuries deviennent plus fréquentes et les douleurs beaucoup plus vives.

A l'examen de la malade, on trouve une tumeur à trois travers de doigt au-dessous du rebord costal, à surface lisse, de consistance ferme, mate dans toute son étendue. L'urine (450 gr. en 24 heures) renferme des hématies.

Opération, le 22 juillet 1885. — Incision abdominale. Pendant le décollement de la tumeur, forte hémorrhagie veineuse. L'uretère paraît être rempli de masses néoplasiques. Ligature et résection de l'uretère. Ligature des vaisseaux rénaux et extirpation de la tumeur qui pèse 821 gr.

Le bassinet était rempli de caillots. A la coupe du rein, on constate des nodosités jaunâtres multiples, avec de petites poches kystiques entre lesquelles on trouve encore des traces de

(1) Zür Casuistik der Nephrectomieen (St-Petersburger med. Wochenschr., 1885, n° 44).

B.   14

substance rénale normale. Au microscope la tumeur semble être un sarcome ou un carcinome.

Suites de l'opération très-heureuses. Quelques vomissements. Pas de fièvre. Urine des 24 heures varié entre 1000 et 1900 gr. Réunion de la plaie par première intention. Ablation des sutures le 31 juillet. La malade quitte l'hôpital, le 10 août, sur sa demande; mais, le 28 août, elle y rentre pour des douleurs dans la région lombaire. L'urine trouble, acide, très-chargée, ne contient pas d'albumine, mais beaucoup de leucocytes et de bactéries. On ne trouve pas d'indice de récidive; le rein droit semble être plus volumineux.

Le 17 septembre, la malade quitte l'hôpital avec un état général très amélioré.

OBSERVATION 128. — *Sarcome du rein droit.* — *Néphrectomie.* — *Guérison.* — Par **Dandois** (1).

Garçon 25 mois. Il y a 4 à 5 mois, les parents s'aperçoivent que le ventre de l'enfant gonfle. A ce moment, tumeur du volume du poing. Depuis, augmentation rapide du volume de la tumeur et affaiblissement de l'enfant.

Au premier examen, paroi droite de l'abdomen soulevée depuis les fausses côtes jusqu'à la crête iliaque. Tumeur de consistance ferme, élastique, légèrement bosselée, sphérique avec son bord interne nettement tranché, mobile dans tous les sens surtout dans le sens vertical, descendant même jusqu'au pubis. Mate dans toute son étendue et matité séparée en haut de celle du foie par une zone de sonorité de 2 à 3 centimètres de largeur. Douleurs spontanées de temps en temps. Ponction exploratrice négative. Jamais de troubles urinaires, jamais d'hématurie. Urine examinée avant l'opération ne contient ni albumine, ni sucre, ni élément figuré d'aucune sorte. Accès fébriles de temps en temps et amaigrissement considérable.

(1) Académie de Médecine de Belgique, séance du 12 décembre 1885. (La Semaine méd., p. 424, 1885. — Rev. méd. Louvain, janvier 1886. — Ann. mal. org. génit.-urinaires, 1886, p. 181).

Opération, 21 *août* 1885. — Précautions antiseptiques les plus minutieuses. Incision sur la ligne mamelonnaire. Côlon ascendant sur le côté interne de la tumeur qui s'étend de la dixième côte à l'arcade crurale. Incision de la couche péritonéale profonde et énucléation de la tumeur à l'aide des doigts. Deux ligatures en fil de soie sur le hile qui est sectionné entre les deux ligatures. Pas de suture de la plaie péritonéale profonde, mais pulvérisation d'iodoforme porphyrisé sur cette plaie ; 18 sutures en fil de soie réunissent les bords de la plaie abdominale. Pansement. Durée de l'opération 1 heure. Pas d'hémorrhagie.

Suites très-heureuses; 1er pansement le septième jour, réunion complète. Depuis ce temps malade va très-bien, santé parfaite. Guérison.

Tumeur enlevée volumineuse (27 cent. sur 14) comprenant la moitié inférieure du rein dont l'autre moitié est saine. C'est un sarcome rénal (tissu intermédiaire entre adénome et carcinome).

OBSERVATION 129. — *Sarcome du rein.* — *Néphrectomie.*
Guérison. — *Récidive.* — Par **Kœnig** (1).

Enfant avec tumeur rénale.

Opération, 1885. — Incision abominale. Extirpation du rein sarcomateux. Guérison rapide. Récidive quelque temps après.

OBSERVATION 130. — *Myxosarcome rénal.* — *Néphrectomie.*
Guérison. — Par **Kœnig** (2).

Enfant avec tumeur abdominale ; myxosarcome du rein.

Opération, 1885. — Incision abdominale. Extirpation de la tumeur. Guérison rapide.

(1) XIVᵉ Congrès de la Société allemande de Chirurgie (La Semaine médicale, 188 , p. 157).

(2) XIVᵉ Congrès de la Société allemande de Chirurgie (La Semaine médicale, 1885, p. 157).

TABLEAU DES NÉPHRECTOMI

N°ˢ	OPÉRATEUR	DATE DE L'OPÉRATION	SEXE	AGE	DIAGNOSTIC
1	Kocher.	20 avril 1876.	F.	35	Sarcome du rein droit flottant.
2	Hueter.	4 juillet 1876.	F.	4	Sarcome du rein gauche.
3	Kocher.	27 août 1877.	H.	2 1/2	Abcès du rein gauche.
4	Martin.	10 décembre 1878.	F.	53	Sarcome du rein droit.
5	Lossen.	11 août 1879.	F.	37	Sarcome du rein droit.
6	Bardenheuer.	23 novembre 1879.	F.	22	Sarcome du rein droit.
7	Czerny.	10 mars 1880.	H.	23	Sarcome du rein.
8	Lücke.	1ᵉʳ août 1880.	H.	60	Sarcome du rein droit.
9	Braum.	23 avril 1881.	H.	51	Sarcome télangiectasique.
10	Czerny.	23 avril 1881.	H.	57	Angio-sarcome du rein gauche.
11	Czerny.	25 juillet 1881.	H.	40	Sarcome du rein gauche.
12	Whitehead.	5 septembre 1881.	H.	45	Sarcome du rein droit.
13	Hicguet.	10 septembre 1881.	F.	6	Sarcome du rein gauche.
14	Heath.	12 juillet 1882.			Sarcome du rein.
15	Bókai.	1882.	H.	5 1/2	Sarcome primitif du rein gauche.
16	Billroth.	5 janvier 1883.	F.	38	Myxo-sarcome.
17	Thornton.	2 février 1883.	F.	53	Sarcome du rein.
18	Bergmann (Von)	12 juin 1883.	F.	41	Sarcome du rein gauche.
19	Godlee.	Août 1883.	F.	22 mois	Sarcome du rein droit.
20	Ollier (de Lyon)	1883.		4 1/2	Sarcome du rein.
21	Schœnborn.	1883.	F.	7	Sarcome du rein.
22	Meredith.	1883.	F.	4	Sarcome rénal.
23	Krönlein.	1884.	F.	58	Sarcome médullaire.
24	Chadwick.	1884.	F.		Sarcome rétro-rénal.
25	Croft.	17 février 1885.		3	Sarcome du rein droit.
26	Wahl (de Dorpat).	22 juillet 1885.	F.	49	Sarcome ou carcinome.
27	Dandois.	21 août 1885.	H.	25 mois	Sarcome du rein droit.
28	Kœnig.	1885.	Enfant.		Sarcome du rein.
29	Kœnig.	1885.	Enfant.		Myxo-sarcome.

OUR SARCOME DU REIN

SIÈGE DE 'INCISION	ÉTAT DE L'ORGANE ENLEVÉ	RÉSULTAT	OBSERVATIONS
édiane.	Rein dégénéré.	M.	Péritonite ; pédicule de la tumeur large de 3 doigts.
odominale.	Sarcome.	M.	Mort d'hémorrhagie pendant l'opération.
édiane.	Adéno-sarcome.	M.	Septicémie.
édiane.	Sarcome du rein droit.	G.	Récidive au bout d'un mois.
édiane.	Rein mobile sarcomateux.	G.	Grossesse de 3 mois, avortement 2 heures après. Intoxication phéniquée passagère.
mbaire.	Sarcome fasciculé.	M.	Septicémie.
odominale.	Sarcome.	M.	Généralisation sarcomateuse ; mort une demi-heure après par choc.
édiane.	Rein carcinomateux.	M.	Collapsus.— Rein gauche atrophié kystique. — Déchirure de la veine cave.
mbaire.	Sarcome télangiectasique.	G.	Cystite. Rétention d'urine pendant dix jours.
mbaire.	Angio-sarcome.	M.	Mort six mois après. — Rétention d'urine dix jours après. Généralisation sarcomateuse.
mbaire.	Sarcome.	M.	Tétanos traumatique.
édiane.	Sarcome.	M.	Rein gauche hypertrophié, pas de généralisation.
édiane.	Adéno-sarcome épithélioma-teux.	G.	Récidive. — Généralisation au bout d'un an et demi. — Mort.
édiane.	Sarcome.	M.	Collapsus. — Hémorrhagie abondante.
odominale.	Carcinome médullaire.	M.	Généralisation sarcomateuse. — Mort le troisième jour de péritonite septique.
édiane.	Myxo-sarcome.	G.	Pas de complications.
édiane.	Sarcome.	G.	Une partie du rein enlevé est saine.
odominale.	Sarcome vasculaire.	M.	Mort le troisième jour. — Rein enlevé en partie sain.
bdominale.	Sarcome.	G.	Récidive dans la fosse iliaque, mort six mois après.
odominale.	Sarcome.	M.	A la suite d'un effort. — Pas d'autopsie.
odominale.	Sarcome.	G.	Pas de complications.
odominale.	Sarcome.	M.	Généralisation sarcomateuse.
odominale.	Sarcome médullaire.	G.	Après trois pansements.
odominale.	Sarcome.	M.	Abcès péri-rectal et dans région lombaire. — Pas d'autopsie.
odominale.	Sarcome.	G.	Petits abcès dans moitié droite du scrotum.
odominale.	Carcinome.	G.	Amélioration notable de l'état général.
téro-abdom.	Sarcome rénal.	G.	La plaie péritonéale ne fut pas suturée.
odominale.	Rein sarcomateux.	G.	Récidive peu de temps après.
odominale.	Rein sarcomateux.	G.	Pas de complications.

Nous devons ajouter que sur 29 cas de *sarcome du rein*, il a : 9 *femmes*, 6 *hommes*, 12 *enfants* (au-dessous de 8 ans) et 2 *dont le sexe est indéterminé*.

29 *néphrectomies*, dont 25 *abdominales* avec 13 *guérisons* (52 0/0), 4 *lombaires* avec 1 *guérison* (25 0/0).

Les causes de la mort sont :

Choc	3
Collapsus	2
Epuisement	1
Hémorrhagie	2
Péritonite	2
Récidive	1
Septicémie	2
Suppuration	1
Tétanos	1

C. *Fibrome*. — Il nous reste peu à dire sur les *fibromes* ou *adéno-fibromes*. Au point de vue clinique, le fibrome est une tumeur bénigne et l'extirpation en est d'un pronostic très-favorable. Sur dix cas de tumeurs fibreuses ou fibro-kystiques du rein, nous avons huit guérisons et les deux opérés de Billroth et de Czerny sont morts de péritonite. On ne note pas de récidive.

Le fibrome du rein ou tumeur fibro-kystique, comme le cancer et le sarcome de cet organe, peut être plus ou moins volumineux et occuper une

partie étendue de la cavité abdominale ; dans le cas
de Billroth, la tumeur pesait 18 kilogr.

Les signes physiques ne présentent rien de particulier et ce que nous avons dit à ce point de vue,
dans les deux paragraphes précédents, pourrait
être répété pour les adénomes du rein. Nous n'insisterons donc pas sur la forme, le volume et la consistance de ce genre de tumeurs rénales. Qu'il nous
suffise de dire qu'elles contiennent quelquefois un
certain nombre de cavités kystiques remplies tantôt
de liquide clair, tantôt de liquide sanguinolent (cas
de Claus). Les signes fonctionnels sont ceux qui
méritent le plus d'attirer notre attention d'une
manière spéciale. On rencontre assez fréquemment
des douleurs très-vives ressemblant aux coliques
néphrétiques.

Dans nos dix observations, on ne mentionne
qu'une seule fois l'hématurie (cas de Billroth) et les
urines sont légèrement claires et sans traces d'albumine.

La tumeur par son volume peut comprimer les
organes environnants, les déplacer et produire
ainsi des désordres propres à chaque cas particulier.

Le *diagnostic* de ces différentes sortes de tumeurs
bénignes est souvent difficile. On l'a confondu
avec une tumeur de l'ovaire (cas de G. Thomas et de
Claus).

En présence d'une tumeur du rein dont le retentissement sur l'état général n'altère nullement la
santé, qui n'est accompagnée ni d'hématurie, ni

d'amaigrissement, ni d'un état cachectique grave, on peut penser à une tumeur bénigne du rein, sur la variété histologique de laquelle, cependant, il est impossible de se prononcer.

D'ailleurs, le traitement dans ces cas est toujours la néphrectomie pratiquée de bonne heure et notre statistique donne un résultat de huit malades guéris sur dix opérés. La tumeur ne récidive pas et la guérison est ordinairement la suite de cette extirpation. Néanmoins, si la tumeur rénale est petite, non douloureuse, si elle n'exerce aucune influence fâcheuse sur la santé générale, il nous semble que le chirurgien devra s'abstenir de toute intervention radicale. L'existence du rein opposé et le degré de son fonctionnement sécrétoire devront être recherchés avec le plus grand soin. On pourra même pratiquer une incision abdominale exploratrice pour permettre de voir et de toucher le rein, incision qui d'ailleurs pourrait être le premier temps de l'opération plus complète s'il y a lieu. Si la statistique de nos observations d'extirpation de reins cancéreux est déplorable, celle des sarcomes est encourageante et celle des tumeurs fibreuses est vraiment consolante.

Nous rapporterons immédiatement ces dix observations avec le tableau qui les résume et l'on verra que ces résultats sont de nature à encourager le chirurgien à pratiquer, dans certains cas bien déterminés, l'ablation du rein pour tumeurs bénignes de cet organe.

OBSERVATION 131.— *Fibrome du rein droit. — Néphrectomie. Guérison.* — Par **Langenbuch** (1).

Une femme, 32 ans, se plaignait depuis 1 an 1/2 de douleurs sourdes dans l'hypochondre droit. Dans ces derniers temps, elle avait même remarqué une tuméfaction douloureuse. Cette tumeur est dure, légèrement mobile, mesure dans le plus grand diamètre 6 à 8 centimètres.

Diagnostic : sarcome ou fibrome dans la région lombaire.

Opération, le 7 décembre 1875. — Incision lombaire. La tumeur commence au niveau du muscle carré des lombes. Le décollement n'est pas facile. Hémorrhagie légère. Après l'ablation de la tumeur, se présente un vaisseau dont le diamètre est égal à celui de la carotide. Ce vaisseau n'est autre que l'uretère.

Le rein enlevé était atrophié, fibreux. La guérison fut rapide.

OBSERVATION 132. — *Fibro-myome rétropéritonéal adhérent au rein gauche. — Ablation de la tumeur et du rein. — Mort.* — Par **Billroth** (2).

Malade, âgée de 35 ans. Réglée à 15 ans. Mariée à 19 ans, pas d'enfants. Veuve pendant six ans. Remariée, 4 enfants. Il y a 3 ans, début de développement du ventre. Dernières règles au commencement de mars 1879.

Etat de la malade, le 30 mars 1879.—Femme de taille moyenne, pâle, peu développée. Pas d'œdème. Abdomen tendu sans fluctuation appréciable. Matité sur la plus grande partie de l'abdomen, se confondant avec celle du foie et de la rate; tumeur non adhérente à l'utérus. Légère dyspnée. Urine normale, pas d'albumine.

Opération, 1er *avril* 1879. — Faite par le professeur Billroth. Incision sur la ligne médiane de 30 centimètres de longueur. Ponction de la tumeur pour en diminuer le volume, pas de liquide. La

(1) Berl. Klin. Wochensch., n° 24, 1877.
(2) Baron Buschmann. Wiener med. Wochenschr., 1880, n° 28.

tumeur paraît être libre entre les deux feuillets du ligament large. Rein gauche dans le petit bassin et très-adhérent à la tumeur. Pour éviter une hémorrhagie consécutive, extirpation du rein avec la tumeur, après avoir préalablement lié les vaisseaux rénaux, l'uretère et les vaisseaux nombreux du péritoine. Utérus et ovaire sains. La tumeur pèse 18 kilogr. On applique 29 sutures. Pansement antiseptique.

Le soir du second jour, vomissement, apparition des règles. Commencement de péritonite. Mort le 5 avril 1879. La tumeur est un fibro-myome très-vasculaire. Pas d'autopsie.

OBSERVATION 133. — *Adénome du rein gauche.* — *Néphrectomie.* — *Mort.* — Par **Czerny** (1).

Enfant, 11 mois. Depuis six semaines, son ventre a augmenté notablement. Dans l'urine, il y a 4 mois, on trouva du sang.

La moitié gauche de l'abdomen était occupée par une tumeur aplatie, résistante et élastique, légèrement mobile. L'urine est normale.

Diagnostic : Néoplasme du rein gauche.

Opération, le 2 aout 1880. — Incision sur la ligne blanche. La portion supérieure du méso-côlon est sectionnée; ligature de plusieurs vaisseaux. Le pédicule est lié en deux parties par transfixion et de plus, en masse. Collapsus. La tumeur était un adénome. Mort, au bout de 2 jours 1/2, de péritonite.

OBSERVATION 134. — *Tumeur fibro-kystique du rein prise pour tumeur de l'ovaire.* — *Néphrectomie.* — *Guérison.* — Par **G. Thomas** (2).

Malade, 21 ans. Dans l'abdomen se trouve une tumeur du volume d'un utérus au huitième mois de la grossesse. Mobile sur

(1) Deutsch. Med. Wochensch., 1881, n° 32. — Centralblatt f. Chirurgie, 1881, n° 36.

(2) New-York Med. News, 1882, vol. 1.

la ligne médiane et d'une fluctuation qui n'est pas bien nette.
Douleurs vives.

Diagnostic : tumeur de l'ovaire.

Opération, le 15 octobre 1881. — Incision sur la ligne blanche.
Par la ponction on retire 6 onces (192 gr.) de liquide limpide, ne
contenant pas d'urine. La tumeur présentait des adhérences solides. Plusieurs ligatures furent posées. Le rein se trouvait à
l'extrémité supérieure de la tumeur. Le pédicule fut lié en masse
et réséqué. La tumeur (fibrome) provenait de la capsule rénale
et contenait des kystes multiloculaires. La malade guérit.

OBSERVATION 135. — *Fibrome du rein gauche.* — *Néphrectomie.* — *Guérison.* — Par **Bruntzel** (1).

Femme, de 33 ans, s'est aperçue depuis plus de 5 ans qu'elle
porte une tumeur douloureuse. Bientôt après, apparurent des
troubles digestifs et les douleurs devinrent intenses. La tumeur
élastique, en partie bosselée, s'étendait de l'apophyse xiphoïdienne
jusqu'à la symphyse pubienne.

La ponction donna des résultats négatifs. L'utérus et le bassin
sont libres.

Opération, le 1er juillet 1882. — Incision sur la ligne blanche. La
tumeur est recouverte par le péritoine et le côlon qui est aplati.
Incision du péritoine au sommet de la tumeur et énucléation présentant des difficultés précisément dans la région du côlon.

Ligatures multiples des gros vaisseaux. A la partie inférieure,
le pédicule fut lié avec beaucoup de difficulté. Le pédicule comprend les vaisseaux rénaux et l'uretère. Le rein se trouvait dans
la tumeur même. Les feuillets péritonéaux sont liés en haut et en
bas, de telle sorte que la cavité péritonéale semblait être divisée
en deux portions. Drainage. La tumeur était un fibrome qui avait
pris naissance dans la capsule du rein gauche; poids : 37 livres 1/4.
Les suites de l'opération jusqu'au neuvième jour furent très-satisfaisantes, mais la malade fit quelques mouvements et il sortit de
la plaie des matières excrémentitielles (?)· Un drain fut replacé. Il

(1) Berl. Klin. Wochenscb., 1882, p. 745.

se forma une fistule qui guérit bientôt pour s'ouvrir encore une fois. Cependant la guérison complète s'établit au bout d'un certain temps.

OBSERVATION 136. — *Fibro-lipome circumrénal des deux reins. — Néphrectomie partielle à gauche. — Guérison. —* Par **Spencer Wells** (1).

Femme, 48 ans, mariée, pas d'enfant. En 1874, début des douleurs abdominales et, en 1878, ventre volumineux faisant croire à une grossesse.

Pessaire depuis 1881 à cause d'un prolapsus utérin. Règles et fonctions urinaires normales.

Opération, novembre 1883.— Anesthésie avec bichlorure de méthylène. Incision sur ligne médiane. Enucléation d'une tumeur sur côté gauche du bassin, adhérente au rein correspondant dont le tiers est enlevé avec la tumeur. Peu d'hémorrhagie. Ablation d'une autre tumeur à droite non adhérente au rein.

Suites de l'opération heureuses. Pas de troubles des fonctions urinaires, seulement quelques petits caillots sanguins (?) gros comme la tête d'une épingle dans les urines. Guérison.

Ce sont deux tumeurs graisseuses développées dans l'atmosphère cellulo-graisseuse du rein, dont l'une a envahi le parenchyme rénal à gauche. Dans la partie du rein enlevée, on distingue une papille et un calice.

OBSERVATION 137.—*Fibrome du rein droit.—Néphrectomie.— Guérison. —* Par **Wahl** (de Dorpat) (2).

Seeler, âgée de 11 ans. Chute sur le côté droit, il y a 6 ans. A la suite de cet accident, douleurs vives et développement d'une

---

(1) British med. Journal, 19 avril 1884. — Arch. génèr. Médecine, T. II, p. 236, 1884.

(2) Zür Casuistik der Nephrectomieen (St.-Petersburger Med. Wochenschrift, 1885, n° 44, 45).

tumeur dans la partie inférieure de l'abdomen, tumeur qui augmente progressivement sans occasionner de fortes douleurs, ni de
troubles urinaires. A l'examen de la malade, augmentation de
volume de l'abdomen à droite, tumeur arrondie, légèrement mobile,
lisse, résistante, non fluctuante, mate dans toute son étendue. En
haut, la tumeur est séparée du bord inférieur du foie par une zone
tympanique, claire, de trois travers de doigt. En bas, la tumeur
n'est nullement adhérente aux organes du petit bassin. Urine normale. La malade n'est pas encore réglée.

Diagnostic : tumeur du rein d'origine bénigne.

Opération, le 26 mai 1884. — Incision de 15 centimètres, à 5
centimètres à droite de la ligne médiane, parallèlement à cette
dernière. Énucléation facile de la tumeur qui fait corps avec le
rein à sa partie inférieure. Les trois quarts supérieurs du rein
sont normaux.

Ligature de l'uretère en deux points et section entre les deux
ligatures. Ligature en masse des vaisseaux rénaux. La tumeur
extirpée a 21 cent. de long et 18 cent. de large. Poids 2 kilogr. 500.

Toilette de la cavité abdominale, suture de la plaie et pansement antiseptique. Rien de particulier dans les suites de l'opération. 500 gr. d'urine normale dans les premières 24 heures, urine
qui augmente de quantité les jours suivants.

Le 4 juin, ablation des sutures. Le 30 juin, la malade quitte
l'hôpital complètement guérie. Par le microscope, on trouve du
tissu conjonctif très-serré à fibres tantôt rectilignes, tantôt ondulées, entre lesquelles existent des glomérules du rein. Par place,
il y a des îlots de fibro-cartilage hyalin. La portion supérieure du
rein présente une structure normale.

OBSERVATION 138. — *Fibrome kystique du rein droit pris pour un kyste de l'ovaire. — Néphrectomie. — Guérison. —* Par **Claus** (1).

Femme, 46 ans, avec tumeur dans la partie droite de la cavité abdominale.

Diagnostic. — Kyste de l'ovaire.

Opération, 1884.— Incision sur la ligne blanche ; tumeur recouverte par le péritoine qui est incisé et décollé avec le doigt. Incision de la tumeur, ligature du pédicule. Ablation de la tumeur. Pansement. Guérison rapide.

La tumeur est un fibrome développé entre les substances corticale et médullaire du rein qu'il écarte l'une de l'autre, avec kyste sanguin au centre.

OBSERVATION 139. — *Adénome du rein droit. — Néphrectomie. — Guérison. —* Par **Albert** (2).

Femme, de 41 ans, fit une chute, il y a deux ans. A la suite de cet accident, hématurie et, bientôt après, tumeur mobile dans l'abdomen, accompagnée de troubles gastriques et de douleurs excessivement intenses. Ces douleurs se calmaient par l'évacuation de sang coagulé et fluide dans les urines, pour se manifester de nouveau après un certain temps. Depuis juillet 1884, tumeur augmentée considérablement de volume. Le Dr Pawlik fait le cathétérisme des deux uretères. Urine normale et claire par l'uretère gauche. Urine avec sang et pus par l'uretère droit sans éléments néoplasiques.

Diagnostic. — Tumeur du rein droit, légèrement mobile et dure, du volume d'une tête d'enfant, avec côlon ascendant au-devant.

Opération, 7 *février* 1885. — Incision de la 11e côte droite au

____

(1) XIVme Congrès allemand de Chirurgie, avril 1885 (Centralblatt für Chirurgie, n° 24, 1885. — Revue de Chirurgie, Paris, 1885. p. 1011).

(2) Wiener med. Presse, 1885, n° 9. — Revue des Sciences méd., Paris, t. XXVII, p. 299, 1886.

bord externe du droit de l'abdomen. Décollement de la tumeur assez difficile et accompagné d'une forte hémorrhagie veineuse. Déchirure du péritoine ; uretère épaissi est séparé de la tumeur et fixé par un point de suture à la partie inférieure de la plaie. Extirpation de la tumeur. Plaie désinfectée et drainée.

Après l'opération, vomissements qui cessent bientôt. Température et pouls normaux. Le lendemain, malade rend 700 gr. d'urine, puis 1,000 gr. dans les 24 heures ; urine normale.

La tumeur examinée par le professeur Kundrat est un *adénome papillaire du rein*.

Le professeur Albert présenta la malade à la Société des Médecins de Vienne quelques semaines après l'opération. Elle était complètement guérie et urinait 3,000 gr. d'urine normale.

OBSERVATION 140. — *Tumeur fibro-kystique du rein droit.— Néphrectomie. — Guérison.* — Par **Park** (1).

B. B..., âgé de 2 ans, né le 4 octobre 1883, bien portant. Dans l'hiver 1834, la nourrice remarque que le côté droit de l'abdomen est devenu plus large que le gauche.

Le 31 juillet, Park voit l'enfant pour la première fois. La tumeur est volumineuse. Pas de calculs dans la vessie. L'urine contient beaucoup de cristaux de phosphate tribasique.

Dans le côté droit de l'abdomen, on trouve une tumeur étendue, résistante, de volume d'une tête de fœtus à terme. Ponction exploratrice.

Diagnostic. — Tumeur fibro-kystique du rein droit.

5 semaines après le premier examen de l'enfant, la tumeur augmente davantage.

Opération, le 15 septembre 1885. — Incision lombaire ; malgré adhérences insignifiantes, énucléation pénible de la tumeur Le pédicule lié est laissé dans l'abdomen. L'enfant quitte l'hôpital le 12 juin, c'est-à-dire, sept mois après l'opération. Il se porte très-bien.

Le diagnostic est exact. L'élément kystique prévaut. La tumeur pèse 4 livres (anglaises).

(1) New-York Med. Journ., 15 mai 1886, p. 562.

TABLEAU DES NÉPHRECTOMIE

Nos	OPÉRATEUR	DATE DE L'OPÉRATION	SEXE	AGE	DIAGNOSTIC
1	Langenbuch.	7 décembre 1875.	F.	32	Fibrome du rein droit.
2	Billroth.	1er avril 1879.	F.	35	Fibrome adhérent au rein gauche.
3	Czerny.	2 août 1880.	F.	11 mois	Adénome du rein gauche.
4	Thomas G.	15 octobre 1881.	F.	21	Tumeur fibro-kystique.
5	Bruntzel.	1er juillet 1882.	F.	33	Fibrome du rein gauche.
6	Wells Spencer.	Novembre 1883.	F.	48	Fibro-lipome.
7	Wahl (de Dorpat).	26 mai 1884.	F.	11	Fibrome du rein droit.
8	Claus.	1884.	F.	46	Fibrome kystique du rein droit.
9	Albert.	7 février 1885.	F.	41	Adénome du rein droit.
10	Park.	15 septembre 1885.	Enft	2	Tumeur fibro-kystique.

OUR FIBROME DU REIN.

SIÈGE DE 'INCISION	ÉTAT DE L'ORGANE ENLEVÉ	RÉSULTAT	OBSERVATIONS
mbaire.	Rein atrophié fibreux.	G.	Pas de complications.
dominale.	Fibro-myome.	M.	Péritonite, pas d'autopsie.
diane.	Adénome.	M.	Péritonite.
diane.	Fibrome avec kystes multiloculaires.	G.	Pas de complications.
diane.	Fibrome.	G.	Elimination à deux reprises différentes de matières excrémentitielles par la plaie.
diane.	Dégénérescence graisseuse du rein.	G.	Pas de complications.
dominale.	Fibrome.	G.	Pas de complications.
diane.	Fibrome.	G.	Le diagnostic primitif était kyste de l'ovaire. Fibrome avec kyste au centre.
éro-abdom.	Adénome papillaire.	G.	Le malade rend 3,000 grammes d'urine normale dans 24 heures.
nbaire.	Tumeur fibro-kystique.	G.	La tumeur pesait quatre livres.

Nous devons ajouter que sur 10 cas de *fibrome du rein*, il y a : 8 *femmes* et 2 *enfants*.

4 *reins droits*, 3 *reins gauches* et 3 *indéterminés*.

10 *néphrectomies*, dont 8 *abdominales* avec 6 *guérisons* (75 0/0), 2 *lombaires* avec 2 *guérisons*.

Les causes de la mort sont :

Péritonite. 2

CHAPITRE VI

A. *Contusions du rein.* — Parmi les quatorze observations de lésions produites sur le rein par un traumatisme que nous avons pu rassembler, sept sont dues à des contusions plus ou moins violentes. Le malade de Quincke reçoit des coups sur le côté gauche en 1860, urine du sang pendant 15 jours et bientôt, n'éprouvant plus de phénomènes douloureux, reprend son travail habituel. En 1875, il éprouve de nouveau des douleurs lancinantes dans la région lombaire gauche avec hématurie et, deux ans plus tard, il voit se développer dans le flanc gauche une tumeur molle, fluctuante, dont la ponction donne issue à plus de 4 litres de pus.

Il en est ainsi du malade de Courvoisier qui, 4 ans auparavant, fait une chute d'une hauteur de 10 pieds et tombe sur l'épaule et la région lombaire droites. Deux ans plus tard, il se manifeste des troubles urinaires et bientôt des frissons et de la fièvre indiquent le développement d'un foyer purulent. Une incision lombaire donne issue à

600 gr. de pus et le malade meurt de péritonite généralisée.

La petite fillette de 3 ans, de Marshall, est renversée par une voiture dont une roue lui passe sur le corps et ce n'est que quatre mois après qu'il existe du gonflement et une tumeur fluctuante dans le flanc gauche. On fait une ponction avec un gros trocart et l'on retire 1,200 gr. de liquide purulent dans lequel on trouve de l'urée.

Rowdon reçoit un jour à l'hôpital de Liverpool un jeune enfant qui, la veille, était tombé d'une hauteur de huit pieds sur une pierre de taille. 17 jours après son entrée, on lui fit une incision lombaire et l'on trouva le rein presque complètement déchiré.

Il en est de même de la jeune malade de Robert Weir, qui reçut un coup de pied dans la région lombaire, eut un peu d'hématurie et bientôt une tumeur fluctuante dans la moitié droite de l'abdomen.

M. le Dr Maunoury (de Chartres) rapporta l'année dernière, au Congrès français de Chirurgie de Paris, l'observation d'un charretier qui avait été pressé contre un pilier et qui, le lendemain, avait eu un peu d'hématurie. Neuf semaines après, il existait une tumeur fluctuante dans la région lombaire gauche, tumeur dont l'ouverture donna issue à du pus et à des fragments de tissu rénal qu'on reconnaissait encore très-bien à l'œil nu.

M. Péan fut appelé, au mois de mars 1885, à

donner ses soins à une malade qui, deux ans auparavant, avait reçu un coup de brancard dans le
flanc droit. Cet accident fut suivi bientôt d'une
péritonite et plus tard d'un phlegmon périnéphrétique avec fistule stercorale.

Comme on le voit par le court résumé de ces
observations, les coups, les chutes, les pressions
entre deux corps résistants, paraissent être les causes
les plus fréquentes de la contusion du rein. Bazile
a observé une contusion du rein chez un homme
tombé à califourchon d'une hauteur de deux pieds
environ sur une barre de fer. Rayer attribue à la
commotion certaines hématuries des hommes qui
montent à cheval ; Civiale nie cette opinion et il
semble difficile d'admettre en effet une hématurie
sans déchirure du rein. Cette déchirure peut être
plus ou moins étendue. Tantôt le rein contus est
divisé en plusieurs morceaux (cas de Weir et de
Maunoury) ; d'autres fois, il est converti en une
espèce de bouillie, une véritable boue splénique
(cas de Péan). Quand le sang s'épanche dans le
bassinet, il s'écoule dans la vessie et son passage
dans l'uretère peut donner lieu à de vives douleurs
néphrétiques (cas de Maunoury). Chez ce malade,
chaque miction sanguinolente était précédée de
violentes coliques lombaires. Sans avoir, à proprement parler, de la rétention d'urine, il existait de
la gêne à la miction.

« Le malade alla consulter le pharmacien qui lui
« vendit une sonde avec laquelle il se sonda lui-même

« et donna issue à des caillots sanguins très abon-
« dants. »

Si l'hémorrhagie se produit plutôt au pourtour
du rein que dans le bassinet, le sang obéissant aux
lois de la pesanteur suit le trajet des vaisseaux
spermatiques et il se produit une ecchymose au
niveau du canal inguinal et même dans la région
scrotale, comme dans le bel exemple rapporté par
M. Letulle en 1876 (1). Dans certains cas on
pourra avoir une ecchymose et de l'hématurie, si
l'hémorrhagie siège en même temps en dedans
hémato-néphrose (Follin et Duplay) et au pourtour
du rein. Parfois la douleur est tellement violente
que les malades en perdent connaissance (cas
de M. Péan).

L'un des premiers phénomènes auxquels donne
lieu la contusion du rein, c'est une douleur généralement vive, très-intense quelquefois, siégeant dans
la région lombaire et s'irradiant aux organes environnants.

Dans la plupart de nos 7 observations de contusion de rein, l'hématurie est l'une des premières
manifestations de la lésion rénale. Cependant, c'est
une hématurie légère ; souvent au début, l'urine
est à peine teintée de sang (cas de Péan et Maunoury). Plus tard le malade pisse des caillots
comme on peut le voir dans l'observation de
Maunoury. L'hématurie est donc très-variable.

---

(1) LETULLE. Bull. de la Société anatomique, 1876, p. 237.

Les auteurs signalent aussi l'ecchymose comme un autre signe très-important de la contusion du rein. Chez aucun de nos malades, nous n'avons rencontré ce symptôme qui a été étudié par Dumesnil (de Rouen) et son élève Gargam (1).

Cette ecchymose peut apparaître immédiatement au point où a porté le coup, ou tardivement au niveau du canal inguinal et même du scrotum (cas de Letulle). La plupart des malades dont nous publions l'observation ont été vus à une période assez avancée de leur affection rénale. Presque tous étaient déjà atteints de néphrite suppurative avec un état général grave. Dans ces cas, l'intervention chirurgicale immédiate était nécessaire.

L'observation suivante, due à l'obligeance de notre maître, M. Péan, présente bien les différentes périodes sérieuses par lesquelles la contusion du rein peut passer depuis la simple hémorrhagie jusqu'à la néphrite suppurative, l'abcès périnéphrétique et même l'ulcération de l'intestin, la fistule stercorale et la mort.

OBSERVATION 141 (inédite). — *Contusion du rein droit.* — *Néphrite suppurative.* — *Abcès périnéphrétique.* — *Fistule stercorale.* — *Néphrectomie.* — *Mort.* — Par M. le Dr **Péan.**

Au mois de mars de l'année dernière, 1885, je fus appelé auprès de Mme M... qui souffrait d'une tumeur abdominale dont l'ouverture spontanée au niveau de la ligne blanche avait donné issue à un pus fétide mélangé de gaz. C'était une femme de 46 ans qui avait joui d'une bonne santé jusqu'à ces dernières

(1) Gargam. De la contusion du rein. Thèse de Paris, n° 18, 1881.

années. Pas d'antécédents héréditaires. Pas de rhumatisme. Jamais de crises douloureuses qui puissent faire penser à des coliques néphrétiques.

Il y a deux ans, la malade reçut, en traversant la rue, un coup de brancard dans le flanc droit ; elle perdit connaissance et fut transportée dans son lit. A la suite de cet accident, il se développa une péritonite pour laquelle elle fut traitée pendant longtemps par son médecin habituel. Elle urina un. peu de sang, dit-elle, à cette époque, mais bientôt put se relever et marcher un peu. Cependant à la suite de cette péritonite (?), il lui était resté de l'empâtement douloureux dans le flanc droit, la peau avait été le siège d'ecchymose pendant quelques semaines, et souvent la malade éprouvait de vives douleurs rénales s'irradiant dans la cuisse correspondante et des poussées de péritonite subaiguë qui l'affaiblissaient considérablement. Elle était dans un état de nervosisme alarmant et éprouvait une syncope à la moindre émotion. Bientôt, au point de l'empâtement du flanc droit, il se développa un véritable gonflement, une tumeur, s'étendant en avant et en arrière du rein droit, précédée et accompagnée de fièvre, de frissons et de troubles digestifs graves. Il y a 6 semaines, ce gonflement devint tellement considérable que Mme M... en fut effrayée, car, outre les saillies primitives du flanc droit, elle vit apparaître une nouvelle tumeur du côté de la fosse iliaque droite et du pubis. C'est cette dernière tumeur qui s'ouvrit spontanément et donna issue à du pus et des gaz, comme je l'ai dit plus haut.

En tenant compte des antécédents, il y avait tout lieu de supposer que nous avions affaire à une néphrite suppurée, probablement de cause traumatique, qui avait donné lieu à un abcès périnéphrétique, s'étant ouvert à la fois du côté du côlon ascendant et du côté de la peau. Pareille complication rendait l'intervention chirurgicale difficile.

Les urines, analysées par le Dr Brest, contenaient du pus et du sang en quantité assez notable. Il y avait beaucoup d'albumine.

Opération, le 31 mars 1885. — Après avoir obtenu l'anesthésie chloroformique, je commençai d'abord par agrandir l'ouverture sus-pubienne dans la direction de la fosse iliaque et

du rein droit. Je reconnus ainsi qu'il y avait un vaste foyer
sous-cutané, parallèle au ligament de Fallope et un peu en
avant de l'épine iliaque antéro-supérieure, communiquant à
travers la paroi musculaire, par un trajet fistuleux, avec un
foyer profond qui allait dans la direction du rein. Au niveau de
ce trajet fistuleux, le pus avait détruit les muscles sur une largeur de 3 centimètres environ jusqu'au péritoine. J'enlevai par
le raclage toutes les fongosités qui tapissaient le foyer sous-
cutané et le trajet fistuleux, et je reconnus alors, au niveau de
ce dernier, qu'il existait un autre cul-de-sac sous-cutané qui
remontait en dehors, au-dessus de l'épine iliaque antéro-supérieure. Introduisant le doigt par le trajet fistuleux, je constatai
qu'il y avait un vaste foyer purulent, mélangé de matière fécale,
situé entre le péritoine et le rein droit. C'est alors que je fis
une longue incision verticale allant des côtes à l'épine iliaque
antéro-supérieure, intéressant successivement la peau, le tissu
cellulaire sous-cutané et les muscles. Cette incision me conduisit dans un vaste foyer extra-péritonéal qui remontait au-
dessous du foie, descendait dans la fosse iliaque droite, s'étendait en avant jusqu'à l'ombilic en refoulant à gauche les anses
intestinales et en arrière jusqu'au carré lombaire qui était mis
à nu. Le rein lui-même était parsemé de foyers purulents,
blanchâtres, séparés par des portions parenchymateuses noirâtres, friables, cédant sous le doigt lorsque je cherchai à les
saisir avec des pinces, et constituant une véritable boue splénique. Je liai le hile en masse avec un gros fil de soie et fis
l'extraction de cet organe sans difficulté.

Comme il importait de donner au pus une issue facile, je pas-
sai à travers le carré lombaire, par la plaie abdominale, avec
un gros trocart, une anse de caoutchouc fenêtré dont je fixai
l'autre extrémité à l'une des lèvres de la plaie. J'en plaçai une
semblable dans le foyer sous-cutané sus-pubien et je fermai
le reste de la plaie avec des fils de soie.

Pendant toute l'opération qui a duré une heure et demie, je
ne vis qu'un petit gaz dans le foyer purulent et je ne crus pas
devoir faire de grands délabrements pour rechercher la communication avec le côlon, espérant que cette petite perforation
intestinale disparaîtrait avec la cicatrisation de tout ce vaste

foyer purulent. Pansement avec gaze iodoformée, gaze phéniquée, Mackintosh, ouate et bandage de corps en flanelle.

Suites de l'opération. — Réaction facile. Le soir, la température qui avait été à 39° avant l'opération et le pouls à 120,
tomba à 37° et le pouls à 84. Les pulsations cardiaques étaient
cependant faibles et intermittentes. Il y eut quelques vomissements dus au chloroforme.

Le 1er avril. — Un peu de sommeil la nuit. Pas de vomissements. Pouls plus plein et plus régulier. Pas de fièvre. Bouillon et champagne.

Le 2. — Le pouls est un peu plus faible bien qu'il reste à 84.
Pas de fièvre. Sommeil la nuit. Même alimentation.

Le pansement est renouvelé tous les deux jours et l'on fait
des injections phéniquées par les drains.

Le 11.—Suppuration presque tarie. Les urines, qui avaient été
normales jusqu'à ce jour depuis l'opération, renferment un peu
d'albumine. T. 36°. Pouls 80. Un peu de dyspnée et d'assoupissement.

Le 12. — Urines plus abondantes (environ 1,500 gr.) ainsi que
la suppuration par la plaie. Règles durant depuis cinq jours
cessent. Pas de fièvre.

Le 14. — La plaie inférieure étant devenue douloureuse, nous
retirâmes tous les fils. Le lendemain, le pus sortit plus abondamment par la plaie lombaire. Le pansement est renouvelé tous
les jours.

Le 16. — Quelques phénomènes d'hystérie. 1,550 gr. d'urine.

Le 20. — La malade se lève, n'ayant plus qu'un drain dans la
région lombaire ; elle est prise de spasmes cardiaques qui l'ef-
fraient beaucoup. A partir de cette époque, Mme M. alla bien,
se levant et marchant assez facilement. La plaie antérieure
était complètement cicatrisée, il ne restait plus que le drain
postérieur qu'on pansait régulièrement tous les deux ou trois
jours. La guérison paraissait durable, lorsque le 15 juin, 2 mois et
demi après l'opération, la malade fut prise de crises gastralgiques, de douleurs en ceinture, de malaise, et rendit par son tube
postérieur laissé en place quelques graines de fraise et des
gaz. T. 36°,3. Pouls 90.

Les jours suivants, la malade et la famille voyant que la fis-

tule stercorale, bien qu'insignifiante, s'était reproduite et occa
sionnait un malaise plutôt moral que physique, nous adressè-
rent de vifs reproches et écoutant les conseils d'un confrère qui
avait fait des démarches auprès de la famille, retirèrent leur
confiance qu'elles avaient si légitimement conservée jusqu'alors
à leurs médecins traitants. Elles s'en remirent à ce confrère du
soin de continuer ce traitement, ce qui nous empêcha de suivre
la malade. Ce n'est qu'indirectement que nous avons appris qu'il
avait été moins heureux que nous et que la malade succomba.

Quant au *diagnostic* de la contusion du rein, il
est en général assez facile si, à la suite d'un coup
ou d'une chute, il existe de l'hématurie, symptôme
principal et même pathognomonique (Follin et
Duplay) de la lésion rénale. Si l'hématurie fait défaut, on devra se baser sur les symptômes généraux,
le siège de la douleur, l'ecchymose locale au début
ou quelquefois, plus tard, à distance, la tumeur qui
peut exister dans la région rénale ; enfin les symptômes inflammatoires tardifs, comme ceux que
nous avons pu voir dans l'observation précédente.

En 1876, Maunoury (1) présentait à la Société de
Biologie les pièces anatomiques d'un homme mort
dans le service de M. le professeur Verneuil, de
fractures de côtes et de contusion du rein. « Chez le
« sujet de cette observation, l'urine fut toujours
« limpide, quoique bien diminuée de quantité. Le
« premier jour, le cathétérisme donna un litre ; le
« second jour, le malade urina seul, 350 gr.; le
« troisième jour, 500 gr.; le quatrième jour, 600 gr.;

(1) MARDUEL. Article Reins. Dict. méd. et chirur. pratiques, t. XXX,
p. 654.

« le cinquième 800 gr. C'est en se basant *sur cette*
« *diminution brusque de la quantité d'urine* que
« M. le professeur Verneuil diagnostiqua la contu-
« sion du rein. De plus, il émit l'opinion que si
« cette quantité avait augmenté chaque jour, c'est
« que le rein sain suppléait peu à peu le rein
« blessé. »

Comme le pronostic de la contusion du rein
est généralement grave, tant par ses lésions immédiates, dont il est souvent impossible d'apprécier
l'étendue, que par les complications inflammatoires
qui peuvent survenir ultérieurement, le chirurgien
devra surveiller attentivement son malade, ordonner
le repos et l'immobilité absolue dans le décubitus
dorsal, appliquer quelques ventouses et s'abstenir
de toute intervention active, si l'hématurie est
légère. Des injections hypodermiques de morphine
calmeront les douleurs. Mais si l'hématurie est
intense, si les applications de glace sur le ventre
(Follin et Duplay), l'usage de l'ergotine à l'intérieur
ou mieux en injections sous-cutanées, le perchlorure de fer, si, en un mot, tous les médicaments
hémostatiques ne sont pas suffisants pour enrayer
l'hémorrhagie rénale, qui met la vie du malade en
danger, alors devra se poser la question de l'intervention opératoire.

Simon estime que dans les cas d'hémorrhagie
grave, il est du devoir du chirurgien d'intervenir
et de pratiquer rapidement l'extirpation du rein par
la région lombaire, surtout lorsqu'il se développe

une tumeur périrénale. Le professeur Duplay n'ose
pas, quant à présent, conseiller une pratique si
hardie (1).

Dans les observations que nous avons réunies,
aucune ne concerne l'intervention chirurgicale à la
période du début (hémorrhagique) de la contusion
de rein. Cependant, Rowdon regrette de ne pas être
intervenu plus tôt chez son petit malade, entré à
l'hôpital avec une abondante hématurie consécutive
à une chute sur une pierre. Le savant chirurgien
de Liverpool croit que, si l'opération avait été faite
plus immédiatement, les derniers accidents auraient
pu être évités.

Mais l'hésitation ne sera plus permise et l'opération plus discutable si le chirurgien se trouve en
présence d'une contusion du rein à sa période suppurative. Dans ce cas, il nous semble que l'intervention ne peut être retardée, qu'une large incision
lombaire doit être pratiquée pour donner issue au
pus, aux caillots sanguins et aux débris de tissu
rénal qui remplissent le foyer purulent. Pour Marduel, les indications de ces diverses interventions
opératoires ne lui paraissent pas suffisamment
établies. « Pourtant, dit-il, j'ai pratiqué, en 1879,
« une néphrotomie dans un cas de néphrite sup-
« purée. » Dans nos sept observations de suppuration du rein, quatre fois l'incision lombaire fut couronnée d'un plein succès et Rowdon déplore d'avoir
tant retardé son intervention.

(1) FOLLIN et DUPLAY. Traité de patholog. externe, t. VI, p. 604, 1883.

En résumé, nous croyons devoir conclure de l'étude qui précède et des observations qui vont suivre que, dans les cas de contusion du rein avec hématurie incoercible, le chirurgien doit tenter la néphrotomie lombaire, et même pratiquer la ligature des vaisseaux rénaux et réséquer le rein pour arrêter l'hémorrhagie. S'il y a suppuration du rein, il doit ouvrir largement le foyer purulent, le laver et le drainer immédiatement.

OBSERVATION 142.— *Contusion du rein. — Néphrite suppurée. — Néphrotomie. — Guérison.* — Par **H. Quincke** (de Berne) (1).

Forgeron, 34 ans. Coups sur côté gauche en 1860 et hématuries pendant 15 jours. En 1875, douleurs lancinantes dans région lombaire gauche avec irradiation et hématurie. En 1876, deux crises et hématuries. En 1877, tumeur dans flanc gauche, lisse, assez résistante, volumineuse. Ponction de la tumeur le 12 février et écoulement de 4,200 centim. cubes de pus fluide.

Opération, 24 *février* 1877. — Incision superficielle et pâte de chlorure de zinc dans la plaie. Bientôt écoulement de pus abondant. Peu à peu le foyer purulent diminue, se cicatrise 5 semaines après. Guérison.

OBSERVATION 143.— *Contusion du rein.— Néphrite suppurée. — Néphrotomie. — Mort.* — Par **Courvoisier** (2).

Paysanne, 24 ans. Il y a 4 ans, chute d'une hauteur de 10 pieds sur l'épaule et la lombe droites. Douleurs depuis. Il y a 2 ans,

(1) Corresp. Blatt für Schweizer Aerzte, n° 6, p. 161, 15 mars 1878. — Revue Scien. méd., t. XII, p. 637, 1878.

(2) Société médicale de Bâle, 23 mai 1878. — Corresp. bl. f. Schweiz. Aerzte, n° 1, p. 13, 1ᵉʳ janvier 1879. — Revue Sciences méd., t. XV, p. 624, 1880.

troubles urinaires. Il y a un an, frissons, urines purulentes. En novembre 1877, malade très-cachectique, entre à l'hôpital avec urines fétides et purulentes. Tumeur volumineuse dans flanc droit.

Opération, 4 *mai* 1878. — Incision lombaire, large ouverture du foyer purulent et écoulement de 600 gr. de pus. Lavage et drainage. Bientôt fièvre et signes de péritonite. Mort le septième jour.

Autopsie. — Péritonite généralisée ; rein droit converti en un énorme sac de 20 centimètres de longeur, 12 de largeur et 8 d'épaisseur.

OBSERVATION 144. — *Rupture du rein droit.* — *Hématurie.* — *Néphrectomie.* — *Cystotomie latérale consécutive.* — *Mort.* — Par **Rowdon. H. G.** (1).

Charles M., 12 ans, entra le 7 décembre à l'hôpital des Enfants de Liverpool. La veille, il était tombé d'une hauteur de huit pieds sur une pierre de taille. Douleurs dans le côté droit ; la seule marque de traumatisme était une petite plaie contuse au niveau de la crête iliaque. Hématurie au moment de l'entrée.

Diagnostic : rupture du rein droit.

L'hématurie diminua pendant les premiers jours, mais elle reprit bientôt sa gravité en même temps qu'une cystite aiguë se déclarait. Pour arrêter l'écoulement du sang dans la vessie, on résolut d'intervenir.

Opération, 24 *décembre* 1882. — Incision lombaire. Le rein est presque complètement déchiré. Ponction de la poche pour vider l'épanchement sanguin.

Amélioration. Mais bientôt les symptômes de cystite aiguë reparaissent avec intensité. Le 30 décembre, on pratique une cystotomie latérale qui donne issue à des caillots sanguins d'une odeur fétide. Drainage de la vessie. Atténuation très-notable des symptômes de la cystite. Mort le quarantième jour. La cause semble attribuable à une pyélite et à un abcès néphrétique circonscrit du rein gauche, lésions probablement consécutives à l'extension de la

(1) Royal Medical and Surgical Society (Brit. med. Journal, 1883, vol. I. — La Semaine Médicale, 1883, p. 254).

cystite qu'ont provoquée la présence des caillots altérés et la rétention d'urine. Rowdon croit que, si la cystotomie avait été pratiquée plus tôt, ces derniers accidents auraient pu être évités.

OBSERVATION 145. — *Déchirure sous-cutanée du rein gauche.* — *Hématuries secondaires très-graves.* — *Suppuration du foyer traumatique.* — *Incision et ablation de fragments isolés de tissu rénal.* — *Guérison.* — Par M. le Dr **Maunoury** (de Chartres) (1).

Le 31 août 1883, je fus appelé dans un hameau des environs de Chartres, pour voir un jeune homme de vingt-sept ans, charretier, qui me raconta ce qui suit : Le 26 juin, il conduisait une grosse voiture attelée de cinq chevaux, lorsque, en sortant par la porte d'une ferme, ses chevaux ayant tourné un peu trop brusquement, la chaîne du trait l'appliqua violemment contre le pilier de la porte et le roula contre ce pilier. Il ressentit alors une sorte de craquement dans le ventre et fut jeté par terre. On le porta dans son lit; il éprouvait une douleur violente de côté, pouvait à peine respirer, mais cependant il n'y avait sur le corps ni plaie, ni trace extérieure de contusion.

Le lendemain de l'accident, l'urine était rose et elle resta telle les trois ou quatre jours suivants. Le surlendemain de son accident, il se promena un peu sans éprouver aucune douleur. Deux jours plus tard, il alla en voiture à quelques lieues de là consulter un rebouteur qui lui trouva une fracture de la clavicule droite dont il porte effectivement la trace. Enfin, six jours après son accident, il quittait complètement le lit et restait levé toute la journée; à ce moment l'urine était redevenue parfaitement claire; j'ai cherché si ce malade avait présenté un signe fort important pour le diagnostic, sur lequel mon maître, M. Verneuil, a attiré l'attention, à savoir la diminution brusque de la quantité d'urine immédiatement après le traumatisme, mais les renseignements qui m'ont été donnés étaient très-vagues; le malade n'avait conservé aucun souvenir précis à ce sujet.

(1) Note sur les indications opératoires dans la déchirure traumatique sous-cutanée du rein. Par le Dr G. Maunoury, chirurgien de l'Hôtel-Dieu de Chartres (Congrès français de Chirurgie. Paris, 1885, p. 259).

Le malade n'éprouvait plus aucun malaise et il se croyait complètement guéri, n'étant plus retenu que par sa fracture de la clavicule. Aussi, quinze jours après son accident, il retournait à pied, à huit ou neuf kilomètres de là, reprendre son service de charretier. Il n'y resta qu'une demi-journée. En arrivant, il urina un peu de sang ; dans l'après-midi, étant allé labourer dans les champs. il ressentit brusquement une crise de coliques avec vives douleurs de reins ; il ne put à cause de la douleur rentrer de suite, et, quand il le put, deux heures environ après la crise douloureuse, il urina avec une certaine gêne, mais d'un seul jet, un litre environ d'un liquide noirâtre, épais, qu'il appelle du sang meurtri.

On le ramena alors chez lui en voiture, mais il dut faire les deux derniers kilomètres de la route à pied. En arrivant il urina des caillots de sang. Le lendemain, il éprouva une grande gêne pour uriner. Le rebouteur ne lui ayant pas réussi, il alla consulter le pharmacien qui lui vendit une sonde avec laquelle il se sonda lui-même et donna issue à des caillots sanguins très-abondants.

Les jours suivants, il continua à pisser des caillots.

Il resta dans cet état pendant quinze jours. ne souffrant pas ou du moins n'ayant ressenti qu'à deux reprises une douleur passagère, assez légère du côté de la région lombaire. Ce n'est qu'au bout de ces quinze jours qu'il fut forcé de se mettre au lit à cause de son extrême faiblesse. Quinze jours se passèrent encore, pendant lesquels l'urine resta d'un noir rougeâtre et au bout de ce temps elle redevint parfaitement claire ; au dire du malade elle n'a jamais renfermé trace de pus.

Malgré le retour de l'urine à l'état normal, l'affaiblissement continua à augmenter rapidement, puis on vit survenir de la fièvre le soir, sans aucun frisson d'ailleurs, de l'œdème des pieds, une ulcération au sacrum, bref le malade m'appelle le 31 août, neuf semaines après son accident.

Je le trouve dans un état de cachexie profonde. La maigreur est excessive, la face jaune et terreuse, la langue sèche et couverte de muguet, les membres décharnés sont recouverts d'une peau sèche, le pied gauche est très-œdématié ; enfin il existe une eschare au sacrum de la dimension d'une pièce de cinquante centimes. Pouls à 130. Température à 38°,4.

B.   16

Devant cet état misérable, on songe de suite à une phthisie arrivée au dernier degré ou à une suppuration de longue durée. Mais le malade ne tousse pas et l'examen de la poitrine montre que de ce côté il n'y a aucun signe anormal, sauf en arrière une submatité dans la moitié inférieure du poumon gauche, avec gros frottements tout à fait à la base. L'urine est parfaitement claire et ne renferme pas du tout du sang depuis huit jours ; le malade n'a jamais vu de pus ni dans son urine, ni dans ses selles.

Le ventre est souple, mais il est légèrement douloureux quand on déprime un peu fort sa moitié gauche qui laisse les doigts s'enfoncer moins profondément que du côté droit.

Enfin, quand on fait asseoir le malade dans son lit, on voit la région lombaire du côté gauche former une saillie manifeste sans rougeur ni œdème de la peau, donnant une sensation de distension par un liquide, mais pas de fluctuation véritable ; en outre, la pression sur ce point est très-légèrement douloureuse.

Cette saillie lombaire, rapprochée de la matité de la base gauche et de l'empâtement du flanc permet de diagnostiquer une grosse collection liquide, développée autour du rein contusionné, plus ou moins altéré. Je conseille l'ouverture, si besoin en est, la néphrectomie.

Je vais pratiquer cette opération le 3 *septembre* 1883, assisté de mes confrères, les docteurs Guillemin et Rabuan.

Le malade est dans le même état misérable que lors de ma première visite, mais je ne trouve plus ni saillie lombaire, ni empâtement du flanc gauche ; il paraît que le lendemain de mon examen il y a eu du pus dans l'urine. Il serait actuellement tout à fait impossible de constater l'existence d'un abcès ; toutefois on sent qu'en dehors de la masse sacro-lombaire, la paroi abdominale est plus mince et plus molle que de l'autre côté, c'est le seul signe anormal qui existe. Pour confirmer d'ailleurs le diagnostic, je fais une ponction exploratrice qui donne issue à du pus épais, gris rosé.

Cela fait, je procède à l'opération. Chloroforme. Malade couché sur le côté droit. Incision verticale de 5 à 6 centimètres, à 8 centimètres des apophyses épineuses, allant de la douzième côte à la crête iliaque, mais n'arrivant pas tout à fait jusqu'à ces deux points. La peau est sectionnée, puis l'aponévrose ; je rejette en dedans le bord du muscle sacro-lombaire, je sectionne les fibres du muscle transverse, puis je déchire avec la sonde cannelée l'aponévrose épaissie et friable et je tombe alors dans un vaste foyer d'où s'échappe un litre environ d'un pus épais, gris rosé, à peu près sans odeur et notamment sans odeur urineuse.

Ce pus renferme une assez grande quantité de masses molles, constituées les unes par des morceaux de tissu rénal, les autres par des caillots sanguins.

Un de ces fragments, plus volumineux que les autres, est formé par une grosse tranche du rein taillée dans sa hauteur et renfermant de la substance corticale et des pyramides de Malpighi ; ce fragment pèse 25 grammes.

Le doigt introduit montre que la cavité est très-grande, elle s'élève en haut sous le diaphragme refoulé, en bas elle s'enfonce vers la fosse iliaque par deux prolongements dont le doigt ne peut atteindre l'extrémité. La main ramène les débris dont j'ai parlé, mais on ne sent nulle part de masse flottante attachée à la paroi de la cavité par un pédicule. Partout où le doigt passe, il trouve la paroi de la cavité parfaitement lisse et la vue montre que cette paroi est tapissée par une membrane molle, jaunâtre comme dans tous les abcès formés depuis un certain temps.

Lavages de la cavité avec une solution phéniquée.

Quand l'eau revient claire et sans débris, je place deux gros drains et je fais un pansement Lister. Le traitement devra être fait comme dans un empyème.

En commençant l'opération, je pensais jeter une ligature sur les vaisseaux du rein et enlever cet organe, mais devant cette cavité vide, je ne puis remplir ce programme. Y a-t-il d'ailleurs encore un reste de rein en un point des parois de la cavité ; c'est assez douteux. Il est sorti au moins 50 grammes de tissu rénal ramolli et une partie a dû déjà se liquéfier.

Il eût été d'ailleurs plus nuisible qu'utile d'aller gratter les parois de l'abcès pour chercher ces débris hypothétiques.

Dès le lendemain de l'opération, l'appétit est revenu ainsi que le sommeil ; le malade a toujours faim.

Le 7 septembre, l'œdème des pieds a complètement disparu.

Le 9. — Le malade a meilleure mine. Temp. 37°. Le pansement renferme très-peu de pus. On fait chaque jour des lavages phéniqués d'une manière très-simple: on fait coucher le malade sur le ventre, on lui remplit sa cavité et en le faisant ensuite coucher sur le dos, cette cavité se vide tout naturellement. Elle a déjà d'ailleurs diminué très-notamment.

Dès les premiers jours, on a supprimé les drains devenus inutiles.

Le 18 septembre. — Le malade sort pour la première fois dans la rue.

Le 19 octobre. — La plaie est complètement cicatrisée.

Dans les dix-huit premiers jours qu'il s'est levé, il a augmenté dé huit kilogrammes. Il a fait aujourd'hui six kilomètres à pied.

Le 22. — Il reprend son métier de charretier.

En septembre 1884, je revois le malade. Il vient de faire les grandes manœuvres pendant vingt-huit jours comme réserviste et n'en a été nullement fatigué. Il jouit d'une excellente santé et urine très-bien comme auparavant. Il ne reste d'autre trace de l'opération qu'une petite cicatrice blanche légèrement déprimée au niveau de l'incision.

OBSERVATION 146.— *Contusion du rein gauche.*— *Néphrite suppurative.*—*Néphrotomie.*— *Guérison.*— Par **John Marshall** (1).

Fillette, 3 ans, renversée par une voiture dont une roue lui passe sur le corps. Un mois après l'accident, elle quitte le lit. 4 mois plus tard, douleur dans région lombaire, gonflement, fluctuation. Ponction donne 150 gr. de liquide jaune, brun, contenant 5,5 0/0 d'urée.

Opération, 1883. — Ponction avec gros trocart. Drainage; issue de 36 onces (environ 1,200 gr.) de liquide purulent. Guérison.

____

(1) Med. Times, p. 624, 2 june 1883.

OBSERVATION 147. — *Déchirure du rein droit.*— *Abcès.*— *Néphrotomie.* — *Guérison.* — Par **Robert F. Weir**, M. D. (1).

M. Q..., jeune femme mariée, 36 ans, entre à New-York Hospital, 6 octobre 1884. Fausse couche en mai dernier, avec métrorrhagie jusqu'au mois d'août. Durant ce temps, fréquentes attaques d'inflammation abdominale qui la retenaient au lit. 15 septembre dernier, menstruation suivie de fièvre, nausées et douleurs abdominales. D'abord admise dans une salle de médecine, on découvrit une tumeur dans le flanc droit. Ponction exploratrice et pus. Miction fréquente et douloureuse et urine avec pus et sang. En l'interrogeant, la malade nia avoir reçu aucun coup.

Quand je vis la malade, la tumeur s'étendait du bord libre du foie à la crête iliaque, avec un diamètre transversal de 5 pouces au moins, tumeur douloureuse à la pression, lisse, résistante, dont la matité se continuait avec celle du foie. Une nouvelle ponction exploratrice ne retira que du sang pur. Trois jours plus tard, troisième ponction n'amenant que du sang. Le cinquième jour, pus par une nouvelle ponction. Pendant tout ce temps, l'urine était presque normale. Le médecin de la malade nous raconta que dix jours environ avant son entrée à l'hôpital, elle aurait reçu un coup de pied d'une personne qu'elle ne voulait pas accuser et qu'elle avait rendu des urines sanguinolentes, pendant deux jours après cet accident.

Opération, octobre 1884. — Pensant à la présence d'un abcès périnéphrétique, je fis d'abord une incision au bord externe de la tumeur qui, après avoir été mise à nu, fut reconnue comme faisant partie du rein. Suture de cette ouverture abdominale avec fil de soie et incision lombaire de la douzième côte à la crête iliaque, en dehors du carré des lombes. Rein dénudé et si ramolli que je pus avec le doigt pratiquer une ouverture dans une cavité remplie de caillots sanguins mélangés de pus, et, après l'évacuation de cette cavité, je remarquai une déchirure dentelée se dirigeant vers la partie inférieure du bord externe du rein, déchirure produite sans

(1) New-York Medical Journal. December 27th 1884.

doute par le coup de pied. Lavage antiseptique de la plaie, drain et pansement. Chute de la température, amélioration de l'état général; nouveau drain dans partie inférieure de la plaie où existait un peu de rétention du pus. Plaie abdominale guérie complètement après quatre jours. Plaie lombaire cicatrisée le 6 novembre. Guérison complète.

B. *Plaies du rein.* — Sans vouloir faire ici l'histoire complète des plaies du rein, nous dirons que cet organe, placé profondément dans la gouttière costo-vertébrale lombaire, est assez rarement le siège de plaies pouvant nécessiter l'intervention du chirurgien. Parmi les nombreuses observations que nous publions dans notre travail, nous n'en avons que quatre qui aient exigé une opération presque immédiate. Brandt fait l'extirpation d'un rein hernié à travers une plaie lombaire produite par un coup de couteau et la malade guérit.

Marvaud reçoit le 20 janvier 1875, à l'hôpital militaire de Mascara, une jeune femme arabe qui venait d'être frappée de plusieurs coups d'yatagan; le rein droit faisait hernie dans la région lombaire au-dessous de la douzième côte. On fit immédiatement la ligature du pédicule, ligature que l'on serre davantage tous les jours et le hile considérablement diminué de volume est sectionné avec des ciseaux le 7 mars 1875; la malade guérie quitte l'hôpital, le 28 du même mois.

Il en est ainsi du Chinois de Cartwright. Dans ce cas, il s'agissait aussi d'une hernie du rein à travers une plaie lombaire. Ce rein sur lequel on avait appli-

qué des cataplasmes (ou de la pommade) de guano,
selon les usages de la campagne, présentait des phénomènes de suppuration et fut enlevé avec succès.

Demons présenta dernièrement à la Société de
Chirurgie de Paris le résultat de l'observation d'un
malade atteint de plaie du poumon et du rein
gauches, pour laquelle il dut pratiquer la néphrectomie. Déjà, au moment de l'opération, c'est-à-
dire 27 jours après l'accident, il existait un abcès
périnéphrétique.

Nous rapprocherons de ces faits les deux cas de
Spencer Wells et d'Archer qui, le premier, extirpa
le rein par mégarde en enlevant une tumeur fibro-
kystique de l'utérus, et le second déchira tellement
le rein pendant le décollement d'un kyste ovarique,
qu'il fut obligé d'en faire l'extirpation et la malade
guérit.

Barker se décida à enlever le rein par la voie
abdominale chez un jeune garçon de trois ans et
demi qui avait été renversé par une voiture et présentait les signes d'une rupture de l'urctère. Comme
on le voit, dans nos six observations de plaie du rein,
quatre sont dues à des instruments tranchants portés
dans la région lombaire ou le flanc, deux sont accidentelles et résultent d'une opération pratiquée sur
l'ovaire ou l'utérus. On a cité également le fait
suivant: Dans une chute sur une fourche (1) le
manche de l'instrument pénétra dans l'anus,

(1) Murphy Monthly Archiv., 1834.

déchira le rectum et sépara le tiers inférieur du rein gauche d'avec le reste de l'organe. Legouest (1) rapporte le cas d'un soldat russe blessé, à la bataille d'Inkermann, de deux coups de feu au rein et au genou.

Le rein peut être le siège d'une simple petite déchirure (cas de Demons); d'autres fois il est perforé, divisé de son bord externe au hile comme si on l'avait sectionné avec un couteau (cas de Brandt). On comprend la différence de gravité de la plaie du rein selon que l'instrument vulnérant porte sur l'une des deux extrémités de l'organe ou sur sa portion moyenne. Dans le premier cas, l'hémorrhagie peut être insignifiante, dans le second au contraire, elle peut être foudroyante, les vaisseaux rénaux étant coupés. Il n'est pas non plus indifférent que la plaie soit dirigée d'avant en arrière ou au contraire d'arrière en avant, la plaie du péritoine et d'autres organes de la cavité abdominale ou de la cavité thoracique ajoutent considérablement à la gravité de l'accident.

En général, il est assez facile de diagnostiquer une plaie du rein. Si l'organe fait hernie à travers la plaie lombaire, le diagnostic s'impose. Mais il n'en est pas toujours ainsi, car quelquefois le sang et l'urine s'épanchent dans la cavité péritonéale ou rétro-péritonéale, au lieu de couler par la plaie ou les voies naturelles. Dans ces cas, la marche ulté-

______

(1) LEGOUEST. Traité de Chirurgie d'armée, 2e édit., 1872, p. 403.

rieure des accidents inflammatoires lèvera bientôt
tous les doutes. Les phénomènes généraux tels que
syncope, lipothymies, pâleur de la face, refroidissement des extrémités, faiblesse et fréquence du pouls,
nausées et vomissements aideront aussi à reconnaître la lésion.

En présence d'une plaie du rein, le chirurgien
suivra les indications fournies par la plus ou moins
grande intensité des symptômes produits par la
lésion. S'il existe une légère hémorrhagie, on admi-
nistrera des hémostatiques. Il faudra éviter le tamponnement de la plaie, car le sang et l'urine pourraient se répandre dans le péritoine et causer une
péritonite mortelle. On facilitera au contraire l'écoulement de l'urine par la plaie lombaire et, si la miction est gênée, le cathétérisme enlèvera les caillots
sanguins qui obstruaient le canal de l'urèthre.

Si le rein fait hernie à travers la plaie lombaire,
il ne faudrait pas hésiter à en faire l'extirpation,
suivre en cela la conduite de Brandt, de Marvaud
et de Cartwright. Cependant, si le rein hernié ne
présentait que peu ou pas de déchirure de son tissu,
il nous semble qu'il vaudrait beaucoup mieux désin-
fecter la plaie, réduire le rein hernié et réunir les
bords de l'incision traumatique par un pansement
antiseptique des plus rigoureux.

En présence d'une hémorrhagie formidable,
mettant la vie du malade en danger, Simon conseille
de faire une large incision lombaire, de mettre le
rein à nu et d'en faire l'extirpation.

Il considère que la cautérisation au fer rouge n'arrête pas l'hémorrhagie rénale, comme le lui ont démontré ses expériences sur des chiens.

Nous croyons devoir partager cette opinion hardie, mais logique.

A la période de suppuration, le chirurgien devra se conduire comme nous l'avons dit pour la néphrite suppurative résultant de la contusion du rein, c'est-à-dire pratiquer la néphrotomie.

En résumé, de l'examen approfondi des six observations de plaie du rein qui suivent, nous devons conclure que la néphrectomie doit être l'opération d'emblée, quand il existe une hernie du rein avec plaie de l'organe pouvant amener une mort rapide.

OBSERVATION 148. — *Extirpation accidentelle d'un rein adhérent à une tumeur fibro-cystique de l'utérus. — Mort.* — Par **Spencer Wells** (1).

Femme, opérée il y a dix ans, par incision sur ligne médiane, pour une tumeur fibro-cystique de l'utérus. Comme le rein était adhérent à la tumeur, il fut enlevé avec elle par mégarde. Le kyste contenait de 6 à 7 litres d'un liquide sanguinolent. Torsion de l'artère rénale. Le troisième jour, mort de septicémie. Le rein extirpé était sain.

(1) Med. Times and Gaz., January 1870. — The Lancet, 1870, Vol. I.

OBSERVATION 149. — *Plaie et hernie du rein par blessure lombaire. — Néphrectomie. — Guérison.* — Par **Brandt** (1).

Un homme, 25 ans, reçoit un coup de couteau dans la région lombaire. Une forte hémorrhagie s'ensuit. Par les efforts de toux le rein est chassé hors de la plaie. L'organe est remis en place par un paysan, mais un nouvel accès de toux le fait sortir de nouveau.

Etat actuel : Le rein est perforé, froid, divisé jusqu'au hile par son bord externe, comme si l'on avait fait une section de cet organe avec un couteau long.

Un liquide visqueux, contenant de l'épithélium rénal, suinte de cet organe. On ne trouve que des traces d'urée dans ce liquide qui est alcalin.

Opération, le 7 juin 1873.— Le pédicule fut lié par transfixion en deux points et l'organe excisé ; pas d'hémorrhagie. Le malade quitte l'hôpital *le 23 juin* 1873, 16 jours après l'opération, complètement guéri.

OBSERVATION 150. — *Hernie du rein droit à travers une plaie de la région lombaire droite. — Ligature et ablation de l'organe hernié. — Guérison.* — Par **Marvaud** (2).

Yanima, femme arabe, 15 ans, entrée à l'hôpital de Mascara, 20 janvier 1875. Nombreuses blessures faites par le mari avec yatagan, la plus grave à région lombaire, au-dessous de la douzième côte. Rein hernié à travers cette blessure, plaie du rein.

Douleurs vives, nausées, ballonnement du ventre, pas de vomissement.

Le 21. Ligature du pédicule avec fil de soie que la malade ne peut supporter.

Le 23. Nouvelle ligature qu'on serre tous les jours davantage.

Opération, 7 mars 1875.—Pédicule rétréci, sectionné avec ciseaux. Pas d'hémorrhagie. Etat général excellent. Malade quitte l'hôpital, le 28 *mars* 1875. Guérie. La guérison s'est maintenue.

(1) Wien. med. Wochensch., nov. 1873.
(2) Rec. de Mém. de méd. et de chir. milit., 1875, p. 502.

OBSERVATION 151. — *Déchirure du rein pendant l'ablation d'un kyste de l'ovaire. — Néphrectomie dans la même séance. — Guérison.* — Par **Archer** (1).

Femme, 50 ans, fit une chute, il y a huit ans, sur le côté droit. Il s'y développa bientôt une tuméfaction qui n'occasionnait pas de douleurs excessives. L'urine contenait un peu d'albumine.

Diagnostic : Tumeur ovarique.

Opération, le 14 septembre 1880. — Incision sur la ligne médiane, extirpation du kyste, mais le rein qui lui était fortement adhérent, fut déchiré pendant le décollement du kyste et, comme son parenchyme saignait abondamment, on en fit en même temps l'extirpation. Au début, l'urine contenait du sang. Six mois après, guérison complète.

OBSERVATION 152. — *Hernie du rein par plaie lombaire. — Néphrectomie. — Guérison.* — Par **Cartwright** (2).

Il s'agit d'un prolapsus du rein, chez un Chinois, par une plaie lombaire. Cet organe présentait des phénomènes de suppuration. Un pansement avait été fait avec du fumier d'oiseaux (guano ?) d'après les usages de la campagne.

Le malade fut endormi et le rein enlevé; après quoi, la guérison s'est établie promptement.

OBSERVATION 153. — *Rupture traumatique de l'uretère gauche. — Néphrectomie. — Guérison.* — Par **Barker** (3).

Un garçon de 3 ans et demi, renversé par un fiacre, eut l'uretère gauche rupturé. Epanchement d'urine dans le péritoine à la

(1) The Lancet, 1882, vol. I.
(2) The Lancet, 1880, vol. I, p. 403.
(3) The Lancet, 17 janvier 1885.

suite de cet accident. Pendant les six premières semaines, l'auteur se contentait d'une simple aspiration de l'urine épanchée. Plus tard, il essaya d'obtenir une atrophie rénale à l'aide du drainage, sans résultat. Alors, extirpation du rein.

Opération (date non indiquée). — Incision abdominale. Sept semaines après l'opération, l'enfant sortit de l'hôpital avec une petite fistule par laquelle il s'écoulait tous les jours un peu de pus.

Guérison quelque temps après.

OBSERVATION 154. — *Plaie du rein et du poumon gauches.* — *Résection de la portion herniée du poumon.* — *Néphrectomie.* — *Guérison.* — Par **Demons** (de Bordeaux) (1).

Homme, 49 ans, manœuvre, avec plaie du thorax entre les neuvième et dixième côtes, dans la nuit du 30 au 31 août 1885. Sur la plaie, tumeur du volume de la moitié du poing, qui est du poumon hernié. Urine rendue par la vessie fortement teintée de sang. Nausées, douleur vive dans flanc gauche, fièvre, ventre ballonné, urine toujours sanglante. Douleur et empâtement bien localisés au flanc gauche.

Résection de la portion herniée du poumon le 8 septembre. Ensuite œdème des bourses, surtout à gauche. Phlegmon au pourtour de la plaie du thorax ; incision et issue de pus noirâtre et fétide. Ecoulement d'un liquide séro-purulent, puis plus tard, liquide contenant incontestablement de l'urine où l'on a trouvé 30 gr. d'urée par litre. Bientôt état général grave.

Opération, 26 septembre 1885. — Incision lombaire. Ecoulement d'une grande quantité de pus (abcès périnéphrétique). Enucléation du rein assez facile, excepté à son extrémité supérieure. En attirant le rein au dehors, forte hémorrhagie arrêtée immédiatement avec deux longues pinces hémostatiques. Section du pédicule qui est divisé en deux parties, dont chacune est liée séparément avec un gros catgut. Nouvelle ligature de tout le pédicule en masse avec fil de soie. Lavage, drainage et suture de la plaie.

(1) Bull. et mém. Société Chirurgic. Paris, 1886, p. 450.

TABLEAU DES NÉPHROTOMIES ET DES NÉPHRECTOMIE

Nᵒˢ	OPÉRATEUR	DATE DE L'OPÉRATION	SEXE	AGE	DIAGNOSTIC
1	Wells Spencer.	1870.	F.		Tumeur fibro-kystique de l'utérus.
2	Brandt.	7 juin 1873.	H.	25	Plaie et hernie du rein.
3	Marvaud.	7 mars 1875.	F.	15	Hernie du rein droit à travers plaie lom baire.
4	Quincke H. (de Berne).	24 février 1877.	H.	34	Contusion du rein.
5	Courvoisier.	4 mai 1878.	F.	24	Contusion du rein.
6	Archer.	14 septembre 1880	F.	50	Déchirure du rein.
7	Cartwright.	1880.	H.		Hernie du rein par plaie lombaire.
8	Rowdon H. G.	24 décembre 1882	H.	12	Rupture du rein droit.
9	Maunoury G.	3 septembre 1883.	H.	27	Déchirure sous-cutanée du rein gauche.
10	Marshall John.	1883.	F.	3	Contusion du rein gauche.
11	Weir Robert F.	Octobre 1884.	F.	26	Déchirure du rein droit.
12	Péan.	31 mars 1885.	F.	46	Contusion du rein droit.
13	Barker.	1885.	H.	3	Rupture traumatique de l'uretère gauche
14	Demons (de Bordeaux).	26 septembre 1885.	H.	49	Plaie du rein et du poumon gauches.

UR LÉSIONS TRAUMATIQUES DU REIN.

IÈGE DE NCISION	ÉTAT DE L'ORGANE	RÉSULTAT	OBSERVATIONS
liane	Rein sain.	M.	Septicémie, mort le troisième jour.
nbaire.	Rein normal.	G.	Le pédicule fut lié par transfixion en deux points.
nbaire.	Rein sain.	G.	Pédicule lié et ligature serrée tous les jours davantage.
nbaire.	Rein suppuré.	G.	*Néphrotomie.* — Incision superficielle et pâte au chlorure de zinc appliquée sur la plaie.
nbaire.	Rein suppuré.	M.	*Néphrotomie.* — Péritonite généralisée.
liane.	Rein sain.	G.	Convalescence lente.
nbaire.	Rein sain.	G.	Sans complications.
nbaire.	Rein déchiré.	M.	Symptômes de cystite aiguë.
nbaire.	Rein suppuré.	G.	Elimination de 50 gr. de tissu rénal ramolli.
nbaire.	Rein suppuré.	G.	*Néphrotomie.* — Pas de complications.
nbaire.	Rein ramolli.	G.	*Néphrotomie.* — Incision abdominale faite avant l'incision lombaire, croyant à abcès périnéphrétique.
érale lomb.	Rein suppuré.	M.	Fistule stercorale.
ominale.	Rein normal.	G.	Persistance de fistule pendant un certain temps.
baire.	Rein avec petites déchirures.	G.	Hémorrhagie pendant l'opération. — Hile lié en deux portions. Légère intoxication phéniquée.

Suites de l'opération : très-heureuses. Un peu d'intoxication phéniquée. Réunion de la plaie par première intention. Le 16 novembre, sortie d'un volumineux paquet de tissu cellulaire sphacélé, par la partie inférieure de la plaie. Malade quitte l'hôpital le 21 décembre, complètement guéri. Revu depuis, toujours bien portant excepté une petite hernie du poumon au niveau de la cicatrice de la plaie thoracique. Rein enlevé a plusieurs petites déchirures.

Nous devons ajouter que sur 14 *cas* de *traumatisme du rein,* il y a : 7 *femmes* et 7 *hommes.*

10 *néphrectomies,* dont 7 *lombaires* avec 5 *guérisons* (71,42 0/0) et 3 *médianes* avec 2 *guérisons* (66,66 0/0).

4 *néphrotomies,* dont 4 *lombaires* avec 3 *guérisons* (75 0/0).

Les causes de la mort sont :

Cystite. 1
Fistule stercorale. 1
Péritonite généralisée. 1
Septicémie 1

CHAPITRE VII

Sous le nom de *fistules urinaires*, nous étudierons les fistules qui prennent leur origine dans le rein ou les uretères, quel qu'en soit d'ailleurs le trajet et quelle que soit la situation de leur orifice de sortie.

C'est pour une lésion de l'uretère gauche que Simon d'Heidelberg pratiqua la première extirpation du rein, le 2 août 1869. En France, la première néphrectomie fut faite par le professeur Le Fort, le 20 mai 1880, dans le but de guérir un malade atteint depuis plus de sept mois d'une fistule urinaire lombo-inguinale.

Les causes de cet ordre de fistules sont multiples; mais le traumatisme soit direct du rein ou de l'uretère (cas de Le Fort et de Von Bruns), soit consécutif chez la femme à des opérations pratiquées sur les organes du petit bassin, joue le rôle le plus important dans leur production.

Enfin, dans le traitement chirurgical de certaines affections rénales, la fistule constitue une période de transition entre l'incision du rein et son ablation radicale à laquelle on ne devrait toujours recourir que devant la persistance de cette complication. Le malade de Von Bruns reçoit un coup de feu le 2 décembre 1870 et conserve sa fistule jusqu'au 23 mars 1871 époque où la néphrectomie fut pratiquée ; la mort survint 10 heures après l'opération.

Chez ce malade, il s'échappait de temps en temps par cette fistule lombaire un certain nombre de calculs plus ou moins volumineux.

Le second exemple de fistule urinaire traumatique est présenté comme nous l'avons déjà dit par un malade de M. Le Fort, qui, voulant se suicider, s'enfonça un tranchet dans la région du flanc droit.

Nous avons pu trouver d'autres cas de fistules urinaires survenues à la suite de manœuvres obstétricales, dans les travaux de Jweifel, Czerny et Stark. La malade de Crédé eut une paramétrite à la suite d'une fausse couche de quatre mois et, quelque temps après, elle perdait ses urines goutte par goutte par le col utérin. Sur nos 18 cas de fistules urinaires, trois sont dues à des manœuvres obstétricales malheureuses.

La malade de Simon avait subi l'opération de l'ovariotomie par Walther, environ deux ans auparavant et, comme le kyste était intimement uni à l'utérus et à l'uretère, ce dernier fut lésé pendant l'opération et l'urine du rein gauche ne tarda pas à passer par le trajet fistuleux.

Il en est de même des cas de Billroth et d'Albert ; chez l'un, le pédicule ovarique avait été saisi par

une pince laissée à demeure pendant 10 jours ; chez
l'autre, Billroth blessa probablement l'un des uretères pendant une ovariotomie double et, quelques
jours après, la malade eut un phlegmon urineux
dont l'ouverture donna issue à une certaine quantité d'un liquide urinaire. Le 3 mars 1883, le
savant professeur de Vienne pratique l'extirpation
du rein gauche par la région lombaire, mais la
malade meurt et à l'autopsie, on trouve le rein
droit volumineux et probablement atteint de dégénérescence amyloïde.

Bœckel, dans une ablation d'utérus cancéreux
par le vagin, applique un peu au hasard deux
longues pinces hémostatiques qu'il laisse en place
durant 48 heures. Quatre jours après, l'urine
s'écoulait goutte à goutte par la plaie vaginale. Il y
avait une fistule uretéro-vaginale.

Les cas de Stark et de Bardenheuer pourraient
être rapprochés de celui-ci quoique dans leurs
deux observations il n'y ait pas de fistule proprement dite. Bardenheuer enlève un utérus cancéreux et, voyant que l'uretère gauche est bouché
par le tissu carcinomateux, pratique séance tenante
l'hystérotomie et la néphrectomie lombaire. Pendant une hystérectomie, Stark résèque 3 à 4 centimètres d'un uretère et en fait la ligature. 3 jours
après, il se développe de l'hydronéphrose et des
douleurs qui ne disparaissent qu'avec la néphrectomie.

L'ouverture au bistouri de la poche hydronéphrotique a été aussi la cause de fistule urinaire persistante, comme dans les observations de Spiegelberg, Le Dentu et Taylor.

Au mois d'avril 1885, M. Monod, chirurgien des hôpitaux, ouvrit un vaste phlegmon urineux du flanc droit. Cette incision fut suivie d'une fistule uretéro-abdominale et, le 3 juillet 1885, il pratiquait la néphrectomie avec succès.

M. le professeur Trélat fut consulté, au mois de janvier de cette année, par une jeune fille portant au flanc gauche une fistule urinaire survenue à la suite de l'incision d'une vaste poche urineuse. Il essaya d'abord d'obtenir la guérison de cette fistule par l'ablation du drain, mais, comme il se produisait de temps en temps des phénomènes graves de rétention d'urine dans le trajet fistuleux, il remit un nouveau tube à drainage, fit examiner le liquide qui s'écoulait par la fistule et conclut à la nécessité de l'extirpation du rein.

Nous avons pu observer la malade pendant plusieurs mois, dans le service de M. Terrier, à l'hôpital Bichat et avons assisté à l'opération de la néphrectomie qui fut faite le 11 mai 1886.

L'histoire complète de ce cas intéressant, que nous allons rapporter maintenant, a été rédigée par nous, sur des notes qu'ont bien voulu nous remettre notre ami et ancien collègue, le Dr Gille (de Garches) et M. Bonnet, notre collègue des hôpitaux.

OBSERVATION 155 (inédite). — *Fistule urinaire lombaire gauche à la suite de l'ouverture d'une vaste poche urineuse. — Néphrectomie. — Guérison.* — Par M. le professeur **Trélat**.

La nommée D..., âgée de 21 ans 1/2, employée de commerce, est entrée sur la demande de M. le professeur Trélat à l'hôpital Bichat, le 21 mars 1886, salle Chassaignac, n° 17, service de M. Terrier.

On ne relève aucun antécédent héréditaire, si ce n'est que sa grand'mère maternelle, qui est âgée de 82 ans, a eu plusieurs attaques de coliques néphrétiques.

Bonne santé dans ses premières années, mais dès l'âge de 7 ans, elle commença à éprouver dans la région du flanc gauche des douleurs irrégulières, assez durables cependant pour qu'elle ait adopté une attitude légèrement courbée à gauche. Réglée à 12 ans 1/2, la menstruation fut toujours régulière et non douloureuse. Il y a deux ans, la malade éprouva des élancements douloureux, fulgurants, dans la région du rein gauche.

Ces douleurs excessivement intenses ne duraient que quelques secondes pour reparaître tous les 12 ou 15 jours, sans que la santé générale en fût altérée. De temps en temps, surtout depuis le mois de juillet 1885, les urines sont colorées et incrustent en rouge le fond du vase.

Mais les accidents vraiment aigus ne débutèrent qu'à la suite d'un voyage qu'elle fit à Dieppe, pendant les derniers jours duquel elle tomba violemment à la renverse sur un lit.

Dans la nuit du 5 au 6 septembre dernier (1885), elle fut prise tout à coup, sans cause appréciable, d'une douleur très-violente dans la région lombaire gauche avec irradiation à la cuisse correspondante et à toute l'étendue de la cavité abdominale.

Cette douleur paroxystique s'apaise momentanément pour reparaître de temps en temps avec moins d'intensité, il est vrai, mais en produisant un affaissement considérable de l'état général de la malade. Bientôt apparurent des frissons, de la fièvre, des nausées et des vomissements continuels et un état général

tel que le médecin qui fut appelé porta le diagnostic de fièvre
typhoïde, fit appliquer des révulsifs (5 vésicatoires) sur la
région lombaire et prendre des potions calmantes pour calmer des crises si douloureuses. Mais comme le traitement
n'apportait aucun soulagement à des douleurs si vives qui
revenaient par accès et occasionnaient de véritables convulsions, le Dr Gille, de Garches, ancien interne distingué des
hôpitaux de Paris, fut appelé par la famille le 26 septembre 1885,
à 5 heures de l'après-midi, et n'eut pas de difficulté à reconnaître immédiatement la véritable cause de tant de souffrances
et d'un état général si grave. Examinant la paroi abdominale,
il constata une tumeur dans le flanc gauche, faisant saillie en
avant et un peu en arrière, douloureuse à la moindre pression,
mate, fluctuante et s'étendant du rebord des fausses côtes à la
crête et même dans la fosse iliaques.

En interrogeant la famille, il apprit aussi que la malade avait
eu fréquemment des crises douloureuses dans la région du rein
gauche et que même depuis sa plus tendre jeunesse elle était
sujette aux douleurs de reins. On lui raconta aussi que, depuis
quelques semaines, la miction était irrégulière et que, de temps
en temps, il y avait comme du sable dans ses urines. Jugeant
l'ouverture de cette collection supposée purulente très-urgente,
en raison des phénomènes graves et adynamiques observés depuis
une dizaine de jours, il n'hésita pas un seul instant à faire venir
le soir même son ami le docteur Reynier, chirurgien des hôpitaux, qui, séance tenante, à neuf heures du soir, pratiqua dans
la région du flanc gauche, la malade étant endormie par le chloroforme, une incision partant de l'épine iliaque antéro-supérieure et se dirigeant directement en haut et en arrière vers la
partie moyenne de la douzième côte.

Après avoir incisé toute l'épaisseur de la peau et de la couche
musculaire de la paroi abdominale, il arriva sur la tumeur dont
la paroi paraissait épaisse, fibreuse et résistante. Il la ponctionna
avec un trocart ordinaire et en retira un liquide clair comme de
l'eau ressemblant au liquide hydatique et n'ayant absolument
aucune odeur urineuse. Il incisa alors largement la poche et
donna écoulement à un litre et demi environ d'un liquide don
la première partie était identique à celui retiré par la ponction

mais, à la fin de l'écoulement, le liquide était louche, légèrement jaunâtre, un peu purulent et toujours absolument sans odeur urineuse. Cependant, par l'analyse chimique de ce liquide on put trouver une certaine quantité d'urée, mais au microscope on n'aperçut aucun crochet d'échinocoque.

Le doigt introduit dans la cavité, qui est très-irrégulière, ne put trouver le moindre calcul et arrivait difficilement aux limites de cette poche qui s'étendait en haut jusque sous les fausses côtes. En dedans, elle ne paraissait pas dépasser la ligne médiane, mais en bas, elle allait jusque dans la fosse iliaque en envoyant un prolongement dans le petit bassin. Il fut impossible d'atteindre le fond de ce cul-de-sac avec la main.

La cavité fut alors lavée avec une solution phéniquée au 1/20 et l'on y introduisit deux gros drains longs placés à chaque extrémité de la plaie pour permettre l'écoulement facile des liquides. Pansement de Lister.

L'opération soulagea considérablement la malade, les douleurs diminuèrent beaucoup ainsi que les nausées et les vomissements. Plus de frisson ni de fièvre, un peu d'appétit et sommeil paisible. Tous les jours, on faisait dans la cavité une injection d'eau phéniquée au 1/100 et le pansement était renouvelé régulièrement.

Le 3e jour de l'opération, le liquide qui sortait par la plaie présenta, pour la première fois, une odeur franchement urineuse et dans la suite il augmenta de quantité.

Pendant les mois de novembre et décembre, l'état de la malade est très-variable. Tantôt il existe des accidents fébriles, d'autres fois, le thermomètre indique une température normale. Il se manifeste aussi de temps en temps des symptômes d'urémie : céphalée, nausées, vomissements, état légèrement comateux et même anurie pendant 24 heures. Tous ces accidents sont en rapport avec la plus ou moins grande abondance de pus dans les urines rendues par l'urèthre. Quand les urines sont claires et ne contiennent presque pas de pus, il se développe des accidents septicémiques graves qui disparaissent complètement avec la réapparition du pus dans les urines. Plus les urines sont purulentes, moins la malade a de fièvre.

Plusieurs fois le Dr Gille a fait dans la plaie des injections avec une solution de carmin et jamais les urines de la vessie n'ont présenté de coloration rosée. Cependant il paraît certain que la poche purulente communique avec l'uretère. Cet état de la malade se continue ainsi avec des alternatives de santé et d'affaissement. La cavité purulente diminue d'étendue. Des lavages d'abord à l'acide phénique au 1/100, puis au sublimé au 1/1000 sont faits tous les jours par l'un des deux drains qu'on a laissés dans la plaie et que l'on raccourcit peu à peu. La plaie se cicatrise et bientôt il ne reste plus au milieu de la cicatrice qu'une fistule par laquelle il s'écoule un liquide plus ou moins purulent.

C'est dans cet état que la malade vient consulter dans son cabinet M. le professeur Trélat, le 28 janvier dernier (1886). Il examine la fistule avec un stylet qui pénètre dans une profondeur de six à sept centimètres environ et, après un examen attentif de ce trajet fistuleux, M. Trélat, pensant que cette légère suppuration pouvait bien être entretenue par le séjour du drain dans la fistule, conseilla à la mère de la malade de le raccourcir peu à peu, espérant arriver ainsi à une guérison complète. Ce mode de traitement fut continué pendant un mois sans résultat. La suppuration persistait et, tous les 8 à 10 jours, il se produisait par la fistule un écoulement plus abondant d'un liquide plus fluide. Il y avait comme une sorte de rétention du liquide qui faisait irruption au dehors à intervalle presque régulier. Cette rétention se manifestait sur l'état général par une élévation de température, des nausées et même quelques vomissements.

C'est alors qu'on remet un drain dans le trajet fistuleux et qu'on conseille à la mère de la malade de recueillir soigneusement le liquide qui s'écoulait par l'orifice de la fistule. L'analyse qui en a été faite par M. Yvon, à deux reprises différentes, démontre que ce liquide contient de l'urée en proportion suffisante pour affirmer qu'il vient du rein et qu'on se trouve par conséquent en présence d'une fistule urinaire.

Devant la persistance de cette fistule urinaire et l'impossibilité de la guérir en agissant directement sur elle, on conseille à la famille l'ablation du rein comme étant le seul moyen de tarir cette suppuration et de faire disparaître tous ces accidents plus ou moins graves qui mettent souvent la vie de la malade en danger. L'opération est acceptée et la malade entre à l'hôpital Bichat, dans le service de M. Terrier, le 21 mars 1886.

A cette époque, le trajet fistuleux est de nouveau examiné et l'on y peut introduire une sonde en gomme dans une profondeur de 11 cent. environ. Certainement la sonde doit s'infléchir. Pansement tous les jours. Les douleurs cessent complètement, l'état général s'améliore et la quantité d'urine varie entre 1 litre 1/2 à 2 litres dans les 24 heures, toujours un peu purulente. Le liquide de la fistule est examiné par M. le pharmacien du service qui *ne trouve pas d'urée.*

Vers la fin du mois de janvier dernier, la malade avait rendu par l'urèthre un calcul anguleux, irrégulier, du volume d'un pois et, le 29 avril, elle rend encore par l'urèthre 3 ou 4 petits graviers du volume d'une tête d'épingle.

Le 1er mai, nouveaux petits graviers (une vingtaine environ) dans les urines rendues par la vessie.

Jamais à aucune époque il n'est sorti de calculs par la plaie lombaire.

Comme l'état général de la malade s'est beaucoup amélioré depuis son séjour à l'hôpital Bichat, que l'appétit est revenu et qu'elle a repris des forces et un certain embonpoint ; comme il persiste toujours une fistule par laquelle s'écoulent encore un peu de pus et même, de temps en temps, un liquide urineux, l'intervention immédiate est jugée utile, même nécessaire et on procède à l'extirpation du rein.

Opération, le 11 mai 1886.— Aidé de M. Terrier et de M. Berger pour la chlroroformisation, la malade étant placée dans le décubitus latéro-dorsal droit avec un coussin sous le flanc correspondant, M. Trélat pratique juste en dehors de la fistule une incision oblique, allant directement de la partie antérieure de la 12e côte gauche à l'épine iliaque antéro-supérieure. Une sonde cannelée introduite dans la fistule sert de guide au bistouri. On incise alors couche par couche la peau, le tissu cellulaire sous-cutané, l'aponévrose superficielle, les couches musculaires et aponévrotiques sous-jacentes sans rencontrer le péritoine.

Bientôt on arrive sur l'atmosphère cellulo-graisseuse épaissie, dure, sclérosée, fortement adhérente au rein et au péritoine pariétal environnant. Cette inflammation péri-rénale rend l'énucléation de l'organe très-difficile et ce n'est qu'après avoir fait porter l'incision sur la capsule fibreuse propre du rein que le doigt, introduit entre cette capsule et le parenchyme rénal, arrive à le décoller assez facilement. C'est une véritable énucléation sous-capsulaire. On parvient ainsi jusqu'au hile que M. Trélat saisit entre ses doigts index et médius gauches pendant que M. Terrier passe au-dessous un fil de soie, pour en faire la ligature en masse. Mais à peine en serre-t-il le nœud que le pédicule se coupe et que le rein et le fil vide restent entre les mains de chaque opérateur.

On devait s'attendre à une hémorrhagie formidable, mais, à notre grand étonnement, les vaisseaux rénaux que l'on voit largement ouverts au fond de la cavité laissée libre par l'ablation du rein, ne donnent pas une goutte de sang. Par précaution, on applique quatre pinces hémostatiques longues qu'on laisse à demeure sur les orifices vasculaires et sur l'uretère. Ligature de quelques petites artérioles superficielles. Suture au catgut fin de la petite plaie péritonéale produite pendant les tentatives infructueuses du début de l'énucléation du rein. Curage de tout le trajet fistuleux et lavage de la plaie. Deux drains sont appliqués l'un à la partie supérieure et l'autre à la partie inférieure de la cavité. Réunion des bords de la plaie avec du fil d'argent. Pansement iodoformé. La racine des pinces est soigneusement matelassée d'ouate hydrophile dont une couche épaisse recouvre tout le pansement qui est maintenu par un bandage de corps en flanelle bien serré.

La malade est transportée dans son lit et le réveil chloroformique se produit sans accident.

Suites de l'opération. — Le *soir*, un vomissement; pas d'abattement ni d'agitation; état général bon. T. A. 38°. P. 118. R. 32. 1/2 injection de morphine.

Le 12 mai. Nuit assez calme. Pas de douleurs en dehors des mouvements. 2 vomissements muqueux pendant la nuit. Gaz par l'anus. Un peu de ballonnement du ventre. Sondé deux fois pendant la nuit. Urine claire, 1 litre en 24 heures.

La malade urine seule dans la soirée. Nausées, pas de vomissements. Glace et champagne. Premier pansement.

Matin, T. 38°,6. P. 136. R. 24.

Soir, T. 38°,8. P. 136. R. 24.

Le 13. Nuit agitée (orage pendant la nuit) ; deux injections de morphine. Pas de vomissements. 800 gr. d'urine claire avec quelques flocons de mucus mais pas de pus.

2e pansement ; ablation d'une des longues pinces hémostatiques laissées dans la plaie.

Pas de ballonnement du ventre, pas de douleurs spontanées.

Même régime : champagne et lait. Deux injections de morphine.

Matin, T. 38°,4. P. 114. R. 22.

Soir, T. 38°,4. P. 108. R. 22.

Le 14. Un vomissement pendant la nuit. Sommeil calme du reste.

800 gr. d'urine claire, avec dépôt de mucus. Trois injections de morphine. 1 verre de lait, champagne glacé.

Matin, T. 37°,4. P. 106. R. 20.

Soir, T. 37°,8. P. 114. R. 20.

Le 15. Un vomissement muqueux pendant la nuit. Un peu de douleur. Bon état du reste. Même régime : lait, bouillon, champagne. 1 litre d'urine avec quelques flocons de mucus.

Matin, T. 37°,2. P. 108. R. 20.

Soir, T. 38°,4. P. 100. R. 20.

Le 16. Le pansement est un peu souillé de pus depuis hier soir et la malade souffre légèrement.

3e pansement ; ablation des 3 dernières pinces.

Lavage avec solution de sublimé au 1/1000.

L'urine est un peu trouble et plus foncée.

Même régime. Bon état général, pas de vomissements. T. M. 37°,5. S. 38°,2.

Le 18. Pansements quotidiens phéniqués après lavages de la plaie au sublimé (même solution au 1/1000 étendue d'un peu d'eau chaude). La quantité de pus sortant avec le liquide de l'injection est faible et diminue progressivement. On en fait sortir par l'orifice inférieur en pressant en arrière de l'incision, et on recommande à la malade de se coucher un peu sur le flanc pour faciliter l'écoulement du pus par les drains.

La malade commence à manger des œufs, des légumes qui sont bien supportés. Pas de selles depuis l'opération ; on donne un lavement. Les urines sont légèrement troubles, mais pas de pus ; langue blanche, mais humide. T. M. 37º,8. S. 38º.

Le 22. La proportion de pus chassé par l'injection est de plus en plus faible. Le drain de l'angle supérieur de la plaie est réduit et ne pénètre plus qu'à une profondeur de 2 cent. 1/2 environ. On réduit aussi le tube de l'angle inférieur qui ne pénètre plus qu'à 5 cent. Jusqu'à ce jour, l'injection poussée par l'orifice inférieur sortait partiellement par le supérieur. A partir de cette date, pansement tous les deux jours seulement.

Urines limpides. Bon appétit. Pas de douleurs. T. M. 37º,6. S. 37º,8.

Le 24. Le drain supérieur est enlevé et on réduit de 1 cent. le tube inférieur. Les 2 trajets ne communiquent plus. Il sort à peine quelques grumeaux de pus dans le liquide de l'injection et le pansement au bout de 2 jours est à peine taché. Très bon état général, la malade engraisse. Urines limpides.

La température se maintient à 37º; 37º,2.

A partir du 27, pansement tous les trois jours.

Le 4 juin. Ablation du dernier tube qui avait été encore réduit et ne mesurait que 3 cent.

Le liquide de l'injection sort limpide ; un peu de pus concrété au pourtour des orifices. La réunion de l'incision a été primitive dans l'intervalle des deux drains.

La malade s'est levée le 3 juin pour la première fois. Température normale.

Le 7. L'orifice inférieur est cicatrisé, le supérieur laisse sourdre encore une gouttelette de pus.

Le 10. Pansement ; à peine quelques gouttes de pus sur les compresses qu'on retire. Cautérisation au crayon de nitrate d'argent des bourgeons charnus exubérants au niveau des orifices ; on remplace les compresses phéniquées par un tampon d'iodoforme et une couche d'ouate phéniquée. La malade continue de se lever toute la journée, a bon appétit et prend de

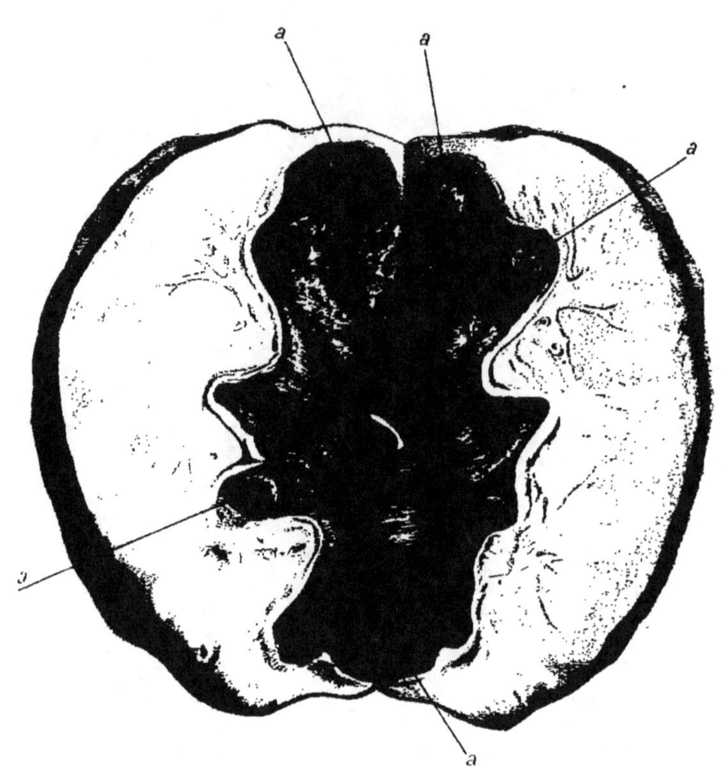

FISTULE URINAIRE

Observation de M. Trélat

a_a_a _ Calculs dans les calices dilatés

l'embonpoint. Son état général est des plus satisfaisants. Les urines rendues en quantité normale ne contiennent pas de trace de pus, ni d'albumine.

La malade ne souffre plus et est complètement guérie. Elle quitte l'hôpital le 19 juin 1886, pour rentrer dans sa famille.

Le rein gauche enlevé (PLANCHE II) est un peu plus petit qu'à l'état normal. En aucun point de son contour, on ne trouve ni foyer, ni ouverture d'aucune sorte. Il ne présente pas d'abcès dans son épaisseur.

A la coupe, il est tout à fait exsangue et d'un blanc nacré dans toute son étendue et on ne distingue nullement les pyramides de la couche corticale. La capsule propre est restée dans la plaie. La muqueuse du bassinet est enflammée, rouge, épaissie et présente des points très-injectés. Sur toute son étendue, on remarque de nombreux petits graviers incrustés pour ainsi dire dans son épaisseur. Dans l'ouverture des calices dilatés existent 12 à 15 calculs, variant de volume depuis un grain de millet jusqu'à une noisette et faisant saillie dans le bassinet. Il nous est impossible de dire si l'orifice uretéral au niveau du bassinet était obstrué par un calcul ou par par une valvule, le cathétérisme n'en ayant pas été tenté.

Examen histologique fait par M. Dubar, chef adjoint du laboratoire de clinique chirurgicale de la Charité (PLANCHE V).

« Les coupes de ce rein, durci dans l'alcool, nous montrent à
« un faible grossissement :

« 1º un épaississement du tissu conjonctif tant du côté de sa
« substance corticale que du côté des pyramides de Malpighi
» et des calices.

« 2º Des îlots nombreux de tissu embryonnaire répandus dans
« l'intérieur des différentes parties du rein.

« Nous allons étudier séparément chacune de ces régions.

« A. *Substance corticale et colonnes de Bertin.* — En ces
« points, les glomérules de Malpighi ont diminué de volume
« et les anses vasculaires qui les forment sont unies par un
« tissu qui renferme un grand nombre d'éléments embryon-
« naires. La capsule de Bowmann qui entoure les glomérules
« a augmenté d'épaisseur ; elle est constituée par une couche
« assez considérable de tissu conjonctif qui forme des zones de

« lamelles concentriques, entre lesquelles existent des cellules
« plates et quelques petites cellules rondes. Les *tubuli contorti*
« sont atrophiés et le tissu qui les entoure est formé surtout
« de cellules embryonnaires. On ne distingue plus la lumière
« de leur conduit qui est comblé par ses cellules épithéliales.
« Ces dernières sont aplaties et en dégénérescence granulo-
« graisseuse. La substance qui entoure les tubuli contorti est
« épaissie dans toute l'étendue du rein; elle est composée : ici,
« de tissu fibreux avec un plus ou moins grand nombre de
« cellules plates; là, de tissu embryonnaire formant des ilots
« plus ou moins étendus suivant les points étudiés. Il faut
« dire que c'est surtout le tissu embryonnaire qui prédomine.

« B. *Pyramides de Malpighi et calices.* — Les pyramides
« de Malpighi ont subi aussi la dégénérescence fibreuse. Les
« tubes collecteurs et les anses de Henle sont atrophiés et leur
« lumière est remplie par des cellules qui, cylindriques à l'état
« normal, sont aplaties et ont subi la dégénérescence granulo-
« graisseuse. La membrane propre est très-épaissie et formée
« surtout par du tissu conjonctif dont les fibres sont séparées
« par des cellules allongées ou arrondies. En certains points
« existent des ilots de tissu embryonnaire, ilots qui sont plus
« ou moins considérables et qui résultent de l'inflammation du
« tissu conjonctif qui entoure les tubes urinifères.

« Au niveau des calices, aux points où siégaient les calculs,
« existent des ulcérations du parenchyme rénal; ces ulcérations
« sont constituées par une couche épaisse de tissu embryon-
« naire, riche en vaisseaux et dans laquelle on constate encore
« la présence de quelques tubuli rénaux.

« La membrane interne des artères, tant des grosses que des
« petites, est épaissie inégalement suivant le trajet de ces vais-
« seaux, c'est-à-dire qu'elles sont atteintes d'endartérite chro-
« nique.

« Les lésions montrent que l'on a bien affaire à une *Pyélo-*
« *néphrite calculeuse chronique*, déjà un peu ancienne,
« accompagnée d'une néphrite interstitielle aiguë récente, par
« suite de l'inflammation du tissu fibreux déjà développé autour
« des conduits du rein.

Obj. 00. Ocul. 1. Verick.
U. *ulcère.* cc. *cellules cylindriques.* A. *artère.* C. *tissu conjonctif.*

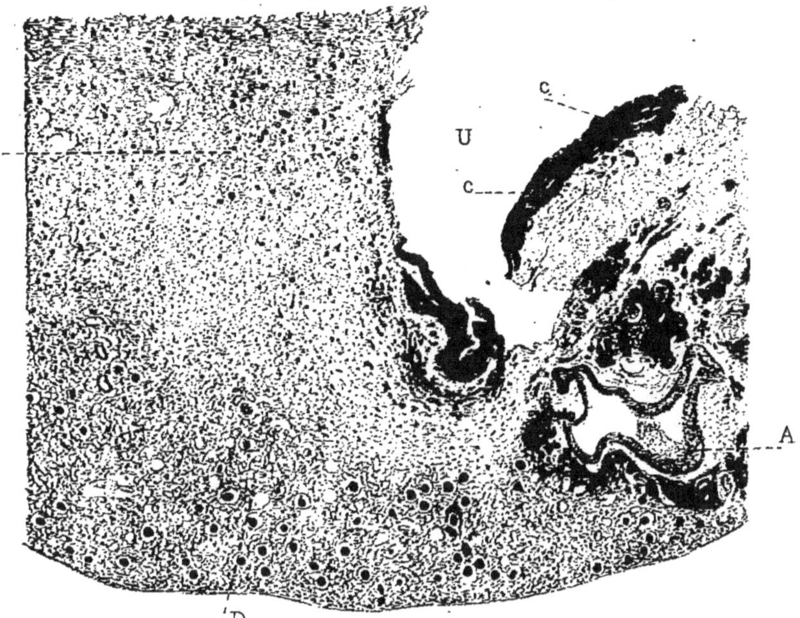

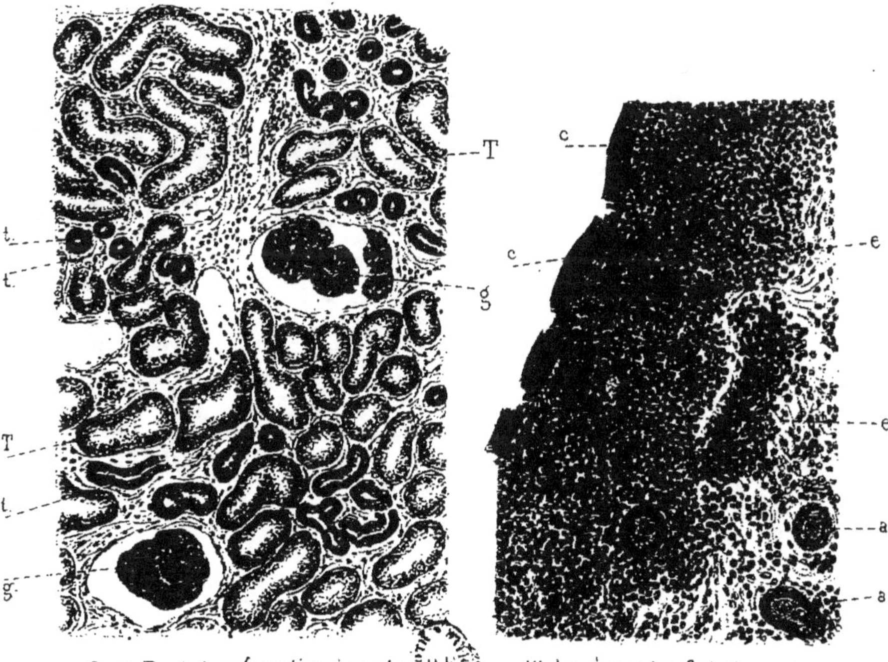

Partie D de la préparation à un plus fort grossissement.
Obj. 3. — Ocul. 2.
   T — *tubes dilatés.*
   t. — *tubes excréteurs.*
   g. — *glomérules.*

Ulcère à un plus fort grossissement.
Obj. 3. — Ocul. 2.
   c.c. — *cellules cylindriques.*
   e.e. — *cellules embryonnaires.*
   a.a — *artérioles.*

Cette observation nous paraît présenter plusieurs points dignes de remarque. Il n'est pas fréquent de voir des phénomènes généraux aussi graves pouvant faire croire à une fièvre typhoïde et rendre le diagnostic incertain pendant si longtemps. A l'ouverture de la poche urineuse, il s'écoula du pus et un liquide clair qui contenait de l'urée.

Pour pratiquer l'énucléation du rein, M. le professeur Trélat fut obligé de faire porter l'incision jusque sur le tissu rénal proprement dit et il nous paraît difficile d'expliquer le mécanisme de l'absence d'hémorrhagie observée à la suite de la rupture des éléments du hile. Le rein était tout à fait exsangue et ne présentait aucun thrombus dans ses vaisseaux largement béants. L'artère rénale était athéromateuse et tout le hile était entouré d'une masse cellulo-fibreuse, dense, qui devait nécessairement par sa rétraction inflammatoire gêner l'arrivée du sang artériel dans le rein. On pourrait peut-être admettre dans ce cas que le tissu dense et rétracté faisait l'office d'une ligature pathologique et providentielle au delà de laquelle le rein pouvait être réséqué sans crainte d'hémorrhagie.

D'ailleurs, quelque temps avant l'opération, le liquide sécrété par la fistule ne contenait plus d'urée et il est probable que déjà, à cette époque, le sang ne parvenait plus au rein par l'artère rénale. Ce fait est aussi en faveur de la néphrectomie sous-capsulaire qui a été préconisée par le professeur Ollier (de Lyon) et nous nous demandons si, dans les cas de périnéphrite déjà un peu ancienne, l'extirpation sous-capsulaire du rein ne pourrait pas être pratiquée sans ligature préalable du pédicule et sans que pour cela on ait à redouter une hémorrhagie importante.

L'absence de dilatation du bassinet fit rejeter l'idée d'hydronéphrose ; M. Trélat admet plutôt l'existence d'une vaste poche urineuse qui se serait produite par transsudation de l'urine à travers le bassinet ou l'uretère altérés.

Dans la figure que nous ajoutons à notre observation (PLANCHE II), nous pouvons voir de nombreux calculs dans les calices dilatés et la muqueuse du bassinet considérablement enflammée et recouverte d'un grand nombre de petits graviers.

Les fistules d'origine rénale ou uretérale peuvent donc s'ouvrir au dehors, soit par la paroi abdominale, soit par la cavité vaginale, le vagin ou l'utérus. Nous ne ferons que mentionner la fistule néphrogastrique dont il n'existe qu'une seule observation authentique dans la thèse de Marquiezy (1).

Certains auteurs Américains ont mentionné des communications des voies urinaires supérieures avec l'intestin à la suite de plaie ou de lésions internes.

Il semble que les fistules urinaires uretérales soient plus fréquentes chez la femme que chez l'homme, sans doute parce qu'elles surviennent fré-

____

(1) MARQUIEZY. Thèse de Paris, n° 28, 1856.

quemment à la suite d'opérations pratiquées sur les organes du petit bassin, utérus, ovaire. Dans les dix-huit observations que nous publions dans ce chapitre, nous relevons 13 femmes, 4 hommes et un cas où le sexe n'est pas indiqué.

Les signes d'une fistule urinaire néphrétique ou uretérale sont faciles à constater. Il suffit d'examiner le liquide qui s'écoule par le trajet fistuleux pour reconnaître l'urine à sa transparence, à son odeur caractéristique et à sa coloration jaune citrin. Ces signes physiques du liquide urinaire sont rarement aussi nets ; souvent l'urine est mélangée à du pus qui en altère complètement les caractères macroscopiques. Il faut alors dans ces cas, comme toujours d'ailleurs, soumettre le liquide de la fistule à une analyse chimique très-rigoureuse et la présence seule d'une certaine quantité d'urée dans le liquide nous permettra d'affirmer que la fistule est bien une fistule urinaire.

Si dans la plupart de nos observations le diagnostic de la source du liquide fistuleux a été facile, il n'en est pas ainsi quand l'urine vient du vagin ou de l'utérus. Dans ces cas, on peut avoir affaire à une fistule vésico-utérine ou vésico-vaginale et l'on comprend facilement l'importance capitale qu'il y a de s'assurer que la vessie ne communique pas directement avec l'utérus ou le vagin, mais que la lésion siège bien sur l'uretère.

Zweifel, ayant à traiter une fistule urinaire utérine, fit le cathétérisme de la fistule, injecta du lait dans la vessie et, comme le liquide de la fistule ne changeait pas de coloration, il en conclut à une lésion de l'uretère. On pourrait injecter dans la vessie d'autres matières colorantes à différentes reprises, car l'on sait que, dans certains cas de fistule vésico-utérine ou vésico-vaginale, le liquide injecté dans la vessie peut exceptionnellement ne pas s'écouler par la fistule et rendre ainsi le diagnostic des plus obscurs. On devra toujours comparer la quantité d'urine rendue par la vessie à celle rendue par la fistule et généralement ces deux quantités ont à peu près le même volume (cas de Le Fort et Le Dentu).

On pourrait aussi, à l'exemple de M. le professeur Le Fort, faire dans la vessie une abondante injection d'une solution d'iodure de potassium et badigeonner les bords de la fistule d'une solution de nitrate de plomb. Si le liquide venait de la vessie, on aurait un abondant précipité d'un jaune intense au pourtour de l'orifice fistuleux. L'administration de quelques grammes de salicylate de soude par la voie stomacale pourrait aussi contribuer à éclairer le diagnostic par sa présence dans les urines de la vessie et de la fistule.

Le diagnostic sera facile si la fistule urinaire succède à une ablation de l'utérus pour laquelle on a appliqué de longues pinces hémostatiques pendant 48 heures (cas de Bœckel).

En présence d'une fistule urinaire qui a pour origine le rein ou l'uretère, il nous semble que la néphrectomie s'impose pour débarrasser le malade d'une infirmité si répugnante. Toutefois, on devra bien s'assurer de l'état du rein du côté opposé et ne risquer l'opération que lorsque l'urine de la vessie ne présentera rien d'anormal.

En 1877, M. Le Fort écrivait, dans le *Manuel de médecine opératoire de Malgaigne*, qu'un urinal eût pu diminuer les inconvénients de la fistule uretérale de l'opérée de Simon. Mais, en 1880, il modifie son opinion, en affirmant qu'on peut tenter la néphrectomie dans le cas d'une fistule urinaire existant près du rein et ouverte au milieu d'un « abcès dont la suppuration est entretenue par « l'écoulement incessant de l'urine et qui par « lui-même met dans un danger prochain la vie « du malade. » (Acad. de méd., 9 nov. 1880.)

Cependant, il nous semble qu'il faudra s'abstenir de toute intervention chirurgicale, fait sur lequel nous avons déjà précédemment insisté, si la fistule urinaire lombaire ou abdominale est la conséquence de l'ouverture d'un kyste congénital ou acquis du rein.

Telle est la conclusion que nous croyons devoir tirer de l'examen des dix-huit observations que nous publions dans cette partie de notre travail.

Rapportons maintenant in extenso l'observation de néphrectomie dont M. Monod a présenté le résumé à l'Académie de médecine, dans la séance du 15 juin 1886. Nous y ajoutons aussi une figure qui permet de bien voir le siège de la lésion du rein et le trajet de la fistule rénale communiquant avec l'intérieur du bassinet (voir PLANCHE I).

On fut obligé pour l'ablation de l'organe de le diviser en deux parties qui furent successivement enlevées ; et l'on voit qu'à la partie interne de la portion supérieure, il manque un fragment du tissu rénal, fragment qui, resté adhérent au fond de la plaie, fut cause par la suite d'un peu d'écoulement d'urine par la fistule qui persista et retarda ainsi la guérison définitive.

OBSERVATION 156 (inédite). — *Fistule urinaire abdominale. — Néphrectomie. — Guérison.* — Par M. le Dr **Charles Monod**.

D..., homme âgé de 30 ans, est malade depuis un mois. Les accidents ont débuté par des douleurs de ventre, des vomissements, de la diarrhée bientôt suivie de constipation. Jusqu'alors la santé avait été bonne, les selles en particulier étaient parfaitement régulières.

Quinze jours plus tard une tuméfaction apparaissait dans le flanc gauche ; depuis lors elle n'a fait que s'accroître en devenant de plus en plus douloureuse. En même temps la fièvre s'allumait et acquérait bientôt une grande violence. Les vomissements persistent, fréquents et pénibles.

C'est en cet état que, le 10 avril 1885, je suis appelé à examiner le malade.

La tuméfaction siégeant dans le flanc gauche était alors à son summum. Elle commençait au bord inférieur des dernières côtes et descendait jusqu'à un travers de doigt de la crête iliaque ; en avant elle s'étendait jusqu'à la ligne du mamelon ; en arrière elle peut être sentie dans la région du rein gauche.

La tumeur ainsi limitée forme une saillie visible qui soulève la paroi latérale et antérieure de l'abdomen. Elle est absolument mate, manifestement fluctuante, peu sensible au toucher.

La peau conserve à son niveau sa coloration normale. Partout ailleurs le ventre est souple, non douloureux.

Les douleurs spontanées sont très-vives; elles sont localisées dans le flanc gauche.

L'état général est mauvais. Fièvre intense (T. ax. 40°, P. 124). Sensation de grande faiblesse et abattement. Les urines sont fétides, elles ne présentent pas de trace de pus. Rien de particulier à noter dans les antécédents personnels du malade, sinon qu'il s'est un peu surmené ces derniers temps.

Son père ainsi que deux sœurs sont morts de phtisie pulmonaire; un frère, de fièvre typhoïde à forme cérébrale, à l'âge de 19 ans; un autre frère, à 8 ans, de méningite. Sa mère vit et se porte bien.

La constatation des signes locaux indiqués plus haut ne laissait pas de doute sur l'existence dans le flanc gauche d'une collection liquide. D'autre part la douleur très-vive, spontanée et à la pression, la rapidité relative du développement de la tumeur, la fièvre intense permettaient presque d'affirmer que ce liquide devait être du pus.

Il me parut plus sage cependant, étant donné le siège de la tumeur et l'incertitude où j'étais sur son point de départ, de pratiquer au préalable une ponction exploratrice.

Mon étonnement fut grand, je l'avoue, lorsque je vis le corps de pompe de mon aspirateur se remplir d'un liquide jaune brun foncé, rappelant grossièrement l'aspect de l'urine, sans trace de pus.

Ma conviction sur la nature inflammatoire de la collection était telle cependant que je ne pus considérer cette épreuve négative comme suffisante. Je vidai la seringue et la remplis de nouveau par aspiration. Le résultat ayant été le même, je répétai une troisième fois la même manœuvre.

Bien m'en prit d'avoir insisté. A la fin de cette troisième tentative, le liquide aspiré devint de plus en plus louche, puis tout à fait purulent.

Je n'hésitai plus dès lors à pratiquer une large incision, le pus sortit alors à flots. Le doigt introduit dans la vaste poche ainsi mise à découvert pénétrait en haut jusque sous les fausses côtes et descendait en bas jusque vers la crête iliaque.

Deux gros tubes furent laissés à demeure. Pansement phéniqué. Ouate et bandage de corps.

11 *avril-25 mai*. L'état général du malade s'améliore rapidement. Dès le lendemain, la température tombe à 37° et se maintient dès lors à ce niveau.

Le pansement est renouvelé matin et soir. Il est chaque fois abondamment mouillé. En faisant tousser le malade, on voit s'écouler par la plaie un liquide louche, qui s'échappe en quantité suffisante pour être recueilli.

L'analyse exacte de ce liquide faite sur ma demande par le pharmacien de mon service à Ivry, M. André, est donnée ci-dessous en note (1). La quantité relativement considérable d'urée qu'il contient permettait de conclure qu'il provenait en partie du rein. Ce n'était cependant pas de l'urine pure, ni même de

(1) Note remise par M. André, pharmacien du service :

Volume recueilli : 45 c.c.

Alcaline au tournesol.

Densité : 1011.

Odeur légèrement putride.

Ce liquide donne comme *extrait* sec........... 35,405 par litre.

Cet extrait contient : matière organique........ 25,363   »

matières fixes........... 8,702   »

Les matières organiques sont composées de :

Urée.................... 1,051 par litre.

Albumine................ 24,312   »

Paralbumine............ . des traces

Les matières fixes sont :

Chlorure 7,221   »

Sulfate................. 0,712   »

Phosphates.... 0,715   »

Pneum.................. 0,540   »

A l'*examen microscopique* : nombreux globules de pus, quelques globules de sang, quelques cellules épithéliales.

l'urine altérée, simplement mélangée à du pus. La proportion d'urée ne dépassait pas en effet, lors de cette première analyse, le chiffre de 1 gr. 051 par litre. On verra que cette proportion alla plus tard en augmentant.

L'urine spontanément évacuée par miction est absolument claire et d'apparence normale. L'analyse n'y découvre aucun élément étranger, les sels et l'urée y sont seulement en quantité relativement faible.

Le 25 mai. Le malade soigné jusqu'alors en ville est transporté dans mon service à Ivry.

Son état était à cette époque le suivant :

Bonne santé générale, jamais de fièvre, appétit, sommeil, etc.

La plaie, résultant de l'incision faite en avril dernier, est réduite à un large orifice fistuleux siégeant au niveau de la paroi antéro-latérale gauche de l'abdomen, un peu au-dessous de la dernière côte.

Un gros drain de 19 centimètres de long pénètre dans la cavité qui fait suite à cet orifice.

Le liquide qui s'écoule par ce drain est séro-purulent, d'un blanc grisâtre, beaucoup plus fluide que le pus ordinaire, plus épais cependant qu'un simple liquide.

Il est d'une abondance extrême. En pressant d'avant en arrière avec la main la moitié gauche de l'abdomen, on en fait sortir une quantité notable.

L'analyse y révèle une quantité d'urée plus considérable que lors du premier examen ; elle s'élève, en effet, au chiffre de 2 gr. 228 par litre.

Les urines sont claires, absolument normales. Leur quantité est de 1,250 gr. par 24 heures. Elles renferment 24 gr. 30 d'urée par litre et des traces d'albumine.

Le 4 juin. Il était à la fois intéressant et, au point de vue de l'intervention possible, important de savoir les relations existant entre la cavité d'où sortait ce liquide et le rein correspondant.

Je soumis à cet effet le malade aux expériences suivantes dont je n'ai pas besoin de faire ressortir la parfaite innocuité. Elles sont du reste calquées sur celles faites par MM. Chauffard et Polaillon sur un malade dont l'histoire a été rapportée par M. Polaillon l'an dernier à l'Académie.

Le 4 juin, je fais prendre au malade 2 gr. de salicylate de soude. Le lendemain, à l'aide du perchlorure de fer, on reconnaît de la façon la plus nette la présence du sel de soude dans l'urine excrétée. Il fait au contraire absolument défaut dans le liquide de la fistule. Ce liquide fournit cependant à l'analyse une quantité notable d'urée (5.85 par litre).

La même expérience est refaite le lendemain et donne le même résultat.

Quelques jours après, le 9 juin, on administre au malade deux grammes d'iodure de potassium. Cette fois encore la substance médicamenteuse est aisément retrouvée dans l'urine extraite de la vessie, tandis que le liquide recueilli à l'orifice de la fistule ne renferme que des traces à peine perceptibles.

Pour compléter cette recherche, j'injecte par le tube, dans la cavité où il plonge, une solution boriquée fortement colorée par de la fuchsine.

Les urines rendues par le malade, examinées jusqu'au lendemain, ne sont nullement colorées, bien que j'eusse pris le soin d'obstruer autant qu'il était possible l'orifice de la fistule par un pansement légèrement compressif.

Lorsque le pansement fut levé le lendemain, le liquide qui s'échappa était nettement teinté de rose.

Le résultat négatif de cette expérience pouvait du reste être prévu. Je rappelle en effet qu'à aucun moment les urines du malade n'avaient contenu de pus.

Que fallait-il conclure de ces diverses explorations ? En quoi éclaircissaient-elles le diagnostic ? Quel parti pourrait-on en tirer pour la direction à donner au traitement ?

Je n'ai rien dit encore du diagnostic que j'avais porté en présence des phénomènes divers que je viens d'exposer.

Le phlegmon de la paroi abdominale n'était pas douteux phlegmon profond ayant donné lieu à une vaste collection purulente et ayant motivé une intervention d'urgence. Quelle était l'origine de ce phlegmon ? Il me parut qu'elle devait être rapportée à une lésion du rein gauche; l'écoulement d'une quantité relativement considérable d'un liquide jaunâtre, ayant

l'aspect de l'urine, qui avait précédé celui du pus, la présence
d'une notable proportion d'urée dans ce liquide, le siège enfin
de la collection, toutes ces circonstances parlaient en faveur de
ce diagnostic.

Reste encore à déterminer à quelle variété de lésion du rein
on avait affaire.

Ce ne pouvait être une pyélo-néphrite suppurée. Je rappelle
en effet que le malade rendait actuellement et avait toujours
rendu des urines absolument normales. On aurait pu admettre,
il est vrai, qu'une obstruction complète de l'uretère, par un
calcul par exemple, mettait obstacle au passage du pus dans la
vessie. Mais il était peu probable que cet obstacle se fût formé
dès le début et surtout fût demeuré assez complet pour que
jamais, à aucune époque de la maladie, le pus ne fût apparu
dans les urines. On était donc ainsi arrivé à conclure à l'existence
d'une lésion de la substance corticale du rein ou du moins sans
communication avec le bassinet, ayant donné lieu à un phleg
mon péri-rénal.

Les expériences mentionnées plus haut, fondées sur l'inges
tion de substances médicamenteuses qui devaient se retrouver
dans le liquide s'écoulant par la fistule, après avoir traversé le
rein malade, infirmaient plutôt ce diagnostic qu'elles ne le forti
fiaient. Comment expliquer, en effet, qu'elles ne donnassent
qu'un résultat négatif, alors cependant que la présence de
l'urée dans ce même liquide, en quantité peu considérable il est
vrai, mais supérieure cependant à celle que l'on a pu trouver
dans aucun liquide de l'économie, permettait d'affirmer que le
parenchyme rénal devait être atteint.

Ce ne fut que plus tard, lorsque j'eus en main l'organe malade, que j'eus la complète explication du problème. Je me borne
pour le moment à faire remarquer que cette incertitude de diagnostic eut une influence sur le mode d'intervention chirurgicale auquel je crus devoir m'arrêter.

Un p int était pour moi hors de doute: le rein était malade;
donc pour obtenir la guérison de la fistule qui persistait à la
paroi abdominale, il me fallait nécessairement agir sur le rein
lui-même.

S'il m'avait été démontré que j'eusse eu affaire à un simple abcès du parenchyme, peut-être me fussé-je contenté d'une *néphrotomie* mettant largement à découvert le foyer du mal.

Il ne me parut pas que la situation fut aussi claire. D'autre part, le siège de la fistule qui occupait, comme je l'ai dit, la paroi antérieure de l'abdomen, me paraissait se prêter mal à une incision exploratrice, permettant au cours de l'exploration de prendre le parti que les circonstances exigeraient.

Il me sembla plus sûr de me résoudre à l'ablation totale de l'organe, l'attaquant pour cela par la région lombaire, sans m'occuper de la fistule ; car une fois le rein enlevé, celle-ci se tarirait nécessairement.

L'état général du malade était bon. Il était sans fièvre, le thermomètre oscillait aux environs de 37º, ne dépassant jamais 38º. Il se plaignait seulement de ressentir une faiblesse extrême, allant parfois jusqu'à provoquer des défaillances, des syncopes de courte durée. L'abondance de l'écoulement par l'orifice fistuleux était sans contredit pour quelque chose dans la prolongation de cet état ; elle suffisait à commander une intervention immédiate.

Le 3 juillet 1885. *Opération (néphrectomie).* — En présence et avec le concours de mes collègues et amis Bouilly, Marchand et Terrillon.

Le malade, soumis à l'anesthésie chloroformique, est couché sur le flanc droit, de façon à mettre librement à découvert la région lombaire gauche.

Longue incision verticale, légèrement oblique en bas et en avant, allant de la dernière côte à la crête iliaque, située immédiatement en dehors de la masse sacro-lombaire.

La peau, le tissu cellulaire sous-cutané très-épais, le grand dorsal sont successivement coupés.

Sous ce dernier muscle apparaît le carré des lombes qui est rejeté en dedans. Je me trouve alors en présence d'une masse graisseuse, jaune, au milieu de laquelle j'aperçois, après ma première dilacération, un des deux nerfs lombaires.

Le doigt poussé dans la plaie ne donne point encore la sensation de résistance qui indique que l'on approche de la surface du rein.

Je continue avec des pinces à déchirer la graisse sur place, au lieu d'élection, c'est-à-dire au point d'intersection de la masse sacro-lombaire et des dernières côtes. Au bout d'un instant, le rein apparaît au fond de la plaie recouvert encore d'une couche celluleuse.

Le doigt porté sur l'organe arrive facilement à décoller sa face postérieure, puis l'antérieure.

J'aborde ensuite son extrémité inférieure, mais je suis arrêté par une solide adhérence qui fixe cette partie du rein à un trajet fistuleux et par conséquent à la paroi abdominale.

Abandonnant alors ce point dont je réserve à plus tard l'extirpation, je me reporte vers l'extrémité supérieure que je contourne aisément avec le doigt. J'arrive ainsi en suivant le bord antérieur du hile que je reconnais facilement.

Avec une longue pince à pression, à laquelle je fais suivre le chemin que mon doigt vient de parcourir et que je parviens à placer tangente à l'extrémité supérieure et au bord interne du rein, je saisis fortement les vaisseaux qui abordent le hile et qui en sortent, et, d'un coup de bistouri glissé entre le rein et la pince, je coupe en dehors de la pince tout ce qui a été saisi par elle. Le rein est ainsi détaché dans les deux tiers de son étendue, il ne tient plus que par son extrémité inférieure adhérente à la paroi abdominale.

Ne sachant exactement en quoi consiste cette adhérence, je place une seconde pince immédiatement au devant d'elle et, glissant un bistouri le long de l'instrument, je pratique une section qui porte en plein tissu rénal, permettant d'amener au dehors l'organe presque entier. Son extrémité inférieure adhérente reste seule au fond de la plaie.

Prudemment alors, prêt à saisir ce qui saignera, je détache à petits coups avec le doigt toute cette partie adhérente qui est unie non seulement à la paroi abdominale, mais encore au côlon que l'on aperçoit profondément. Ce décollement se fait en somme aisément ; il suffit de quelques pinces à forcipressure pour arrêter l'écoulement sanguin.

L'ablation du rein, ainsi conduite en deux temps : des 3/4 supérieurs d'une part, de l'extrémité inférieure adhérente de l'autre, est alors complète.

Un double fil de soie entrecroisé est placé au delà de la pince qui a saisi les vaisseaux du hile. Plusieurs ligatures isolées étreignent quelques artères qui donnent.

On peut dès lors examiner à l'aise le champ opératoire. C'est une vaste anfractuosité, très-profondément située, qui, en bas et en avant, communique par un trajet oblique, admettant facilement l'index, avec l'ouverture cutanée de la fistule.

Un drain est placé dans ce trajet; pénétrant par l'orifice abdominal de la fistule, il plonge jusqu'au fond de la plaie opératoire. Trois gros drains introduits dans cette même plaie ressortent par l'incision lombaire. Celle-ci est en partie réunie: trois points de suture en haut, trois en bas, ferment les deux extrémités inférieure et supérieure ; sa partie moyenne traversée par les drains est laissée largement ouverte.

La cavité de la plaie est lavée à l'eau phéniquée (solution à 5 0/0), puis remplie de tampons de gaze iodoformée, placés à côté et dans l'intervalle des drains.

Plusieurs couches de gaze phéniquée, de l'ouate avec bandage de corps complètent le pansement.

L'opération a été laborieuse, non pas tant en raison du volume du rein qui n'était pas considérable, ni de ses adhérences qui n'existaient qu'en un seul point, qu'à cause de la très-grande profondeur de la plaie, rendant la manœuvre de placer des pinces et des ligatures assez difficile.

L'uretère n'a pas été vu, ni les battements de l'artère rénale sentis. Il est clair que l'un et l'autre ont été saisis dans la pince placée immédiatement en dedans du hile, mais ils ont dû l'être à l'aveugle comme l'on peut en juger, l'instrument étant guidé par les doigts et non par la vue.

C'est à cette difficulté de manœuvre qu'il faut surtout rapporter une faute opératoire qui prouve tout d'abord son importance et dont les suites cependant sont sinon graves, du moins fâcheuses par le retard qu'elles apportent à la guérison définitive. Lorsque, l'opération achevée, je rapprochai l'un de l'autre les deux fragments du rein enlevé, je pus constater qu'une petite portion du bord concave faisait défaut. Cette portion sans doute saisie entre les mors de la pince à pression placée au niveau du hile, prise dans le fil à ligature qui avait été substitué à la pince, était restée au fond de la plaie. Je ne

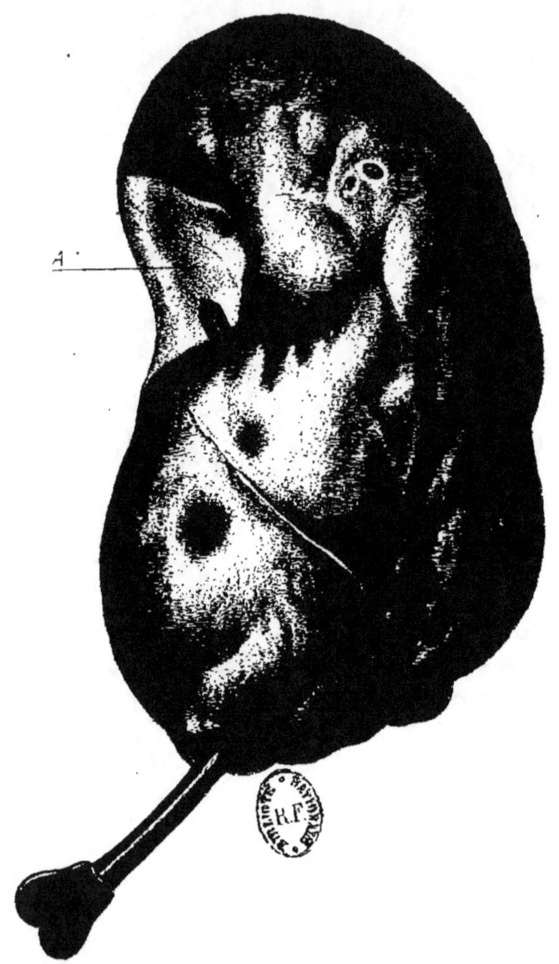

FISTULE URINAIRE.

Observation de M⁻ Monod.

La figure montre que le rein a été enlevé en deux parties qui ont été ensuite rapprochées.
En A, à la pointe de la sonde cannelée, on voit qu'une petite partie du rein n'avait pas été enlevée

m'en inquiétais pas autrement. Je ne doutais pas que ce fragment très-petit ne se mortifiât et ne fût ultérieurement entraîné avec la suppuration. On verra par la suite qu'il en fût autrement.

Examen de la pièce (par M. le Dr Arthaud, chef de laboratoire).

Le rein paraît un peu gros. Il est bosselé et finement granulé. A sa surface on découvre plusieurs kystes, la plupart petits. A la coupe, le bassinet et le rein paraissent confondus en une cavité kystique de moyenne dimension. Les pyramides sont effacées et le parenchyme de l'organe est en quelque sorte étalé pour former les parois de la cavité kystique. On ne trouve plus sur la surface de la coupe de distinction bien tranchée entre la substance corticale et la substance médullaire ; le tissu est dur, compacte, élastique, ne cédant pas sous la pression du doigt.

On aperçoit par places sur la surface de section de petites artères saillantes et épaissies.

L'épaisseur de la couche ainsi constituée varie depuis un 1/2 cent. jusqu'à 2 centimètres environ.

Tel était l'aspect général du rein. L'extrémité inférieure de l'organe présentait de plus des altérations particulières, en relation directe avec les accidents survenus du côté de la paroi abdominale.

A ce niveau, un peu en avant de la partie la plus déclive du rein, se voyait une véritable perte de substance, du volume d'un gros pois environ, d'apparence déchiquetée, sorte de petit cratère qui correspondait exactement au point où le rein adhérait à l'orifice interne de la fistule abdominale.

Une sonde cannelée enfoncée dans ce petit trou pénétrait jusque dans le bassinet par un trajet étroit et tortueux (voir PLANCHE I).

Il n'était pas douteux que là était le point de départ des accidents que nous avons observés. Cet orifice avait dû laisser l'urine se déverser en dehors dans l'atmosphère celluleuse péri-rénale.

Par suite d'un mécanisme difficile à expliquer, qui se rattache sans doute à la lenteur avec laquelle la filtration du liquide s'était faite par une ouverture relativement petite, les phénomènes inflammatoires ne s'étaient pas propagés à toute l'enveloppe graisseuse du rein. Celle-ci, en effet, au cours de l'opération nous avait paru absolument intacte. Les désordres étaient limités à l'extrémité supérieure du rein, au point où la perforation s'était produite.

De là, en suivant la voie déclive, le liquide sorti du rein avait gagné de proche en proche le tissu cellulaire sous-péritonéal, puis celui de la paroi abdominale et avait déterminé la formation de vastes phlegmons primitivement ouverts. La non guérison de l'incision faite et son passage à l'état fistuleux étaient dus à la persistance de la lésion rénale.

L'uretère était libre, c'était l'étroitesse seule du trajet fistuleux qui avait mis obstacle à la pénétration dans la vessie du liquide rouge injecté dans la fistule.

Nous arrivons donc ainsi à constater l'existence d'une véritable fistule rénale qui s'était mise en communication avec l'extérieur par un trajet abdominal.

Quelle était la lésion qui avait donné lieu à cette perforation du rein ?

L'hypothèse la plus probable nous parut être celle de la rupture d'un kyste superficiel de l'organe. Nous avons dit, en effet, que la surface du rein présentait plusieurs kystes en voie d'évolution.

D'autre part, le microscope démontra, comme on va le voir, l'existence d'une néphrite interstitielle qui s'accompagne si souvent de la formation de kystes par rétention.

Examen microscopique. — Le premier fait qui frappe en examinant la coupe de l'épaisseur totale de la paroi rénale, c'est la confusion presque complète entre la substance corticale et la substance médullaire. On ne distingue bien cette dernière qu'à cause des glomérules plus ou moins modifiés qui s'y rencontrent.

Il semble que la substance médullaire surtout ait disparu, tandis que la substance corticale s'est à peu près conservée.

Du côté du péritoine, la capsule du rein est épaissie, doublée ou triplée d'épaisseur, très-fibreuse et compacte ; du côté de l'intérieur du kyste, la distinction est moins nette, on n'observe

qu'une bande irrégulière de tissu scléreux représentant la transformation de la substance médullaire.

Au centre de ces deux zones limites se trouvent les débris de
la substance rénale. La disposition classique relative des glomérules et des tubes est absolument détruite. On ne distingue
qu'un semis de glomérules entourés de tubes urinifères plus ou
moins altérés.

Les petits vaisseaux sont dilatés, leurs tuniques sont épaissies et très-fibreuses.

Telle est la disposition générale de la coupe à un faible grossissement. Quand on cherche à se rendre compte de l'état des
différentes parties de cet ensemble, on voit que le tissu conjonctif est absolument infiltré de noyaux surtout dans le voisinage des vaisseaux. Près de certains glomérules, il existe même
des amas nucléaires qui par places arrivent presque à communiquer par des trames d'éléments de nouvelle formation. Au
milieu de cette gangue conjonctive dont l'hétérogénie est absolue, rampent de petites artères très-dilatées, très-flexueuses, à
parois très-hypertrophiées, à tuniques interne et externe surtout
développées, atteintes en un mot d'endopériartérite scléreuse.

Les glomérules sont également très-modifiés. Dans la partie
moyenne de la zone centrale, on en observe quelques-uns qui
paraissent plus ou moins normaux, sauf la glomérulite interne
qui les atteint tous.

Mais principalement vers la limite interne ou externe de
cette couche, on observe graduellement la transformation
fibreuse de ces glomérules, et, sous la capsule, tous sont devenus absolument fibreux et sont le point de départ, le centre
d'une zone scléreuse à peu près circulaire. Les tubes qui persistent encore ont conservé leur épithélium qui présente partout des traces de désintégration granuleuse ou colloïde; mais
leurs diamètres sont absolument variables. Les uns ont un
diamètre double ou triple et sont dilatés en ampoules ; les
autres sont au contraire rétrécis jusqu'à suppression totale de
la cavité centrale et paraissent comme étouffés par la rétracti-
lité des tissus avoisinants et la compression que les éléments
accumulés exercent sur eux.

En résumé, ce rein présente les lésions ordinaires de la

néphrite interstitielle secondaire par rétention, à divers degrés de développement suivant que l'on considère les parties plus ou moins atteintes. En présence de pareilles lésions qui, sans doute, bien que l'analyse qui précède ne le dise pas expressément, étaient à leur summum au niveau du point où la rupture s'était faite, on comprend que ces substances médicamenteuses administrées par la voie buccale n'aient pu passer dans le liquide de la fistule. On sait du reste que le salicylate de soude est interdit aux malades, atteints d'une affection des reins capable de compromettre leur fonctionnement. L'urée seule qui, comme l'a montré le professeur Bouchard, est de tous les corps solubles celui qui filtre le plus aisément à travers le rein, pouvait être retrouvée dans ce même liquide, et encore en quantité bien inférieure à celle que renferme l'urine normale.

Il y aurait là matière à certaines considérations physiologiques dont ce n'est pas ici le lieu.

Suites de l'opération. — L'histoire du malade à la suite de cette opération peut être partagée en deux périodes.

L'une va du jour où la néphrectomie fut pratiquée jusqu'à celui où la plaie fut cicatrisée, à l'exception d'un étroit trajet fistuleux.

PREMIÈRE PÉRIODE, de cicatrisation de la plaie opératoire.— Ce fut la période dangereuse. J'en transcris le détail d'après les notes prises pour deux jours.

Le 3 juillet soir (soir de l'opération). Temp. 38°, 5. Pouls 116, petit, irrégulier ; subdelirium ; soif ; pas de vomissement ; grand abattement.

Le 4 juillet matin. — Vomissement et nausées cette nuit, débutant immédiatement après deux piqûres de morphine faites l'une à huit heures du soir, l'autre à une heure du matin.

Ce matin il n'y a plus de subdelirium ; nausées et vomissements.

Etat général meilleur. T. 39°. P. 124, régulier, plein. Les urines sont claires, d'aspect absolument normal.

Quantité : 750 gr. depuis l'opération.

Proportion d'urée : 20 gr. par litre (1).

____

(1) Je donne un tableau du relevé des quantités d'urine émise en 24 heures,

Le 4 soir. T. 39°,8. P. 132, régulier, moins faible. Vomissement. Subdelirium. Prostration bien marquée.

Glace, sirop de chloral.

Le 5. T. 38°. P. 124; a reposé jusqu'à 3 heures du matin, sous l'influence du chloral. Depuis 3 h. 1/2 du matin, nausées et vomissements reparaissent. Extrait d'opium 2 centigr. ; 10 minutes plus tard, demi-bol de bouillon froid suivi immédiatement de nouvelle dose de 2 centigr. d'opium.

Des nausées, mais pas de vomissements. Le malade s'endort et à son réveil, une heure et demie plus tard, nouveau bol de bouillon froid qui est parfaitement digéré.

A 9 heures du matin, état général bien meilleur Fièvre moins forte (v. T. et P. plus haut).

Le 5 juillet soir. T. 39°,4. P. 130. Bonne journée, a dormi, ni subdelirium, ni prostration ; quelques nausées, mais pas de vomissements.

Le 6. T. 38°,6; P. 112, régulier, plein.

La nuit a été bonne, ni vomissements, ni nausées. La langue est et a toujours été humide, à peine blanche; souffre peu ou point au lieu de l'opération.

Etat général bon, le malade est bien moins abattu, se sent mieux. Lait, bouillon, rôti.

Urines troubles, très-chargées d'urate.

Le 6 juillet soir. T. 39°, 6. P. 118. La journée a été bonne. Il est à noter que depuis l'administration de bouillon entre deux pilules d'opium, les vomissements n'ont pas reparu. Lavement, selle copieuse.

qui a été fait à la suite de l'opération avec les proportions d'urée par litre :

4 juillet.	Quantité d'urine	750 gr.	Proportion d'urée par litre	20 gr.
5 —	—	600	—	—
6 —	—	500	—	—
7 —	—	680	—	—
8 —	—	850	—	63
9 —	—	1125	—	43
14 —	—	1000	—	28
23 —	—	10.0	—	—
1ᵉʳ août	—	750	—	25
22 —	—	900	—	22

B.   19

Le 7. T. 39°,2 ; P. 112. Léger frisson cette nuit. Souffre au niveau de la plaie. Premier pansement qui se borne au changement de la gaze iodoformée placée à la surface de la plaie.

Soir. La journée a été moins bonne. Céphalalgie intense. T. 39°,6 ; P. 106. Malaise général, vue trouble ; quelques nausées ; souffre beaucoup de la plaie.

Pansement. — Ablation de six points de suture, trois à chaque extrémité de la plaie. Réunion solide. On enlève les quatre tampons de gaze iodoformée qui avaient été placés au fond de la plaie. Lavage avec une solution phéniquée à 1/20 poussée dans les tubes et injection dans les mêmes tubes d'une solution de chlorure de zinc à 3/20.

Sulfate de quinine 1 gr. en deux fois à une heure d'intervalle.

Le 8, matin. T. 38°,5 ; P. 100. Bonne nuit. Etat manifestement meilleur. Pas de nouveaux frissons. Pas de nausées. Pansement. Lavage phéniqué et injection de la solution de chlorure de zinc dans le tube. Pansement : gaze iodoformée et phéniquée. Sulfate de quinine 0,50 centigr.

Soir. T. 39°,2 ; P. 104. Bonne journée. Pansement comme plus haut, moins l'injection de chlorure de zinc. Sulfate de quinine 0,50 centigr.

Le 9. T. 38°,2 ; P. 94. Nuit agitée, délire. Bourdonnements d'oreille ; va mieux ce matin.

Pansement comme hier matin. L'injection de chlorure de zinc cause d'assez vives douleurs. Sulfate de quinine 0,50 centigr.

Le 9, soir. T. 38°,2 ; P. 100. Pansement (pas d'injection). Sulfate de quinine, 0,25 centigr.

Le 10, matin. T. 37°,6 ; P. 94. Pour la première fois, le malade ressent un bien-être réel, se sent aussi fort, dit-il, qu'avant l'opération. Pansement sans injection de chlorure de zinc ; sulfate de quinine, 0,25 centigr.

Soir. T. 37°,8 ; P. 102. Bonne journée, prend un peu de poulet avec plaisir. Pansement. Quinine 0,25 centigr.

Le 11, matin. T. 37°,6 ; P. 96. Bon état ; suppression du sulfate de quinine. Pansement. Ablation de deux drains de la plaie lombaire, on n'en laisse qu'un seul. Le drain antérieur dans le trajet fistuleux abdominal est raccourci de 3 centim., sa longueur totale était environ de 9 centim.

Soir. T. 38°,4; P. 102. Pansement, bien qu'il soit à peu près intact. La suppuration a bien diminué.

Le 12, matin. T. 37°,2; P. 96. Très-bonne nuit. Pansement; toutes les parties mortifiées par l'action du chlorure de zinc sont éliminées. Suppuration très-peu abondante.

Soir. T. 38°,2; P. 100 ; pas de pansement.

Le 13. T. 37°,2; P. 96. Pansement, la plaie bourgeonne.

Soir. T. 38°,2.

Le 14. T. 37°,2; P. 96. Pansement de Lister. Soir. T. 38°.

Le 15. T. 37° ; P. 96.

Le 20. T. 37°; P. 86. Va très-bien, bon appétit.

Le 23. La plaie abdominale (trajet fistuleux primitif) est, guérie.

La plaie lombaire diminue rapidement d'étendue.

Etat général excellent.

DEUXIÈME PÉRIODE. — De la fin de la période aiguë à la guérison définitive (plaie devenue fistuleuse).

1er au 31 août. Alternatives de suppuration modérée et abondante qui s'accompagne de l'élimination successive de gros fils de soie, placés sur les points pédiculisés au cours de l'opération. Mais déjà à la fin de ce mois, on remarque qu'au pus se mêle un liquide d'aspect jaunâtre, assez analogue à celui que l'on recueillait par la fistule primitive ; ce liquide s'écoule particulièrement lorsque l'on presse sur le flanc gauche du malade ; au-dessous des fausses côtes, en avant de la plaie de la région lombaire l'écoulement de ce liquide augmente aussi dans les grands mouvements respiratoires.

L'état général va s'améliorant tous les jours, la plaie est presque réduite à un simple trajet.

1er au 30 septembre. Le bien-être général s'accentue, les forces reviennent peu à peu. Le malade se lève pour la première fois, le 3 septembre, pendant un quart d'heure dans un fauteuil. Malgré quelques défaillances, il parvient peu à peu à prolonger ce temps passé hors du lit.

Mais l'écoulement du liquide dont il a été question augmente notablement.

On peut en recueillir une certaine quantité ; il est transparent, blanc jaunâtre. Par le repos, après dépôt des parties solides en suspension, il a l'aspect de l'urine,

L'analyse y révéle une quantité d'urée dont 'les proportions pour un litre serait de 1,237 par litre. Les urines rendues par la miction sont normales, leur quantité par 24 heures est de 7 à 900 gr., elles contiennent 22 à 25 gr. d'urée par litre.

1er au 31 octobre. L'état général s'améliore de plus en plus. Le malade est en pleine convalescence.

Localement il ne reste plus qu'un trajet fistuleux dans la région lombaire qui tarde à se fermer. On commence à se préoccuper de la persistance de ce trajet et de l'abondance relative du liquide qu'il fournit.

Ce liquide contient toujours une quantité notable d'urée, il devient évident qu'il doit provenir de la petite portion du parenchyme rénal saisie dans la ligature et abandonnée au fond de la plaie. L'écoulement a sensiblement augmenté, mais surtout après la sortie du dernier fil à ligature jeté sur le pédicule.

Je me préoccupe alors d'arriver à détruire sur place ce fragment de substance sécrétante qui entretient l'écoulement.

Le 6 octobre. Cautérisation de la partie la plus reculée du trajet (préalablement dilaté avec de la laminaire) au galvanocautère, introduit à froid, de façon à ce qu'il pénètre bien au fond avec résultat.

Du 10 au 17 octobre. Cautérisations répétées avec le chlorure de zinc : des bourdonnets d'ouate trempés dans une solution de ce sel, à 6/20, sont introduits dans le trajet et sont laissés pendant 24 heures.

Pas de résultat.

L'écoulement n'est pas seulement séreux, mais aussi purulent. Le pus s'accumule évidemment dans la cavité à laquelle aboutit le trajet fistuleux et d'où on le fait sortir en abondance en pressant au niveau des fausses côtes et de la région sousjacente. Un drain est introduit dans le trajet et poussé presque dans une cavité.

Le liquide analysé donne une proportion de 1 gr. 115 d'urée par litre (fin octobre).

1er au 30 novembre. On se contente pendant cette période

de faire dans le trajet des injections de teinture d'iode pure qui n'ont d'autre résultat que de diminuer notablement l'écoulement purulent. Le drain placé dans le trajet est peu à peu raccourci, puis retiré. On croit que l'on touche à la guérison. — Le pansement qui consiste simplement en une couche d'ouate hydrophile appliquée sur la place n'est presque plus salie par le pus, mais il est toujours abondamment imbibé de liquide.

Ce liquide renouvelé contient toujours une certaine quantité d'urée, 0,815 par litre (fin novembre).

1er au 31 décembre. Même état; l'écoulement persiste. On dilate de nouveau le trajet afin de pouvoir introduire par un fil dans le côté un petit tampon d'ouate trempé d'une solution de chlorure de zinc au 1/3.

Le liquide recueilli à la fin de novembre et décembre ne contient plus de traces d'urée.

1er janvier au 1er mars 1884. La fistule peut encore fournir un peu de liquide séro-purulent, mais qui, dès le commencement de janvier, ne contient plus d'urée. Je fais continuer d'une façon plus ou moins régulière des injections dans le trajet avec une solution de chlorure de zinc à 6,20.

Dans le cours de février, on constate que le drain volumineux placé dans le trajet ne pénètre pas assez profondément. Il existe une autre cavité qui reste certainement en dehors de l'action du liquide injecté. Au moyen d'une pince, je porte jusqu'au fond de cette autre cavité un drain moins gros et beaucoup plus long.

L'introduction de ce drain détermine une assez vive douleur dans la fosse iliaque gauche. L'injection au chlorure de zinc poussée dans le tube cause aussi une vive douleur dans toute la moitié gauche du ventre ; presque instantanément, le visage s'injecte, le corps se couvre de sueurs profuses ; un à deux vomissements surviennent.

Ce malaise est passager.

Cinq jours après, ce malaise inquiétant est suivi de nouveaux phénomènes.

Mais en même temps, l'écoulement diminue sensiblement. A partir du 1er mars, le drain est peu à peu raccourci et complètement retiré le 14 mars.

La plaie se ferme dès lors rapidement et le 18 mars, le malade
qui, depuis longtemps circulait dans l'hôpital, sort complètement
guéri.

Je l'ai revu plusieurs fois depuis lors, la plaie est restée
close et l'état général est excellent.

OBSERVATION 157. — *Fistule urétéro-abdominale de l'uretère
gauche consécutive à une hystéro-ovariotomie.— Néphrectomie.
— Guérison.—* Par **Simon** (1).

La malade, âgée de 46 ans, femme d'un cultivateur, avait été
opérée par le Dr Walther d'une tumeur kystique de l'ovaire, un
an et demi avant son admission à la clinique chirurgicale de
Heidelberg.

L'incision abdominale une fois faite, on découvrit que la tumeur ovarienne était si intimement adhérente à l'utérus très-augmenté de volume, que l'ovariotomie fut combinée à l'hystérotomie.
Mais la tumeur ovarienne n'était pas seulement adhérente à l'u-
térus, elle l'était encore à l'uretère gauche, de sorte que, pour
son ablation, on dut disséquer l'uretère sur toute sa circonférence.
L'opérée guérit, mais il resta une fistule abdomino-uretérale à
travers laquelle s'échappait toute l'urine provenant du rein
gauche. La fistule était double : l'une, au-dessous de l'ombilic par
la cicatrice abdominale ; l'autre, par le tronçon du col utérin et
le vagin. J'essayai de porter remède à cette situation intolérable,
en tentant d'établir une communication entre l'uretère et la vessie et d'obtenir consécutivement l'occlusion de l'ouverture anormale. Mais après plusieurs essais infructueux, pendant lesquels
la vie de la malade fut plusieurs fois en danger, j'abandonnai ce
projet.

Les essais tentés pour obtenir l'oblitération de l'uretère et par
là l'oblitération du rein durent être abandonnés, à cause des
symptômes graves qui se manifestèrent. En dernier lieu, je pensai
à l'extirpation du rein.

Opération, 2 *août* 1869. — En présence d'un grand nombre de

(1) Deutsche Klinik, 1870. — Chirurgie der Nieren, 1871.

médecins et d'élèves, la malade étant chloroformée et couchée sur le ventre, une première incision des téguments fut dirigée du bord inférieur de la onzième côte jusqu'au milieu de l'intervalle de la douzième à la crête iliaque, à une distance de 5 centimètres environ en dehors des apophyses épineuses des vertèbres. Divisant ensuite couche par couche les tissus sous-jacents, les aponévroses des muscles petit oblique et transverse, je refoulai en bas le bord externe du muscle sacro-épineux, le long duquel l'incision avait été pratiquée et le carré lombaire fut incisé.

Le rein ainsi mis à découvert sans que les nerfs grand et petit abdominaux, ni aucun organe important fussent lésés, la capsule cellulo-adipeuse fut ouverte de haut en bas et le rein isolé, énucléé avec le doigt, fit saillie au dehors.

Une forte ligature fut jetée sur les vaisseaux rénaux et l'excision fut faite en ne laissant qu'une portion du hile destinée à servir de point d'appui et à l'empêcher de glisser. Quelques points de sutures réunirent les deux extrémités de l'incision. L'opération avait duré quarante minutes.

Des vomissements bilieux, dus probablement au chloroforme, survinrent sans fièvre notable le lendemain. Urine trouble et peu abondante ; suppression de l'écoulement par les fistules.

Le surlendemain, pouls : 130 à 140 pulsations ; symptômes de péritonite commençante.

Pas de trace de paralysie des membres inférieurs, comme chez les chiens néphrotomisés ; pas de délire. Etat local satisfaisant ; pus rare et de bonne nature. On enlève quelques points de suture.

Le 1er novembre, il n'y avait plus de fièvre ; bon appétit. L'opérée reprenait des forces et commençait à se lever.

Dès le 29, la plaie était cicatrisée, sauf le pertuis des ligatures donnant une ou deux gouttes de pus par jour. Enfin, la malade a quitté l'hôpital complètement guérie quelques jours après.

OBSERVATION 158. — *Fistule urinaire lombaire à la suite d'une blessure dans cette région. — Néphrectomie. — Mort.—* Par **Von Bruns** (1).

Un soldat reçut, il y a quatre mois (2 décembre 1870), un coup de feu dans le côté gauche. L'orifice d'entrée du projectile se trouve sur la ligne axillaire au-dessous de la 12e côte, l'orifice de sortie à 1 cent. de la 2e vertèbre lombaire. Le premier jour, l'urine contenait du sang, puis elle ne devient qu'albumineuse.

L'urine passe par la plaie. Quelques semaines après, rétention d'urine et incision au niveau de la fistule inférieure. Sortie d'urine trouble.

Etat actuel : l'urine qui passe par les 3 fistules contient du pus, celle de la vessie est claire, non albumineuse.

De petits calculs du volume d'un grain de millet ou d'une lentille sortent par la plaie.

Opération, le 23 mars 1871. — Incision lombaire au niveau de la plaie. Ecoulement d'un liquide sanguinolent et purulent.

Pour agrandir cette plaie, on résèque 2 cent. de la douzième côte. Hémorrhagie par l'artère intercostale. Le rein ne se laisse pas décoller facilement au niveau de son extrémité inférieure.

Ligatures du hile difficiles à poser. Excision du rein qui présente une masse parsemée d'abcès multiples.

Dix heures après l'opération, le malade meurt dans le collapsus.

OBSERVATION 159. — *Fistule uretéro-abdominale à la suite d'ovariotomie. — Néphrectomie.— Mort. —* Par **Albert** (2).

Femme, 35 ans ; péritonite il y a quatre ans ; fièvres intermittentes fréquemment. Dans ces derniers temps, vives douleurs dans

(1) LANSER. Wurtembergisches med. Correspondenzblatt, Bd. XII, 1871. — Revue Scien. méd., t. I, p. 972, 1873.

(2) Allg. Wiener mediz. Zeitung, 17 février 1885.— La France médicale, t. II, p. 1733, 1885.

le bas-ventre avec troubles de la miction et de la défécation. —
Tumeur dans l'hypogastre.

Diagnostic. — Kyste de l'ovaire qui fut opéré et trouvé adhérent
à droite à la vessie et aux parois du bassin.

Pédicule saisi par une pince qui tomba le dizième jour. Alors
douleurs dans le rein droit. Après la chute de la pince, il s'écoula
de l'urine par le pédicule. Fistule urétéro-abdominale ; sur ces
entrefaites, abcès rétropéritonéal.

Opération, 20 *octobre* 1876.— Incision lombaire. Enucléation de
la partie inférieure du rein difficile. Ligature du pédicule. Extirpation de l'organe. 10 heures après, vomissements et 24 heures
après, mort de péritonite.

OBSERVATION 160.— *Fistule urétéro-utérine.— Néphrectomie.*
— Guérison. — Par **Zweifel** (1).

Malade de 29 ans. Porte une fistule urétéro-utérine à la suite
d'un accouchement au forceps. Fistule douloureuse. Toutes les
opérations qui ont été tentées pour guérir la fistule (recherches du
bout vésical de l'uretère, etc.) ont échoué.

Etat actuel. — De l'orifice utérin suinte une urine trouble, peu
abondante et légèrement purulente. Le cathétérisme de l'uretère
réussit, la sonde glisse à gauche et en haut. L'urine retirée par
l'urètre ne présente rien d'anormal.

Une injection de lait dans la vessie prouve qu'il n'existe aucune
communication entre cet organe et l'utérus.

Opération, le 8 *janvier* 1879. — Incision lombaire. Le rein se
déchire dans un endroit, ce qui fait saigner le parenchyme assez
abondamment. Le rein pris avec la pince de Nélaton est tiré en
dehors et facilement décollé. Le pédicule est lié avec de la soie.

Le parenchyme du rein gauche était dégénéré. Guérison après
une suppuration prolongée entretenue par les fils à ligature.

(1) Archiv. f. Gynækologie, Bd. XV, Heft I, p. 1.

OBSERVATION 161. — *Fistule uretéro-vaginale de l'uretère droit. — Néphrectomie. — Guérison. —* Par **Czerny** (1).

Malade, 27 ans. Accouchement, il y a 5 mois avec forceps, qui a eu pour conséquences une fistule uretéro-vaginale. L'orifice de la fistule se trouve à 2 cent. à droite et en avant de l'orifice utérin. Le cathétérisme ne réussit pas. Urine vésicale normale.

Opération, le 3 mars 1880.—Incision lombaire dans le prolongement de la douzième côte dont 2 cent. 1/2 furent réséqués. Légère hémorrhagie artérielle, s'arrêtant facilement. Enucléation du rein difficile. L'artère rénale isolée est liée ; ensuite le pédicule est lié en masse et réséqué.

Guérison sans suppuration.

OBSERVATION 162. — *Fistule uretéro-vaginale de l'uretère droit. — Néphrectomie. — Guérison. —* Par **Stark** (2).

Malade, 17 ans ; fistule uretéro-vaginale de l'uretère droit. Incontinence d'urine.

Opération, avril 1880. — Ablation du rein droit. Guérison.

OBSERVATION 163. — *Fistule uretéro-utérine de l'uretère droit. —Néphrectomie. — Guérison. —* Par **Crédé** (3).

A la suite d'une fausse couche de 4 mois, la malade, âgée de 26 ans, fut atteinte d'une paramétrite, après laquelle elle commença à perdre ses urines goutte par goutte. L'uretère droit s'abouche dans le col utérin. L'urine de la vessie est claire.

Opération, le 19 mai 1880. — Incision lombaire, décollement de

(1) Langenbeck's Arch., Bd. XXV, 1880, p. 858.
(2) Thèse inaugurale de Hans Bolz, Dorpat, 1883.
(3) Archiv. für Gynækologie, Bd. XVII, p. 312.

l'organe facile jusqu'à son extrémité supérieure qui présente des adhérences avec le péritoine.

Le pédicule fut lié. Ligature d'une artère rénale accessoire. Guérison sans complications.

OBSERVATION 164. — *Blessure de l'uretère par instrument tranchant. — Fistules urinaires. — Néphrectomie. — Mort. —* Par M. le D[r] **Le Fort** (1).

Il s'agit d'un cordonnier, âgé de 23 ans, qui, dans un but de suicide, s'était donné un coup de tranchet au-dessous des fausses côtes droites, à 4 centimètres environ de la ligne médiane. Il en était résulté une plaie transversale de 15 millimètres environ qui fut fermée avec du collodion. Le troisième jour (27 septembre 1879), apparaissaient des symptômes de péritonite partielle qui dominèrent toute la scène jusqu'au 3 octobre suivant. C'est alors que survint une tension extrême de la paroi abdominale, limitée au côté droit. La peau devint chaude, luisante et œdémateuse. Il y avait de l'empâtement.

Le 14 octobre, la fluctuation étant devenue appréciable, M. Blum, qui remplaçait le professeur Le Fort, ouvrit l'abcès au-dessus du pli de l'aine. Il sortit un litre à un litre et demi d'un liquide jaunâtre, ressemblant à de la sérosité ascitique, puis une quantité considérable de pus bien lié et sans odeur. Une contre-ouverture pratiquée dans la région lombaire permit de passer un drain et de faire des lavages.

Le 1er novembre, M. Le Fort, qui avait repris son service, remarqua que le liquide qui s'écoulait en même temps que le pus avait un peu l'odeur de l'urine. Une analyse, pratiquée le 8, démontra qu'en effet il avait la composition de l'urine ammoniacale.

La quantité d'urine rendue ainsi par les fistules était à peu près égale à celle qui sortait par les voies naturelles.

L'écoulement diminua peu à peu et finit même par disparaître complètement à la fin de décembre. Mais il reparut bientôt, pour

(1) Bulletin de l'Acad. de méd., 1880.

cesser de nouveau et reparaître ensuite. Le malade resta au milieu de ces alternatives jusqu'à la fin d'avril 1880.

Pour s'assurer s'il n'y avait pas de plaie vésicale, M. Le Fort fit dans cet organe une abondante injection d'une solution d'iodure de potassium et badigeonna les bords des fistules d'une solution de nitrate de plomb S'il y avait eu communication avec la vessie, on aurait eu un abondant précipité d'un jaune intense. Or, rien de pareil ne se produisit. M. Le Fort constata aussi que le salicylate de soude était éliminé, aussi bien par l'urine des fistules que par l'urine vésicale. Il était dès lors bien certain que l'on avait affaire à une section de l'uretère ayant amené un phlegmon intra-abdominal. Pour remédier à un tel état de choses, qui ne pouvait manquer d'amener plus ou moins vite la mort du malade, il n'y avait qu'une seule opération à tenter : l'extirpation du rein.

Opération, le 20 mai 1880. — Une incision verticale, s'étendant des dernières fausses côtes à la crête iliaque, fut faite à quatre travers de doigt en dehors des aphophyses épineuses. Le carré des lombes une fois incisé un peu en dehors de la gouttière formée par ce muscle et la masse sacro-lombaire, M. Le Fort arriva sur l'atmosphère celluleuse du rein. Il fut alors obligé d'agrandir la plaie au moyen d'une section de la douzième côte. La capsule étant extrêmement épaissie et adhérente aux parties voisines, il l'incisa dans presque toute sa hauteur et put ainsi décortiquer assez facilement le rein. Une très-forte ligature fut menée jusqu'au hile et serrée par un double nœud. Quelques coups de ciseaux suffirent alors pour amener l'organe au dehors. Un pansement très-simple, formé de compresses trempées dans un mélange d'eau et d'alcool camphré, fut appliqué sur la plaie.

A *l'autopsie*, dans le petit bassin existait un épanchement sanguin que l'on peut évaluer à 80 grammes. Cependant, il n'y avait aucune communication entre la cavité péritonéale et le foyer de l'abcès. Ce foyer, assez vaste, tapissé en grande partie par les restes de la capsule adipeuse épaissie communiquait d'une part, avec un trajet fistuleux sous-péritonéal aboutissant à la fistule lombaire, d'autre part, avec un second trajet long et anfractueux, creusé sous le péritoine pariétal postérieur et aboutissant à la fistule inguino-abdominale. Le bout supérieur de l'uretère, trèscourt, s'engageait dans l'épaisseur même de la paroi de la poche

qui environnait le rein et s'ouvrait dans cette cavité ; à côté de lui,
se trouvait l'orifice supérieur du bout inférieur, lequel se perdait
également dans la paroi de la poche.

Le rein enlevé avait une épaisseur normale, mais paraissait
plus long que d'ordinaire. Il était congestionné.

OBSERVATION 165. — *Fistule uretéro-abdominale consécutive
à l'incision d'une hydronéphrose du rein droit. — Néphrectomie. — Guérison. —* Par **Spiegelberg** (1).

Femme, 27 ans, souffre depuis dix ans dans l'hypochondre droit
et depuis trois ans, il s'est developpé une tumeur dans cette
région.

Opération, le 22 novembre 1879.— Le kyste fut incisé et ses bords
suturés aux parois abdominales. Malgré de nombreux badigeon-
nages iodés du fond du kyste, il persista une fistule rénale au
niveau de la paroi abdominale et par cette fistule, s'écoulait une
urine claire. L'urine de la vessie est normale.

Opération, le 29 mai 1880. — Incision sur la ligne blanche le long
de l'incision précédente. La poche hydronéphrotique est petite,
le rein paraît allongé. Il est difficile d'en isoler le hile. Une autre
incision oblique de 5 cent. fut faite à 1 centim. au-dessus de
l'ombilic. Les vaisseaux furent isolés et liés d'abord en masse,
puis séparément. L'uretère est perméable. Après une suppuration prolongée et l'élimination des ligatures, la guérison complète s'établit.

La malade rend de 1,000 à 1,800 gr. d'urine normale dans les
24 heures, et quelques semaines après, elle en rend 3,000 gr.

(1) Arch. f. Gynækologie, Bd. XVII, 1881.

OBSERVATION. 166. — *Cancer de l'utérus bouchant l'uretère gauche. — Hystérotomie et Néphrectomie dans la même séance. — Mort.* — Par **Bardenheuer** (1).

Malade, 4S ans, atteinte d'un cancer de l'utérus. L'uretère gauche est bouché par le carcinome. Sécrétion de l'urine normale.

Opération, le 30 *octobre* 1880. — Incision d'après Simon. L'énucléation du rein est facile. Ligature du pédicule en masse. Ensuite, incision sur ligne blanche pour hystérotomie. Drainage. Néphrectomie et hystérotomie en une séance.

Mort au bout de deux jours par collapsus.

Le rein droit et le cœur présentent de la dégénérescence graisseuse.

OBSERVATION 167. — *Fistule urinaire inguinale gauche consécutive à l'incision d'une volumineuse hydronéphrose. — Néphrectomie. — Guérison.* — Par M. le Dr **Le Dentu** (2).

L'observation que voici résume l'histoire d'une hydronéphrose depuis son début jusques et y compris l'extirpation du rein malade.

C'est au mois de mars 1875, que je fus appelé pour la première fois auprès de M. X..., âgé alors de 32 ans, artiste dramatique; c'est au mois d'avril de cette année, que je lui ai pratiqué la néphrectomie.

Les divers accidents qui ont précédé une première intervention valent la peine d'être relatés.

Au mois d'avril 1874, il y a sept ans, angine simple et presque en même temps, douleurs dans le flanc gauche, accompagnées de vomissements.

En décembre de la même année, crise de la même nature, à cela près que les douleurs s'étaient déplacées et avaient gagné la région épigastrique profonde.

(1) Drainirung der Peritoneal Höhle, 1881.
(2) Archives générales de médecine, 1884, p. 641. — Revue de Chirurgie, 1886, p. 116.

M. X... fait à la Maison de Santé un séjour de trois semaines, pendant lequel on le traite pour une néphrite.

Le 6 janvier 1875, se déclare un frisson qui dure une heure et qui est suivi d'une fièvre presque continue. Dans la pensée que le malade est menacé d'un abcès périnéphrétique, M. Siredey le renvoie à la Maison de Santé.

Au bout d'un mois et demi, cette menace semble avoir avorté. Il n'y a pas de collection liquide constatable dans le flanc gauche qui continue à être le siège de douleurs assez vives. Celles-ci envoient des irradiations dans la jambe du même côté.

Le 5 mars 1875 seulement, M. Siredey découvre dans le flanc gauche une tumeur liquide. Je constate, à mon tour, le surlendemain, qu'elle descend jusque vers le ligament de Poupart, qu'une bosselure saillante et très-molle s'élève immédiatement au-dessus du pli inguinal, que la fluctuation se sent nettement jusqu'à huit centimètres en dedans de l'épine iliaque, et je tombe d'accord avec M. Siredey sur la nécessité de l'incision de cette tumeur, quelle que soit la nature de son contenu, pour mettre fin sans délai à des souffrances datant de quatre mois.

Une incision de trois centimètres, pratiquée sur la bosselure signalée plus haut, donna issue à une quantité considérable d'un liquide tout à fait séreux, légèrement citrin, auquel se mélange bientôt du sang en assez grande abondance pour en modifier notablement les caractères physiques et chimiques.

Un long tube à drainage fut placé dans la poche aussi profondément que possible.

Pendant une dizaine de jours, il ne s'en échappa guère que du sang altéré ; pendant cette période, des phénomènes fébriles intenses résultèrent de la résorption des substances putrides retenues dans le foyer. A l'écoulement de sang succéda bientôt un écoulement purulent, indice certain des modifications de la paroi, survenues depuis l'ouverture de cette vaste poche. Je commençais à espérer une oblitération graduelle à la suite d'une suppuration franche, lorsqu'un incident nouveau vint me démontrer que j'avais affaire à une hydronéphrose.

Le onzième jour après l'incision, le malade m'annonça qu'il passait de l'urine par la plaie.

Au bout de peu de jours, j'en recueillis jusqu'à 400 grammes qui s'étaient échappés par la voie anormale, quantité presque égale à celle qui avait été rejetée au dehors par le canal de l'urèthre.

Les analyses comparatives suivantes offrent un tableau fidèle des différences des deux urines :

URINE DE LA VESSIE	URINE DE LA FISTULE
Dépôt nul.	Dépôt notable.
Réaction acide.	Réaction alcaline.
Densité, 1,015.	Densité, 1,040.
Matières fixes, 32.	Matières fixes, 48.
Urée, 8 gr. 426.	Urée, 7 gr. 686.
Acide urique, 0,301.	Acide urique, traces.
Albumine, 0.	Albumine, quantité notable.

Cependant, la quantité d'urine fournie par la fistule alla en diminuant peu à peu, si bien qu'au bout de quelques mois le malade put reprendre sa profession d'artiste dramatique, à condition de maintenir constamment un tube à drainage dans le trajet et de renouveler plusieurs fois par jour le pansement dont il lui était impossible de se passer.

Mais il y a environ deux ans, sa situation cessa d'être tolérable. Des engorgements réitérés occasionnant des abcès très-douloureux, des accès de fièvre violents portèrent rapidement atteinte à sa santé. L'amaigrissement avait fait de tels progrès, vers le commencement de cette année, que cette série d'accidents devait à bref délai aboutir à la mort.

Dans ces conditions, il m'était permis de parler au malade de l'extirpation du rein. Il comprit sans peine qu'en supprimant la source de l'écoulement urineux, je coupais court aux complications graves qu'il occasionnait sans cesse. Après quelques heures de réflexions, il me supplia de le débarrasser de ses souffrances, me déclarant qu'il se remettait entre mes mains avec une entière confiance.

Je résolus d'intervenir sans retard, mais il me paraissait peu probable que l'extirpation du rein pût se faire d'une façon régulière.

Il était à craindre que cet organe dilaté, enflammé, n'eût con-

tracté des adhérences étendues avec le péritoine et la paroi abdominale. Il y avait des chances pour que le hile, traversé par le
goulot de la portion extra-rénale de l'hydronéphrose, fût difficile à
saisir dans une ligature. Enfin, la poche elle-même pouvait présenter des diverticulums profonds, placés hors de la portée des
doigts et des instruments.

En prévision des difficultés que mes réflexions me permettaient
d'entrevoir, je me tins prêt à exécuter un des trois plans opératoires que voici :

1o Dans le cas où je trouverais le rein bien isolé des tissus voisins,
non adhérent au péritoine, j'en ferais l'extirpation aussi complète
que possible.

2o En cas d'adhérences fortes et étendues, je tâcherais de jeter
une ligature autour du hile, de manière à tarir la sécrétion urinaire en supprimant l'arrivée du sang dans le rein.

3o Enfin, si je rencontrais une grande poche communiquant avec
la fistule, je me contenterais, faute de mieux, de faire le drainage
du trajet dans toute sa longueur, afin de prévenir les engorgements inflammatoires, tout en laissant persister l'écoulement
d'urine.

C'était, comme on le voit, faire largement la part de l'imprévu.

Opération. — Je procédai à l'opération, le 14 avril de cette
année (1881), à la maison des frères Saint-Jean-de-Dieu, en présence de MM. les docteurs Barbeu-Dubourg et Coudray de Lauréal, et de MM. Auvard et Boiteux, internes des hôpitaux.

Le malade étant profondément anesthésié, je fis avec le couteau
galvanique, le long du bord externe de la masse sacro-lombaire,
une longue incision d'environ douze centimètres, débordant par
en haut la douzième côte et par en bas la crête iliaque. Au lieu de
rechercher à dessein le bord externe du muscle carré crural, je
trouvai tout avantage à passer au travers, à en exciser même un
fragment, afin de me ménager une voie plus large jusqu'au rein.
Après avoir lié deux ou trois vaisseaux de quelque importance,
j'incisai le dernier plan aponévrotique et j'aperçus le tissu graisseux, constituant ce qu'on appelle la capsule graisseuse du rein.

C'était déjà bon signe. Il était présumable que le rein n'était pas
adhérent. Je m'en assurai en déchirant cette graisse avec un instrument mousse et avec le doigt indicateur de la main gauche. Au

B.   20

fond de la déchirure apparut bientôt la face postérieure du rein.
Je suivis cette face jusqu'au bord externe que je contournai de
manière à décortiquer à son tour la face antérieure, puis les deux
extrémités, le tout avec les précautions nécessaires pour ne pas
rompre les branches artérielles volumineuses que l'on rencontre quelquefois au milieu du tissu graisseux, branches de
l'artère rénale qui, au lieu de pénétrer dans l'organe au voisinage
du hile, se portent au loin et ne s'enfoncent dans la couche corticale qu'après un trajet de plusieurs centimètres.

Après avoir complètement isolé le rein, je reconnus qu'il était
mollasse dans une grande partie de sa hauteur et qu'il semblait
perdre de son volume à mesure que je le comprimais, sans doute,
parce que je refoulais dans la partie inférieure de la poche l'urine
qu'il contenait.

Le pédicule était au moins deux fois aussi volumineux que
dans l'état normal et ne se réduisit guère par la pression des
doigts. Les battements de l'artère rénale ne se percevaient pas
nettement.

Cette augmentation de volume du hile ne pouvait rendre absolument impossible l'application d'une ligature, mais je devais
m'attendre à certaines difficultés pour bien placer le fil. En vain,
j'essayai de dégager les vaisseaux et le bassinet des tissus fibreux
au milieu desquels ils étaient plongés ; il fallut m'arrêter devant
une trop grande résistance. D'ailleurs, j'avais le rein tout entier
dans la main ; c'était tout ce qu'il me fallait.

Pour passer un fil double de catgut autour du pédicule, j'essayai
de divers instruments ; je n'y arrivai qu'au moyen d'une grande
aiguille de Cooper, à courbure de quatre à cinq centimètres de
rayon. Ce ne fut qu'avec des pinces que je pus convenablement
serrer le fil. Malheureusement, la ligature glissa et au lieu d'embrasser le hile proprement dit, elle se plaça sur la portion inférieure du rein, celle justement qui semblait saine. Il fallut en
appliquer une autre, ce qui fut fait assez rapidement, toujours
grâce à l'emploi de la grande aiguille de Cooper. Alors j'excisai,
avec des ciseaux, tout ce qui dépassait les deux ligatures et je
laissai en place la portion du rein qui se trouvait comprise entre
elles. Je ménageai ainsi un point d'appui à la ligature la plus
profonde ; autrement elle aurait pu glisser comme la première,

d'où une hémorrhagie qui n'aurait pas manqué d'être rapidement mortelle.

L'excision de l'organe ne put se faire d'un coup, mais en trois fois. Deux des sections avaient porté sur la portion désorganisée, la troisième sépara du tronçon laissé en place un fragment de substance rénale tout à fait saine, sur lequel on distinguait nette ment les deux substances. La portion désorganisée, qui représentait environ les trois quarts supérieurs du rein, consistait en une sorte de coque mollasse dont la paroi avait à peine un demi-centimètre d'épaisseur. Les deux substances ne s'y voyaient plus distinctement. Les tubuli avaient à peu près entièrement disparu ; ils étaient remplacés par de la graisse infiltrée sous forme de traînées ou d'îlots disséminés. La face interne de cette paroi était tapissée par une membrane fibreuse que la suppuration avait rendue irrégulière, tomenteuse, comme une membrane pyogénique.

L'excision avait été aussi complète que l'avaient permis les circonstances. Sauf la petite portion de tissu sain, comprise entre les deux ligatures, tout le rein avait été extirpé. On sait, du reste, qu'il est de règle de faire porter la section sur l'organe lui-même, à quelque distance de la ligature et non sur le hile. Mon opération rentrait donc à peu de chose près dans les conditions communes et je pouvais compter que la mortification ou la suppuration du fragment laissé en place le priverait à tout jamais de sa propriété sécrétante.

On a vu que je n'ai pas eu besoin de faire la résection partielle de la douzième côte pour faciliter la décortication et la ligature. Si cette opération complémentaire avait été nécessaire, je n'aurais pas hésité à la pratiquer, quoique je pense qu'en général il vaut mieux ne pas ajouter cet autre traumatisme à celui que cause l'opération principale.

Je m'occupai pour terminer de la fistule inguinale. Après en avoir débridé l'orifice avec les précautions qu'exigeait le voisinage très-proche des vaisseaux iliaques, j'y introduisis l'index de la main gauche avec force, de manière à dilater le trajet aussi loin que possible. Sa paroi était d'une fermeté telle que j'en conçus quelques inquiétudes relativement à sa cicatrisation complète dans l'avenir. En tout cas, j'acquis la certitude que plusieurs mois se

seraient écoulés avant que cette heureuse terminaison se produisit.

Pendant toute l'opération, un pulvérisateur à vapeur avait fonc-
tionné régulièrement. Le pansement fut fait avec de la gaze phéniquée, à partir de l'opération jusqu'à la cicatrisation de la plaie
lombaire.

Suites de l'opération. — La première journée fut mauvaise.
L'opéré, après avoir beaucoup souffert pendant deux ou trois heures,
recouvra un certain calme, mais sa faiblesse était telle que les
mouvements qu'on lui imprimait déterminaient presque infailli-
blement une syncope. Il en eut ainsi trois ou quatre avant six
heures du soir. Quand je le revis, à la fin du jour, son visage était
pâle, sa voix presque éteinte. Il se plaignait d'une soif ardente.
Le pouls ondulant et facilement dépressible battait 144 fois à la
minute. La respiration était haletante. Le malade avait vomi le
peu de boisson qu'on lui avait donné.

Le lendemain 15 avril, je comptais 120 pulsations à onze heures, 140 vers sept heures. Cependant le thermomètre marquait
38°,2. Ce contraste entre la température et le pouls persista les
jours suivants, d'où un rapprochement à faire entre les suites
immédiates de la néphrectomie ou extirpation rénale et de l'hystérectomie ou extirpation utérine.

Le 17. Matin, 36°,9. Soir, 38°,5.

A la suite d'une élévation graduelle, le thermomètre marquait,
le soir du sixième jour, 39°, 2 et se mit à redescendre très-régu-
lièrement à partir de ce jour. Au quatorzième jour, il était revenu
définitivement à 37°.

Le pouls, après avoir oscillé plusieurs jours entre 120 et 130,
est retombé peu à peu à 110, 100, 90.

Pendant les deux premiers septénaires, la plaie donna issue à
un liquide noirâtre, sanieux, mais non fétide, chargé de détritus.
Puis elle se couvrit de bourgeons charnus et se rétrécit rapidement. Deux tubes à drainage placés profondément facilitaient
l'écoulement du pus.

La cicatrisation fut absolument complète en soixante jours.
Du côté de la fistule inguinale, tout se passa conformément à
nos prévisions. Le jour même de l'opération, tout écoulement
d'urine fut supprimé, mais il se produisit, à la suite des cautéri-

sations au thermocautère, une réaction inflammatoire de quelque intensité avec suppuration abondante.

Un tube de plus de 15 centimètres occupait une longue étendue du trajet fistuleux.

Peu à peu, la suppuration diminua et, aujourd'hui, plus de six mois après l'opération, elle est réduite à quelques gouttes par jour. Par précaution et pour éviter des engorgements dans la portion inaccessible du trajet, j'y maintiens encore un tube d'un très-petit calibre, de 8 à 10 centimètres de longueur, qui a pu tout récemment, et sans le moindre inconvénient, être diminué de 3 centimètres.

Il était intéressant d'étudier avec soin les caractères de l'urine à partir du jour de l'opération. Pendant les deux premiers jours, sa quantité ne dépassa guère 6 à 700 grammes, mais dès le troisième jour, elle fut de 900 et, au quatrième, de 1,000 grammes.

Le fonctionnement régulier du rein droit devait donc, dans l'avenir, assurer l'élimination des produits excrémentitiels dont la rétention dans le sang est incompatible avec la vie.

La densité, la couleur de ce liquide étaient normales; il ne contenait pas d'albumine. Au sixième jour, il s'était produit du ballonnement du ventre et de la rétention d'urine, mais le lendemain cet incident avait déjà pris fin.

Etat actuel de l'opéré. — La cicatrice lombaire, légèrement déprimée, ne présente, d'ailleurs, rien de particulier. La fistule inguinale ne fournit plus que quelques gouttes de sérosité purulente en vingt-quatre heures. Je crois qu'il est permis de compter sur une guérison définitive de ce côté, dans un délai de quelques semaines.

État de l'opéré, le 9 décembre 1884. — L'état général continue à être aussi satisfaisant que possible. Aucun trouble n'est survenu dans la santé de M. G... depuis l'année 1881.

Il s'est débarrassé de son tube au mois de février 1883; immédiatement l'orifice s'est fermé et toute sécrétion s'est tarie. Il est bien certain que le drain aurait pu être enlevé plus tôt; mais, par un excès de prudence qu'on ne saurait blâmer, l'opéré avait mieux aimé le garder bien au-delà de l'époque où l'écoulement purulent était devenu à peu près nul.

En fait, et sans tenir compte de cette circonstance qui a retardé le jour de la guérison absolue de la fistule, cette dernière n'a été entièrement oblitérée que vingt-deux mois après l'extirpation du rein, quoique l'écoulement de l'urine *eût été supprimé dès le premier jour*. On ne s'en étonnera guère, étant donné que les diverticulums multiples s'étaient développés dans la fosse iliaque et vers le petit bassin, et que les parois du trajet étaient d'un tissu fibreux, dur et résistant comme du parchemin. Plusieurs mois n'ont pas été de trop pour en modifier avantageusement la texture.

Il n'est pas douteux que les débridements au bistouri et les cautérisations au thermo-cautère aient puissamment contribué à cette heureuse, bien que tardive terminaison. On peut même se demander si elle se fût produite spontanément par le seul fait de la suppression de tout écoulement urineux. Quoi qu'il en soit, il y a une autre circonstance dont l'influence a dû être considérable : c'est la déclivité de l'orifice situé dans la région inguinale par rapport au trajet qui remontait sans doute assez directement vers le hile du rein.

La cicatrice lombaire, un peu étalée en largeur et parallèle au bord externe de la masse musculaire sacro-lombaire, est tout à fait plane. La région, sonore à la percussion, se laisse facilement déprimer par la pression des doigts. Il n'y a cependant pas, dans ce point, de menace d'éventration.

Dans l'aine gauche existe une cicatrice creusée en entonnoir. La palpation un peu forte de l'abdomen du même côté détermine sur elle une traction que l'opéré sent nettement et qui devient pénible si l'on exagère la pression.

Sécrétion urinaire. — La sécrétion de l'urine est normale comme quantité et comme qualité. Il s'en forme 12 à 1,500 gr. en vingt-quatre heures.

L'analyse suivante que je dois à l'obligeance de M. Wuhrlin, pharmacien, offre un réel intérêt :

Liquide limpide, d'une coloration jaune foncé ; réaction acide. Densité : 1,025.

Par l'évaporation, on obtient par litre 57 gr. 25 de matières solides, qui se répartissent de la manière suivante :

Urée...	25 45
Acide urique.................................	1 34
Acide phosphorique combiné à la chaux, à la soude et à l'ammoniaque	3 28
Sulfates alcalins.............................	4 15
Chlorures alcalins...........................	2 82
Matières extractives.........................	20 21
Total.............	57 25

Rien d'anormal au microscope.

Malgré son séjour à une température de 15° pendant trois jours, l'urine n'a subi aucune altération et paraît indemne de tout ferment.

Il est donc certain que le rein droit suffit à la fonction urinaire, grâce sans doute à l'hypertrophie compensatrice qui a dû s'y développer, non pas seulement depuis le jour de l'opération, mais bien auparavant, à partir du moment où le rein gauche a commencé à se désorganiser en grande partie.

Délimitation du rein droit. — Il eût été intéressant d'établir par un examen approfondi les limites de cette hypertrophie. J'ai prié le professeur Damaschino, de s'associer à moi pour cet examen. Nous avons malheureusement reconnu ensemble qu'il était impossible, par la palpation ou par la percussion, de délimiter le rein droit assez rigoureusement pour arriver à une opinion précise à cet égard.

Nous avons donc été réduits à admettre *hypertrophie* théoriquement, au nom de la physiologie pathologique des lésions unilatérales des reins et de l'expérimentation sur les animaux.

Examen du cœur et du pouls. — Enfin notre attention s'est portée sur le cœur et sur le système artériel. Nous nous étions posé la question de savoir si un certain degré d'hypertrophie du muscle cardiaque avait été la conséquence de la suppression d'un rein et de l'hypertrophie compensatrice de l'autre ; si, en un mot, la théorie de Traube, relative à la corrélation de l'hypertrophie cardiaque avec la néphrite interstitielle, reposant tout entière sur l'augmentation de la tension artérielle, pouvait trouver un argument dans l'état du cœur à la suite de la néphrectomie. Or le cœur nous a paru tout à fait normal au double point de vue anatomique et physiologique. Nous n'avons constaté ni un déplacement de pointe

du ventricule gauche (elle bat dans le 5e espace intercostal), ni
une impulsion trop violente, ni bruit de souffle, ni claquement du
second bruit, ni accélération des battements.

OBSERVATION 168. — *Dégénérescence carcinomateuse de l'ure-*
tère gauche qui est réséqué en partie pendant une hystérectomie
pour carcinome utérin. — *Hydronéphrose.* — *Néphrectomie.* —
Guérison. — Par **Stark** (1).

Femme, 42 ans, atteinte de carcinome utérin depuis trois ans.
Rien ne prouvait une dégénérescence carcimonateuse de l'uretère.
L'urine était normale. Pendant l'*hystérectomie du 2 août* 1881,
on s'est aperçu que l'uretère gauche était aussi atteint de carcinome. Une portion de 3 centimètres 1/2 en fut réséquée.

Du côté du rein, l'uretère est oblitéré. Le cathétérisme en est
impossible et du côté de la vessie il contient des mucosités. Pour
empêcher l'écoulement de l'urine, l'uretère fut lié. Le troisième jour,
l'urine devient sanguinolente et des douleurs apparaissent dans
la région rénale gauche.

Néphrectomie, le 8 août 1881, d'après la méthode de Simon ;
le pédicule et l'uretère sont liés ; le rein extirpé présentait de
l'hydronéphrose et de la néphrite interstitielle.

Un an après l'opération, la malade se portait encore bien.

OBSERVATION 169. — *Fistule uretéro-vaginale de l'uretère gauche*
consécutive à une hystérectomie vaginale. — *Néphrectomie.* —
Guérison. — *Récidive du cancer utérin au bout de 7 mois.* —
Mort. — Par M. le Dr **Jules Bœckel** (de Strasbourg) (2).

Mme R. (de Rouen), 41 ans, entrée le 16 octobre 1882, à l'hôpital
civil de Strasbourg. Cancer de l'utérus sans phénomènes du côté
des voies urinaires.

(1) Berl. Klin. Wochensch., n° 12, 1882.
(2) Bull. et Mém. de la Société de Chirurgie de Paris, 1884, p. 448.

Hystérectomie vaginale, 26 *octobre* 1882. — Marche régulière de l'opération. Après l'ablation de l'utérus, excision, dans l'angle gauche de la plaie vaginale, de tissu périutérin et de ganglions infiltrés de matière cancéreuse ; assez forte hémorrhagie qui est arrêtée par deux longues pinces hémostatiques appliquées un peu au hasard et laissées en place durant 48 heures. Le 30 octobre, écoulement d'urine goutte par goutte par le vagin dont la plaie se cicatrise bientôt et ne laisse plus, vers son angle gauche, qu'un infundibulum dans lequel on peut engager une sonde cannelée à plus de 6 centimètres de profondeur et par lequel continuent à s'écouler quelques gouttes d'urine.

Opération, le 27 *novembre* 1882. — Malade couchée sur le ventre. Incision lombaire parallèle au bord externe de la masse sacro-lombaire. Enucléation du rein facile. Ligature de la veine et de l'artère rénales, et de l'uretère séparément. Extirpation du rein qui est sain. Drains ; pansement iodoformé.

Les suites de l'opération furent très-heureuses. Réunion par première intention. Malade sortit le 30 décembre 1882, guérie de sa néphrectomie.

Récidive du cancer et mort le 20 mai 1883.

Autopsie. — Rein gauche flasque, volumineux (11 cent. de longueur, 6 cent. largeur). Néphrite parenchymateuse avec dégénérescence amyloïde.

OBSERVATION 170. — *Fistule urétéro-abdominale de l'uretère gauche. — Néphrectomie. — Mort.* — Par **Billroth** (1).

Femme âgée de 40 ans. Ovariotomie double, le 9 juillet 1882, pour un kyste volumineux et très-adhérent. Vers la fin de la deuxième semaine, lorsque la plaie abdominale fut complètement cicatrisée, apparurent des douleurs à gauche de l'épine iliaque antéro-supérieure et une tuméfaction à ce même niveau. On pensa à un abcès comme cela arrive quelquefois dans ces cas.

Le 27 juillet (18 jours après l'ovariotomie), incision et issue d'un 1/4 de litre d'un liquide séreux, clair. Drainage. La sécrétion par

(1) Wiener med. Wochenschrift, 1884, n° 23.

le drain fut très-abondante et bientôt on constata l'odeur urineuse de ce liquide. Le professeur Billroth pense alors à la déchirure de l'uretère pendant l'ovariotomie ou à son ulcération depuis. La malade s'est rétablie cependant lentement. La fistule sécrétait toujours abondamment. Infirmité atroce.

Au commencement de la quatrieme semaine après l'ovariotomie, nouvel abcès de la paroi vaginale ; cette fois la guérison en est longue. Cependant la malade se rétablit de nouveau.

Le 20 octobre 1882. — Cathétérisme des uretères par Dr Pawlik. On constate alors que l'uretère droit est perméable dans toute son étendue, mais dans l'uretère gauche la sonde ne peut pénétrer qu'à une petite distance ; on n'en obtient pas d'écoulement d'urine. D'autre part, si on laisse une sonde dans l'uretère droit, après avoir préalablement vidé complètement la vessie, on trouve de l'urine en petite quantité qui provient évidemment de l'uretère gauche. Après plusieurs efforts on est arrivé à franchir l'obstacle et alors l'uretère gauche devient aussi perméable que le droit.

A la suite de ces explorations, il survient quelques phénomènes de péritonite qui se calmèrent. C'est alors que l'opération radicale fut décidée, d'après le désir formel de la malade qui est fort amaigrie. L'urine contient un peu d'albumine.

Opération, le 3 mars 1883. — Incision lombaire. Extirpation de l'organe. Durée de l'opération 24 minutes. Pendant l'énucléation du rein, déchirure du bassinet et écoulement de pus fétide dans la plaie. Lavage de la plaie avec une solution phéniquée à 3/100. Drainage et occlusion de la plaie. Pansement iodoformé. Le rein extirpé était anémié, son parenchyme peu consistant, le calice et le bassinet légèrement hypertrophiés.

Pendant les trois premiers jours, vomissements incoercibles, affaiblissement extrême, somnolence. Le 8e jour, nouveau pansement iodoformé. Pas de traces de péritonisme ; sécrétion de la plaie peu abondante ; le 9e jour, urine encore de couleur foncée; perte de connaissance et mort dans la nuit du 11e jour après l'opération. Pendant les dernières 24 heures, très-peu d'urine sécrétée.

Autopsie. — Rein droit très-volumineux, très-anémié, jaunâtre et de consistance un peu molle. Couche corticale épaisse. La surface de section est lisse; capsule propre peu adhérente au parenchyme.

OBSERVATION 171. — *Fistule urinaire à la suite de kyste
rupturé du rein opéré par M. J. W. Taylor, le 2 Août 1883. —
Néphrectomie. — Guérison. — Persistance d'une fistulette au
niveau de la plaie.* — Par **Lawson Tait** (1).

E. H..., 15 ans, opérée par M. J. W. Taylor pour un kyste rupturé
du rein, le 3 août 1884. (Observation publiée dans The Lancet,
December, 4th 1884.) Il persista une fistule urinaire dont chaque
tentative pour la faire disparaître donna lieu à des symptômes
généraux très-graves.

Néphrectomie, le 20 novembre 1884. — Tout se passa bien. Le
jour de l'opération, la malade rendit environ 60 gr. d'urine et
le 3e jour, environ 900 gr. Même quantité jusqu'au 11 décembre.
La malade sortit de l'hôpital le 30 décembre 1884, urinant environ 1,000 gr. par jour. La plaie guérit rapidement et E. H.
recouvra la santé. J'ai revu la malade, il y a quinze jours, et j'ai
pu constater la persistance d'une fistulette au niveau de la plaie
Cependant E. H. se porte parfaitement bien.

OBSERVATION 172. — *Fistule lombaire. — Néphrectomie. —
Guérison.* — Par **Iterson** (2).

Fistule lombaire du côté gauche.

Opération, 1884. — Incision lombaire. La cavité purulente périrénale est pansée à l'iodoforme; marche très-heureuse de la guéri
son qui se produit rapidement.

(1) Notes on the surgery of the Kidney, by Lawson Tait, F. R. C. S.
(The Birmingham medical Review, sept. 1885).

(2) Etude sur l'extirpation du rein, in Inaug. Disser. Heidelberg, 1885,
de Jong. — Centralblatt für Chirurgie, n° 51, 1885. — Revue Scien.
méd., t. XXVII, p. 792, 1886.

TABLEAU DES NÉPHRECTOMIE

N^{os}	OPÉRATEUR	DATE DE L'OPÉRATION	SEXE	AGE	DIAGNOSTIC
1	Simon.	2 août 1869.	F.	46	Fistule uretéro-abdominale gauche.
2	Bruns (Von).	28 mars 1871.	H.		Fistule urinaire lombaire.
3	Albert.	20 octobre 1876.	F.	35	Fistule uretéro-abdominale.
4	Zweifel.	8 janvier 1879.	F.	29	Fistule uretéro-utérine.
5	Czerny.	3 mars 1880.	F.	27	Fistule uretéro-vaginale.
6	Stark,	Avril 1880.	F.	17	Fistule uretéro-vaginale.
7	Crèdé.	19 mai 1880.	F.	26	Fistule uretéro-utérine.
8	Le Fort.	20 mai 1880.	H.	23	Fistules urinaires lombaire et inguinale.
9	Spiegelberg.	29 mai 1880.	F.	27	Fistule uretéro-abdominale.
10	Bardenheuer.	30 octobre 1880.	F.	48	Obstruction de l'uretère gauche.
11	Le Dentu.	14 avril 1881.	H.	32	Fistule urinaire inguinale gauche.
12	Stark.	8 août 1881.	F.	42	Blessure de l'uretère dans hystérectomie.
13	Bœckel Jules.	27 novembre 1882.	F.	41	Fistule uretéro-vaginale gauche.
14	Billroth.	3 mars 1883.	F.	40	Fistule uretéro-abdominale.
15	Tait Lawson.	20 novembre 1884.	F.	19	Fistule urinaire.
16	Iterson.	1884.			Fistule lombaire.
17	Monod Charles.	3 juillet 1885.	H.	30	Fistule urinaire abdominale.
18	Trélat.	11 mai 1886.	F.	21½	Fistule urinaire lombaire.

POUR FISTULES URINAIRES

SIÈGE DE L'INCISION	ÉTAT DE L'ORGANE ENLEVÉ	RÉSULTAT	OBSERVATIONS
Lombaire.	Rein normal.	G.	Pas de complications.
Lombaire.	Rein volumineux.	M.	Rein droit avec abcès multiples. Résection d'un pouce de la 12ᵉ côte.
Lombaire.	Rein normal.	M.	Péritonite.
Lombaire.	Rein dégénéré.	G.	Suppuration prolongée.
Lombaire.	Rein normal.	G.	Résection de 2 cent. 1/2 de la 12ᵉ côte. Pas de complications.
Lombaire.	Rein normal.	G.	Pas de complications.
Lombaire.	Rein normal.	G.	Pas de complications.
Lombaire.	Rein allongé congestionné.	M.	Epanchement sanguin (80 gr.) dans le petit bassin. Abcès ne communiquant pas avec la cavité péritonéale.
Médiane.	Rein allongé.	G.	Suppuration prolongée.
Lombaire.	Rein en dégénérescence graisseuse.	M.	Collapsus.
Lombaire.	Hypertrophie du rein.	G.	Extirpation du rein par morcellement. Fistule suppurée deux ans.
Lombaire.	Hydronéphrose du rein. Néphrite interstitielle.	G.	Malade encore bien portante un an après.
Lombaire.	Rein sain.	G.	Rein droit volumineux. Néphrite parenchymateuse. Rein amyloïde. Récidive et mort sept mois après.
Lombaire.	Rein anémié légèrement hypertrophié.	M.	Rein droit volumineux de consistance molle. Collapsus.
Lombaire.	Rein kystique.	G.	Persistance d'une petite fistule.
Lombaire.	Rein normal.	G.	Pas de complications.
Lombaire.	Rein en partie kystique. Néphrite interstitielle secondaire.	G.	Persistance d'une fistule pendant un certain temps.
Lombaire latérale.	Rein légèrement atrophié, avec calculs dans calices.	G.	Rupture du pédicule, pas d'hémorrhagie. Quatre pinces laissées à demeure par précaution.

Nous devons ajouter que sur 18 *cas de Fistule*, il y a : 13 *femmes* et 5 *hommes.*

6 *droites* et 12 *gauches.*

18 *néphrectomies*, dont 17 *lombaires* avec 12 *guérisons* (70,58 0/0) et 1 *médiane* avec 1 *guérison.*

Les causes de la mort sont :

Collapsus. 2
Epuisement. 1
Péritonite. 1
Urémie. 1

CHAPITRE VIII

Avant d'aborder l'étude des lésions inflammatoires proprement dites du rein et des indications
qu'elles fournissent au point de vue de l'intervention chirurgicale, nous croyons devoir donner un
résumé des faits de calculs rénaux que nous avons
trouvés dans la littérature médicale française et
étrangère. S'il est une affection rénale pour laquelle
la chirurgie moderne, rigoureusement antiseptique,
a rendu des services étonnants, presque miracu-
leux, c'est d'une façon incontestable dans les affections calculeuses du rein. Civiale qui, le premier,
pratiqua sur le vivant l'opération du broiement de
la pierre dans la vessie, le 13 janvier 1824, régé-
néra pour ainsi dire la chirurgie des voies urinaires
inférieures ; et Simon par son opération d'extirpation du rein, le 2 août 1869, traça la véritable voie
de la chirurgie rénale. De nos jours on n'hésite
plus à aller ouvrir une large voie lombaire à l'écoulement de l'urine quand un calcul enclavé dans

l'orifice uretéral supérieur l'empêche de suivre son cours naturel.

Nous ne pouvons mieux faire que de rapporter au commencement de ce chapitre, l'observation du Dr Lange (de New-York) qui, sur le même malade, ouvrit deux fois le rein gauche pour en extraire de nombreux calculs, et une fois le rein droit, pour en arracher un petit caillot fibrineux, incrusté de concrétions calcaires, qui bouchait l'uretère. Chez ce malade, la mort était imminente et l'opération fit cesser tout danger immédiat.

OBSERVATION 173.— *Double néphrotomie. — Néphrolithotomie à gauche pour calculs du rein gauche.— Néphrotomie à droite pour Pyélo-Néphrite du rein droit avec obstruction de son uretère.— Amélioration.—* Par **F. Lange M.D.** (de New-York) (1).

T... 30 ans. Troubles urinaires depuis l'âge de 12 ans avec pus dans les urines. Comme pyurie très-abondante et miction fréquente très-douloureuse, malade me consulta au milieu de septembre dernier. Par examen avec chloroforme, pas de calcul vésical, mais tumeur arrondie, dure, immobile, du volume d'une tête de nouveau-né dans la région du rein gauche.

Rein droit paraît normal. Douleur presque complètement localisée au côté gauche et au pénis. Beaucoup de pus dans l'urine, pas d'hématurie.

Opération, 2 octobre 1885. — Incision lombaire longitudinale gauche. Section de la couche périnéphrétique dure et épaisse. Extraction d'un calcul assez volumineux et d'une grande quantité d'autres petits calculs renfermés dans les calices. Après

(1) Medical News, January 16th, 1886, p. 69.

une demi-heure de recherches, ne trouvant plus de calculs,
bien que je pensai qu'il y en eût encore, je terminai l'opération.
Drain, lavage de la plaie avec acides borique et salicylique.
Grande amélioration du malade 6 semaines après. Très-grande
diminution du pus dans les urines. Tumeur considérablement
diminuée. A peine quelques gouttes d'urine par la plaie lombaire.

Vers le 25 novembre 1885, début de nouvelles douleurs abdominales. Constipation opiniâtre. Urines très-rares quelques
jours après.

Le 28. Un collègue visita le malade et crut à une péritonite
généralisée. Pas de miction depuis 24 heures et le cathétérisme n'amena que quelques gouttes d'urine.

Le 29. Je vis le malade. Tympanisme abdominal, douleur
localisée surtout dans côté droit, pouls faible, dyspnée, début
de collapsus. Pas une goutte d'urine dans la vessie. Je diagnos-
tiquai : obstruction de l'uretère droit et procédai à *l'opération*,
29 novembre 1885. D'abord exploration de la première plaie
lombaire gauche et extraction d'une quantité considérable de
calculs.

Incision lombaire du côté droit. Infiltration du tissu périrénal. Ouverture d'un abcès siégeant dans rein droit près le bassinet. Introduction du doigt à travers cette ouverture et écoulement d'une grande quantité d'urine sanguinolente. Le bassinet était si dilaté que je pus introduire le doigt jusque dans la
première partie de l'uretère. Alors j'introduisis un petit forceps long, mince, avec lequel je rencontrai un point résistant
sans éprouver la sensation d'un calcul. Au moyen d'une forte
seringue, j'injectai dans la direction de l'uretère de l'eau
chaude, quand, après quelques seringuées, sortit tout à coup une
masse grisâtre, du volume de la dernière phalange de l'auri-
culaire, conique, assez résistante, formée de fibrine dans
laquelle étaient incrustées de nombreuses concrétions calcaires.
Je pus alors passer une bougie de moyen volume dans l'uretère et pénétrer dans la vessie sans résistance. Peu d'hémorrhagie. Drain. Pansement avec gaze iodoformée.

Emission par l'urèthre d'environ 1,500 gr. d'urine épaisse,
légèrement sanguinolente le premier jour après l'opération.

Presque toute l'urine passait par voies naturelles. Ablation du drain huit jours après l'opération. De temps en temps, on trouvait dans les urines des parties de tissu nécrosé, des tubes urinifères. Amélioration considérable de l'état général du malade et, quoique je n'espère pas une guérison complète, je pense que ma dernière opération a sauvé la vie du malade qui a maintenant du côté droit une plaie lombaire superficielle, de bel aspect, granuleuse, et du côté gauche une fistulette par laquelle s'écoule encore un peu de pus, mais pas d'urine. L'absence d'urine dans la vessie durant l'obstruction de l'uretère droit démontre que le rein gauche ne fonctionne plus. Peut-être contient-il encore quelques calculs?

Maintenant le malade rend en moyenne 12 à 1,400 gr. d'urine par jour, avec très-peu de pus.

Les calculs enlevés, au nombre de 50 environ, pèsent 24 grammes et varient du volume d'un pois à celui d'une noisette. Il existe, en outre, des centaines de petits graviers d'oxalate et surtout de phosphate de chaux. Je fus surpris de trouver tous ces calculs qui n'avaient donné aucun symptôme bien évident de leur présence dans le rein.

Les calculs du rein paraissent s'être manifestés plus souvent chez l'homme que chez la femme et, dans nos 25 observations, nous avons 14 hommes, 8 femmes et trois cas où le sexe n'est pas indiqué. Nous n'insisterons pas sur les conditions de développement des concrétions calcaires dans le rein. Qu'il nous suffise de savoir que l'hérédité a une influence incontestable sur leur formation et que c'est chez les arthritiques, les goutteux, dans l'adolescence qu'on les rencontre le plus fréquemment.

C'est l'Angleterre et les Etats-Unis qui, d'après nos statistiques, semblent avoir fourni le plus grand nombre de calculs rénaux.

Il nous a été impossible d'établir, d'après nos observations, quelle est la variété la plus fréquente de ces calculs. Bien rarement, en effet, les auteurs en ont mentionné la nature. Quant à leur siège, on les trouve dans le parenchyme rénal (cas de Le Dentu, Bennett May, Morris où il y en avait un ramifié dans le rein et un second plus petit dans le bassinet). Le calcul rénal peut aussi être enclavé dans l'ouverture d'un des calices, causer de la rétention d'urine et produire une hydronéphrose partielle. Dans d'autres cas beaucoup plus graves, il bouche complètement l'orifice supérieur de l'uretère, amène une hydronéphrose généralisée, de l'anurie, des phénomènes d'urémie et la mort à très-courte échéance (cas de Lange). On en rencontre quelquefois un très-grand nombre et à ce sujet nos observations ne nous donnent pas de renseignements bien précis.

Quant au volume qu'ils peuvent acquérir, il est très-variable. Souvent ils sont petits, ce sont plutôt des graviers que de véritables calculs.

D'autres fois, le calcul remplit tout le bassinet, et le 30 janvier de cette année (1886), Lauenstein (de Hambourg) fut obligé d'en briser un en trois morceaux à la suite de l'incision lombaire pour l'extraire du bassinet qui en était complètement rempli. Le calcul que Mc Lane Tiffany enleva le 21 février 1885, pesait 556 grains, soit 27 gr. 80 environ. On verra d'ailleurs dans cette observation, que nous allons rapporter de suite, que le chirurgien fut obligé de le fragmenter, le *lithotripsier*, pour en faire l'extraction.

OBSERVATION 174.—*Calcul du rein droit.* — *Néphrolitho-tomie.* — *Guérison.* — Par **Mc Lane Tiffany** (1).

H. J..., 26 ans, souffrant depuis l'âge de dix-sept ans de douleurs lombaires et de coliques néphrétiques. Les douleurs étaient devenues intolérables. L'urine contenait du pus en abondance ; on ne trouvait pas de calculs ni de graviers.

Opération, 21 *février* 1885. — Le rein fut mis à nu par une incision lombaire, il semblait plus dur qu'à l'état normal. Il n'existait aucune inflammation périrénale. Une ponction avec une aiguille fine fit sentir un calcul. Le rein ouvert, on trouve un calcul qui remplit si complètement la cavité qu'il est impossible de l'extraire. On fut obligé de le fragmenter et on retira une masse pesant 556 grains (27 gr. 80). Tube à drainage, pansement à l'iodoforme. Guérison complète, environ quatre semaines après. Injection par le drain dans l'uretère et la vessie.

Les phénomènes auxquels donnent lieu les calculs du rein sont très-variables. Tantôt c'est une douleur sourde, continue, avec quelques accès paroxystiques, n'empêchant pas cependant le malade d'aller et venir et de continuer son travail. Tel est le cas de Lange qui « fut surpris de trouver tous ces calculs « qui n'avaient donné aucun symptôme bien évident « de leur présence dans le rein ». Le malade de M. Le Dentu avait éprouvé de violentes attaques de coliques néphrétiques, surtout depuis six mois et les souffrances étaient telles qu'il était « obligé de

(1) Med. News, 23 mai 1885.— Rev. des Sciences médic., 1886, p. 302.

« garder le lit ou de se tenir étendu sur une chaise
« longue ». D'ailleurs, par la lecture de cette observation, on pourra se rendre compte de l'état dans
lequel se trouvait le malade au moment de l'opération.

OBSERVATION 175. — *Tentative d'extraction de graviers
du rein gauche motivée par des douleurs lombaires et
abdominales incessantes. — Long débridement de la capsule du rein au moyen du thermo-cautère. — Cessation
des douleurs. — Guérison complète.* — Par M. le D^r **Le
Dentu** (1).

M. X.., 55 ans, du midi de la France. Plusieurs attaques de coliques néphrétiques à gauche, surtout depuis 3 ans. Seulement
un peu de sable urique très-fin par les urines, douleurs continues depuis six mois, ce qui l'empêchait d'une manière absolue
d'exercer sa profession.

Etat du malade le 8 octobre 1880. —Malade obligé de garder
le lit ou de se tenir étendu sur une chaise longue. Il ne pouvait
faire le moindre pas sans se tenir courbé en avant; souffrances
réveillées par la marche, douleurs continues et exaspérées par
les mouvements. Région lombaire gauche plus large et plus
arrondie que la droite; souffrances à la percussion du rein gauche.
Point douloureux au-dessus et en arrière de l'épine iliaque.

Opération, le 8 octobre 1880. — Incision lombaire avec thermo-
cautère, section de la couche graisseuse périrénale, décortication
de la face postérieure du rein et de son extrémité supérieure
avec le doigt; 4 à 5 piqûres avec aiguille à acupuncture dans 1/3
supérieur du rein sans résultat; sensations de gravier et de calculs par piqûres vers le 1/3 moyen du rein, près son bord
externe. Alors débridement de la substance rénale à ce niveau,
en me servant comme conducteur de l'aiguille laissée en place.
Il semblait que le corps étranger se fût déplacé. Nouvelles

(1) Bulletin de Thérapeutique médicale et chirurgicale, 30 octobre 1881.

explorations infructueuses avec l'aiguille à acupuncture, avec une broche à fixation du pédicule des kystes ovariques, avec le plus gros trocart de l'aspirateur Potain. Hémorrhagie peu inquiétante à chacune de ces piqûres. Débridement de la capsule fibreuse du rein avec thermo-cautère. Durée de l'opération : deux heures et demie. Suites de l'opération heureuses; le pouls varie de 104 à 108 et la température de 37º à 38º,7. Un peu de suppuration de la plaie. Urines sanguinolentes pendant les 4 ou 5 premiers jours après l'opération. Au commencement de décembre 1880, plaie lombaire complètement cicatrisée ; plus de douleurs dans région lombaire.

Ce qui nous a surtout frappé dans ce cas, c'est que la simple incision de la capsule rénale a produit immédiatement un soulagement très-marqué des phénomènes douloureux qui étaient intenses. Il semble donc que ce débridement capsulaire ait agi en diminuant la tension vasculaire du rein, tension qui paraît avoir été la cause principale de la douleur.

Les douleurs néphralgiques s'irradient à la vessie, au testicule et même à la cuisse, pouvant en imposer pour une névralgie sciatique. Elles sont quelquefois accompagnées de nausées et de vomissement (cas de Hill et Owen).

Quand on explore la région rénale, la moindre pression réveille des douleurs vives. Dans cet examen, on devra toujours porter le doigt dans l'angle supérieur du triangle rénal (Reliquet), triangle formé par le rebord de la dernière côte et les muscles de la masse sacro-lombaire. C'est dans ce point qu'on réveille le plus facilement de la douleur dans les affections du rein. On pourra aussi sentir une augmentation de volume du rein et, dans certains cas même, il existe une véritable tumeur (cas de Lange et de Lawson Tait). Chez le malade de M. Le Dentu, la région lombaire gauche était plus large et plus arrondie que la droite. Au contraire, Owen ne put trouver de tumeur chez son opéré malgré la palpation la plus minutieuse. Comme on le voit, la douleur continue, persistante, avec accès paroxystiques, bien localisée dans le triangle rénal, est quelquefois le seul signe de la présence d'un calcul dans le rein. Cependant à ces manifestations douloureuses dans la région lombaire viennent bientôt s'ajouter des troubles de la miction, des changements dans la constitution de l'urine. Souvent à la suite de vives douleurs lombaires, les urines sont teintées de sang et il peut se produire une véritable hématurie comme dans un grand nombre de nos observations. Les urines peuvent aussi devenir purulentes et parfois l'hématurie et la pyurie existent déjà depuis un certain temps, avant qu'une vive douleur néphrétique continue ne vienne révéler l'existence d'un calcul dans le rein (cas de Lange).

Il est aussi très-important de bien examiner non-seulement la qualité de l'urine, mais aussi sa quantité, de sonder même le malade, car il arrive comme chez l'opéré de Lange, dont nous avons rapporté l'observation au commencement de ce chapitre, que le calcul rénal, bouchant tout à coup l'orifice de l'uretère, arrête l'excrétion urinaire et provoque des phénomènes graves d'urémie capables d'amener une mort rapide.

Le calcul du rein peut suivre le cours de l'urine, descendre dans la vessie et de là passer dans l'urèthre et être rejeté au dehors. Dans certains cas, il s'arrête dans le canal uréthral et produit des accidents sur lesquels nous n'avons pas à insister. D'autres fois, il séjourne dans la vessie et ne peut être expulsé qu'après un broiement assez fin. Quand il se fixe dans le bassinet ou le rein, il donne lieu aux symptômes que nous avons déjà décrits et peut même, par un long séjour, causer une inflammation suppurative du rein, affection qui fera le sujet d'un des chapitres suivants.

Le *diagnostic* du calcul du rein présente presque toujours de très-grandes difficultés. Dans les vingt-cinq observations que nous rapportons ici, presque toujours les auteurs se sont basés sur le siège et la nature des douleurs, les antécédents héréditaires et personnels, ainsi que sur les altérations de l'urine. Dans aucun cas, on n'a pu avant l'opération affirmer d'une manière positive l'existence d'un calcul rénal. Le malade de Lauenstein (de Hambourg) avait subi, quelques années auparavant, l'opération de la pierre dans la vessie, et, se basant sur ces antécédents et sur les autres signes dont nous venons de parler, le savant chirurgien ouvrit le bassinet par la région lombaire. L'opération confirma le diagnostic et fut suivie d'un plein succès.

L'observation suivante nous montre un malade

obligé de garder le lit, pendant près de deux ans, pour des douleurs lombaires très-intenses que le médecin traitant considérait comme liées à une affection de la moelle épinière.

OBSERVATION 176.— *Calcul du rein droit. — Néphrolitho-tomie. — Mort par pyohémie. —* Par **Bennett May** (1).

R. C..., 20 ans. Douleurs constantes dans région lombaire droite depuis quatorze ans. A peine le malade se rappelle-t-il le temps où il ne souffrait pas. Depuis deux ans, le malade garde le lit, le moindre mouvement provoquant de très-vives douleurs s'irradiant à tout l'abdomen, à l'aine et au testicule droits. Depuis longtemps, pus et sang dans les urines en quantité variable. Tous les 15 jours environ, violente crise de douleurs avec envies fréquentes d'uriner. Malade très-faible et considérablement amaigri, ayant été soigné jusqu'à ces derniers temps pour une affection de la moelle épinière.

Opération, 7 *mars* 1885. — Incision lombaire oblique. Rein mis à nu, sain à la vue et à la palpation; 5 ou 6 piqûres d'aiguille dans différentes parties du rein sans résultat. Incision du tissu rénal et exploration directe avec doigt et sonde. Enfin, après de longues recherches, on découvre un petit calcul dans la partie supérieure du rein, dont l'extraction nécessite l'agrandissement de la plaie rénale située près du bord externe du rein et d'une étendue d'un pouce environ. Calcul lisse, triangulaire, pesant 70 grains (3 gr. 50). Forte hémorrhagie pendant l'opération, même pendant l'acupuncture, arrêtée par compression avec tampon de gaze pendant vingt quatre heures. L'opération a été difficile à cause de la grande mobilité du rein sous les côtes. Drain.

Après l'opération. — Douleur et choc extrêmes. Vomissements

(1) Stone in the Kidney, by Bennett May. F. R. C. S. (Birmingham medical Review, December 1885, p. 243).

continuels ne cessant qu'avec l'ablation de la gaze dans la plaie. Dans les premières vingt-quatre heures, 10 onces (320 gr.) d'une urine sanguinolente par le cathéter. Ecoulement d'urine par la plaie lombaire après l'ablation de la gaze ; signes de pyohémie, suppuration périnéale et articulaire, signes d'infarctus pulmonaires.

Mort, le 27 mars 1885. — *Autopsie* : Suppuration périnéphrétique. Pus dans épaule et plèvre gauches, poumon gauche parsemé de petits abcès. Plaie du rein à bords décolorés, s'ouvrant directement dans bassinet. Autres organes sains.

En présence d'un malade atteint de douleurs rénales persistantes, avec irradiation aux organes environnants, de troubles de la miction, de phénomènes d'urémie, en un mot, présentant tous les signes d'un calcul du rein, il nous semble que le chirurgien ne doit pas hésiter un instant à pratiquer une profonde incision lombaire, sectionner le rein ou le bassinet, extraire le calcul et même le fragmenter s'il est trop volumineux. Il pourra ainsi débarrasser le malade de la cause de ses douleurs ou des phénomènes d'urémie mortelle dont il était menacé.

Nous avons pu réunir vingt-cinq cas de calculs du rein dans lesquels le chirurgien est intervenu par une opération sanglante, et vingt-trois fois, l'opération a complètement réussi.

Lange (de New-York) pratiqua, ainsi qu'on l'a vu, deux fois sur le même malade l'incision du rein gauche et une fois celle du rein droit et sauva par ces interventions son malade d'une mort imminente. Knowsley Thornton fit, le 12 décembre 1883, l'ouverture de la cavité péritonéale par la méthode de Langenbuch, explora les deux reins et, constatant la présence d'un calcul dans le bassinet du rein droit, en fit l'extraction séance tenante par l'incision lombaire.

Le 25 mars 1884, le célèbre chirurgien anglais ouvrit de nouveau chez le même malade la cavité péritonéale, au niveau du flanc gauche, explora les deux reins et, trouvant un calcul non pas dans le gauche mais dans celui du côté droit, comme lors de la première opération, incisa pour la deuxième fois la région lombaire droite et fit l'extraction d'un second calcul. Dans cette même séance, un troisième calcul fut détaché d'un des calices supérieurs et extrait « à l'aide de manœuvres combinées, prati- « quées à la fois par la voie abdominale et la voie « lombaire ».

Cette observation est remarquable au point de vue opératoire ainsi qu'on pourra en juger par la relation suivante.

OBSERVATION 177. — *Calculs du rein droit. — Néphrolithotomie deux fois par voies abdominale et lombaire. —
Guérison. —* Par **Knowsley Thornton** (1).

C. N..., âgée de 25 ans. Depuis 1882, s'est aperçue que son urine était épaisse et colorée ; en novembre 1883, vient à l'hôpital, souffrant dans la région lombaire droite et ayant des

(1) Med. Times, p. 10, 4 juillet 1885. — Revue des Sciences médicales, 1886, p. 305.

hématuries. L'examen, très-difficile, augmentait les douleurs et l'hémorrhagie ; on porta le diagnostic de calculs rénaux.

Opération, le 12 décembre 1883. — On pratique l'incision de Langenbuch dans le flanc droit. La main introduite dans la cavité péritonéale explora les deux reins. A droite, on sentit une pierre dans le bassinet : incision dans les lombes, et la pierre fut extraite avec un petit forceps. Guérison rapide.

Quelques semaines après, hématuries et douleurs dans le rein gauche. Le 25 *mars* 1884, incision de Langenbuch à gauche. Dans le rein gauche, on ne sent pas de pierre ; à droite on perçoit un calcul qu'on enlève par l'incision lombaire ; on délogea d'un des calices supérieurs une seconde pierre qui ne put être extraite qu'à l'aide de manœuvres à la fois par la voie abdominale et la voie lombaire.

Dans ce cas particulier, l'exploration a empêché d'inciser le rein gauche qui était sain. Guérison lente, au bout de 78 jours.

La recherche des calculs dans le rein n'est pas toujours facile, même quand le chrirurgien, s'étant frayé une voie à travers les parties molles, a pu saisir dans sa main la glande rénale. Si le calcul est petit et situé plus ou moins profondément dans le parenchyme de l'organe, la palpation est souvent insuffisante pour le faire reconnaître. On se sert alors dans ces cas d'une aiguille fine avec laquelle on peut faire de nombreuses piqûres à travers le rein pour découvrir le siège du calcul.

Dans l'observation suivante, Bennett May pratiqua dans le rein un très-grand nombre de piqûres dont les 30 premières ne donnèrent absolument aucun résultat.

OBSERVATION 178. — *Calculs du rein droit. — Néphrolithotomie. — Guérison.* — Par **Bennett May** (1).

X.., pompier, 33 ans. Fréquents accès de douleurs depuis 10 ans dans région lombaire droite, douleurs s'irradiant dans aine et à crête iliaque. Il y a quatre mois, violente crise douloureuse pendant toute une nuit, à la suite d'un excès de fatigue. Depuis ce moment, tout travail impossible. Légère douleur locale à une forte pression. Urines toujours à peu près normales, jamais de pus ni de sang, mais oxalate de chaux et acide urique.

Opération, 2 juin 1885. — Incision lombaire oblique près les côtes. Dénudation du rein facile. Rein paraissant sain à la vue et au toucher. Les 30 premières piqûres avec aiguille sont négatives. Enfin l'aiguille tombe sur calcul, sert de conducteur pour inciser le rein avec un petit ténotome. Extraction du petit calcul avec facilité. Recherche avec l'aiguille et découverte d'un autre calcul plus volumineux qui est extrait avec le même petit forceps. Peu d'hémorrhagie. Calculs mûraux d'oxalate de chaux, l'un pesant 96 grains (4 gr. 80), l'autre 21 grains (1 gr. 05). 2 drains placés dans plaie lombaire non dans rein lui-même. Pansement de Lister. Plaie cicatrisée en quatre semaines. Suites de l'opération excessivement heureuses. Urines sanguinolentes pendant deux jours. *Jamais une seule goutte d'urine par la plaie lombaire.* La plaie rénale a dû se cicatriser rapidement. Malade a repris sa profession de pompier et n'éprouve aucune douleur ni la moindre faiblesse dans région lombaire. Guérison complète se continue encore aujourd'hui, novembre 1885.

Dans les nombreuses expériences d'extirpation du rein que nous avons faites sur le cadavre, nous avons souvent fendu le rein en deux parties dans le sens

(1) Stone in the Kidney, by Bennett May, F. R. C. S. (Birmingham Medical Review, December 1885, p. 241).

de sa longueur et, après y avoir introduit de petits cailloux d'un volume variant d'une tête d'épingle ou d'une lentille à une noisette, nous avons essayé au moyen d'une longue aiguille fine de retrouver ces petites pierres et d'en préciser la situation. Souvent nous fûmes obligé de pratiquer 4, 6 et même 10 piqûres avant de pouvoir atteindre les plus petits avec la pointe de notre aiguille. Il est vrai que cliniquement les calculs rénaux sont souvent enclavés dans le rein, le bassinet ou l'uretère, et qu'il est alors plus facile de les toucher au moyen de l'acupuncture.

Si le calcul est volumineux, le toucher seul suffit à le faire reconnaître lorsque le rein a été mis à nu et même on peut avoir dans ce cas recours au broiement pour l'extraire plus facilement de sa loge, comme l'observation suivante nous en fournit un exemple :

OBSERVATION 179. — *Calcul du rein.* — *Néphrolithotomie.* — *Guérison.* — Par **Lauenstein** (de Hambourg) (1).

Homme, 30 ans, opéré il y a quelques années pour calcul vésical. Depuis quelque temps, signes de calcul rénal.

Opération, 30 *janvier* 1886. — Incision lombaire de Simon. Atmosphère graisseuse du rein mise à nu. Sensation de corps dur dans le rein. Section du bassinet et extraction d'un gros calcul en le divisant en trois morceaux. Suites de l'opération tres-

(1) Quinzième Congrés de la Société allemande de Chirurgie. Berlin, séance du 8 avril 1886.

simples. Au mois de février, ablation du drain. Guérison complète en avril. Pas de fistule, comme cela est la règle quand on sectionne le bassinet. C'est un des plus gros calculs enlevés usqu'ici, formé de phosphate ammoniaco-magnésien.

Comme on peut le voir, la recherche des calculs rénaux même au moyen de l'acupuncture n'est pas chose facile, et M. Le Dentu, dans un cas que nous avons précédemment rapporté (obs. 175), crut prudent de suspendre ces piqûres d'aiguille dans le rein et se contenta de débrider largement la capsule fibreuse propre avec le thermo-cautère. Le malade fut complètement guéri de ses douleurs lombaires.

Si nous examinons maintenant le résultat éloigné de l'incision du rein par la voie lombaire pratiquée dans le but d'extraire un calcul, nous trouvons que rarement il ait persisté pendant longtemps de fistule urinaire. Dans le cas de Thornton (obs. 177), la guérison fut rapide après la première opération, et 78 jours après la seconde intervention, toute fistule était disparue et cicatrisée. La jeune malade de Morris (obs. 182) garde sa fistule urinaire pendant trois mois et guérit complètement. On peut donc dire, d'après ces observations, que l'urine s'écoule pendant bien peu de temps par la plaie lombaire et qu'elle ne tarde guère à reprendre son cours par les voies naturelles. Dans le cas de Lange, « presque toute l'urine, « environ 1,500 gr., passait par la vessie dès le « lendemain de l'opération ». Chez le pompier de

Bennett May, « *jamais il ne s'est écoulé une seule goutte d'urine par la plaie lombaire* ».

Nous n'insisterons pas sur les lésions inflammatoires à évolution lente et éloignée qui peuvent être le résultat des nombreuses piqûres du rein pour la recherche du calcul. Qu'il nous suffise de dire que ces piqûres ne donnent presque pas d'hémorrhagie et paraissent tout à fait inoffensives, du moins d'une façon immédiate. La question est encore trop récente pour qu'on puisse avoir des données bien nettes au sujet des conséquences de ces petits traumatismes.

De tout ce qui précède et des observations qui vont suivre, il résulte que chaque fois que l'on croit à l'existence d'un calcul du rein, révélé par de violentes douleurs et accompagné de phénomènes généraux graves, on doit ouvrir largement la région lombaire, mettre le rein à nu, rechercher le calcul par la palpation et l'acupuncture, sectionner le tissu rénal ou le bassinet et en extraire le calcul. Dans la grande majorité des cas, les douleurs néphralgiques disparaîtront et l'urine reprendra son cours habituel. Telle est la conclusion que nous croyons devoir tirer de l'étude de nos observations de calcul du rein. Dans notre statistique de vingt-trois cas de néphrolithotomie, nous avons vingt-deux guérisons, et le cas de mort est le malade de Bennett May qui, pendant deux ans, fut traité pour une prétendue lésion de la moelle épinière. Durham pratiqua une néphrectomie lom-

baire deux ans après avoir pratiqué la néphrolithotomie. Donc, sur nos 25 observations, nous avons
2 morts et 23 guérisons.

OBSERVATION 180. — *Calcul du rein.* — *Néphrolithotomie.* —
Ablation d'un calcul. — *Persistance des douleurs.* — *Néphrec-*
tomie. — *Mort.* — Par **Durham** (1).

Femme 43 ans. Il y a deux ans, néphrolithotomie et ablation
d'un calcul ; le rein avait l'air d'être sain ; les douleurs avaient
cependant persisté.

Opération, le 14 mai 1872. — Incision lombaire au niveau de
l'ancienne cicatrice. L'artère, la veine et l'uretère furent liés
séparément.

Les premiers jours après l'opération, la malade va bien, mais
elle meurt le septième. Le rein extirpé était parfaitement sain, ainsi
que l'uretère et la vessie.

OBSERVATION 181. — *Calcul rénal avec abcès périnéphrétique*
ouvert en 1874. — *Fistule.* — *Néphrolithotomie.* — *Guérison.*
— Par **Rea R. L.** (2).

Malade, 18 ans. En 1874, abcès périnéphrétique, ouverture de
l'abcès et suppuration par fistule, depuis cette époque.

Opération, 22 novembre 1880. — Stylet introduit dans fistule et
incision dans toute sa longueur. Extraction d'un calcul mûriforme
d'oxalate de chaux de 14 millimètres de longueur et 9 millimètres
d'épaisseur. Guérison rapide.

(1) Brit. med. Journal, 1872, vol. 1.
(2) The Americ. Journ. of the med. Scien., vol. CLXXII, p. 432, avril
1881.

OBSERVATION 182. — *Calcul du rein droit.* — *Néphrolithotomie.*
— *Guérison.* — Par **Morris** (1).

Fille, âgée de 19 ans, avec douleurs dans le côté droit depuis
8 ans. Ces douleurs ont été attribuées à la présence d'un calcul
dans le rein droit.

Comme les douleurs vives se répétaient très-souvent, on décida
une intervention.

Opération, 1880. — Incision oblique dans la région lombaire. Rein
droit mis à nu. On sent alors dans le voisinage du hile un corps
dur qui proémine. Incision de la substance rénale et extraction
facile d'un calcul de forme triangulaire. Le calcul pèse près de
2 gr. Hémorrhagie légère. Pendant trois mois l'urine s'écoule
par la fistule. Aujourd'hui il ne s'écoule plus une seule goutte
d'urine par la fistule qui a encore une profondeur de 2 à 3 centimètres.

OBSERVATION 183. — *Calcul du rein gauche.* — *Néphrolitho-*
tomie. — *Guérison.* — Par **Symonds** (2).

Homme, 50 ans, avec coliques néphrétiques à gauche depuis
l'âge de 26 ans. Depuis quatre ans, coliques à peu près disparues.

Depuis six mois, envies fréquentes d'uriner et il y a trois mois,
apparition du sang dans les urines, parfois en telle quantité que
le canal de l'urèthre se bouchait par des caillots.

Douleurs du côté gauche. Pas de tumeur.

Opération, 11 *juillet* 1883. — Incision parallèle et tout près de
la dernière côte. Enucléation d'abord de l'extrémité inférieure du
rein et sensation d'un calcul à l'origine de l'uretère qui est
incisé. Extraction du calcul. Peu de sang. Pansement antiseptique.

(1) Brit. Med. Journ., 1880, Vol. II. — Centralbl. für Chirurgie, N° 2,
1881.

(2) The Lancet, 7 mars 1885.

Le 20 juillet, plaie complètement guérie. Six mois après, l'urine contient encore du sang; les douleurs ont de nouveau apparu de telle sorte qu'on suppose la présence d'un autre calcul dans le rein droit.

Le 12 novembre 1884, plus de douleurs, excepté après fatigue. L'urine contient toujours un peu de sang et de pus.

OBSERVATION 184. — *Calcul du rein gauche.— Néphrolithotomie. — Guérison.* — Par **Bennett May** (1).

Homme, 34 ans. Depuis 16 ans, crises douloureuses dans région lombaire gauche. Depuis 1 an, hématurie et sédiment puriforme dans urine.

Opération, 1883. — Incision lombaire ; par acupuncture, on reconnait calcul volumineux. Incision du rein et extraction du calcul. Hémorrhagie en nappe arrêtée par compression. Ecoulement d'urine par plaie lombaire pendant 21 jours, plaie qui se cicatrise ensuite ; plus d'hématurie. Guérison.

OBSERVATION 185. — *Calcul du rein gauche. — Néphrolithotomie. — Guérison.* — Par **Morris** (2).

Homme, 24 ans, entre à l'hôpital le 10 avril 1884. Douleurs lombaires du côté gauche depuis son enfance. Depuis deux ans, douleurs aggravées, s'irradiant au testicule. Urine neutre, avec sang et phosphate tribasique. Miction fréquente, mais quantité totale d'urine des 24 heures moindre que la normale. Au moment des coliques, rétraction du testitule gauche atrophié. Urine acide, traces d'albumine due à la présence du pus.

Opération, le 10 mai 1884. — Incision lombaire. Près du bord interne du rein et au-dessous du hile, on sent à travers le tissu rénal un calcul. Incision de la face postérieure de l'organe et

(1) The Lancet, Febru. 17th 1883.
(2) The Lancet, 7 mars 1885.

extraction du calcul avec les doigts et la curette. Pas d'hémorrhagie ; suture de la plaie. Drainage. Le lendemain et les quatre jours suivants, hématurie. Le 15 mai, pas de sang ni albumine. Le 17 mai, la plaie presque guérie. On enlève les sutures.

Jusqu'à sa guérison complète et sa sortie de l'hôpital, le 8 juillet 1884, le malade a des hématuries de temps en temps. Il sort un peu d'urine par la plaie au moment des garde-robes. Pendant plusieurs jours la température varie entre 38°,5 et 40°. Plus de douleurs ni d'hématuries. Guérison complète à sa sortie. Depuis toujours bien portant.

Le calcul est constitué d'un noyau d'oxalate de chaux, recouvert par des urates, et à sa superficie, de l'oxalate de chaux.

OBSERVATION 186. — *Calcul du rein gauche.* — *Néphrolithotomie.* — *Guérison.* — Par **R. Bourchier Nicholson** (1).

Femme de 42 ans, mère de dix enfants, souffrant depuis deux ans de douleurs de reins, puis d'hématurie et finalement de pyurie. Elle était arrivée au dernier degré du marasme au moment où l'auteur la vit. On sentait dans la région du rein gauche une tumeur du volume d'une orange, obscurémeut fluctuante.

Le 2 juillet 1884, *une incision* est conduite parallèlement à la dernière côte et les parties molles séparées, y compris le fascia transversalis. On sent ainsi le bord inférieur et la face externe du rein que l'on explore au moyen d'une aiguille aspiratrice. Une première piqûre n'amène ni liquide, ni sensation de calcul. Une seconde piqûre, faite un peu plus haut, ramène du pus. Cela fait, se servant de l'aiguille comme conducteur, le chirurgien fait une incision sur le rein, assez large pour passer deux doigts et sent un volumineux calcul ramifié qu'il est assez facile d'extraire au moyen d'une pince à lithotomie. Un second calcul plus petit est ensuite retiré de la cavité du bassinet. L'opération fut peu sanglante ; il ne fallut lier qu'une artère. La pierre, phosphatique, pesait 3 drachmes 14 grains (12 gr. 70). La plaie, lavée antisepti-

____

(1) Brit. med. journal, septembre, 1885, p. 445. — Revue des Sciences médicales. Paris, 1886, p. 702.

quement et drainée, guérit progressivement ; la malade cessa
d'avoir de la fièvre et rendit de moins en moins de pus ; pendant
deux mois, elle évacua un grand nombre de petits calculs ; puis
il lui demeura une fistule cutanée, suintant à peine, qui finit par
guérir. Revue un an après, la malade avait recouvré absolument
la santé.

OBSERVATION 187. — *Calcul du rein droit.* — *Néphrolithotomie.* — *Guérison.* — Par **J. Chiene** (1).

G. S..., âgé de 29 ans, est admis à l'hôpital d'Edimbourg, le
29 septembre 1884, pour des douleurs de reins. 4 ans auparavant,
il a été pris pour la première fois d'une crise ressemblant à une
colique néphrétique, mais sans émission de gravier. Depuis, ces
paroxysmes douloureux sont très-fréquemment revenus, s'accompagnant d'urines sanglantes. Même sans crise, les urines sont
brunâtres et renferment du sang.

On diagnostique : un calcul du rein.

Le 15 octobre 1884, après chloroformisation, large incision
oblique, de 4 pouces de long, parallèle à la dernière côte, dans
la région lombaire. Le rein est facilement mis à nu et l'on constate, dans sa moitié inférieure, une bosselure saillante. Une
épingle, passée au travers du rein, vient butter sur le calcul.
Cela fait, on arrive sur le calcul en déchirant graduellement le
tissu rénal avec l'ongle ; une pince est alors introduite et avec
beaucoup d'effort (à cause de la mobilité du rein), on finit par
extraire la pierre qui avait près d'un pouce de long. Un drain
est fixé dans la plaie, l'incision lombaire refermée et le malade
pansé antiseptiquement.

Malgré un suintement sanguin assez considérable, suites régulières de l'opération ; au bout de quelques jours, on raccourcit
progressivement le tube à drainage et le malade sort guéri le
19 novembre 1884, un mois après l'opération.

(1) British med. journal, p. 280, 1885. — Revue des Sciences médicales,
1886, p. 301.

OBSERVATION 188. — *Calculs du rein. — Néphrectomie. — Guérison. — Par* **Morris H.** (1).

Ouvrier, âgé de 35 ans, souffre depuis la fin de 1881 de douleurs manifestement occasionnées par des calculs rénaux. Il entre à l'hôpital en octobre 1883. Le 24 octobre 1884, exploration de la région malade et de la vessie. Pas de calculs.

Opération, le 24 octobre 1884. — Incision lombaire. Extirpation de l'organe. Le malade guérit sans aucune complication et actuellement (le 25 novembre 1884), il est complètement guéri et peut vaquer à ses occupations.

Le rein extirpé était de volume normal et, à l'examen microscopique, le parenchyme a été trouvé sain. Mais sa consistance était plus dure qu'à l'état normal et on trouva dans l'intérieur un calcul arrondi. L'urine, du reste, ne présentait aucun caractère pathologique ni avant l'opération ni après.

OBSERVATION 189. — *Calcul du rein droit. — Néphrolithotomie. — Guérison. — Par* **Dickinson** (2).

Garçon, 19 ans ; hématuries répétées exaspérées par la marche. Diagnostic : Calcul du bassinet du côté droit. Douleurs sourdes à ce niveau.

Opération, 1884. — Incision lombaire. Rein mis à nu. Calcul rénal perçu par le doigt et la ponction avec une aiguille. Incision du rein et extraction facile d'un calcul du poids de 65 grains (3 gr.25). Elimination 4 jours plus tard, par la plaie, d'un autre petit gravier gros comme un pois. Suites de l'opération heureuses. 15 jours après, accidents septicémiques (frissons répétés, douleurs rhumatoïdes et gonflement des jointures, congestion pulmonaire, hyper-

(1) Brit. med. Journ., nov. 1884.

(2) Brit. med. Journ., p. 894, mai 1885. — Revue Scien. méd., t. XXVII, p. 300, 1886.

thermie). Ces accidents disparaissent par de hautes doses de sulfate de quinine. Le malade quitte l'hôpital guéri. Cinq mois après sa sortie, en octobre dernier, santé parfaite.

OBSERVATION 190. — *Calcul du rein.* — *Néphrolithotomie.* — *Guérison.* — Par **Anderson W**. (1).

Jeune homme de 20 ans, souffrant depuis neuf mois de douleurs vives dans les lombes. Hématuries, troubles de la miction.

Opération, 1884.— Incision lombaire. Rein mis à nu. Sensation de calcul dans le bassinet qu'on incise. Extraction du calcul avec le doigt. Drain. Fermeture de la plaie par six points de suture au fil de soie. Guérison rapide ; 12 heures après, l'urine passait entièrement par les conduits naturels. C'est une *pyélo-lithotomie*, d'après l'auteur.

OBSERVATION 191. — *Calcul du rein droit.* — *Néphrolithotomie.* — *Guérison.* — Par **Hill** (2).

Homme de 40 ans, entre à l'hôpital le 28 octobre 1884. Douleurs dans le côté droit. Vomissements. Envies fréquentes d'uriner. Hématurie. Urine acide avec pus.

Opération, le 11 *mars* 1885. — Incision lombaire. On trouve un calcul dans le bassinet. Incision du bassinet et extraction d'un calcul de 142 grains (7 gr. 10). Drainage. Pansement antiseptique. Ecoulement de l'urine par la plaie ; 8 jours après l'opération un peu d'urine par l'urèthre. L'urine contient du pus, les 3 premiers jours qui suivent l'opération.

Guérison au bout de six semaines.

(1) Clinical Society ; Med. Times, 31 mai 1884. — Revue Scien. méd., t. XXV, p. 305, 1885.
(2) The Lancet, June 13th, p. 1081, 1885.

OBSERVATION 192. — *Calcul du rein gauche.* — *Néphro-lithotomie.* — *Guérison.* — Par **Edmund Owen** (1).

Ouvrier, 19 ans, admis à l'hôpital Sainte-Marie, 8 mai 1885. Depuis un an, il souffre de la région rénale gauche et de vomissements ; son urine est fréquemment sanguinolente ou couleur de café ; il éprouve des irradiations douloureuses vers l'aine et le testicule. La palpation de la région du rein n'indique aucune tumeur ; néanmoins on diagnostique un calcul du rein et on décide la néphrotomie.

L'opération est pratiquée le 15 mai 1885.— Incision de 4 pouces de long, parallèle aux dernières côtes ; section des fibres du grand dorsal et du grand oblique de l'abdomen et du fascia transversalis. Le rein est mis à nu et, après l'avoir exploré avec le doigt, le chirurgien sent la présence d'un calcul. Sans enlever son doigt et en s'en servant comme de conducteur, il sectionne le parenchyme rénal jusqu'au bassinet, et la pierre est extraite avec une pince à lithotomie. Peu d'hémorrhagie. La plaie est lavée avec une solution de sublimé, drainée et pansée antiseptiquement. Guérison complète le 30 juillet.

OBSERVATION 193. — *Calcul du rein droit.* — *Néphrolitho-tomie.* — *Guérison.* — Par **Lawson Tait** (2).

M. R..., 25 ans, me consulta au mois de mai 1885, pour une douleur dont elle souffrait dans la région lombaire droite depuis environ six mois, douleur qui se montrait surtout pendant l'équitation et qui à ce moment était accompagnée d'hématurie. Dr Suckling, qui avait vu la malade avec deux autres chirurgiens, croyait à la présence d'un calcul dans le rein droit plus volumineux

(1) Brit. med. Journal, octobre 1885, p. 701. — Revue des Sciences médicales, 1886, p. 702.

(2) Notes on the Surgery of the Kidney, by Lawson Tait, F. R. C. S. (The Birmingham medical Review, sept. 1885).

que le gauche, opinion non partagée par ses collègues. Après examen sérieux de la malade, je conclus, moi aussi, à l'existence d'un calcul rénal droit, lui conseillai de ne pas retourner immédiatement dans le sud de l'Afrique et, malgré l'opinion de mes confrères, la malade étant soumise à la *néphrotomie, le 23 mai* 1885, je pus extraire un volumineux calcul rénal rameux. Un drain fut placé dans la plaie, et suites de l'opération heureuses. Tant que le drain resta dans la plaie, les urines passèrent par les voies naturelles, mais à peine le drain était-il retiré que les urines passaient par la plaie lombaire. Après plusieurs tentatives infructueuses durant 6 semaines environ, les urines reprirent leur cours normal et la plaie était presque complètement cicatrisée et la malade tout à fait bien, le 28 juillet 1885.

OBSERVATION 194. — *Calcul du rein droit.* — *Néphrolithotomie.* — *Guérison.* — Par **Lawson Tait** (1).

E. E., 52 ans, urines épaisses et d'odeur fétide depuis environ deux ans, légèrement purulentes de temps en temps. Depuis cette époque, souvent douleurs excessivement vives dans la région lombaire des deux côtés.

Tumeur volumineuse au niveau du rein droit et lésion mitrale. Nous conseillâmes la *néphotomie* qui fut acceptée et pratiquée *le 16 juin* 1885.

Extraction d'un volumineux calcul du bassinet du rein droit. Drain, pas de suppuration. Malade retourna chez elle, le 27 juin 1885, complètement guérie.

(1) Notes on the surgery of the Kidney, by Lawson Tait, F. R. C. S. (The Birmingham Medical Review, Sept. 1885).

OBSERVATION 195.— *Calcul du rein droit.*—*Néphrolithotomie.* — *Guérison.* — Par **Lawson Tait** (1).

E. G., 59 ans, entrée à Women's Hospital, au mois de juillet, pour tumeur volumineuse du rein droit Sage-femme depuis plusieurs années, elle avait beaucoup souffert pendant le développement de cette tumeur qui existait depuis cinq ou six ans. On lui avait toujours fortement conseillé de ne jamais se laisser opérer ; sur mes conseils, l'opération fut acceptée.

Par la *néphrotomie*, pratiquée *le 13 juillet* 1885, j'enlevai un gros calcul du bassinet du rein droit. Les suites de l'opération furent heureuses et la malade sortit, le 27 juillet 1885, complètement guérie.

OBSERVATION 196. — *Calcul du rein.* — *Néphrolithotomie.* — *Guérison.* — Par **Kuester** (de Berlin) (2).

Malade souffrant de vives douleurs dans la région rénale. Signes de calcul rénal.

Opération, 1885.— Incision d'après le procédé de Czerny. Section du bassinet et extraction d'un calcul du volume d'un pois. Guérison.

(1) Note son the surgery of the Kidney, by Lawson Tait, F. R. C. S. (The Birmingham Medical Review. Sept. 1885).

(2) 15ᵉ Congrès de la Société Allemande de Chirurgie. Berlin, Séance du 8 avril 1886.

OBSERVATION 197. — *Calcul du rein.* — *Néphrolithotomie.* —
Guérison. — Par **Israël** (de Berlin) (1).

Femme souffrant d'abcès périnéphrétique. Incision et évacua
tion du pus. Continuation des douleurs.

Opération, 1885.— Incision lombaire, ablation d'un petit calcul.
Guérison sans fistule.

(1) 15e Congrès de la Société Allemande de Chirurgie. Berlin, Séance
du 8 avril 1886.

TABLEAU DES NÉPHROLITHOTOMIE

N°ˢ	OPÉRATEUR	DATE DE L'OPÉRATION	SEXE	AGE	DIAGNOSTIC
1	Durham.	14 mai 1872.	F.	43	Calcul du rein.
2	Le Dentu.	8 octobre 1880.	H.	55	Calculs et graviers du rein gauche.
3	Rea R. L.	22 novembre 1880.		18	Calcul rénal avec fistule lombaire.
4	Morris.	1880.	F.	19	Calcul du rein droit.
5	Symonds.	11 juillet 1883.	H.	50	Calcul du rein gauche.
6	Thornton Knowsley.	12 décembre 1883.	F.	25	Calcul du rein droit.
7	May Bennett.	1883.	H.	34	Calcul du rein gauche.
8	Morris.	10 mai 1884.	H.	24	Calcul du rein gauche.
9	Nicholson B.	2 juillet 1884.	F.	42	Calcul du rein gauche.
10	Chiene J.	15 octobre 1884.	H.	29	Calcul du rein droit.
11	Morris H.	24 octobre 1884.	H.	35	Calcul du rein.
12	Dickinson.	1884.	H.	19	Calcul du rein droit.
13	Anderson W.	1884.	H.	20	Calcul du rein droit.
14	Tiffany Mᶜ Lane.	21 février 1885.		26	Calcul du rein droit.
15	May Bennett.	7 mars 1885.	H.	20	Calcul du rein droit.
16	Hill.	11 mars 1885.	H.	40	Calcul du rein droit.
17	Owen Edmund.	15 mai 1885.	H.	19	Calcul du rein gauche.
18	Tait Lawson.	23 mai 1885.	F.	25	Calcul du rein droit.
19	May Bennett.	2 juin 1885.	H.	33	Calcul du rein droit.
20	Tait Lawson.	16 juin 1885.	F.	52	Calcul du rein droit.
21	Tait Lawson.	13 juillet 1885.	F.	59	Calcul du rein droit.
22	Lange F.	29 novembre 1885.	H.	30	Calcul du rein gauche, pyélo-néphrite d rein droit.
23	Kuester (de Berlin)	1885.			Calcul du rein.
24	Israël (de Berlin).	1885.	F.		Calcul du rein.
25	Lauenstein.	30 janvier 1886.	H.	30	Calcul du rein.

POUR CALCULS DU REIN

SIÈGE DE L'INCISION	ÉTAT DE L'ORGANE	RÉSULTAT	OBSERVATIONS
Lombaire.	Rein sain.	M.	*Néphrectomie.* — Pas d'autopsie.
Lombaire.	Rein sain.	G.	Calculs et grav. sentis d. rein avec aiguille. Incision du tissu rén. Calculs impos. à enlev. Long débridement de la capsule fibreuse du rein au thermo-cautère.
Lombaire.	Rein calculeux.	G.	Pas de complications. Calculs de 14^{mm} sur 9^{mm}
Oblique lomb.	Rein normal conten. calculs.	G.	Ecoulement d'urine par la fistule pendant 3 mois. Calculs de 2 gr.
Oblique lomb.	Rein sain.	G.	Incision de l'uretère à son orig., siège du calc.
Lombaire.	Rein sain.	G.	Double néphrolithotomie à dr. Incision lomb. . à gauche par voies abdomnin. et lombaire.
Lombaire.	Rein sain.	G.	Acupuncture du rein et calcul extrait. Fistule urinaire lombaire 21 jours.
Lombaire.	Rein sain.	G.	Un peu d'urine par la fistule pend. un m. 1/2. Calculs d'urate et d'oxalate de chaux.
Oblique lomb.	Rein calculeux.	G.	Calcul extrait 12 gr. 70. Issue ult. de graviers par fistule lomb. Santé parf. un an après.
Oblique lomb.	Rein sain.	G.	Pas de complications.
Lombaire.	Rein sain.	G.	*Néphrectomie.* — Extirpation d'un rein sain avec calculs dedans.
Lombaire.	Rein calculeux.	G.	Issue de graviers 4 jours après, par plaie lombaire. Accidents septicémiq.
Lombaire.	Rein sain.	G.	Calculs dans bassinet (pyélo-lithotomie). Pas d'urine p. la plaie 12 h. après l'opération.
Lombaire.	Rein calculeux.	G.	Calcul ext. 556 grains (27 gr. 80); injection par drain dans uretère et vessie.
Lombaire obl.	Rein calculeux.	M.	Malade avait été soigné pour affection médullaire. Calcul extr. 3 gr. 50. Pyohémie.
Lombaire.	Rein sain.	G.	Calcul extrait, 7 gr. 10. Pus dans les urines pendant trois jours.
Later. lomb.	Rein sain.	G.	Incision du rein. Calcul extrait du bassinet.
Lombaire.	Rein calculeux.	G.	Pas de complications.
Lomb. oblique.	Rein calculeux.	G.	Tres-nombreuses piqûres d'aigu. du rein p. chercher les 2 calculs qui sont extr. Drain dans plaie lomb. et non dans plaie rén. Jam. une seule goutte d'urine par la plaie lomb.
Lombaire.	Rein calculeux.	G.	Pas de complications.
Lombaire.	Calcul dans le bassinet.	G.	Pas de complications.
Lombaire.	Rein calculeux à gauche. Rein suppuré à droite.	Amél.	Néphrolithotomie à gauche. Obstruction de l'uretère droit. Anurie. Néphrotomie à droite. Cessation comp. de t. accid. urém.
Lombaire.	Rein calculeux.	G.	Calcul extr. du bassinet.
Lombaire.	Rein calculeux.	G.	Pas de complications. Ouverture préalable d'abcès périnéphrétique.
Lombaire.	Rein calculeux.	G.	Calcul volumineux dans bassinet divisé en 3 morc. pour extract. Pas de fistule persist.

Nous devons ajouter que sur 25 *cas de calculs du rein*, il y a :

8 *femmes*, 14 *hommes*, 3 dont le sexe est *indéterminé*.

12 *reins droits*, 7 *reins gauches*, 6 *indéterminés*.

23 *néphrolithotomies* toutes *lombaires* avec 22 *guérisons* (95,65 0/0).

2 *néphrectomies lombaires* dont 1 pratiquée après la *néphrolithotomie* fut suivie de mort.

Les causes de la mort sont :

Choc 1
Pyohémie 1

CHAPITRE IX

A. *Pyélo-néphrite calculeuse.* — Nous avons envisagé, dans le chapitre précédent, les calculs du rein surtout au point de vue des indications opératoires qu'ils peuvent fournir ; il nous reste à compléter ici leur étude en ajoutant une courte description des inflammations suppuratives qui en sont souvent la conséquence. A ce sujet, nous avons pu réunir 66 cas dans lesquels le chirurgien a cru devoir intervenir, tantôt en extirpant complètement le rein atteint de pyélo-néphrite calculeuse, tantôt en pratiquant une large ouverture lombaire et en incisant l'organe pour en extraire les calculs, cause de tous les désordres inflammatoires.

La pyélo-néphrite calculeuse a été décrite depuis longtemps et Rayer (1) considère que : « de toutes « les espèces de pyélite, celle qui offre sans contredit « le plus d'intérêt est la *pyélite calculeuse (nephritis* « *calculosa* des auteurs) ».

Nous ne reviendrons pas sur les causes que nous

---

(1) RAYER. Traité des maladies des reins, T. III, p. 10.

avons déjà énumérées à propos des calculs du rein.
Nos nouvelles observations viennent toutes confirmer
ce que nous avons émis au sujet de la pathogénie
des calculs.

Avant d'aborder l'étude des symptômes de la
pyélo-néphrite calculeuse, nous rapporterons l'observation suivante qui nous paraît digne du plus
haut intérêt et que nous devons à l'extrême obligeance de notre excellent et cher maître, M. le D[r]
Lucas–Championnière.

On y peut voir l'histoire d'une malade prise subi·
tement de vives douleurs lombaires et abdominales
à la suite de son septième accouchement, puis
bientôt après, on assiste au développement de tous
les phénomènes urinaires dus à la formation de calculs, depuis les coliques néphrétiques, l'hématurie,
la pyurie, avec de temps en temps issue de gros
graviers par l'urèthre, jusqu'à l'incontinence d'urine
et plus tard à de l'anurie absolue avec mort imminente.

La néphrotomie lombaire fit disparaître tous ces
symptômes d'une extrême gravité et la malade
guérit.

OBSERVATION 198 (inédite).—*Pyélonéphrite calculeuse suppurée du rein gauche avec anurie absolue. — Néphrotomie. — Guérison.*— Par M. le Dr **Lucas-Championnière.**

La nommée Macle Marie, veuve Gilles, journalière, âgée de
42 ans, entrée le 30 novembre 1885, salle Richard Wallace, 19.
hôpital Tenon, service de M. Championnière.

Antécédents, sept grossesses, six normales, la dernière gémellaire il y a 11 ans. A la suite de cette couche, la malade aurait ressenti des douleurs lombaires et abdominales avec ténesme vésical, suivies de pyurie et d'hématuries fréquentes et abondantes. A plusieurs reprises depuis lors, il y a eu émission de petits calculs par l'urèthre.

Incontinence d'urine depuis cinq ans, au dire de la malade.

Il y a un an, le 7 novembre 1884, cette femme entra salle Richard Wallace, n⁰ 4, pour ses douleurs qui avaient augmenté depuis cinq semaines. Le cathétérisme décela alors la présence d'un calcul qui fut extrait, le 13 novembre 1884, à l'aide d'une pince à pansement, après dilatation de l'urèthre avec la pince à trois branches. Ce calcul était gros comme une noisette; pendant deux jours après cette extraction, la température monta à 38°,5, puis redevint normale et la malade ne souffrit plus, délivrée aussi de ses hématuries; l'incontinence persistait : il est très-difficile de déterminer exactement la cause de cette in continence; la vessie était saignante, intolérante, le vagin très-douloureux et on suppose plutôt qu'on ne constate l'existence d'une fistule vésico-vaginale. La malade sortit le 22 décembre 1884, décidée à revenir dans quelques mois pour se faire examiner au sujet de cette fistule soupçonnée. Deux mois après, en février 1885, nouvelle crise de douleurs, hématurie abondante et issue de petits calculs, puis amendement des phénomènes morbides.

Il faut noter que jamais il n'y a eu d'accident d'aucune sorte du côté droit; pas de douleurs, pas de coliques de ce côté.

Le 22 novembre 1885, les douleurs redeviennent plus vives que jamais et elles sont persistantes dans la région lombaire gauche. Ce jour-là, 22 novembre, la malade se rappelle bien n'avoir uriné que quelques gouttes dans les vingt-quatre heures; depuis ce moment jusqu'au 26 novembre, c'est-à-dire pendant quatre jours, anurie complète. Le 26 novembre, après un bain, émission involontaire de quelques gouttes d'urine seulement; jusqu'au 30 novembre, jour de l'entrée, la malade prétend n'avoir pas uriné du tout. (Deuxième période d'anurie complète durant déjà depuis quatre jours au moment de l'entrée à l'hôpital.)

B.   23

Etat actuel. — Le 30 novembre 1885, jour de l'entrée, vomissements, température élevée, pas d'urine. La sonde introduite à plusieurs reprises ne ramène absolument rien et la malade ne se sent pas mouillée ; ses linges sont intacts. Anurie absolue du 26 novembre au 5 décembre.

Le ventre est douloureux, ballonné, il y a de la douleur spontanée dans la région lombaire des deux côtés ; mais à gauche seulement, cette douleur s'accentue beaucoup par la palpation. On sent encore du côté gauche, une rénitence, une tension marquées, en rapport avec l'existence probable d'une tumeur dépendant du rein. Sueurs abondantes, pas de diarrhée, vomissements incoercibles, insomnie absolue, crises douloureuses, violentes.

Diagnostic : néphrite calculeuse avec enclavement d'un calcul dans l'uretère et dilatation des voies urinaires supérieures ; anurie réflexe pour le rein du côté opposé.

M. Championnière se propose d'ouvrir le bassinet gauche par derrière, de créer ainsi une fistule rénale et de dégager l'uretère, si possible. La malade est bien affaiblie ; mais il est évident que l'opération projetée est la seule chance de salut pour elle.

Opération, le 5 décembre 1885. — La malade est endormie avec le chloroforme d'Yvon ; l'anesthésie se fait facilement. La paroi abdominale relâchée permet de constater d'une manière certaine une tumeur dans la région lombaire gauche, tumeur appréciable surtout par la partie antéro-latérale de l'abdomen.

M. Championnière fait sur la région lombaire gauche, au bord externe de la masse sacro-lombaire, une incision verticale qui va de la crête iliaque à la dernière côte. On arrive facilement sur la substance du rein, en arrière du hile ; la capsule ouverte laisse voir la coloration normale du rein. Pas de pus jusque-là, pas de fluctuation perceptible au doigt. Incision de la substance rénale au thermo-cautère ; rien ne s'écoule d'abord ; puis, le doigt introduit dans la plaie rénale, après avoir déchiré une mince couche de parenchyme, donne issue d'abord à un flot de pus fétide. puis à de l'urine. En pesant sur le flanc à plusieurs reprises, on fait couler de l'urine et du pus, et la tumeur s'aplatit notablement. On ne constate la présence d'aucun calcul ; on lave alors toute la cavité rénale avec une solution de chlorure de zinc à 1/12, puis à l'eau phéniquée à 1/20. Gros tube placé dans la substance rénale elle-même ; puis trois points de suture aux extrémités de l'incision cutanée.

Pansement avec gaze iodoformée, charpie phéniquée et poudre antiseptique.

L'opération a duré 3/4 d'heure, la malade a dormi tranquillement avec 25 grammes de chloroforme d'Yvon et autant de chloroforme hospitalier.

La veille de l'opération, la température était montée à 39°,2, matin et soir ; le soir de l'opération, 5 décembre, il y a encore 38°,8.

Le 6 décembre. Matin, 37°,8 ; soir, 38°,2.

Le 7 et le 8. Matin, 38°,2 ; soir, 38°.

A partir du 9, température normale sauf deux élévations à 38°, les soirs des 12 et 16 décembre.

Le pansement est renouvelé tous les jours et chaque fois, il est traversé par une grande quantité d'urine : les draps de la malade sont inondés au niveau de la région lombaire, alors qu'il n'y a aucune humidité au niveau de la vulve ; donc pas de miction par la vessie jusqu'alors.

Le 21e jour après l'opération, soit le 26 décembre, pour la première fois, la malade dit avoir senti couler de l'urine par la vulve. A partir du 30 décembre, il n'y a plus d'écoulement d'urine par la région lombaire; tout passe par la vessie. Dans les premiers jours de janvier 1886, la malade dit sentir un calcul dans sa vessie. Après quelques tentatives infructueuses, mal supportées d'abord par la femme qui se plaint de souffrir, ce calcul est retiré avec une pince le 18 janvier. Il est un peu plus gros qu'un pois. A cette époque, la cicatrisation de la plaie lombaire est presque complète ; il ne sort plus rien par là ; d'ailleurs état excellent.

Le 22 janvier, léger accès de colique néphrétique ; la douleur continue le lendemain et on sent de nouveau un empâtement dans la région lombaire gauche ; la température s'élève à 38°,8. M. Championnière se demande alors s'il ne va pas être de nouveau dans la nécessité de pratiquer la néphrotomie ; mais le 27, expulsion d'un caillot long, filiforme, sans calcul, par l'urèthre;

rémission de la douleur, polyurie, disparition de la tumeur lombaire ; température normale.

La malade sort en bon état, le 30 janvier 1886.

Cette malade est revenue souvent dans le service et dans le courant du mois de mai en particulier, soit cinq mois après l'opération. Elle est en bon état, mais souffre par intermittence dans la région lombaire gauche ; elle a rendu de nouveau de petits calculs.

Il en est ainsi de l'observation suivante qu'a bien voulu nous communiquer notre maître, M. le Dr Périer.

Il s'agit aussi d'une femme encore jeune, nouvellement mariée, qui, 20 jours après son premier accouchement au forceps, fut prise tout à coup de douleurs tellement violentes que des injections de morphine parvinrent à peine à les calmer. Elle n'eut pas de vomissement, ni d'ictère, mais une forte élévation de température et bientôt des maux de tête et un état de faiblesse tel qu'elle fut obligée de garder le lit. Les urines devinrent purulentes et la tumeur rénale occupa bientôt toute l'étendue du flanc droit.

OBSERVATION 199 (inédite). — *Pyélo-néphrite calculeuse suppurée du rein droit.* — *Néphrectomie.* — *Mort.* — Par M. le Dr **Périer**.

La nommée B..., Eugénie, âgée de 29 ans, journalière, est entrée à l'hôpital St-Antoine, le 8 janvier 1886, service de M. Périer. Comme antécédents héréditaires, le père serait mort à 64 ans d'alcoolisme, la mère d'un phlegmon diffus de la jambe. Seize enfants dans la famille dont quinze morts, l'une à 39 ans de

phtisie pulmonaire, une autre à 32 ans, d'un cancer de l'utérus (?), une troisième de péritonite puerpérale et les autres en
bas âge. Tuberculose pulmonaire et cancer dans les collaté-
raux.

La malade qui est la plus jeune de la famille aurait eu dans
sa jeunesse le carreau (?), dont elle guérit parfaitement après
deux ans de traitement.

Depuis, santé toujours bonne. Réglée à 13 ans (1871), règles
toujours régulières et peu douloureuses. La malade est ner-
veuse, se fâche facilement et a eu souvent des crises de nerfs à
la moindre contrariété.

Mariée en décembre 1884, elle accoucha au forceps, le 24 octobre 1885, d'une fille bien conformée qui vécut 24 heures.
Hémorrhagie abondante après la délivrance et 15 jours après,
elle se leva et commença à s'occuper de son ménage. Vers le
milieu de novembre dernier, environ 20 jours après l'accouchement, Eugénie B... fut prise tout à coup dans l'après-midi d'un
grand malaise avec accès de suffocation et douleurs violentes
dans l'hypochondre droit, s'irradiant surtout en arrière vers la
colonne vertébrale. Ces douleurs devinrent encore plus vives le
lendemain et furent à peine calmées par des injections hypodermiques de morphine. Le soir, elles reparurent extrêmement
violentes, paroxystiques, environ toutes les deux heures, pour
ne cesser que vers deux heures du matin. Pas de vomissements,
pas d'ictère, mais une forte élévation de température et une
grande constipation.

Depuis ce moment, les douleurs ont complètement disparu,
mais la fièvre persista, la malade perdit l'appétit, eut un sommeil très-agité et devint bientôt tellement faible qu'elle fut
obligée de garder le lit.

Elle se plaignit alors d'une céphalalgie intense, revenant environ tous les deux jours avec douleurs frontales, s'irradiant
derrière les oreilles au niveau des apophyses mastoïdes. Puis
un matin, vers la fin de novembre, elle s'aperçut avec étonnement qu'elle était sourde. Cette surdité assez prononcée n'a pas
augmenté depuis. Enfin, aujourd'hui encore, 23 janvier, les
douleurs dans la tête et derrière les oreilles sont assez violentes.

Vers le 10 décembre dernier 1885, la malade remarqua que ses urines étaient troubles, foncées, très-odorantes et donnaient lieu à un dépôt très-abondant.

Elle urinait quatre et cinq fois pendant le jour et environ deux fois la nuit, mais peu chaque fois et sans douleur. Son médecin lui ordonna alors du lait et vu sa faiblesse croissante lui conseilla d'aller à l'hôpital. C'est dans cet état que M. Périer la reçut dans son service à St-Antoine, le 8 janvier, et qu'après l'avoir examinée et avoir jugé une intervention radicale nécessaire, il la fit passer à l'hôpital Bichat, salle Chassaignac, numéro 20, dans le service de M. Terrier, le 14 janvier 1886.

Actuellement, la malade est dans un état de faiblesse extrême, la face est pâle, décolorée, d'une teinte cireuse, cachectique ; la peau de toutes les autres parties du corps présente le même aspect. Elle répond difficilement et avec fatigue aux questions qu'on lui pose. Elle a constamment des envies fréquentes d'uriner qu'elle est forcée de satisfaire au moins toutes les heures. L'excrétion urinaire est très-notablement diminuée et varie en 24 heures d'un litre à un demi-litre. Les urines sont troubles, contiennent une quantité considérable de globules purulents ainsi que de nombreux micro-organismes de fermentation. Pas de bacilles de la tuberculose. Jamais d'hématurie ni d'œdème des membres inférieurs. Depuis quelque temps, leucorrhée assez abondante et fétide.

La température est très-élevée ; presque tous les soirs, elle atteint 40°. Depuis son entrée à l'hôpital, la température minima a été de 38°,2, le 17 janvier au matin.

Les poumons et le cœur paraissent sains. La région du foie est douloureuse à la percussion et devient beaucoup plus sensible à la pression vers sa partie inférieure. Son volume ne paraît pas être augmenté.

Au-dessous de cet organe, entre la dernière fausse côte et la crête iliaque, et occupant tout cet espace, on sent une tumeur mate, dure, fluctuante, faisant saillie en avant, volumineuse et facilement mobile d'avant en arrière, douloureuse à la pression, ayant pour limite antérieure une ligne verticale passant à un centimètre et demi environ en dedans de l'épine iliaque antéro-supérieure, et se prolongeant en arrière dans la région

lombaire jusqu'à deux à trois centimètres de la colonne vertébrale.

Dans cette même région lombaire, il n'existe pas de saillie
appréciable, mais une douleur extrêmement vive à la moindre
pression.

La vessie est peu sensible même à une forte pression. Le col
utérin est de volume normal, mais déchiré sur sa lèvre antérieure avec une forte bride à gauche ; ses culs-de-sac sont
libres et indolores. Toucher rectal négatif.

L'état général de la malade est excessivement grave. La peau
est sèche et la langue fuligineuse. Une forte fièvre se maintient.
Le pouls est faible et irrégulier. L'amaigrissement est profond,
les urines sont extrêmement purulentes et fétides, et la mort
arrivera à courte échéance, si l'on n'intervient pas.

En examinant les antécédents de la malade, la marche de sa
maladie, la nature des douleurs qu'elle a éprouvées, les troubles de la miction, les urines purulentes, le développement de
la tumeur qui existe dans la moitié droite de la cavité abdominale, il ne paraît nullement douteux qu'on se trouve en présence d'une pyélo-néphrite calculeuse suppurée qui entraînera
certainement la mort, si on ne se hâte de donner libre cours au
pus. C'est aussi l'opinion de MM. Terrier, Lucas-Championnière et Berger qui examinent la malade avec M. Périer.

L'intervention immédiate est décidée.

Opération, le 26 janvier 1886. — Aidé de MM. Terrier,
Lucas-Championnière, et Berger pour le chloroforme, après
s'être entouré de toutes les précautions antiseptiques les plus
minutieuses, la malade anesthésiée et placée dans le décubitus
latéro-dorsal gauche, avec un coussin sur le flanc correspondant,
M. Périer fait une incision oblique allant directement de la
douzième côte droite à l'épine iliaque antéro-supérieure. Incision de la peau, du tissu cellulaire sous-cutané, de l'aponévrose
superficielle et des différentes couches musculaires de la paroi
abdominale. Ce temps de l'opération est facile et ne donne pas
de sang. Les bords de la plaie sont écartés et dans la profondeur, on aperçoit la couche cellulo-graisseuse du rein épaissie,
dure, faisant corps pour ainsi dire avec le péritoine qui la recouvre en avant et qu'il est impossible de décoller à ce niveau.

On incise alors cette coque cellulo-fibreuse et, avec le doigt et la spatule, on essaie de la décoller du rein.

A ce moment, le tissu rénal se rompt et il se produit un écoulement assez considérable de pus mal lié et extrêmement fétide. On nettoie avec une solution phéniquée au 1/20 le champ opératoire et, après bien des difficultés, M. Périer parvient à saisir le hile avec ses doigts et à y jeter un double fil de soie à ligature pour lier tous les éléments du pédicule en deux portions. Ce temps de l'opération fut excessivement pénible, vu les adhérences fortes et nombreuses du rein à toutes les parties environnantes. Le hile est alors sectionné et le rein extirpé. On fait un grand lavage à l'acide phénique au 1/20 de toute la vaste cavité qu'occupait l'organe enlevé et, après s'être assuré de l'hémostase la plus complète et avoir coupé au ras les fils à ligature du hile, on réunit les bords de la plaie extérieure par des sutures métalliques profondes et superficielles, en introduisant dans la cavité deux gros drains dont l'extrémité extérieure sort par le centre de la plaie. Un pansement iodoformé et phéniqué, avec bandage de corps en flanelle pour maintenir le tout, complète l'opération qui a duré près d'une heure.

Après le réveil chloroformique, la malade est considérablement abattue et la réaction se produit difficilement. Le pouls est extrêmement faible et les injections hypodermiques d'éther ne produisent que peu d'excitation.

La malade meurt 30 heures après l'opération.

On ne put en faire l'autopsie.

Le rein enlevé était rempli d'abcès dans lesquels on trouvait des calculs dont le plus volumineux siégeait dans le bassinet.

Les douleurs néphrétiques avec irradiation et paroxysmes, hématurie, nausées et vomissements, sont donc souvent les premiers phénomènes de la néphrite calculeuse ou plutôt du calcul rénal. Bientôt à ces attaques intenses de coliques néphralgiques, vient s'ajouter une tumeur petite d'abord, douloureuse à la pression et située dans la région lombaire. Quelquefois, cette tumeur atteint rapidement le volume d'une tête de fœtus comme dans le cas suivant que nous devons à M. Péan.

Chez ce jeune malade, la tumeur rénale se développa si promptement que l'on avait pensé à une simple hydronéphrose, causée par la rétention d'un calcul dans l'uretère.

OBSERVATION 200 (inédite). — *Pyélo-néphrite calculeuse du rein gauche. — Hydronéphrose. — Néphrectomie. — Guérison.* — Par M. le Dr **Péan**.

Il y a cinq ans, je fus consulté pour un jeune garçon âgé de onze ans qui, depuis six ans éprouvait de vives douleurs dans la région lombaire gauche. Les douleurs revenaient par accès, s'irradiant à l'aine et au scrotum du côté correspondant et présentaient tous les caractères de la colique néphrétique. Il y a deux ans, à la suite d'une violente attaque douloureuse, il se développa dans la région du flanc gauche une petite tumeur douloureuse à la pression, qui grossit rapidement et atteint bientôt le volume d'une tête de fœtus à terme.

État actuel. — Amaigrissement considérable du malade, teinte cachectique. La paroi abdominale est bombée dans sa moitié gauche et il existe, dans toute l'étendue de la région du flanc, une tumeur s'étendant du rebord des fausses côtes à la fosse iliaque, tumeur légèrement bosselée, fluctuante, mate dans sa partie la plus saillante. Les urines sont diminuées et contiennent de temps en temps un dépôt épais, trouble et purulent. L'examen vésical ne donne aucun résultat et le petit malade ne se rappelle pas avoir jamais pissé de graviers. Il existe un peu de fièvre le soir et l'appétit est presque complètement perdu. Plusieurs médecins consultés portèrent le diagnostic de sarcome encéphaloïde du rein gauche, mais en présence des commémoratifs et des signes locaux, mon confrère le docteur Dusseris diagnostique une hydronéphrose causée par la rétention d'un calcul dans l'uretère.

Après avoir observé le malade pendant quelques jours, nous nous décidons à une intervention radicale comme étant la seule chance de salut.

Opération, 20 janvier 1881.—Assisté de mes aides ordinaires et en présence de plusieurs confrères étrangers, le malade chloroformé et placé dans le décubitus latéro-abdominal droit, les jambes et le tronc légèrement fléchis, je pratique au niveau du bord antérieur de la masse sacro-lombaire, une incision verticale dépassant le rebord des fausses côtes et la crête iliaque de 4 à 5 centimètres.

Après avoir sectionné successivement toutes les couches de la paroi abdominale, j'arrive sur l'atmosphère cellulo-graisseuse épaissie et sclérosée. Il est difficile d'ouvrir cette loge enflammée et ce n'est qu'avec peine que je parviens à mettre à nu la face externe de la tumeur rénale qui est reconnaissable à sa coloration. Je pratique alors avec un gros trocart deux ponctions dont chacune donne issue à 200 gr. de sérosité purulente, mais, comme le volume de la tumeur n'en est pas considérablement diminué, je procède à son ablation par mon procédé de morcellement en me servant de mes pinces à mors longs et courbes. La friabilité du parenchyme rénal rend l'opération encore plus difficile. J'applique alors deux pinces courbes sur le hile que je divise en deux portions pour en faire la ligature avec du fil de soie. Il n'y eut pas d'hémorrhagie pendant toute l'opération qui dura une heure. La plaie est lavée avec une solution d'acide phénique au 1/100 et deux drains placés aux angles supérieur et inférieur de la cavité. Six sutures métalliques (3 profondes et 3 superficielles) réunissent les bords de la plaie. Pansement iodoformé.

Les suites de l'opération furent des plus favorables. Le thermomètre ne dépassa pas 38°,4. Le malade urina seul et dès le 5e jour, il rendit environ 800 gr. d'urine claire, sans trace d'albumine. La plaie se réunit par première intention et trois semaines après l'opération la guérison était complète. Plusieurs fois depuis 1881, nous avons revu notre jeune malade qui continue à jouir d'une santé florissante.

Le rein extirpé était atteint d'une vaste hydronéphrose et à l'extrémité uretérale du bassinet, existait un calcul qui n'en bouchait cependant pas entièrement l'orifice. Le tissu rénal était en partie atrophié et renfermait trois abcès avec quelques graviers.

La manière dont se développe la tumeur rénale est très-variable. Tantôt il peut exister des douleurs, des frissons, de l'hématurie et même des urines purulentes sans que pour cela l'exploration de la région lombaire n'y fasse découvrir de tuméfaction véritable.

Dans ces cas, il faut un examen attentif, une palpation profonde pour bien apprécier la différence de volume des deux reins. D'autres fois, la tumeur rénale constituée et même visible à l'œil nu disparaît pour reparaître quelques semaines après, ressemblant à ces cas d'hydronéphrose intermittente auxquels nous avons fait précédemment allusion.

Le fait suivant que nous avons pu recueillir dans le service de Clinique de notre maître, M. le professeur Le Fort, est un exemple bien frappant de ces développements intermittents de la région rénale. Chez ce malade que nous avons suivi quelque temps, l'augmentation de volume du flanc droit suivait presque toujours une attaque de coliques néphrétiques.

Les urines de purulentes qu'elles étaient devenaient alors claires et, quand la tumeur disparaissait, la miction était fréquente, abondante et il existait une véritable pyurie.

Dans ce cas intéressant à bien d'autres titres, il nous semble que la rétention du pus dans le rein et le bassinet devait être produite par un ou plusieurs calculs venant de temps en temps obstruer l'orifice supérieur de l'uretère.

OBSERVATION 201 (inédite). — *Pyélo-néphrite calculeuse du rein droit. — Néphrolithotomie. — Mort.* — Par M. le professeur **Le Fort.**

Bégnis Désiré, âgé de 49 ans, chaudronnier, entre à l'hôpital Necker, le 23 février 1886, salle St-Ferdinand, n° 23, service de M. Rigal.

Antécédents héréditaires. — Le père qui est âgé de 78 ans, paralysé du côté droit, vit encore, ainsi que la mère, 77 ans, qui est bien portante. Il y a 10 enfants dans la famille, tous bien portants.

Antécédents personnels. — Très-bonne santé dans la jeunesse. A 17 ans, première blennorrhagie qui se répéta fréquemment jusqu'à 27 ans et durant cet intervalle le malade a fait beaucoup d'excès de femmes. C'est à cette dernière époque (à 27 ans) qu'il fut pris tout à coup d'une violente douleur dans la région du rein droit avec irradiation à l'aine et au testicule correspondants, douleur qui était accrue par le moindre mouvement et qui rendait la marche tout à fait impossible. A la suite de cette première attaque douloureuse, le malade urina du sang durant environ trois semaines, et cette hématurie l'affaiblit considérablement. Il fut obligé de garder le lit, avec des alternatives de calme et de violentes douleurs.

Cette période de crises excessivement douloureuse dura 4 mois et, un jour qu'il était dans un moment de calme, il fut pris, au haut d'un escalier, d'une si violente douleur dans le flanc droit qu'il en dégringola jusqu'en bas.

Il reprit son travail et sa santé fut assez bonne jusqu'à l'âge de 36 ans, époque à laquelle il passa en Egypte pour y exercer sa profession.

Là, il eut fréquemment des accès de fièvre intermittente qui ne cédèrent que par l'usage de fortes doses de sulfate de quinine. C'est à ce moment qu'il s'aperçut que ses urines déposaient et, depuis 1874, la miction s'est modifiée. Le jet d'urine est moins fort, moins volumineux et lent à apparaître. Revenu en France en 1875, les troubles de la miction persistèrent en s'accentuant davantage. Souvent le malade était pris d'un besoin impérieux d'uriner et il lui arrivait parfois de pisser dans son pantalon. Incontinence d'urine la nuit assez fréquemment.

Depuis 10 à 11 ans, il a remarqué qu'il se développait tous les deux ou trois mois, au niveau de son flanc droit, une tumeur qui augmentait de volume lentement, progressivement, faisant une saillie assez considérable pour être visible à l'œil nu et qui, après avoir atteint un certain volume, disparaissait sans causer de très-vives douleurs. La disparition de cette tumeur correspondait avec une miction excessivement abondante, du ténesme vésical et des urines extrêmement chargées et même purulentes dans ces derniers temps. Le malade a aussi constaté que le début de la formation de cette tumeur de la région iliaque droite coïncidait avec l'apparition de coliques néphrétiques; les urines devenaient alors moins abondantes, plus claires, plus transparentes et ne déposaient plus au fond du vase.

B. D. ne se rappelle pas d'avoir jamais rendu de calculs, ni de graviers dans ses urines, mais souvent il y a constaté comme de la brique pilée qui déposait.

Depuis six mois, les urines sont devenues de plus en plus purulentes, le malade a considérablement maigri, ses forces ont disparu et il fut obligé de suspendre tout travail. Presque tous les deux jours, il est pris d'accès fébriles intermittents sans régularité comme apparition ni comme évolution. Un mois de traitement par le sulfate de quinine les fit disparaître. Enfin, las de souffrir et alarmé de tant maigrir, le malade entre à l'hôpital le 23 février 1886.

A son entrée.— Etat cachectique très-prononcé. Maigreur extrême. Teint jaune paille. Ventre plat et indolent sauf dans le flanc droit où l'on trouve une tumeur profonde, de l'étendue de la main environ, dure, rénitente, sensible à la pression et entourée d'une zone d'empâtement. Appliquée sur la paroi lombaire, cette tumeur peut être limitée entre les deux mains placées l'une en avant et l'autre en arrière du flanc droit. Il n'existe pas de rougeur de la région lombaire, ni d'œdème, ni d'empâtement. Sous l'influence de la respiration, cette tumeur ne subit que des déplacements insignifiants et au-devant d'elle existent des anses intestinales qui donnent de la sonorité à la percussion. Le foie ne déborde qu'à peine les fausses côtes. Rate normale. Rien dans le flanc gauche. Le toucher rectal montre une prostate de moyen volume, mais douloureuse. Au-dessus et à droite, au niveau de la vésicule séminale, se trouve un peu d'empâtement et de douleur à la pression. Le cathétérisme ne décèle aucun rétrécissement uréthral. Respiration rude au sommet du poumon gauche en arrière et signe de bronchite. Cœur normal.

On observe le malade pendant quelques jours ; les urines varient de 800 à 1,200 gr. dans les 24 heures, elles sont fétides et donnent environ le quart de leur volume d'un dépôt purulent. Pas de fièvre le soir.

Le 16 mars, le malade passe dans le service de M. le professeur Le Fort qui constate tous les phénomènes mentionnés plus haut. De temps en temps, les urines ne contiennent pas de dépôt purulent. Il existe une petite eschare au sacrum et la maigreur et la perte des forces se prononcent de plus en plus.

Le 1er avril. On sonde le malade tous les matins et l'on fait un lavage de la vessie avec de l'eau froide. Depuis quelques jours, fièvre tous les soirs variant entre 38°,6 et 39°.

Le 6. Très-légère amélioration de l'état général. Toujours alternatives d'urines claires et d'urines purulentes.

En présence de l'affaiblissement et de la maigreur extrêmes du malade dont l'existence ne peut certainement se prolonger plus de deux à trois semaines ; en présence de la quantité abondante de pus dans les urines, pus dont l'intermittence, malgré le cathétérisme vésical régulièrement fait tous les matins, en prouve bien la provenance rénale ; en présence d'une tumeur volumineuse occupant la région rénale droite, M. le professeur Le Fort croit à une pyélo-néphrite du rein droit et se décide à une intervention radicale comme étant la seule chance de salut pour le malade. D'ailleurs, l'état plus ou moins pathologique du rein indiquera à l'opérateur s'il doit en faire l'extirpation totale ou simplement l'inciser largement pour faciliter l'écoulement du pus au dehors.

Opération, le 8 avril 1886. — On endort le malade avec le bichlorure de méthylène. Incision verticale à huit centimètres en dehors des apophyses épineuses de la région lombaire, s'étendant du rebord des fausses côtes droites à la crête iliaque.

L'incision intéresse la peau, le tissu cellulaire sous-cutané où l'on pince un petit vaisseau qui est lié immédiatement. On reconnaît le bord externe de la masse sacro-lombaire, situé à un travers de doigt en dedans de l'incision cutanée. On sectionne quelques faisceaux du muscle grand oblique par une incision dirigée en avant, perpendiculairement à la première et longue de 3 à 4 centimètres, puis l'on écarte le muscle carré des lombes.

Une artère lombaire est saisie et coupée entre deux ligatures. On découvre alors, au lieu du feuillet aponévrotique situé en avant du carré lombaire, un tissu fibreux un peu lardacé, épais d'un 1/2 centimètre environ qui est incisé avec précaution et décollé des parties sous-jacentes.

Nulle part, le doigt ne rencontre la sensation de résistance que devrait fournir le rein, mais à la place on trouve une tumeur molle, fluctuante, dépressible, un peu bosselée, présentant à sa partie externe l'aspect rosé et les bandelettes longitudinales qui semblent indiquer que l'on se trouve sur le côlon. Matité de cette tumeur à la percussion. On pratique avec précaution en dedans une incision sur un feuillet qui n'a pas l'aspect du côlon et tout d'un coup avec l'ongle on donne issue à un énorme flot de pus verdâtre, bien lié, sans aucune odeur urineuse, dont la quantité peut être évaluée à un demi-litre. Cette ouverture est élargie et le doigt introduit dans toute sa longueur ne peut limiter toute l'étendue de cette poche qui se prolonge en haut, en bas et en dedans, donnant la sensation du bassinet considérablement dilaté et possédant en outre deux ou trois culs-de-sac constitués par des calices aussi dilatés.

Nulle part, on ne sent la consistance propre du rein. Avec le doigt et une cuiller à extraction des calculs, on recueille dans la partie inférieure de la poche une vingtaine de petits calculs noirâtres, semblables à des grains de plomb écrasés.

Lavage de la plaie avec la solution de sublimé à 1/2, 500; deux gros drains, l'un dans le cul-de-sac supérieur, l'autre dans le cul-de-sac inférieur, sont placés dans la plaie. Pansement à l'alcool camphré. Le malade est dans un collapsus profond qui nécessite une injection d'éther. Pas de douleur le soir, le pansement n'est pas taché.

Le 9 avril. Bonne nuit. On renouvelle le pansement fortement taché par le pus qui n'a pas la moindre odeur urineuse. Lavage de la plaie avec sublimé. Le malade prend un peu de bouillon. T. M. 37º,4. T. S. 37º,4. Pls. 110. Urine 600 gr.

Le 10 avril. Pansement. On trouve quelques calculs dans le pansement. T. M. 37º,1. T. S. 38º,2. Pls. 100.

Le 11. Suppuration diminuée. On enlève le drain supérieur. T. M. 37º,3. T. S. 38º,8. Pls. 100. Urine 1,100 gr.

Le 12. 3 ou 4 calculs dans le pansement. Etat général meilleur. T. M. 37º,4. T. S. 37º,8. Pls. 110. Urine 900 gr.

Le 13. 2 à 3 calculs dans le pansement. On a de la peine à réintroduire le drain inférieur à cause du rétrécissement considérable de l'orifice de la poche. T. M. 37º,6. T. S. 37º,2. Pls. 110.

Le 14. Pas de calculs dans le pansement. Le malade a pris un peu de viande crue hachée dans du bouillon. T. M. 37º,4. T. S. 37º,6. Pls. 100. Urine 800 gr.

Le 15. Amélioration de plus en plus sensible. Toujours suppuration abondante sans odeur urineuse. T. M. 38º,2. T. S. 37º,2. Pls. 96. Urine 1,000 gr.

L'état général du malade continue à être assez satisfaisant. Mais vers la fin du mois d'avril, il se développa de l'œdème des membres inférieurs et la famille, craignant un dénouement fatal, ramena le malade chez lui.

Nous avons appris qu'il succomba depuis à un état cachectique très-prononcé.

Examen et analyse des graviers par M. Esbach, chef du laboratoire de M. le professeur Potain.

« Les petits graviers que j'ai examinés sont sensiblement de

« même âge et de la grosseur d'un grain de chènevis ou d'un
« petit pepin.

« Ils sont bruns, noirs et brillants à la surface, modérément
« durs.

« Sur quelques-uns, on trouve la tige centrale qui devait rete-
« nir la gravelle dans l'ouverture du tube où elle avait pris
« naissance. L'un d'eux représente une tige de corail avec
« ramifications rudimentaires.

« La composition répond à deux groupes de matériaux, tantôt
« mêlés intimement, tantôt alternant en petites zones plus
« distinctes, de coloration gris-brun.

« 1° Oxalate de chaux abondant, surtout vers la tige centrale;

« 2° Phosphate de chaux abondant également, mêlé d'un peu
« de phosphate de magnésie.

« Nota : absence d'acide urique, d'urate d'amnoniaque, de
« carbonate de chaux, de cystine. »

La pyélo-néphrite calculeuse nous paraît donc se
caractériser par tous les accidents plus ou moins
constants des calculs du rein : douleurs, hématurie,
auxquels viennent s'ajouter bientôt des phénomènes
généraux indiquant la formation d'un foyer purulent : frissons, fièvre, anorexie, abattement tels qu'on
peut croire parfois à une fièvre typhoïde.

D'ailleurs, dans un cas que nous avons rapporté à
propos des fistules, la jeune malade avait été sai-
gnée pendant plusieurs semaines pour une dothié-
nentérie.

Souvent les malades rendent des calculs par l'urèthre, soit spontanément comme dans l'observation
de M. Lucas-Championnière, soit à la suite d'une
intervention chirurgicale par les voies urinaires
inférieures, comme chez le malade de Salomoni, qui

avait subi l'opération de la pierre dans la vessie 12 ans auparavant.

Ainsi que nous l'avons déjà dit, la tumeur formée par le rein suppuré peut être volumineuse, occuper toute une moitié de l'abdomen et même empiéter sur l'autre côté, descendre dans la fosse iliaque et remonter jusqu'au rebord des fausses côtes. Faisant surtout saillie au niveau du flanc, plus prononcée en avant qu'en arrière, elle est mate, fluctuante, principalement quand elle s'accompagne d'un abcès périnéphrétique.

Cependant la matité n'est pas toujours complète et souvent il existe une demi-sonorité produite par les anses intestinales qui la séparent de la paroi abdominale, signe excessivement important dans le diagnostic des tumeurs du rein. Si la poche purulente siège à droite, elle est presque toujours séparée du foie par une zone de sonorité et subit rarement l'influence des mouvements du diaphragme. Dans l'observation suivante, la poche purulente était tellement volumineuse qu'elle présentait de la matité dans toute son étendue.

Nous avons pu assister à l'opération qui fut pratiquée dans ce cas et avons vu l'énorme quantité de pus qui s'écoula de la cavité.

OBSERVATION 202 (inédite). — *Pyélo-néphrite calculeuse du rein droit avec vaste abcès périnéphrétique et abcès multiples du parenchyme rénal. — Néphrectomie. — Guérison. —* Par M. le Dr **Péan**.

Dans les premiers jours de juin 1885, je fus consulté par Madame C... qui se trouvait dans un état de maigreur et de faiblesse extrêmes. C'était une femme de 44 ans, sur les antécédents héréditaires de laquelle je ne pus obtenir de renseignements bien précis. Elle avait depuis deux mois, des frissons, de la fièvre, de vives douleurs dans le côté droit et une toux incessante qui datait, dit-elle, de son enfance et que des confrères avaient attribuée à l'état granuleux de son pharynx. En l'interrogeant de plus près, la malade me raconta qu'elle était bien règlée, mais que, depuis un grand nombre d'années (10 à 12 ans), elle avait de fréquentes douleurs dans la région du flanc droit, douleurs, dit-elle, s'irradiant vers l'aine du côté correspondant. Jamais ces accès douloureux n'avaient été suivis de teinte jaunâtre des yeux et de la peau, qui pût faire penser à l'ictère. Il y a 4 ans, Madame C... fut traitée pour une métrite aiguë. Quelques mois après, elle s'aperçut que ses urines déposaient, devenaient de plus en plus blanchâtres et contenaient même du sang à la suite de ses crises douloureuses. La marche était devenue pénible et provoquait souvent l'apparition de douleurs excessivement intenses. Bientôt, il y a environ deux mois, on vit apparaître au niveau du flanc droit une tuméfaction insolite, tellement douloureuse qu'il était impossible par le palper de bien distinguer la limite entre le rein et le bord inférieur du foie. Le confrère qui soignait la malade à cette époque me rapporta qu'il existait de la fièvre et que la température axillaire dépassait souvent 39°. Quelques semaines après, il se developpa une véritable tumeur, s'étendant en avant depuis le rebord des fausses côtes jusqu'à la fosse iliaque droite, dépassant la ligne médiane au niveau de l'ombilic et produisant en arrière une voussure considérable au niveau des muscles sacro-lombaires. Bientôt la tumeur devint fluctuante et il ne fut pas douteux que la pyélo-néphrite calculeuse s'était compliquée d'un abcès périnéphrétique, d'une péritonite enkystée ou d'une hydronéphrose. Les souffrances et l'émaciation étaient devenues telles que la malade, qui habitait la province, put être difficilement conduite par mon confrère, le D\u02b3 Vigne, chez les Religieuses de la rue de la Santé, à Paris.

Etat de la malade au 7 juin 1885. — Amaigrissement profond, frisson, fièvre. Toux incessante, mais on ne trouve absolument rien à l'examen des organes de la cage thoracique. Le ventre est excessivement douloureux et bombé à droite. Par le palper, on reconnaît l'existence d'une tumeur volumineuse, s'étendant sans ligne de démarcation du foie à la fosse iliaque droite en bas, dépassant la ligne médiane de 2 ou 3 travers de doigt au niveau de l'ombilic et de l'épigastre, faisant une voussure considérable à la région lombaire, tumeur mate dans toute son étendue et fluctuante. Il existe de la sonorité dans la partie gauche de la cavité abdominale. Les urines sont purulentes et l'on n'y a jamais trouvé de calculs ni de graviers. Il n'en existe pas dans la vessie.

Il était évident qu'il fallait se hâter de donner issue au pus et de rechercher dans quel état se trouvait le rein qui en était la cause.

Opération, le 9 juin 1885. — Précautions antiseptiques, les plus minutieuses, chloroformisation de la malade avec l'appareil du professeur Paul Bert.

Comme la tumeur bombait surtout à droite de la vésicule biliaire, au-dessous des côtes, je fis, assisté de mes aides ordinaires, les docteurs Barrault, Desarènes, Aubeau et Larrivé et en présence du docteur Vigne et de mon interne Brodeur, au niveau du point le plus saillant et le plus fluctuant, une incision verticale étendue de la face antérieure des côtes droites jusqu'en avant de l'épine iliaque antéro-supérieure.

Bien que je fusse convaincu à l'avance par l'état des urines que la tumeur était de cause rénale, les crises douloureuses avaient été prises plusieurs fois antérieurement pour des coliques hépatiques par des confrères qui tendaient à admettre l'existence possible d'une péritonite enkystée. En pareil cas, le siège de l'incision remplissait un double but.

La section de la peau, du tissu cellulaire sous-cutané, des aponévroses et des muscles nous conduisit aussitôt comme nous l'avions pensé dans le foyer purulent et nous permit de le vider largement sans craindre d'intéresser le péritoine. Quelques artérioles furent coupées et pincées aussitôt et il jaillit plus de cinq litres d'un pus fétide, d'odeur fécaloïde. En introduisant la main dans ce vaste foyer, nous reconnûmes qu'il s'engageait sous les côtes et la face inférieure du foie qu'il contournait; en arrière de la masse intestinale reconnaissable à travers la paroi antérieure du foyer, qui était saignante et inégale; en avant du rein droit qui contenait dans son intérieur plusieurs foyers secondaires communiquant tous avec le foyer principal. Pour évacuer le pus complètement, il fallut incliner la malade du côté droit et se servir de plus de vingt grosses éponges successives pour bien reconnaitre les organes qui tapissaient le foyer et le bord antérieur du carré lombaire, au niveau duquel nous fîmes en arrière une large contre-ouverture.

Comme le rein était décollé sur ses deux faces et que son atmosphère graisseuse s'était transformée en pus, il me fut facile, grâce à la longueur de l'incision antérieure, de mettre deux longues pinces courbes à mors larges et non dentés, l'une sur la partie supérieure et l'autre sur la partie inférieure du hile, et d'exciser le rein en dehors d'elles. Deux fortes ligatures de soie furent appliquées sur le hile et les pinces retirées.

En raison de l'étendue du foyer à la partie antérieure, nous aurions été tenté de faire une contre-ouverture du côté de la ligne médiane, si cela eût été possible, mais le paquet intestinal et le péritoine s'y opposaient, et nous pensâmes que, grâce à la déclivité de la région, le pus sortirait assez bien par le gros tube à drainage que nous avions fait passer par les deux plaies lombaire et abdominale, en formant une anse complète.

La cavité purulente fut lavée d'abord avec une solution d'acide phénique au 1/40, puis au 1/20 et chacune des plaies fut réunie par des sutures profondes au fil d'argent et des superficielles au fil de soie. Nous ne laissâmes qu'une ouverture pour le passage du drain. Pansement avec gaze iodoformée, gaze phéniquée, mackintosh, ouate et bandage de corps en flanelle. L'opération dura 35 minutes.

Suites de l'opération. — Réveil chloroformique rapide. Réaction facile. Le *soir*, T. 39°. Pls. 120. Malade faible comme avant l'opération.

Le 10 juin. La nuit a été calme, la malade a dormi sans nausées ni vomissement. Changement du pansement et lavage par les tubes avec solution phéniquée au 1/20 ; *soir*, T. 39°. P. 96.

Le 11. La malade a bien dormi, sans douleur aucune. *Soir*. T. 38°. P. 96.

Les jours suivants, on change le pansement en lavant la plaie alternativement avec de la solution phéniquée au 1/40 ou de la liqueur de Van Swieten. L'état général s'améliore, la malade prend des forces, de la gaîté ; son appétit se développe et la température devient normale.

Le 19. La malade a un léger frisson dû à un petit abcès formé sur le trajet de l'un des fils métalliques. Evacuation de cet abcès. Le lendemain, je retire les fils et les remplace par des bandelettes collodionnées ; je diminue le drain de longueur et de volume ; la réunion des deux plaies s'est produite par première intention.

Les jours suivants, le ventre reprend sa forme, mais le foyer reste dur, légèrement gonflé et parfois un peu douloureux à la pression.

Le 1er juillet. Il est impossible par le palper de reconnaître les traces de ce vaste foyer, excepté du côté de la fosse iliaque où il existe encore un peu d'induration. La malade se lève et se promène un peu dans sa chambre.

Le 10. L'état général est considérablement amélioré. La malade reprend un peu d'embonpoint. Il n'y a pas de fièvre ; les urines depuis le jour de l'opération ont cessé d'être purulentes et aujourd'hui elles sont claires, transparentes, en quantité normale et ne contiennent ni pus, ni albumine ; la malade a toujours uriné seule.

Mme C... retourne chez elle avec une excellente santé, conservant encore un petit drain par lequel elle devra continuer ses injections phéniquées pendant quelque temps.

Au mois de septembre dernier, nous revoyons la malade qui ne porte plus de drain, la plaie étant complètement cicatrisée. Mme C. jouit d'une santé florissante.

Le rein enlevé est presque complètement détruit par la suppuration, son tissu renferme de nombreux foyers purulents communiquant avec le vaste foyer principal dont nous avons parlé
plus haut. Il n'existe que très-peu de parenchyme rénal paraissant propre à la sécrétion de l'urine. Dans les foyers purulents,
on trouve des graviers, de petits calculs variant du volume d'une
tête d'épingle à celui d'une lentille ou d'un haricot.

L'examen histologique du rein n'a pu être fait.

Les altérations de l'urine sont très-importantes
à connaître. Acide, neutre ou alcaline, elle contient
du mucus, du pus et de l'albumine. Ordinairement
elle dépose au fond du vase une couche jaunâtre
plus ou moins purulente. Au microscope, on constate la présence de nombreux globules blancs et
souvent de cellules épithéliales.

D'après ce que nous venons de dire et les nouvelles
observations inédites que nous allons encore rapporter, le diagnostic de la Pyélo-néphrite calculeuse
ne présente pas en général de difficulté. Les tumeurs
du foie s'en distinguent par leur siège propre, leurs
mouvements liés à ceux du diaphragme, la marche
de leur développement, leur situation par rapport à
l'intestin et à la paroi abdominale, ainsi que par
l'absence de troubles urinaires. Spencer Wells fait
remarquer que le plus souvent les intestins sont en
avant des tumeurs rénales et en arrière des tumeurs
ovariques. On devra dans certain cas pratiquer une
ponction exploratrice et examiner le liquide retiré.
S'il contient une certaine quantité d'urée, la tumeur
est plutôt d'origine rénale qu'ovarique. Cependant,
au début, les troubles urinaires peuvent en imposer

pour un catarrhe de la vessie et le fait qui suit en est un exemple ; mais, dans ces cas, le traitement local n'amène aucune amélioration et l'affection rénale continue sa marche.

OBSERVATION 203 (inédite). — *Pyélo-néphrite calculeuse suppurée du rein gauche avec abcès multiples dans le parenchyme rénal. — Néphrectomie. — Mort par anurie. —* Par M. le Dr **Péan.**

Madame M..., âgée de 33 ans, avait joui d'une assez bonne santé dans sa jeunesse. Réglée de bonne heure et mariée, elle eut deux enfants. On ne peut obtenir que peu de renseignements sur ses antécédents héréditaires : sa mère serait morte d'un cancer de l'estomac.

Depuis cinq à six ans, Madame M..., éprouve dans la région du rein gauche des douleurs excessivement intenses, s'irradiant vers la cuisse, survenant par crises tous les deux ou trois mois et accompagnées de fièvre et de frissons. Ces crises douloureuses ressemblent aux coliques néphrétiques. Il y a quatre ans, elle fut traitée pendant plusieurs mois pour un catarrhe de la vessie au moyen d'injections boriquées et phéniquées intra-vésicales par le professeur Grancher. Vu l'insuccès de ces injections, mon collègue Guyon fut consulté, reconnut l'existence non d'une cystite mais bien d'une pyélo-néphrite et prescrivit les eaux d'Evian. La malade but de ces eaux minérales bicarbonatées calciques jusqu'à cinq litres par jour, pendant trois années consécutives. Durant les deux premières années de ce traitement, il se manifesta une certaine amélioration dans l'état général, les crises furent moins fréquentes et moins douloureuses, mais la troisième année, c'est-à-dire en 1885, les eaux furent impuissantes contre la fréquence et l'intensité des coliques douloureuses. Les urines devinrent fétides, plus rares, le rein gauche de plus en plus douloureux, et cet organe, qui peu à peu avait augmenté de volume, grossit si rapidement qu'il simulait une véritable tumeur. La malade elle-même, sentant cette production insolite, crut que l'amaigrissement rapide, la perte des forces, la teinte cachectique, le nervosisme qu'elle éprouvait, provenaient de ce que la tumeur était de nature maligne. Il était d'autant plus difficile de l'en dissuader qu'elle savait que sa mère était morte d'un cancer de l'estomac.

Déjà l'augmentation de volume du rein avait effrayé les chirurgiens qui l'avaient soignée, en particulier Tillaux et Verneuil qui avaient conseillé la néphrectomie. Cette opinion avait été partagée par Guyon qui exigea l'opération, en voyant qu'aucun traitement médical n'était efficace et que la malade allait succomber à courte échéance.

La famille et la malade, reconnaissant qu'il n'y avait pas d'autre espoir, me prièrent de m'unir à Guyon pour faire cette opération.

Lorsque nous vîmes ensemble Madame M., la tumeur s'étendait de l'hypochondre gauche à la fosse iliaque du même côté, dépassait la ligne médiane de trois travers de doigt et faisait une forte saillie en arrière dans la région lombaire. Elle était tellement douloureuse que le poids seul des draps du lit était intolérable, que la malade ne pouvait supporter la moindre pression et que, pour éviter la douleur entretenue par la tension des parois abdominales et la pression du corps, elle était obligée de rester couchée continuellement sur le côté droit, les jambes et les cuisses fléchies.

L'endolorissement de la région rénale gauche était tel qu'il était impossible, comme on l'avait déjà constaté, de découvrir de la fluctuation même au niveau des points où la masse était le plus superficielle.

Par contre, le rein droit était absolument indolore et impossible à découvrir au palper, ce qui avait toujours permis de supposer qu'il était sain et qu'il ne participait en rien au travail de suppuration qui donnait lieu aux urines ammoniacales.

Le grand volume du rein gauche avait fait penser qu'il était hypertrophié et qu'il y avait, peut-être, outre de la pyélo-néphrite un peu d'hydronéphrose dépendant de la présence de quelques calculs dans les calices ou le bassinet. La continuité de la fièvre faisait craindre une néphrite suppurée interstitielle.

En raison des grandes dimensions de la tumeur, il y avait à

se demander s'il serait possible de l'extraire par la voie lombaire ou s'il n'y aurait pas avantage à choisir la voie abdominale. Me basant sur le danger qu'il y aurait à ouvrir le péritoine pour extraire une tumeur chargée de pus, sur les avantages que nous pourrions retirer du procédé de morcellement qui m'avait réussi pour ces sortes de tumeurs, comme pour tant d'autres, je propo· sai la voie lombaire qui fut acceptée.

Il fut même décidé pour ces motifs que nous ferions l'incision au niveau du bord antérieur du carré lombaire au lieu de la porter plus en avant, bien que des recherches anatomiques aient permis à Guyon de conclure que ces incisions donnent plus d'espace pour manœuver entre la crète iliaque et les côtes. J'avais eu d'ailleurs recours à ce procédé sur le malade dont nous avons donné déjà l'observation et j'avais constaté que la manœuvre avait été plus difficile et que l'écoulement des liquides de la plaie en avait été gêné.

Opération, le 31 *décembre* 1885.—Avec le concours de Guyon et assisté de mes aides ordinaires, les docteurs Barrault, Collin et Larrivé, la malade placée dans le décubitus latéro-dorsal droit, avec un coussin sous le flanc droit, les jambes et le tronc légèrement fléchis, fut chloroformée par M. Dubois, suivant la méthode du professeur Paul Bert. Je pratiquai alors une incision verticale au niveau du bord antérieur du carré lombaire, en remontant de 4 centimètres sur les côtes et descendant de six centimètres sur la fesse. Section de la cloison interaponévrotique jusqu'au fascia adipeux, excision de tissu adipeux intermusculaire et sous-musculaire pour donner du jour. Incision du faux feuillet aponévrotique (Péan), très-épaissi par la propagation de l'inflammation de l'atmosphère adipeux du rein qu'elle recouvrait. Section de cette atmosphère.

Nous voyous alors le bord externe du rein qui est remarquable par sa coloration, beaucoup plus blanche qu'à l'ordinaire surtout à sa partie moyenne. En ce point, le doigt sent une fluctuation manifeste qui prouve qu'il y a du pus collecté. Pour empêcher le pus de se répandre à la surface de la plaie et pour diminuer le volume de la tumeur, nous pratiquons en ce point une ponction avec un gros trocart. Nous retirons 100 grammes d'un pus fétide, d'odeur alliacée, ce

qui ne diminue pas sensiblement le volume de la masse à
extraire. Nous cherchons ensuite, en suivant la face externe du
rein, à détacher celle-ci de l'atmosphère adipeuse et nous reconnaissons que ce détachement est possible en avant, en arrière,
en bas sur une grande étendue, impossible en haut. Voyant
que, de ce côté, les adhérences inflammatoires empêcheraient
d'attirer la tumeur, il ne restait plus d'autres ressources que
de chercher s'il n'y aurait pas moyen de découvrir dans son
intérieur d'autres foyers purulents, de les vider et, si cela ne
suffisait pas, de recourir sans plus de retard au morcellement.
En faisant ces recherches, nous trouvâmes une nouvelle collection jaunâtre et fluctuante vers la partie inférieure de la
tumeur. La ponction permit d'en extraire 100 gr. de pus épais,
un peu teinté de sang, mais non fétide comme le précédent. La
diminution de volume qui en résulta ne permit pas mieux de
poursuivre la dissection des parties voisines qui étaient adhérentes à l'atmosphère indurée et sclérosée.

Nous recourûmes alors d'emblée au morcellement, au moyen
de mes pinces dentées et courbes, dites *à langue*. Toutes ces
pinces furent placées successivement de la partie inférieure
vers la partie supérieure, et les morceaux enlevés aussi successivement au-dessous d'elles, par suite de bas en haut. Nous
obtînmes ainsi une diminution telle de la tumeur qu'il devint
facile avec les grosses pinces à trois mors de Chassaignac d'attirer la partie supérieure du rein, de l'abaisser, d'en couper la
capsule propre, d'introduire une spatule au-dessous de celle-ci
pour l'énucléer jusqu'au hile. Puis j'enlevai cette dernière portion à son tour par morcellement. Il ne restait plus alors à
enlever que la portion du rein dépendant de la paroi postérieure
et à laquelle la capsule elle-même épaissie et sclérosée était
adhérente. Je plaçai alors les pinces sur le hile qui était
volumineux, et il me fut facile de pratiquer l'ablation par dissection du reste de la tumeur. Je jetai deux ligatures divisant
le pédicule en deux parties et excisai ce dernier en dehors des
fils sans avoir perdu une goutte de sang. Ces ligatures suffirent.

La grande cavité laissée par la tumeur est nettoyée par des
éponges imbibées d'eau phéniquée pour rendre aseptique la
plaie qui avait été contaminée par le pus, malgré le soin que

nous avions mis à l'éviter. Pour arrêter le sang, nous faisons six ligatures perdues avec du catgut sur les vaisseaux les plus profonds. Deux drains sont placés, l'un en haut et l'autre en bas, dans la plaie que nous fermons avec huit sutures métalliques profondes et six superficielles de soie. Pansement iodoformé. Malgré le talent des aides, l'opération fut difficile et dura deux heures et demie.

Suites de l'opération. — Réaction facile. Peu de douleurs. Injections de morphine. Grog. Champagne.

1re nuit, calme et sommeil peu altéré. La malade prit moins de liquide que d'habitude. T. 38°; Pls. 106. Quelques gouttes d'urine.

Le 1er janvier 1886. Toujours calme. La malade prend un peu de lait et du cognac, et, comme elle ne rendait pas d'urine, on pratiqua le cathétérisme qui permit seulement de recueillir une cuillérée à bouche d'urine purulente, ce qui nous inquiéta d'autant plus qu'elle avait pris un litre de lait, du champagne et du bouillon glacé. T. 38°. Pls. 104.

Le 2. Malgré le calme, l'absence de douleurs et de nausées, la malade ne rend pas d'urine et s'affaiblit assez pour nous inquiéter. T. 38°. Pls. 104. Guyon, désolé de l'anurie, fait lui-même le cathétérisme et ne recueille qu'une cuillerée à bouche d'urine purulente.

Il devenait donc évident que le rein hypertrophié, bien que détruit presque en totalité par la suppuration, fonctionnait seul, que l'autre rein était atrophié sans qu'aucun symptôme n'ait permis de le prévoir. Dans ces conditions, la malade ne pouvait vivre longtemps. Aussi s'affaiblit-elle de plus en plus et elle succomba le 2 janvier 1886, sans avoir eu de fièvre et sans avoir éprouvé de douleurs.

Il n'y eut pas d'autopsie

Le rein enlevé par morceaux était rempli de foyers purulents et renfermait quelques concrétions phosphatiques à l'intérieur des calices.

Examen histologique (1). — « L'examen histologique a porté

(1) *Note de l'auteur.* — Notre ancien collègue et ami, le Dr de Gennes, a bien voulu nous remettre le résultat de l'examen histologique qu'il a fait du rein de Madame M... ; qu'il veuille bien en recevoir tous nos remerciements.

« sur des fragments du rein enlevés pendant l'opération. Nous
« avons choisi de préférence un fragment contenant toute la
« hauteur du rein depuis la capsule jusqu'au bassinet.

« Des coupes longitudinales et transversales ont été faites
« sur ce fragment et après coloration par le picro-carminate
« d'ammoniaque, elles ont été soumises à l'examen histologique.

« Nous avons d'abord examiné ces coupes à un très-faible
« grossissement (obj. O, oculaire I de Vérick) de façon à prendre
« une vue d'ensemble des lésions subies par le rein. Ce qui
« frappe tout d'abord, c'est une destruction presque complète
« de toute la partie inférieure de la région pyramidale. On voit
« nettement un tissu déchiqueté, sans limite précise du côté du
« bassinet et formé de petites cellules rondes. Pas de trace de
« tubes urinifères, ni de vaisseaux. Ce n'est que plus haut qu'on
« commence à apercevoir quelques tubes au milieu de cellules
« rondes encore assez nombreuses ; puis on voit la région corti-
« cale qui, par places, semble normale, du moins vue à ce
« grossissement; mais on trouve cependant dans certains points
« des amas de cellules rondes entre les tubes contournés.

« A un plus fort grossissement (obj. 2 de Verick), tout ce que
« nous venons de décrire se montre encore avec bien plus de net-
« teté. Toute la partie du rein avoisinant le bassinet est entière-
« ment disparue et remplacée par une large bande exclusive-
« ment composée de cellules lymphatiques. Puis on ne voit
« aucun tube urinifère.

« La partie supérieure de la région pyramidale s'accuse par
« une structure plus appréciable. Là, les tubes droits sont très-
« visibles, mais ils sont dissociés par des traînées de cellules
« lymphatiques qui, en certains points, forment des amas con-
« sidérables. En examinant la région cor icale, même aspect,
« seulement à un degré moindre; il y a bien un peu partout quel-
« ques cellules lymphatiques entre les tubes, mais ce sont de
« simples traînées peu épaisses. En quelques points cependant,
« tout-à-fait sous la capsule, on note la présence de quelques
« amas de cellules lymphatiques.

« Examinons maintenant à un fort grossissement les divers
« éléments du rein pour voir quelles altérations ils ont subies.
« Les tubes urinifères ont subi des altérations considérables,

« mais tous ne sont pas également pris. Dans la substance
« pyramidale, nous avons dit que beaucoup étaient détruits,
« d'autres ont subi un léger épaississement de leur paroi, de
« nombreux cylindres colloïdes se voient dans l'intérieur des
« tubes, l'épithélium est gonflé, granuleux, desquamé par places.

« Dans la région corticale, même altération, mais moins
« généralisée, quelques tubes sont complètement intacts. Les
« vaisseaux présentent aussi quelque altération portant sur la
« tunique externe. La couche adventice est épaissie et entourée
« d'une zone de cellules embryonnaires. Tous les vaisseaux
« n'ont pas subi cette altération, c'est surtout dans la subs-
« tance corticale que ces lésions sont visibles.

« Les glomérules sont sains en partie. Quelques-uns ont subi
« une légère desquamation de l'épithélium, d'autres présen-
« tent un épaississement assez considérable de la capsule de
« Bowman. Quelques glomérules sont même complètement
« transformés en tissu fibreux. Ce dernier fait est même assez
« curieux, étant donné le peu d'abondance de tissu fibreux
« dans le reste du rein.

« En résumé : Destruction partielle du rein portant sur la
« région pyramidale, fonte purulente d'une bonne partie du
« rein. Infiltration de leucocytes entre les tubes, petits amas
« purulents jusque dans la région corticale. Altération pro-
« fonde des épithéliums, altération des glomérules.

« En un mot, néphrite diffuse, suppurative. »

D'autres moyens d'exploration du rein ont été
mis en usage à l'étranger pour reconnaître le fonctionnement du rein opposé, nous en parlerons
dans le paragraphe suivant.

En présence d'un malade atteint d'une Pyélo-
néphrite calculeuse, il semble que le chirurgien
ne doit pas hésiter à pratiquer une incision lombaire pour extraire les calculs qui peuvent se trouver dans le bassinet ou le rein. Sur les 66 cas que

nous avons réunis, la néphrectomie a été faite 44 fois avec 24 guérisons, soit 54,54 0/0, et 16 fois on a pratiqué la néphrolithotomie avec 6 guérisons, soit3 7,5 0/0. On voit donc d'après cette statistique que l'extirpation du rein atteint de Pyélo-néphrite calculeuse a donné de meilleurs résultats que la néphrolithotomie. Cependant nous devons avouer que, vu l'impossibilité dans laquelle le chirurgien se trouve le plus souvent pour reconnaître l'état du rein opposé et même son existence, l'incision du rein par la voie lombaire nous paraît être la méthode la plus sûre et la plus prudente à suivre.

Notre maître, M. Lucas-Championnière, pratique l'incision du rein gauche chez une femme atteinte d'anurie absolue et la malade guérit. Il en est de même du cas de M. le professeur Le Fort qui, en présence d'un malade excessivement cachectique, ouvre largement la région lombaire et permet ainsi l'écoulement d'une grande quantité de pus accompagné de calculs. On en retrouve d'ailleurs de nouveaux les jours suivants dans le pansement. Il est vrai que l'opéré finit par mourir dans sa famille, mais les douleurs qui étaient excessivement violentes avant l'opération disparurent complètement, et il est probable que, si les conditions hygiéniques dans lesquelles il se trouvait eussent été meilleures, le succès eût couronné les efforts du chirurgien. Les douleurs avaient complètement cessé et les urines ne contenaient plus qu'une légère quantité de pus.

Le 29 octobre 1885, Clement Lucas pratique
l'incision du rein gauche chez une femme à
laquelle il avait enlevé quatre mois auparavant
(juin 1885) le rein droit. Le 4 novembre dernier
(1885), la malade allait très-bien, comme on peut
le voir par le court résumé que nous donnons de
cette observation.

OBSERVATION 204. — *Pyélo-néphrite calculeuse du rein
gauche chez une femme dont le rein droit a été enlevé
quatre mois auparavant. — Néphrolithotomie. — Amélioration.* — Par **Clement Lucas** (1).

Femme souffrant de pyélo-néphrite calculeuse à droite depuis
quelque temps. Le rein droit, formant une volumineuse tumeur,
a été enlevé en juin dernier (1885) et contenait de nombreux
calculs. L'opération fut suivie d'une grande amélioration, mais
la malade, après avoir joui d'une bonne santé pendant quelque
temps, commença à ressentir des douleurs très-violentes dans
le rein gauche, puis survinrent des vomissements, des maux de
tête et une anurie complète qui résistait à tous les diurétiques
depuis cinq jours entiers.

Opération, 29 *octobre* 1885. — Incision lombaire, rein mis à
nu et extraction du bassinet d'un calcul conique, mesurant
2 cent. 5 sur 1 cent. 5. Il s'écoula une grande quantité d'urine
par la plaie et les vomissements cessèrent. Le 4 novembre 1885,
la malade allait très-bien.

En France, M. le D^r Le Dentu extirpa un rein
gauche calculeux, le 14 mars 1885 ; le malade
guéri fut présenté à la Société de Chirurgie de

(1) Société de Médecine de Londres. (La Semaine Médicale, p. 383, 1885.)

Paris le 3 juin de la même année, et le 6, c'est-à-dire trois jours plus tard, il partait en convalescence à Vincennes. Cependant, à partir du commencement de septembre, l'opéré fut « en proie tous les « jours à deux ou trois crises violentes de douleurs « dans la région lombaire droite » ; le 21 septembre (1885), il entre à la Pitié, dans le service de M. Brouardel (salle Rayer, n° 27) et en sort le 15 novembre (1885), après avoir été traité sans beaucoup de résultat par les opiacés, le benzoate de soude, l'eau de Contrexéville et le régime lacté. Le malade entre de nouveau dans le service de M. Le Dentu, le 21 novembre 1885, Hôpital St-Louis (salle Cloquet, n° 33) et nous savons qu'il en sortit sur sa demande, alors qu'on se disposait à lui pratiquer une incision lombaire pour extraire les calculs, cause probable des douleurs violentes qu'il ressentait dans la région rénale droite. L'observation ne dit pas dans quel état se trouvait le rein extirpé.

OBSERVATION 205. — *Pyélo-néphrite calculeuse à gauche.* — *Néphrectomie.* — *Guérison.* — Par M. le D^r **Le Dentu** (1).

P:..., Joseph, trente-neuf ans, camionneur, entre, le 2 mars 1885. à l'hôpital Saint-Louis, salle Cloquet, n° 59, service de M. Le Dentu.

Les antécédents héréditaires sont nuls ou à peu près. Son père

(1) LE DENTU. Technique de la Néphrectomie. (Revue de Chirurgie, 1886, p.118.)

B. 25

est mort goutteux à l'âge de soixante-sept ans. La mère vit encore à l'heure actuelle et jouit d'une bonne santé. Deux de ses frères sont morts de la poitrine; il lui en reste un troisième, ainsi qu'une sœur, tous deux bien portants.

Comme maladies antérieures, il accuse seulement des fièvres paludéennes dont il souffrit en Afrique en 1868; enfin, au mois de mai de l'année dernière (1884), il eut une fluxion de poitrine du côté gauche, affection à la suite de laquelle les douleurs qu'il éprouvait dans le côté augmentèrent d'une façon très-notable.

Ces douleurs ont débuté il y a deux ans; elles occupent la région lombaire du côté gauche et s'irradient en avant; douleurs en ceinture et en bas jusque dans le testicule du même côté.

Ces douleurs présentent de temps à autre des crises atroces qui, d'abord assez éloignées, sont devenues de plus en plus fréquentes; et, à l'époque actuelle, elles sont au moins au nombre de trois par jour. Pour les combattre, le malade s'est soumis à la morphine dont il prend environ 0,06 à 0,08 centigr. par jour. Poussé à bout et incapable de supporter plus longtemps de pareils tourments, P... entre à l'hôpital résolu à tout pour guérir.

De taille élevée, bien constitué, P... est pâle, amaigri ; il marche plié en avant. La respiration est normale. Léger souffle au cœur à la pointe et au premier temps; souffle anémique à la base et dans les vaisseaux du cou.

La pression révèle dans la région lombaire gauche une douleur extrêmement vive ; à la palpation, le rein gauche paraît un peu augmenté de volume par rapport à celui du côté opposé. L'uretère gauche, volumineux (plume à écrire), est sensible à la pression. On le sent très-facilement, il roule sous la main qui l'explore et paraît plus court et plus vertical qu'à l'état normal. Rien de semblable du côté opposé. La percussion révèle une augmentation de volume très-notable en longueur et en largeur du rein gauche.

Les urines sont claires, rendues en quantité normale (1,200 gr.), acides, ne contenant ni sucre ni albumine ; urée : 22 grammes par jour.

Traitement diurétique ; chlorhydrate de morphine : 0,04 centigrammes par jour en injections hypodermiques. Cataplasmes sur le ventre.

Ce traitement fut continué pendant quelques jours. N'en obte-

nant aucun bénéfice et croyant pouvoir établir d'une manière définitive le diagnostic de calcul rénal, M. Le Dentu propose la
néphrectomie au malade. Celui-ci y consent volontiers. Le 12,
températ. du matin, 37° ; T. s., 37°,8 ; 2 litres 200 d'urine normale ; 14 gr. d'urée.

Le 13. T. m., 37°,7 ; T. s., 37°,8 ; 2 litres 1/2 d'urine ; 17 grammes d'urée.

Néphrectomie. — Opération le 14 mars à dix heures et demie.
Chloroformisation en présence de MM. Th. Anger, Périer, Reclus,
Maximin Legrand, Brun, Lacroze, Efimoff (de Moscou). Le malade,
couché sur le côté droit, est relevé sur un coussin.

M. Le Dentu pratique une incision légèrement oblique en bas et
en dehors à 8 centimètres en dehors de la colonne vertébrale, de
manière à arriver de suite sur le bord externe du muscle carré des
lombes, sans s'occuper de la masse sacro-lombaire. Il sectionne
dans une étendue de 3 centimètres les insertions du premier de
ces muscles à la crête iliaque. L'introduction de la main est faci-
litée par la résection de 2 ou 3 centimètres de l'extrémité de la
douzième côte. Le rein remonte très-haut. A la surface, on ne
sent aucune saillie appréciable. C'est seulement à la face antérieure du bassinet que le doigt rencontre une résistance notable.

M. Le Dentu jette autour du pédicule des ligatures en masse
doubles, au moyen d'un fil de soie solide, et sépare le rein par
une section verticale qui laisse le bassinet dans la plaie.

Revenant alors à l'examen du bassinet, il y reconnaît la présence
d'un calcul qu'il extrait avec quelque difficulté, à cause des adhérences qui l'unissent à la paroi.

Par précaution, il place une troisième ligature double sur la base
du pédicule.

Remarquons, en passant, la grande sensibilité de ces régions.
Malgré la chloroformisation la plus complète, à chaque contact
avec le rein, des mouvements réflexes très-nets se produisent.

Drainage par deux tubes : l'un, remontant dans le cul-de-sac
supérieur de la plaie ; l'autre, dirigé horizontalement d'arrière
en avant. Sutures superficielles.

Pansement avec gaze sublimée et ouate.

Le malade, soumis à la chloroformisation pendant une heure et demie, est déprimé; pouls lent et faible ; injection d'éther, 2 gr. (onze heures et demie).

Les douleurs étant devenues vives à deux heures, injection de 0,005 de chlorhydrate de morphine ; le malade se plaint beaucoup et demande constamment à boire ; champagne frappé, potion de Todd allongée d'eau.

A six heures, M. Le Dentu trouve le malade dans l'état suivant : T. 38º,2; Pouls 80 ; R. 50. Agitation grande ; douleurs vives au niveau de la partie gauche de l'abdomen, le long de l'uretère ; la langue est sèche ; soif très-vive ; quelques vomissements verdâtres pendant la journée ; pas de ballonnement du ventre. Dans la jour née, le malade a rendu quelques gouttes d'urine. Sondé à cinq heures, il en a évacué un peu. Injections de morphine à onze heu-res du soir, deux heures et cinq heures du matin. Grandes dou-leurs.

Le 15, *matin*. Mieux accentué ; langue bonne. P. 92 ; R. 35 ; T. 38º,2. La pression du ventre est douloureuse sur la fosse iliaque gauche.

Le 15, *soir*. Fièvre assez intense, 39º ; les douleurs sont un peu calmées ; elles reviennent par crises et siègent toujours du côté gauche. Urine : 300 gr. contenant 21 gr. 75 d'urée ; 2 injec-tions de morphine pendant la journée (0,005 milligr). Quelques vomissements.

Le 16, *matin*. Mieux. T. 38º,2; premier pansement du sublimé ; les fils à sutures sont enlevés ; un second drain est placé ; douleur toujours localisée à gauche; 3 injections de morphine de 0,005. Alimentation: un œuf, potage. Le *soir*, 38º. Urine : 800 gr., rouge, très-chargée, beaucoup d'urates, pus. Quantité d'urée : 22 gr. 50.

Le 17. Mieux accentué. Température du matin, 37º,9; du soir, 38º,2. Même quantité d'urine et d'urée que la veille.

Le 18. Dans la journée, le malade a pris des bouillons et 4 œufs au rhum. Lavement glycériné : 200 gr. ; deux selles. 38º,2 matin et soir. 800 gr. d'urine ; D. 1,060 ; urée 23 gr. 5.

Le 19, *matin*. T. 38º. Pansement au sublimé. Injection de glycérine iodoformée. Temp. soir, 38º,2. Environ 900 gr. d'urine normale dont la densité est 1.040.

Le 20. Le malade commence à s'alimenter : œufs au rhum et côtelette. T. m. 37º,4 ; T. s. 38º,3. Tout près d'un litre d'urine contenant 18 gr. 50 d'urée et dont la densité est de 1,025. Une selle dans la journée ; quelques douleurs le soir.

Les 21 et 22. Mieux accentué. Poulet, beefsteak. Le matin, la température est à 37°,2, le soir à 38°,2 ou 38°,4. Urine, 1,200 gr.; D. 1,020 ; urée, 16 gr.

Le 23. Hier, dimanche, visite. T. m. 38°. Pansement. Une selle dans la nuit. T. s. 37°,8. Dans les vingt-quatre heures, 1,750 gr. d'urine.

Le 25. 4° pansement (Lister). T. m. 37°,3 ; T. s. 37°,6. Urine 1,300 gr. Injection de 30 gr. glycérine iodoformée au 1/10e.

Le 27. 5e pansement (sublimé) ; le malade peut s'asseoir pendant le pansement. T. m. 37°,3 ; T. s. 38°,2. Urine : 1,650 gr.

Le 30. Pansement. T. m. 37°,4 ; T. s. 38°,8. Urine : 1,900 gr.

Le 31. T. 38°. Urine : 800 gr.

Le 1er avril. 37°,4 ; T. s. 37°,8. Urine : 1,200 gr.

Le 2. Pansement. 37°,4 le matin ; 37°,8 le soir. Urine : 1000 gr.

Le 6. Pansement.

Le 10. Pansement.

Le 15. Pansement. 30 gr. d'huile de ricin dans la journée.

Le 10. 11e pansement ; le dernier drain est enlevé. A partir de ce moment, l'aspect de la plaie est très-bon. Le malade commence à se lever. Il ne reste plus que les fils qui, réunis en faisceau au nombre de douze, permettent un écoulement facile à la suppuration qui persiste dans le fond.

Dès lors, le malade est pansé tous les jours. A chaque pansement, les fils, sur lesquels on exerce des tractions, résistent toujours ; ils ne se décident à tomber que le 19 et le 22 mai, entraînant avec eux un fragment du pédicule rénal d'apparence calcaire.

La cicatrisation complète s'effectue aussi très-rapidement, et, le 3 juin, le malade est présenté à la Société de Chirurgie, complètement guéri. Les douleurs ont disparu. P... ne prend plus de morphine ; il éprouve seulement un peu de tiraillement dans les reins pendant la marche et part pour Vincennes, le 6 juin, en excellent état.

Après sa sortie de l'hôpital Saint-Louis, P... reprit son travail et put même supporter des fatigues considérables. Pendant six semaines à trois mois sa santé resta bonne ; cependant, il aurait éprouvé dans les derniers temps quelques douleurs légères, de courte durée, revenant seulement tous les deux ou trois jours et présentant les caractères de la colique néphrétique.

A cette période de santé relative succéda, à partir du commencement de septembre, une phase presque continue de souffrances. En effet, tous les jours, le malade était en proie à deux ou trois crises violentes de douleurs dans la région lombaire droite.

Le 21 septembre, il entre à la Pitié, dans le service du Dr Brouardel (salle Rayer, no 27).

Les organes thoraciques et abdominaux paraissent sains, toutefois, la rate est un peu grosse et le volume du foie est certainement diminué.

Du jour de son entrée au jour de sa sortie de la salle Rayer (15 novembre), le malade a chaque jour trois ou quatre attaques de coliques néphrétiques extrêmement douloureuses ; parties de la région lombaire droite, les douleurs irradiaient jusqu'au testicule du même côté. Les crises survenaient surtout pendant la journée, rarement la nuit. La température ne s'éleva jamais au-dessus de 37°.

La quantité d'urine émise en vingt-quatre heures était en moyenne de 3/4 de litre à un litre. L'analyse des urines fut faite soigneusement à plusieurs reprises et les résultats obtenus chaque fois ont été sensiblement identiques. Le 6 octobre, l'urine trouble, d'odeur fétide et ammoniacale, présentait une réaction alcaline, une densité de 1,010 et contenait 10 grammes 40 d'urée par litre d'urine et environ 0,70 d'acide phosphorique. Il n'y avait pas d'albumine ni de sucre. L'examen microscopique montra des dépôts composés uniquement de phosphate ammoniaco-magnésien et d'un peu d'urate de soude.

Ajoutons que l'examen le plus minutieux n'a jamais permis de constater dans les urines la présence d'un seul gravier.

Le traitement a consisté surtout en injections sous-cutanées de morphine (3 par jour, au 1/50). Régime lacté. Benzoate de soude. Eau de Contrexéville.

Le 21 novembre 1885, P... entra de nouveau dans le service de M. Le Dentu, à Saint-Louis (salle Cloquet, no 33).

Les douleurs rénales siégeant à droite sont exagérées par la pression. Elles surviennent principalement le soir et durent une heure, quelquefois deux heures. Ces douleurs, qui se montrent sous forme de crises très-aiguës, ne se calment que sous l'influence des injections de morphine.

Pour combattre l'élément douleur, l'on essaye une injection sous-cutanée de cinq gouttes de nitrate d'argent (solution au 1/4) dans la région lombaire.

Cette injection amène, comme toujours, la formation d'un petit abcès qui est incisé le quatrième jour. Cependant, les souffrances du patient se calmèrent pendant quinze jours, à la suite de cette injection. Mais, depuis cette époque, les crises douloureuses sont revenues.

L'urine, qui contenait du pus, à l'entrée du malade à l'hôpital Saint-Louis, est aujourd'hui très-claire. La quantité d'urine émise chaque jour s'élève à un litre. Mais, lorsque les douleurs rénales sont extrêmement violentes, le malade n'urine que 700 gr.

Il n'est pas douteux qu'il n'y ait des calculs dans le rein droit Peut-être serait-il permis de faire de ce côté une tentative de néphrolithotomie, à l'exemple de Clement Lucas dans un cas récent. Mais, comme le sujet est un alcoolique invétéré et que le danger de cette dernière opération est forcément plus grand sur un homme qui n'a plus qu'un rein, M. Le Dentu paraît décidé à ne pas aller au-delà du traitement palliatif institué depuis la rentrée du malade à l'hôpital.

Un mois et demi plus tard, le 30 avril 1885, M. Polaillon enleva aussi le rein gauche à une jeune femme de 27 ans qui souffrait depuis très-longtemps d'une pyélo-néphrite calculeuse. La malade, qui fut d'abord reçue par M. Chauffard à la Pitié, fut soumise à une série d'expériences très-ingénieuses qui toutes prouvèrent que le rein malade fonctionnait encore assez bien et que son uretère était tout à fait perméable. D'ailleurs l'examen histologique du rein enlevé, fait par M. Chauffard lui-même, vint corroborer le diagnostic préopératoire. La malade guérie fut présentée à l'Académie de Médecine

(séance du 7 juillet 1885) et à la Société de Chirurgie de Paris (séance du 18 novembre 1885) par
M. Polaillon qui, lors de cette dernière présentation,
ajouta : « que la malade se plaint depuis quelque
« temps d'une douleur vague dans la région du
« flanc droit. Sauf ce malaise, l'urine n'est pas alté-
« rée et rien n'indique, jusqu'à présent, que le rein
« droit soit devenu malade à son tour » (1). Nous
devons ajouter que, depuis, la malade a été prise
de douleurs néphralgiques dans le côté droit et que
la question d'une nouvelle intervention a été agitée.
Nous croyons intéressant de reproduire cette observation in extenso.

OBSERVATION 206. — *Pyélo-néphrite calculeuse.* — *Néphrec-*
tomie. — *Guérison.* — Par M. le Dr **Polaillon** (2).

La nommée M..., âgée de vingt-sept ans, blanchisseuse, entre
le 28 mars, à l'hôpital de la Pitié, salle Grisolle, n° 26, dans le
service du professeur Cornil, alors suppléé par M. Chauffard. Son
admission est motivée par une douleur et par une tuméfaction
dans le flanc gauche.

Les antécédents héréditaires n'offrent rien à noter.

Réglée à quinze ans, ses menstruations ont toujours été irrégulières et ont cessé depuis deux ans.

Aucune grossesse. En somme, santé assez bonne.

Cependant, dès sa jeunesse, Louise M... a ressenti des douleurs
dans le côté gauche de l'abdomen, douleurs souvent assez pro-
noncées pour l'empêcher de courir et de jouer avec les enfants de
son âge. De dix-sept à vingt et un ans, ces douleurs s'apaisèrent

(1) Bull. et Mém. de la Société de Chirurgie, 1885, p. 789.
(2) Bulletin de l'Académie de Médecine, 1885, p. 622.

notablement. Mais depuis deux ans, elles sont revenues, sans affecter les caractères de la grande attaque de la colique néphrétique. Elle n'a jamais constaté la présence de calculs ni de graviers dans ses urines.

Au commencement de février 1885, poussée douloureuse aiguë dans le flanc gauche. Pour la première fois, le séjour au lit devient nécessaire. Les douleurs sont très-vives et s'irradient en bas jusqu'au sommet de la cuisse, en haut jusqu'à la base du thorax. En même temps, la malade a des frissons répétés et de la fièvre pendant une dizaine de jours.

La tuméfaction du flanc gauche existait-elle déjà au moment de cette poussée inflammatoire ? Il est difficile de le savoir.

La malade affirme seulement que, depuis un mois et demi, elle ne peut plus mettre son corset.

A l'hôpital, M. Chauffard reconnaît que le flanc gauche est tuméfié, et constate dans sa profondeur une tumeur rénitente qui semble dépendre du rein. En effet, deux ponctions aspiratrices, pratiquées à quatre jours de distance, évacuent chacune 200 à 250 grammes d'un liquide trouble, à odeur urineuse et chargé de pus qui se sépare par le repos. L'urine rendue par la miction laisse aussi déposer une couche de pus au fond du vase.

Pour compléter le diagnostic, M. Chauffard administra 2 grammes de salicylate de soude. Le lendemain, il retrouva ce médicament dans le liquide extrait par une ponction de rein.

Il injecta ensuite, dans la poche purulente, un gramme d'une solution de fuchsine ; une heure après, l'urine était colorée en rouge. Par conséquent, la tumeur du flanc gauche était constituée par une poche kystique, contenant de l'urine et du pus et communiquant avec le rein d'une part, et de l'autre avec la vessie par l'intermédiaire de l'uretère. M. Chauffard en conclut qu'il avait affaire à une pyélo-néphrite et admit l'existence probable d'un calcul oblitérant partiellement l'uretère.

Il eut l'obligeance de m'appeler à visiter cette intéressante malade. Je partageai entièrement son diagnostic.

Comme la poche rénale se remplissait rapidement après les ponctions et que les ponctions n'apportaient qu'un soulagement éphémère aux souffrances très-vives de la malade, comme d'ailleurs tous les organes étaient sains et en particulier le rein droit, nous

songeâmes, M. Chauffard et moi, à intervenir par une opération,
la néphrotomie ou la néphrectomie.

Le 6 avril, Louise M... est transportée dans mon service, salle
Gerdy, nᵒ 21.

L'état général de la malade est assez satisfaisant. De temps en
temps une poussée fébrile survient et la température monte à
38º, 38º,8, 39º et même 39º,8. Chaque fois que la température
s'élève, les douleurs du flanc gauche sont plus vives et les urines
contiennent une plus grande quantité de pus.

La quantité d'urine rendue en vingt-quatre heures, oscille entre
900 et 1100 grammes. Ce liquide ne contient ni albumine, ni
sucre.

La tumeur est fluctuante, très-douloureuse à la pression. Elle
s'étend verticalement depuis la onzième côte jusqu'à la fosse
iliaque ; transversalement, depuis une distance de trois travers
de doigt en dehors de l'ombilic jusqu'aux muscles lombaires, au-
dessous desquels elle se perd.

Le toucher vaginal n'apprend rien. Les culs-de-sac sont libres
et l'utérus normal.

Depuis longtemps la patiente mange peu. Elle digère assez
bien les aliments et ne vomit pas. Bien que son amaigrissement
soit considérable, ses forces sont encore assez bien conservées.
Mais il importe de ne pas retarder plus longtemps l'opération.
Nous décidons qu'elle aura lieu *le 30 Avril.*

L'opération fut pratiquée avec l'assistance de M. Chauffard.

La malade, endormie par le chloroforme, est maintenue couchée sur le côté droit. Précautions antiseptiques. Spray phéniqué.

Immédiatement en dehors des muscles de la masse lombaire, je
pratique avec le bistouri une incision verticale qui s'étend du
bord inférieur de la douzième côte à la crète iliaque. Arrivé
sur les plans musculaires, je laisse le bistouri pour le termo-
cautère et je pénètre presque sans écoulement sanguin jusqu'à
un organe rouge foncé qui est le rein. Nous sommes frappés de
voir que cet organe est animé de mouvements étendus de haut en
bas et de bas en haut, mouvements qui correspondent aux contractions du diaphragme pendant la respiration.

Je décolle facilement avec le doigt toute la face postérieure du
rein, ce qui me permet de constater qu'il a un volume considé-

rable. Il s'étend depuis la voûte du diaphragme jusqu'au détroit supérieur du bassin et, en glissant plusieurs doigts sur sa face antérieure, je n'atteins pas son bord interne. Il est évident que l'incision n'est pas suffisante pour circonscrire le hile et y placer une ligature.

De l'extrémité inférieure de l'incision verticale je fais partir une incision horizontale qui se dirige en avant, en suivant la crête iliaque dans l'étendue de 6 à 7 centimètres. J'obtiens ainsi un lambeau triangulaire qui va me donner assez de jour pour compléter l'isolement du rein et pour lier son hile.

Deux tentatives pour embrasser avec un fil le hile du rein échouent complètement. En cherchant la cause de cet échec, je sens profondément un gros calcul qui est probablement contenu dans le bassinet et qui empêche de pédiculiser la tumeur. Quelques pressions pour déplacer ce calcul provoquent la déchirure du tissu rénal. Immédiatement un flot de pus mélangé d'urine et de sang s'échappe par la plaie. A partir de ce moment l'opération devient facile. Une pince introduite dans le kyste rénal retire deux gros calculs dont l'un se brise et est extrait en deux fragments. Comme la déchirure du rein saignait abondamment, je me hâte de faire attirer cet organe en dehors, pendant que je place autour de son hile une ligature fortement serrée avec un fil de catgut double et de moyenne grosseur. Une seconde ligature avec un fil de catgut simple est serrée un peu au-dessus de la première. Puis le rein est détaché avec des ciseaux à un centimètre au-dessous de la ligature la plus inférieure. Par surcroît de précaution, j'applique encore directement à la surface du pédicule une ligature en catgut sur de gros vaisseaux béants.

Une artère de la paroi abdominale est liée avec un fil de soie. Le tronc du nerf abdomino-génital a été coupé par l'incision verticale. La cavité péritonéale n'a pas été ouverte. L'extrémité supérieure de l'uretère est comprise dans la ligature du pédicule.

A la place du rein enlevé, on voit une vaste cavité que je lave soigneusement avec de l'eau phéniquée au 20e. Enfin, l'hémostase étant complète, je rapproche les lèvres des incisions par quatre points de suture et j'établis un gros drain dans la plaie. Pansement de Lister.

L'opérée se réveille lentement. Son pouls est très-faible. On lui fait une injection sous-cutanée d'un gramme d'éther. Portée dans son lit, elle reste dans un assoupissement profond jusqu'au milieu de la journée. Etant tout à fait réveillée, elle se plaint d'une grande douleur dans la région rénale gauche et de l'impossibilité de se remuer.

Vers cinq heures, émission de 250 grammes environ d'urine rougeâtre qui n'a pas été conservée. Pendant la nuit, nouvelle émission d'une quantité égale d'une urine un peu noircie par l'absorption de l'acide phénique, mais ne contenant ni albumine, ni sucre. Pendant les premières vingt-quatre heures, la malade n'a rendu qu'un demi-litre d'urine environ.

Température, soir, 3⁴ degrés. Pouls très-rapide. A dix heures du soir, un vomissement bilieux. Douleurs vives que l'on calme par une injection hypodermique d'un demi-centigramme de morphine.

Le 1ᵉʳ mai. Douleurs vives dans le ventre, la jambe et la cuisse du côté opéré. Température : 38º,4 le mat. ; 38º.8 le soir. Pouls à 120. Point de vomissement. Point de phénomène alarmant. L'impossibilité de se soulever convenablement empêche de recueillir toutes les urines. On en recueille seulement 150 gr. environ. Elles sont claires et ne contiennent plus de pus, plus d'albumine, ni de sucre.

Le 2 mai. Premier pansement. Lavage de la plaie avec de l'eau phéniquée au 20ᵉ. Le drain est raccourci. Le flanc est déprimé. Point de ballonnement du ventre. Emission normale des gaz intestinaux. Les douleurs sont très-amoindries.

T. M. 39º,8. Pouls 120.

T. S. 39º,3. Pouls 140.

Les urines contiennent 25 grammes d'urée par litre.

Le 3. Les douleurs disparaissent de plus en plus.

T. M. 37º,5. Pouls 132.

T. S. 38º,6. Pouls 112.

Le 4. Bien-être remarquable. Apparition des règles. Température : 38º le matin, 38º,8 le soir. Pouls 120.

Le 5. Second pansement. Lavage de la plaie avec une solution d'acide borique, parce que l'urine a une teinte un peu noirâtre.

Etat très-satisfaisant qui fait entrevoir une guérison prochaine. Température : 38º. Pouls 112. Emission d'un litre environ d'une

urine claire qui laisse précipiter des urates par le refroidissement.

Le 6. Les règles continuent peu abondantes. La malade a peu
d'appétit; cependant, elle mange un peu de viande, un potage avec
deux œufs, du vin de Bordeaux. Les urines sont toujours noirâtres. Sueurs assez abondantes.

T. S. 38°. Pouls 116.

Le 7. Pansement. Toute la plaie est réunie, sauf au niveau de
l'extrémité des incisions et du point où elles se rejoignent à angle
droit.

Dans ces points, en effet, des tubes à drainage sont établis et
laissent écouler un peu de suppuration. L'eau boriquée des lavages
ressort facilement par ces divers orifices quand on pousse l'injection par l'un d'eux. Les urines n'ont plus une teinte enfumée.

T. S. 37°,8. Pouls 110.

Le 8. Les règles cessent. Etat général excellent. Un peu d'appétit. La malade ne souffre presque plus. Elle peut se remuer assez
facilement. Selle peu abondante après un lavement avec glycérine.

T. S., 37°,8. Pouls 104.

Le 9. Pansement. Le pus qui sort par les drains est plus abondant et a une odeur un peu fétide. Lavage boriqué de la cavité.
Les fils de la ligature se détachent et tombent. Selle normale
après lavement.

T. S., 37°, 6. Pouls, 98.

Le 11. Pansement. Les deux derniers fils sont enlevés. Lavage
de la cavité avec de l'eau phéniquée au 20°, parce que la solution
boriquée ne me paraît pas assez énergique pour combattre la féti-
dité du pus La cavité est d'ailleurs fort réduite et les chances
d'absorption carbolique sont minimes. La température est normale.

Rien à noter les jours suivants.

Le 20. Les urines étant redevenues un peu noirâtres, je me sers
d'une solution de sublimé au millième pour les lavages. Ces lavages font sortir plusieurs pelotons de tissu cellulaire blanchâtre,
sphacélé.

Les 23 et 25. Les irrigations entraînent encore plusieurs paquets
de tissu cellulaire sphacélé, gros comme le pouce, moulés comme
des matières fécales. Ces amas de tissu mortifié proviennent vrai-

semblablement de la capsule cellulo-adiqueuse du rein qui s'élimine par lambeaux. L'odeur fétide du pus, que je constatais depuis plusieurs jours, vient de là.

Le 1er juin. Le pus n'a plus d'odeur fétide et sa quantité a notablement diminué.

Le 10. La malade se lève pour la première fois.

Le 19. La cavité ne verse plus qu'une petite quantité de pus par une ouverture fistuleuse située au sommet de l'angle formé par les deux incisions. La malade ressent des douleurs assez vives dans le flanc et dans le ventre, douleurs qui coïncident avec l'apparition des règles.

Le 4 juillet. La malade se lève pendant plusieurs heures par jour. L'écoulement du pus est devenu presque insignifiant. Le pli de l'aine, la partie supérieure de la cuisse sont insensibles, en raison de la section de la branche abdomino-génitale.

L'embonpoint habituel est revenu. La malade pèse exactement 35 kilogr., poids bien minime, mais qui tient à la gracilité de ses membres et de toute sa personne.

Un des points les plus intéressants de cette observation était de savoir comment s'accomplissait la fonction rénale. Dans ce but, j'ai fait noter la quantité d'urine rendue chaque jour et, en même temps, la dose d'urée correspondante à un litre de cette urine. L'urine émise en 24 heures n'a pu être recueillie exactement pendant les premiers jours, en raison de l'impossibilité où se trouvait la patiente de se soulever sur un bassin. Mais, dès le sixième jour, après l'opération, les relevés commencèrent rigoureusement. Ils sont consignés dans le tableau suivant :

Date	Quantité d'urine en vingt-quatre heures	Quantité d'urée correspondante à 1 litre de cette urine
5 mai	1,250 grammes	10 gr. 86
6 mai	1.300 —	7 — 74
7 mai	1,250 —	9 — »
9 mai	1,200 —	12 — 50
11 mai	1,000 —	5 — 44
12 mai	1,100 —	7 — 74
19 mai	750 —	27 — »
A reporter	7,850 grammes	80 gr. 28

Report . . .	7,850 grammes	—	80 gr. 28
20 mai	1.200	—	. . . . 19 — »
23 mai	1,250	—	. . . . 10 — 50
24 mai	1,300	—	. . . . 5 — 05
25 mai	1,000	—	. . . . 3 — 90
26 mai	1,500	—	. . . . 4 — 50
27 mai	1,800	—	. . . . 6 — 09
28 mai	1,400	—	. . . . 9 — 05
1er juin	550	—	. . . . 14 — 83
3 juin	1,250	—	. . . . 8 — 50
4 juin	1,300	—	. . . . 7 — 60
6 juin	1,300	—	. . . . 9 — 05
7 juin	1,000	—	. . . . 10 — 32
8 juin	1,300	—	. . . . 6 — 25
10 juin	1,400	—	. . . . 9 — 67
11 juin	1,250	—	. . . . 7 — 74
12 juin	1,200	—	. . . . 9 — 03
13 juin	1,300	—	. . . . 9 — 50
14 juin	1,300	—	. . . . 8 — 75
15 juin	1,250	—	. . . . 9 — 50
16 juin	1,350	—	. . . . 8 — 90
17 juin	1,300	—	. . . . 9 — 67
21 juin	1,000	—	. . . . 8 — 34
29 juin	1,300	—	. . . . 8 — 50
TOTAL. . . .	36,650 grammes		284 gr. 52

Le 18. Louise M... quitte la Pitié, portant encore, au niveau de
sa cicatrice, une petite fistule donnant issue à quelques gouttes de
pus. Etat général excellent.

A la fin du mois d'août, la fistulette était complètement cicatrisée.

Le 18 novembre. La santé de l'opérée s'est complètement rétablie. Sa menstruation s'est régularisée depuis l'ablation du rein
malade. Le rein droit suffit à l'intégrité de la fonction urinaire.
Je dois ajouter cependant que Louise M... se plaint, depuis quelque
temps, d'une douleur vague dans la région du flanc droit. Sauf ce
malaise, qui est très-léger, l'urine n'est pas altérée et rien n'indique que le rein droit tende à devenir malade.

Examen du rein enlevé. — Le rein est distendu de manière à former, avec le bassinet, une tumeur comparable au volume des deux poings réunis. Le tissu du rein est refoulé excentriquement surtout au niveau des calices, où il ne forme plus qu'un simple dôme membraneux. C'est au niveau d'un de ces points distendus et amincis qu'il s'est rompu pendant l'opération.

Sa coupe offre un aspect blanchâtre et, dans beaucoup d'endroits, on ne distingue plus la substance corticale et la substance tubuleuse.

Les calculs sont au nombre de cinq ou six. Les plus petits étaient logés dans la cavité de quelques calices. Les deux plus importants, libres dans le bassinet, bouchaient plus ou moins l'orifice de l'uretère et produisaient une rétention habituelle de l'urine dans le bassinet et les calices. De là, la distension de ces organes et du tissu rénal. Mais, de temps en temps, un déplacement des calculs laissait la voie libre et l'urine mêlée de pus arrivait dans la vessie. On s'explique ainsi pourquoi l'urine émise par l'urèthre était tantôt plus, tantôt moins purulente, selon que le liquide sécrété par le rein malade pouvait affluer dans la vessie en quantité plus ou moins grande. On comprend, en outre, pourquoi la poche rénale n'était pas arrivée à un volume énorme, comme on l'observe dans certaines hydronéphroses, puisque son contenu s'écoulait peu à peu par une sorte de regorgement.

La forme des calculs est fort variable; les plus petits sont arrondis; les deux plus gros sont irréguliers, avec des prolongements volumineux qui semblent moulés dans la cavité des calices.

Leur poids est faible relativement à leur volume. Les deux gros calculs pèsent seulement 35 grammes. Leur consistance est friable et l'on a vu que l'un d'eux s'est brisé en plusieurs fragments en le saisissant avec des pinces pendant l'opération. Ils sont formés par des couches concentriques d'une substance blanche qui ne renferme ni urate, ni oxalate de chaux, mais qui contient une grande quantité de phosphate tricalcique.

Avec le microscope, on ne constate pas de phosphate ammoniaco-magnésien; ce qui tient à ce que la magnésie (dont la quantité est d'ailleurs très-faible) est englobée dans des masses de phosphate tricalcique.

M. Chastaing, pharmacien en chef de la Pitié, a bien voulu ana-

lyser ces calculs. Voici, d'après ce chimiste distingué, quelle est
leur composition chimique exacte :

Eau (dosée en chauffant à 100°).....................	10,70
Matières organiques................................	11,50
Phosphate ammoniaco-magnésien (100°)	16,86
Phosphate tricalcique.	60,24
Chlorure de sodium	0,70
	100,00

L'examen histologique du rein a été fait par M. Chauffard (Bul.
de la Soc. médicale des Hôpitaux, p. 170, 1885). Dans les régions
les moins altérées, qui se rencontraient aux deux extrémités de
l'organe, la substance rénale présentait à l'œil nu ses caractères
normaux de coloration et d'épaisseur. Au microscope,« sur une vue
« d'ensemble, on constatait que les tubes contournés de la substance
« corticale étaient élargis, que leur lumière était agrandie par
« un double processus, la dilatation de la cavité tubulaire et
« l'aplatissement de l'épithélium qui la revêt. Pas de sclérose
« intercanaliculaire, du reste, ni de foyers embryonnaires. Avec
« un plus fort grossissement, on voyait que l'état des épithé-
« liums tubulaires était loin d'être partout le même. A côté de
« tubuli presque normaux, à revêtement cellulaire régulier, à
« cavité peu dilatée, on trouvait d'autres tubes contournés, élar-
« gis et béants, tapissés par un épithélium aplati, à peine grenu,
« en voie d'atrophie manifeste... Quant aux glomérules et aux
« vaisseaux, ils ne présentaient pas de lésion. La substance mé-
« dullaire, et notamment le sommet de la pyramide, montrait
« un léger épaississement du stroma conjonctif.

« Tout autre est l'aspect des coupes, si l'on examine une des
« parties centrales du rein très-altérées et atrophiées à l'œil
« nu. Ici, la lésion histologique est énorme et partout diffuse.
« Ce qui domine, c'est l'accumulation des cellules embryonnaires,
« soit infiltrées, soit réunies en petits foyers nodulaires. Sur ce
« fond inflammatoire, apparaissent disséminés quelques tubes
« contournés, aplatis, étouffés par le tissu de granulation qui
« les entoure et revêtus d'un épithélium à petites cellules cubiques
« et indifférentes. Dans ce qui reste de la substance médullaire,

« on retrouve quelques tubes droits et des anses de Henle dont quel-
« ques-unes contiennent des cylindres cireux. Quant au système
« artério-glomérulaire, il présente toutes les lésions de l'endar-
« térite, parfois presque oblitérante et de la transformation
« fibreuse des glomérules.

« Dans les régions les plus altérées du rein, là où l'organe,
« refoulé par la distension des calices, est réduit à l'état de simple
« membrane, le processus histologique est le même, mais porté
« à son maximum de développement. On ne trouve plus qu'un
« tissu vaguement fibroïde, infiltré de cellules rondes et dépourvu
« de toute édification morphologique régulière. A peine quelques
« glomérules fibreux et quelques rares tubes droits caractérisent-
« ils l'origine rénale de ce tissu inflammatoire. Je dois ajouter
« que, sur une série de coupes, j'ai recherché le micro-organisme
« par le procédé de Gram et n'ai pu en trouver trace.

« On voit, par tout ce qui précède, que, suivant la région rénale
« que l'on examine, les lésions histologiques diffèrent du tout
« au tout et appartiennent à deux séries évolutives très-dissem-
« blables. Ici, simples lésions mécaniques ; là, réaction inflamma-
» toire intense. Un tel résultat serait fait pour surprendre, si nous
« ne nous rappelions que les calculs du rein et du bassinet entraî-
« nent à leur suite une double conséquence : en obstruant plus ou
« moins l'orifice de l'uretère, ils augmentent la cavité, d'autre
« part, leur contact seul est une cause d'irritation permanente
« pour le parenchyme rénal. Eh bien, cette double influence patho-
« génique se reflète pour ainsi dire dans les lésions qu'elle suscite.
« Les deux extrémités du rein n'étaient point en rapport direct
« avec les calculs, elles n'ont donc subi que l'excès de tension du
« liquide retenu dans le bassinet et ne montrent que des lésions
« purement mécaniques produites par la stase urinaire. Au centre
« de l'organe, au contraire, le contact permanent et offensif des
« calculs a provoqué la plus vive réaction inflammatoire. »

En résumé, ces trois cas de MM. Clement Lucas,
Le Dentu et Polaillon démontrent clairement que
l'ablation d'un rein calculeux ne guérit pas le malade
de son affection calculeuse, que bientôt après cette

première opération radicale l'organe restant peut devenir le siège de douleurs intolérables, de calculs, qu'il peut même se produire une anurie complète et des phénomènes excessivement graves faisant redouter un dénouement fatal, comme dans l'observation de Clement Lucas. Le champ de la sécrétion urinaire se trouvant considérablement restreint, il nous semble que le rein doit mal se prêter à ce surmenage fonctionnel surtout s'il est de plus en but à des traumatismes opératoires répétés. Comme le faisait remarquer M. le professeur Verneuil à la Société de Chirurgie (séance du 4 juin 1884), à propos de l'opération de Néphrectomie pratiquée par M. Bœckel (observation que nous avons déjà citée), « la dégénérescence amyloïde est sans doute « le résultat du surmenage de l'organe et, dans le « cas où la malade aurait survécu à son cancer « (il s'agit d'un utérus cancéreux extirpé par le « vagin), elle serait morte de ses reins. C'est là un « fait dont il y a lieu de tenir le plus grand compte, « lorsque l'on se propose de pratiquer la néphrec- « tomie » (1).

De tout ce qui précède et des faits que nous allons encore rapporter, nous croyons devoir conclure que, malgré l'apparence de notre statistique qui semble plutôt favorable à la néphrectomie d'emblée, dans la Pyélo-néphrite calculeuse, le chirurgien doit commencer par la néphrotomie ou la néphro-

______

(1) Bull. et mém. Société de Chirurgie, Paris, 1884, p. 455.

lithotomie, quitte plus tard à pratiquer l'opération plus radicale, la néphrectomie, si l'état général du malade l'exige.

OBSERVATION 207. — *Pyélo-néphrite calculeuse du rein gauche. — Néphrectomie. — Mort.* — Par **Simon** (1).

Femme, 30 ans, douleurs dans le côté gauche depuis 12 ans, urines purulentes, accès fébriles. Depuis six ans, coliques néphrétiques périodiques. Deux fausses couches. Dans ces derniers temps, calculs et sang coagulé dans les urines. Au moment de l'entrée de la malade à l'hôpital, l'urine est acide, mais, pendant les accès de coliques néphrétiques, l'urine est normale et contient des graviers et des calculs. Région épigastrique douloureuse à la pression, pas de gonflement.

Opération, le 8 août 1871. — Incision lombaire; par la palpation du rein on ne sent pas de calculs. L'organe se laisse facilement énucléer jusqu'à son extrémité supérieure. L'uretère isolé fut lié ainsi que les vaisseaux. Une hémorrhagie très-considérable fut arrêtée par d'autres ligatures.

Le rein enlevé contenait beaucoup de calculs (25 à 30), de graviers et de sang coagulé. L'urine du premier jour contient du pus, puis elle devient claire.

Après l'opération, il se produit de fréquents vomissements.

La dernière ligature fut expulsée le seizième jour. L'état général s'améliore notablement; la plaie est granuleuse. Subitement apparaissent des phénomènes de péritonite et la malade meurt, le trente-unième jour après l'opération, de pyohémie.

Autopsie. — Péritonite et pleurésie purulentes.

(1) Chirurgie der Niere, Th. II, p. 148.

OBSERVATION 208. — *Pyélo-néphrite calculeuse du rein droit prise pour un kyste de l'ovaire. — Néphrectomie. — Mort.* — Par **Heath** (1).

Malade, 24 ans, éprouve des douleurs abdominales depuis un an. Tumeur de l'abdomen sans troubles urinaires.

Diagnostic. — Kyste de l'ovaire droit.

Opération, le 20 janvier 1877. — Incision sur la ligne médiane. L'uretère et les vaisseaux sont liés séparément, puis en masse. Vomissements après l'opération.

Le troisième jour, surviennent des symptômes de péritonite et la mort arrive le dixième jour.

Bassinet très-dilaté et calcul engagé dans uretère.

OBSERVATION. 209 — *Pyélo-néphrite calculeuse du rein gauche. — Néphrectomie. — Mort.* — Par **Dumreicher** (2).

Médecin, 33 ans, éprouvait depuis son enfance des douleurs pendant la miction. En 1867, première et très-forte hématurie. La région rénale gauche et le testicule correspondant deviennent sensibles. Les urines contiennent des oxalates et des urates. En 1873 se développa une tumeur assez volumineuse, les urines redeviennent normales. Puis la tumeur disparaît et les urines deviennent de nouveau très-purulentes. Une incision dans la région inguinale donna issue à une grande quantité de pus. En 1876 on enlève un calcul vésical par la section latérale. En 1877 les douleurs reparaissent.

Diagnostic. — Pyélo-néphrite calculeuse.

Opération, le 6 août 1877. — Incision lombaire d'après Simon. Ligature de la 12e artère intercostale et de la 1re lombaire.

Le rein est énucléé avec les doigts et les vaisseaux liés. Une hémorrhagie survenue est bientôt arrêtée par le tamponnement.

(1) Medical and Chirur., J. Transact., 1880-81.
(2) Langenbeck's Archiv., Bd. XXV, p. 224.

Le premier jour, le malade rend 400 gr. d'urine sanguinolente et meurt le second jour en collapsus. Le rein droit était sain, le rein gauche transformé en un sac purulent à parois épaisses.

OBSERVATION 210. — *Pyélo-néphrite calculeuse du rein gauche. — Ouverture d'abcès périnéphrétique et fistule urinaire. — Néphrectomie. — Guérison.* — Par **Müller** (Oldenburg) (1).

Soldat de 21 ans avait ressenti pour la première fois, il y a 4 ans, des douleurs intenses dans la région lombaire gauche. Il y a 5 mois, ces douleurs ont sensiblement augmenté et sont accompagnées de frissons. Urine claire. Il se forma une tumeur fluctuante qui s'étendait des fausses côtes à la fosse iliaque.

Diagnostic. — Abcès périnéphrétique.

Une incision au-dessous de la onzième côte fit sortir une grande quantité de liquide de couleur chocolat. Drainage. Au bout de quelques jours, le liquide qui s'écoulait par le drain devient urineux et au bout de trois mois, l'état du malade continuant à s'aggraver, une nouvelle incision fut pratiquée au niveau de l'ancienne cicatrice et l'on en retira un liquide franchement urineux.

Diagnostic. — Calculs du rein gauche et oblitération de l'uretère.

Opération, le 18 février 1878. — Incision lombaire au niveau des ponctions précédentes. Enucléation très-laborieuse du rein fort dilaté. Les vaisseaux sont liés au catgut et une portion de la substance rénale est laissée avec le pédicule.

Hémorrhagie peu considérable. En même temps ouverture d'un abcès périnéphrétique dans le péritoine ouvert. Guérison complète au bout de 5 mois.

OBSERVATION 211. — *Pyélo-néphrite calculeuse du rein droit. — Néphrectomie. — Mort.* — Par **Urbinati** (2).

Femme, 56 ans ; douleur et tumeur dans région lombaire droite.

Opération, le 19 avril 1879. — Incision lombaire. Ablation du rein. — Mort. — Abcès et calculs du rein enlevé.

(1) Berlin. Klin. Wochenschrift, p. 339, 1880.
(2) American Journ. of med. sciences, 1882.

OBSERVATION 212. — *Pyélo-néphrite calculeuse du rein gauche. — Néphrectomie. — Guérison.* — Par **Bardenheuer** (1).

Malade, 46 ans, souffre des reins depuis 3 ans. Un calcul fut éliminé. Il y a trois mois, une incision lombaire du côté gauche donna issue à une grande quantité de pus, mais pas d'urine. Les urines sont très-purulentes. Dans la région lombaire gauche, se trouve une tumeur du volume du poing, lisse et immobile. Matité dans le flanc gauche.

Diagnostic. — Pyélo-néphrite calculeuse.

Opération, le 4 novembre 1879. — Incision lombaire. La capsule graisseuse épaissie est enlevée et donne un peu de sang. Le rein se laisse énucléer facilement. Les vaisseaux et l'uretère sont pris dans une même ligature. Le péritoine drainé et nettoyé. Après une intoxication passagère par l'acide phénique, la guérison est complète au bout de huit semaines.

OBSERVATION 213. — *Pyélo-néphrite calculeuse du rein gauche. — Néphrectomie. — Guérison.* — Par **Czerny** (2).

Fille, 23 ans, souffrant depuis son enfance dans la région rénale gauche. Il y a à peu près 12 mois qu'elle a rendu par l'urèthre un calcul gros comme un pois.

Maintenant il y a du sang dans les urines.

Opération, le 15 mars 1880. — Incision lombaire, énucléation et extraction très-faciles du rein. L'uretère et les vaisseaux rénaux sont liés séparément. Au moment de la section des vaisseaux liés se produit une très-forte hémorrhagie de l'artère rénale.

Dans le bassinet enflammé on trouve une grande quantité de calculs. Guérison rapide.

(1) Drainirung der Peritoneal Höhle, 1881.
(2) Langenbeck's Arch., Bd. XXV, 1880, p. 858.

OBSERVATION 214. — *Pyélo-néphrite calculeuse du rein droit.
— Néphrectomie. — Mort. — Par* **Lange** *(1).*

Depuis trois ans, la malade, âgée de 47 ans, présente des troubles
du côté des organes urinaires. L'urine contient du pus, mais devient claire pour ainsi dire tout d'un coup.

Dans l'hypochondre droit, se trouve une tumeur du volume d'une
tête d'enfant, en arrière des viscères. Fièvre.

Diagnostic. — Pyélo-néphrite à droite. Rein gauche sain.

Opération, le 24 Mars 1880. — Incision s'étendant du bord antérieur de la masse sacro-lombaire en bas au droit de l'abdomen. Fortes
adhérences de l'extrémité supérieure du rein aux organes voisins.
Le pédicule est lié en 4 points. Hémorrhagie abondante. Après
l'opération, survient une anurie complète et la malade meurt
48 heures après dans un coma profond. Le rein extirpé présente
le volume double de l'état normal. Il est rempli de nombreux
abcès contenant des calculs plus ou moins volumineux.

Le rein gauche est complètement dégénéré, probablement à la
suite d'une pyélite ancienne. Uretère gauche oblitéré.

OBSERVATION 215. — *Pyélo-néphrite calculeuse du rein gauche. — Néphrectomie. — Mort. — Par* **Stockwell** *(2).*

Homme, 54 ans, avait rendu des calculs à l'âge de 26 ans. Douleurs depuis 14 ans.

Diagnostic. — Pyélite calculeuse.

Opération, le 2 juin 1880. — Incision lombaire oblique. Les vaisseaux ainsi que l'uretère sont liés séparément avec de la soie.
Choc violent après l'opération et vomissements. 10 heures après,
mort d'hémorrhagie par la veine rénale.

Le rein dilaté et transformé en une poche est entouré de tissu,
compacte qui en avait rendu le décollement difficile.

(1) New-York medical Record, vol. XVIII, 1880.
(2) Medical News and Circul., nov., 1880.

OBSERVATION 216. — *Pyélo-néphrite calculeuse du rein gau-*
che. — Néphrectomie. — Mort. — Par **Barker** (1).

Depuis un an, la malade, âgée de 32 ans, porte dans l'hypochondre gauche une tumeur lisse, fluctuante, de 14 centimètres 1/2 de
diamètre. L'urine contient du pus et un peu de sang.

Diagnostic. — Pyonéphrose, probablement causée par un calcul.

Opération, le 5 juin 1880. — Une ponction exploratrice fit sortir
500 gr. de pus. Incision lombaire oblique.

L'énucléation de l'organe est difficile. Le pédicule est lié en
deux parties et en masse. Hémorrhagie peu abondante. Trois heures
après, la malade meurt du choc. Rein droit sain.

Rein gauche transformé en une poche purulente contenant un
calcul.

OBSERVATION 217. — *Pyélo-néphrite calculeuse du rein droit.*
— Guérison. — Par **Mc Clelland** (2).

Malade, âgée de 20 ans, souffrant de troubles urinaires depuis
longtemps. Tumeur dans côté droit de l'abdomen.

Opération, 19 *août* 1880. — Incison lombaire. Ligature de hile
et ablation du rein. Pendant longtemps, fistules inguinale et lombaire. Guérison. Il existe dans le rein enlevé des calculs et des
abcès.

OBSERVATION 218. — *Pyélo-néphrite calculeuse du rein gau-*
che. — Néphrectomie. — Mort. — Par **Barker** (3).

Malade, 38 ans, très-faible, amaigrie, éprouve des douleurs
depuis 15 mois.

Diagnostic de pyonéphrose calculeuse fait depuis 7 mois.

(1) Centralblatt für Chirurgie, 1881, p. 29.
(2) Thèse inaugurale de Hans Bolz. Dorpat, 1883.
(3) Centralblatt für Chirurgie, 1881, p. 30.

Opération, le 30 *octobre* 1880. — Incision lombaire oblique. Par l'acupuncture, on trouve un calcul volumineux. Déchirure du côlon pendant le décollement du rein. Pédicule lié, pas d'hémorrhagie. Mort de choc 12 heures après l'opération.

L'atmosphère cellulo-graisseuse périnéphrétique est transformée en une masse dure, ce qui rend le décollemeut *post mortem* du rein non moins difficile.

OBSERVATION 219. — *Pyélo-néphrite calculeuse.* — *Néphrectomie.* — *Mort d'hémorrhagie pendant l'opération.* (Rein en forme de fer à cheval). —Par **Braum** (1).

Femme, âgée de 45 ans ; douleur dans région lombaire droite, depuis 1879. Urine trouble, très–chargée, mais pas d'hématurie. A la palpation, on constate une tumeur du volume d'une tête d'adulte qui paraît se confondre avec le bord inférieur du foie, de consistance ferme, non fluctuante. Ponction exploratrice faite deux fois sans résultat. L'urine extraite par le cathétérisme ne contient que du pus et de l'albumine.

Opération, le 7 *mars* 1881. — Incision abdominale sur la ligne médiane. Pendant le décollement, il se produit une forte hémorrhagie veineuse qui provient de la section de la veine rénale droite, ce que démontre plus tard l'autopsie. La tumeur était adhérente à l'aorte et à la veine cave. Mort pendant l'opération.

A l'*autopsie*, on trouve un rein en forme de fer à cheval, dont une partie est saine et l'autre atteinte de *pyélo-néphrite*. Dans le rein se trouvent six calculs volumineux.

OBSERVATION 220. — *Pyélo-néphrite calculeuse du rein gauche.* — *Ouverture* (2 fois) *d'abcès périnéphrétiques.* — *Néphrectomie.* — *Guérison.* — Par **Barwell** (2).

Malade 18 ans. Abcès ouvert et drainé, il y a quelque temps. Il y a six semaines, nouveau gonflement dans région lombaire gau-

(1) Deutsche med. Wochenchr., 1881. — Centralbl. für Chirurgie, 1881, N° 36.

(2) British Med. Journal, 1881, vol. I.

che, nouvelle incision et abondant écoulement de pus. Toutes les
parties de la région lombaire gauche sont gonflées. Urine normale au point de vue de la quantité, mais purulente et albumineuse. Le malade a de la fièvre hectique.

Opération, le 5 mai 1881. — Incision lombaire sur les parties
indurées qui se laissent difficilement déchirer, on diagnostique un
calcul volumineux très-profond. On extrait une partie du calcul
et il se produit une forte hémorrhagie nécessitant une ligature en
masse. Ablation du rein par morceaux, une petite portion de son
extrémité supérieure fut laissée sur place. Applications d'autres
ligatures en masse et sur un vaisseau isolé.

Après l'opération, l'urine est sanguinolente, 36 onces par jour
(1,052 gr.). La fièvre hectique disparut et le malade partit guéri.

OBSERVATION 221. — *Pyélo-néphrite calculeuse du rein droit.*
— *Néphrectomie.* — *Mort.* — Par **Godlee** (1).

Malade, âgée de 57 ans. A 26 ans, avait rendu un calcul. Les
douleurs ont commencé depuis trois mois. L'urine qui est diminuée contient beaucoup de pus. Dans l'hypochondre droit, on
constate une tumeur volumineuse; œdème du membre abdominal
droit.

Opération, 4 *juillet* 1881. — Incision abdominale. A l'aide de
l'acupuncture on découvre un calcul. 24 heures après l'opération,
la malade meurt de choc ou d'intoxication phéniquée.

Rein gauche sain.

OBSERVATION 222. — *Pyélo-néphrite calculeuse du rein droit.*
— *Néphrectomie.* — *Guérison.* — Par **Rosenbach** (2).

Malade, 42 ans 1/2, présente des phénomènes d'une affection
rénale depuis l'âge de 18 ans. Douleurs testiculaires. Elimination
de calculs par les urines contenant du pus et du sang, douleurs

(1) Bristish medical Journal, 1882, April 22.
(2) Berliner Klin. Wochensch., 1882, n° 5.

dans la région rénale droite. Tumeur dans la région hypogastrique droite, s'étendant jusqu'à l'ombilic. La quantité d'urine rendue dans les 24 heures varie de 900 à 1,300 gr. Urine trouble sans éléments rénaux.

Diagnostic : Pyélo-néphrite calculeuse.

Opération, le 24 *juillet* 1881. — Incision de Simon. Ponction exploratrice et issue de pus et de calculs. Autre incision parallèle à l'os iliaque. Pédicule lié en masse. L'organe enlevé contient peu de tissu sain beaucoup de calculs et de nombreuses poches purulentes. La guérison fut lente. Une fistule persista quelque temps.

OBSERVATION 223. — *Pyélo-néphrite calculeuse avec abcès périnéphrétique.— Néphrolithotomie.— Néphrectomie partielle. — Mort.* —Par M. le professeur **Richet** (1).

Femme chétive, avec douleurs vives depuis plusieurs années dans région rénale avec urines purulentes de temps en temps. En octobre 1880, vue par M. Lancereaux qui diagnostique un rein flottant. Pour M. Bucquoy, c'est une tumeur bénigne, en décembre dernier. A l'Hôtel Dieu, on constate abcès périnéphrétique. Ponction aspiratrice et 200 gr. de pus.

*Opération,*1881.— Ouverture de la poche et extraction d'un calcul du volume d'une noix. Un mois plus tard, état général très-grave.

Opération, 1881.— Incision au niveau du foyer avec thermo-cautère. Ablation d'une partie du rein et d'un nouveau calcul ramifié du volume d'une noix. Mort quelques jours plus tard d'infection purulente.

OBSERVATION 224. — *Pyélo-néphrite calculeuse. — Abcès périnéphrétique. — Néphrectomie. — Guérison.* — Par **Bardenheuer** (2).

Homme de 21 ans. Calculs rénaux et abcès périnéphrétique.
Opération, 1881. — Incision lombaire.Ablation du rein. Guérison.

(1) Bazy, France médicale, 26 novembre 1881, p. 745. — Revue Sciences médicales, t. XX, p. 232, 1882.
(2) Drainirung der Peritoneal Höhle, 1881.

OBSERVATION 225. — *Pyélo-néphrite calculeuse du rein gauche.* — *Néphrectomie.* — *Guérison.* — Par **Bardenheuer** (1).

Femme, forte hémorrhagie rénale du côté gauche et violentes douleurs ressemblant à des coliques néphrétiques.

Opération, 1881.— Incision lombaire. Ablation du rein; douleurs disparues. Urine normale. Guérison.

OBSERVATION 226. — *Pyélo-néphrite calculeuse du rein droi'.* — *Néphrotomie.* — *Néphrectomie.* — *Guérison.* — Par **Thornton** (2).

Depuis sa dernière grossesse, la malade, âgée de 26 ans, éprouve dans le côté droit des douleurs qui s'irradient en bas. On trouve une tumeur considérable sur ligne médiane. Le côlon passe en avant de la tumeur. Les urines ammoniacales contiennent du pus. Fièvre hectique.

Diagnostic : Pyélite calculeuse ou tuberculeuse.

Opération, le 4 février 1882. — Par une incision lombaire, on met à découvert le rein dont le parenchyme saigne fortement. On ne trouve pas de calculs; la plaie est drainée et fermée.

L'urine contient de l'albumine. L'état s'aggrave bientôt de nouveau.

Opération, le 11 mars 1882. — Incision d'après Langenbuch. Une sonde est introduite dans le rein, et le bassinet lavé avec de l'eau iodurée. L'énucléation est facile, il n'y a que quelques adhérences au niveau du foie et des bords de la plaie lombaire. Les vaisseaux sont liés d'abord séparément et ensuite en masse.

Un vaisseau fut lié juste au niveau de l'aorte.

La cavité abdominale est drainée par les plaies abdominale et lombaire.

(1) Drainirung der Peritoneal Höhle, 1881.
(2) The Lancet, 1882, vol. II et 1883, vol. I.

Le rein extirpé contenait plusieurs calculs d'oxalate et des coagulations sanguines.

Suites de l'opération heureuses, et malade sortit guérie le trentième jour.

OBSERVATION 227. — *Pyélo-néphrite calculeuse du rein droit.* — *Quatre ponctions de la poche purulente.* — *Néphrectomie.* — *Guérison.* — Par **Thornton** (1).

Femme, 58 ans, douleurs rénales depuis 16 ans. Urine purulente. Quatre fois, ponction et sortie de pus épais par l'aspiration.

Dans l'hypochondre droit, tumeur volumineuse, fluctuante sur la partie médiane de laquelle on sent le côlon. L'urine trouble contient du pus.

Opération, le 15 mars 1882. — Incision d'après Langenbuch. Le péritoine fut ouvert et l'on retire environ 10 litres de pus (?); l'ouverture fut ensuite fermée avec du catgut. Ligature en masse du pédicule qu'il fut difficile d'atteindre. Drainage de la plaie avec un drain de verre (?).

Le sac enlevé était formé de deux poches. Dans l'uretère se trouvait un calcul. La plaie guérie par première intention s'est entr'ouverte quelques jours plus tard au niveau de l'uretère. La malade guérit un mois après.

OBSERVATION 228. — *Pyélo-néphrite calculeuse du rein droit.* — *Néphrectomie.* — *Guérison.* — Par **Wright** (2).

Malade âgée de 34 ans, éprouve des douleurs sourdes dans la région lombaire droite, depuis 9 ans. A la palpation, on sent nettement une tumeur qui est dure, mobile et douloureuse. Une portion est surtout très-dure et douloureuse. Une ponction aspiratrice ne donne que des résultats négatifs.

Diagnostic. — Rein déplacé avec calcul dans le bassinet.

(1) The Lancet, vol. II, 1882, and vol. I, 1883.
(2) New-York Medical Journal, 1883, vol. I.

Opération, le 14 octobre 1882. — Incision d'après Langenbuch.
Le rein droit se trouve à sa place normale. Le pédicule, lié en
masse, est réséqué. Quelques calculs dans le rein. Pendant quelques semaines, la malade va bien. Bientôt après, il se développe
dans le pédicule un abcès qui comprime le côlon et détermine des
phénomènes d'obstruction intestinale. Ouverture de l'abcès. Amélioration.

Au mois de janvier 1883, la malade est encore faible, la suppuration persiste encore. L'urine aussi contient du pus. Guérison.

OBSERVATION 229. — *Pyélo-néphrite calculeuse du rein gauche. — Néphrectomie. — Mort. —* Par **Israël** (1).

Malade, 21 ans, éprouve depuis son dernier accouchement, au
mois d'octobre 1882, des douleurs vives dans la région rénale gauche. Fièvre, vomissements, amaigrissement considérable de la
malade. Dans le flanc gauche, tumeur très-sensible, bosselée, non
fluctuante, peu mobile. L'urine acide contient du pus, mais pas de
sang, pas de graviers. Plus tard, il se forme un abcès périnéphrétique dont la ponction donne issue à une grande quantité de pus.

Opération, 1882. — Incision lombaire qui mène directement dans
une énorme poche purulente, d'où s'écoule 1 litre 1/2 de pus.
Dans sa profondeur, se trouve le rein couvert de tissu fibreux
résistant. A l'origine de l'uretère existe un calcul volumineux;
bassinet non dilaté. Le rein est constitué, pour ainsi dire, d'une
grande quantité de kystes suppurés communiquant les uns avec
les autres. Le lendemain de l'opération, l'urine est claire (850 gr.).
La plaie se cicatrise bien, mais bientôt la malade meurt de phtisie
pulmonaire.

OBSERVATION 230. — *Pyélo-néphrite calculeuse. — Néphrectomie. — Mort. —* Par **Von Bergmann** (2).

Femme, 43 ans, entre le 22 mars 1883, à l'hôpital, se plaint
d'accès périodiques de douleurs très-fortes dans la région lom-

(1) Deutsche Medicinal Zeit., 1883.
(2) Thèse inaugurale de Hans Bolz. Dorpat, 1883.

baire, accompagnées souvent de frissons et d'émission d'urine très-chargée. Les douleurs s'accentuent surtout pendant un effort. Au mois de janvier dernier, la malade s'est aperçue d'une tumeur siégeant au-dessous du foie et augmentant lentement de volume. Les urines étaient souvent troubles, cependant elles ne contenaient ni sang, ni graviers.

A l'examen de la malade, tumeur limitée au rein droit, ne se continuant pas avec le foie, du volume des 2 poings, lisse, immobile et fluctuante.

L'urine qui contient de l'albumine est louche et laisse un dépôt qui, au microscope, est composé de globules de pus, mais on ne trouve pas d'épithélium rénal, ni de sang.

Diagnostic (probable). — Pyélite calculeuse.

Opération, le 23 avril 1883. — Incision lombaire. Ouverture de la capsule rénale ; décollement de la tumeur ; déchirure de sa paroi et issue d'un liquide purulent, fétide et sanguinolent. L'énucléation devient de plus en plus difficile à mesure qu'on s'approche de sa partie médiane qui présente des adhérences solides.

Lésions du péritoine et sutures des lèvres de la plaie péritonéale, afin que le liquide ne pénètre pas dans l'abdomen. Les vaisseaux du pédicule sont liés en masse au catgut.

Ensuite ablation de l'organe et suture de la plaie lombaire. Drainage. Le pouls était assez fort après l'opération, mais des syncopes successives amènent la mort, 4 heures après l'opération.

Autopsie. — Le rein droit présente un uretère fort épaissi et dilaté en communication avec un sac (rein transformé) à parois épaisses, au fond duquel l'artère et la veine sont liées.

A la portion déclive de l'uretère, on trouve un calcul du volume d'une amande. Le rein gauche est hypertrophié.

Tous les autres organes ne présentent rien de particulier.

OBSERVATION 231. — *Pyélo-néphrite calculeuse suppurée du rein droit. — Néphrotomie. — Néphrectomie. — Guérison.* — Par **Ollier** (de Lyon) (1).

Femme de 22 ans, avec douleurs rénales et urines purulentes; tumeur rénale volumineuse, tendue, fluctuante.

Ouverture de la collection purulente par incision lombaire. Incision du rein, pas de calcul.

Malade bien améliorée. Plus de pus dans urines. Mais il persiste une fistule lombaire par laquelle passent tous les jours 350 gr. d'urine environ.

Opération, 9 juin 1883. — Incision en suivant la fistule. Enucléation sous-capsulaire du rein. Ligature du hile et ablation de l'organe. Pendant les 3 premiers jours, pas une goutte d'urine; puis urine peu à peu, bientôt 5 à 600 gr. par jour.

Douleur violente dans l'épaule droite. Un mois après l'opération, salivation abondante.

L'uretère était oblitéré par un calcul.

Aujourd'hui, la malade est guérie et les urines qui ont contenu un peu d'albumine après l'opération sont normales comme quantité et qualité.

OBSERVATION 232. — *Pyélo-néphrite calculeuse du rein gauche. — Néphrectomie. — Guérison.* — Par **D'Antona** (2).

Femme, 37 ans, avec tumeur volumineuse du rein gauche. La tumeur s'étendait du rebord costal au petit bassin, fluctuante, au-devant de laquelle se trouvent les côlons descendant et transverse.

(1) Association française pour l'avancement des sciences. Session de Rouen. (La Semaine médicale, 1883, p. 233. — Revue de Chirurgie, 1883. p. 898.)
(2) Rivista Clin., 1883, n° 7.

Opération, 1883. — Incision sur la ligne blanche; double rupture du péritoine. Ponction de la tumeur et évacuation de beaucoup de pus. Enucléation de la tumeur. Contre-ouverture dans la région lombaire et drainage de la plaie. Guérison. C'est une pyélo-néphrite calculeuse avec calcul obstruant l'uretère.

OBSERVATION 233. — *Pyélo-néphrite calculeuse du rein gauche. — Abcès périnéphrétique. — Néphrectomie. — Mort par infection purulente.* — Par **Israël** (1).

Femme, 28 ans, très-affaiblie, souffrant depuis longtemps d'une tumeur de l'hypochondre gauche. Six mois après, signes d'un phlegmon périnéphrétique, gonflement, induration, œdème, puis fluctuation.

Opération, 1883.— Incision lombaire, écoulement de trois quarts d'un litre de pus épais d'odeur urineuse. Au fond de la cavité purulente, rein d'où sourd un filet de pus. Décortication du rein difficile; rein bosselé. Ligature en masse du pédicule avet 2 fils de soie. Lavage de la cavité avec solution de chlorure de zinc à 3 0/0, 3 drains. Rein extirpé rempli d'abcès dont l'un rompu causa abcès périnéphrétique. Uretère obstrué à son origine par un gros calcul ramifié. Mort le 34e jour après l'opération. Abcès métastatiques multiples des poumons; veine iliaque droite ulcérée, remplie de pus.

OBSERVATION 234. — *Pyélo-néphrite calculeuse du rein droit. — Néphrectomie. — Guérison.* — Par **Kosinski** (de Varsovie) (2).

Malade, 32 ans. Douleurs et tumeur dans le côté droit de l'abdomen. Urine purulente.

Opération, 13 *mars* 1884. — Incision abdominale latérale et

(1) Berl. Klin. Wochensch., 1883.
(2) Centralblatt für Chirurgie, 1884, n° 42.

oblique. La tumeur recouverte par le côlon et le cœcum est isolée et extirpée; plaie lavée au sublimé et pansée à l'iodoforme. Guérison sans complications. Le rein extirpé, atteint de néphrite interstitielle, pèse 650 gr. et contient 9 calculs formés de phosphate tribasique, d'acide urique et de sels de chaux.

Malade se porte très-bien.

OBSERVATION 235. — *Pyélo-néphrite calculeuse du rein droit avec accidents urémiques graves. — Néphrectomie. — Guérison. — Par* **Mac Ewen** (1).

Jeune garçon, souffrant depuis plusieurs mois de tous les symptômes de calculs rénaux. Transporté à l'hôpital dans un état semicomateux. Dans les urines, on trouve des débris de tubuli, des globules de pus et de nombreux cristaux de phosphate de chaux. Par la percussion, matité de la région rénale droite.

Opération, avril 1884. — Incision de la région lombaire, écoulement d'une grande quantité de pus fourmillant de bactéries. Ablation de deux calculs situés, l'un dans le bassinet et se prolongeant dans l'uretère, l'autre au centre même du rein. Nombreux abcès intra-rénaux. Extirpation du rein après ligature du pédicule. Guérison rapide; dix semaines après l'opération, Mac Ewen présente le malade guéri à la Société Clinique et Pathologique de Glasgow.

OBSERVATION 236.— *Pyélo-néphrite calculeuse suppurée du rein droit. — Néphrectomie.— Guérison.—* Par **Elder Georges** (2).

Femme, 40 ans, entrée à l'hôpital, le 17 juillet 1884. Comme seul antécédent héréditaire, un oncle est mort de phthisie. Toujours

(1) Glasgow Medical Journal, june 1884. — Medical News, 19 july 1884. — Annales des maladies des organes génito-urinaires, 1884, p. 641.
(2) The Lancet, August 1ᵉʳ, 1885, p. 196.

bonne santé jusqu'à il y a deux ans. Mariée à dix-neuf ans, dix-sept enfants en dix-neuf ans. Jamais de troubles des voies urinaires pas de gravelle, pas d'hématurie, ni de coliques néphrétiques, en un mot rien jusqu'à il y a dix-huit mois, où les urines furent épaisses et purulentes. A cette époque amaigrissement, douleurs avec transpirations. Le Dr Lones voyant l'état grave de la malade me l'envoya.

Environ 25 onces d'urine (800 grammes) dans les vingt-quatre heures, à réaction neutre, densité 1,008, avec beaucoup de pus.

A *l'examen*, dans région lombaire droite, tumeur lisse, mobile, évidemment d'origine rénale.

Opération, le 24 juillet 1884. — Anesthésie par bichlorure de méthyléne. Incision lombaire verticale avec autre incision transversale postérieure à cause du volume du rein. Incision du rein et écoulement d'une grande quantité de pus avec beaucoup de calculs. Plusieurs autres abcès dans le rein formés par calices dilatés, contenant chacun un ou plusieurs calculs du volume d'un pois à celui d'un œuf de pigeon. Rein tellement désorganisé que l'extirpation est jugée nécessaire.

Ligature en masse des vaisseaux rénaux et de l'uretère. Opération longue et malade dans collapsus combattu par chaleur, injections hypodermiques d'éther, lavements de brandy, etc. Suites de l'opération heureuses et malade quitte l'hôpital, le 6 septembre 1884, bien portante avec une petite fistule lombaire qui guérit depuis. Calculs de phosphate de chaux.

OBSERVATION 237. — *Pyélo-néphrite calculeuse du rein gauche.* — *Néphrectomie.— Mort par anurie.* — Par **Sonnenburg** (1).

Femme 52 ans. — Pas d'antécédents héréditaires ; toujours bonne santé malgré plusieurs accouchements. Ménopause depuis six ans.

L'automne dernier, la malade éprouva de légères douleurs dans le flanc gauche, douleurs qui devinrent bientôt très-vives et s'accompagnèrent de frissons, de fièvre et de transpirations. Quelques

______

(1) Berliner Klin. Wochenschrift, 1884, n° 47.

semaines après, il se développa une tumeur dans l'hypochondre gauche. L'urine est généralement claire, quelquefois laiteuse.

Etat actuel. — Malade très-faible, douleurs très-vives. Dans la moitié gauche de l'abdomen, tumeur ovalaire, douloureuse à la pression, mate, fluctuante dans sa partie médiane, légèrement mobile. Urine acide, trouble, avec globules de pus au microscope. Par la ponction exploratrice de la tumeur, on retire un liquide purulent. Rien aux poumons. Cœur non hypertrophié.

Opération, 25 *août* 1884. — Incision lombaire suivant le grand axe de la tumeur. Enucléation du rein facile malgré les adhérences aux organes voisins. Déchirure de la poche et épanchement de pus. Avec le doigt introduit dans la cavité kystique, on sent un volumineux calcul. Ligature en masse du pédicule qui est fixé à la plaie. Lavage de la plaie. Pansement compressif.

Syncope après l'opération ; la malade, quoique paraissant bien, ne rend pas d'urine et par le cathétérisme vésical, on retire 100 grammes de pus sans trace d'urine. Bientôt, crampes, vomissements, collapsus, mort le 27, deux jours après l'opération. Le rein extirpé, gros comme une tête d'enfant, contient un grand nombre de poches kystiques communiquant entre elles et chacune avec le bassinet dilaté qui renferme un calcul jaunâtre du volume d'un œuf de poule. On trouve un autre calcul gros comme une noix dans l'un des autres kystes.

A l'examen microscopique, on constate un certain degré de dégénérescence des substances médullaire et corticale, cependant il existe encore certaines portions de parenchyme rénal propre à la sécrétion urinaire.

Autopsie. — Pas de péritonite. Vessie vide et fortement contractée. Rein droit volumineux, poids 190 grammes, exsangue à la coupe et en dégénérescence graisseuse.

OBSERVATION 238. — *Pyélo-néphrite calculeuse du rein droit.
— Abcès périnéphrétique. — Fistule lombaire. — Néphrectomie.
— Guérison. — Par* **Salomoni** (1).

Femme, âgée de vingt-sept ans, opérée à l'âge de douze ans pour
un calcul vésical par la taille hypogastrique. Après la guérison,
il exista de l'incontinence d'urine. A quinze ans, abcès dans la
fosse iliaque droite proéminant vers la région lombaire, ouvert
et suivi d'une fistule dans la profondeur de laquelle on sent avec
une sonde un calcul.

Diagnostic : pyélite calculeuse, fistule lombaire. La quantité
d'urine rendue dans les vingt-quatre heures varie entre 1,100 et
1,500 grammes, poids spécifique : 1,016.

Opération, 1884. — Incision lombaire. Enucléation difficile du
rein. L'artère rénale qui pénétrait dans le· rein à son extrémité
supérieure est liée à part. Le pédicule est formé de l'uretère et
de la veine rénale. La quantité d'urine, les premiers jours après
l'opération, est de 1,200 à 1,500 grammes. Guérison rapide.

Le rein extirpé pèse 48 grammes et est constitué dans ses trois
quarts de tissu cicatriciel. Le bassinet renferme deux calculs du
volume d'un grain d'orge.

OBSERVATION 239. — *Pyélo-néphrite calculeuse du rein droit
avec abcès périnéphrétique. — Ouverture de l'abcès. — Néphrectomie. — Guérison. — Par* **Bobroff** (2).

Homme de trente-huit ans. Il y a quatre ans, en voulant soulever
un tonneau très-lourd, il éprouva une vive douleur dans la région
lombaire droite et l'aine correspondante.

Immédiatement, besoin impérieux d'uriner, et urine sanguinolente. Plus tard, les urines deviennent purulentes et, comme les

(1) Gazz. degli ospitali, 1884, n° 70.
(2) Wratch, n° 42, 1885.

douleurs persistaient, le malade entra à l'hôpital pour quelques jours sans pouvoir trouver de soulagement à ses douleurs. Il continua alors ses occupations dans le commerce pendant deux ans et, voyant ses forces diminuer de plus en plus, il entre de nouveau à l'hôpital. On constate alors dans l'hypochondre droit une tumeur que l'on incise entre les dixième et onzième côtes. Ecoulement d'une grande quantité de pus qui le soulage beaucoup. Suppuration abondante, urine purulente et quelquefois sanguinolente (1,000 gr. dans les 24 heures). On décide une intervention plus radicale.

Opération, 1884. — Résection sous-périostée de la partie de la onzième côte droite située au-dessous de la première incision qui est prolongée en arrière et en bas vers l'épine iliaque postéro-supérieure. On arrive alors dans une cavité purulente au milieu de laquelle se trouve le rein hypertrophié et bosselé. Ligature des vaisseaux et de l'uretère séparément.

Ablation du rein par morcellement à cause de l'étroitesse relative de la plaie. Drainage ; pansement iodoformé. Le premier jour, agitation, vomissements, délire, très-peu d'urine épaisse, sanguinolente. Pansement renouvelé le quatrième jour et chute du pédicule en dehors des ligatures. La quantité d'urine des vingt-quatre heures augmente de jour en jour ; il ne reste plus qu'une petite fistulette cinq mois après l'opération. 2,600 grammes d'urine légèrement purulente dans les vingt-quatre heures. Dans le rein extirpé, il existe plusieurs poches purulentes dont l'une est très-large. Au fond du bassinet existe un calcul engagé dans l'uretère. Guérison.

OBSERVATION 240.— *Pyélo-néphrite calculeuse du rein droit.— Néphrectomie. — Déchirure de la veine rénale droite et de la veine cave inférieure sur une étendue de 9 centimètres environ. — Hémorrhagie.— Mort.* — Par **Billroth** (1).

Femme, âgée de quarante-deux ans. Cinq enfants ; fausse-couche de 3 mois à la suite d'un traumatisme de l'abdomen. Bonne santé

(1) Beitrag zür Kasuistik der Nephrektomien. Von Dr Alex. Brenner. (Wiener med. Wochenschr., n° 32, 33, 34, 1885).

habituelle. Au mois de mai 1885, la malade fut prise, sans causes apparentes, de douleurs lancinantes dans l'hypochondre droit, douleurs qui rendaient la marche insupportable. Bientôt apparition dans cette même région d'une tumeur résistante et dure qui atteint quelques semaines après le volume d'une tête d'adulte.

Urines troubles avec dépôt au fond du vase. L'amaigrissement augmente et la malade se cachectise de plus en plus, tourmentée par une fièvre rémittente, des vomissements et des troubles digestifs. Elle entre alors dans le service du professeur Bamberger qui la fait passer dans le service du professeur Billtroth, après avoir diagnostiqué une tumeur rénale.

A l'examen de la malade, rien de particulier au cœur ni aux poumons. Dans la moitié droite de l'abdomen légèrement saillante, on sent une tuméfaction du volume d'une tête d'enfant, résistante, dont l'extrémité supérieure arrondie remonte jusqu'à l'ombilic et même sous le foie, et l'extrémité inférieure descend dans la fosse iliaque. Tumeur peu mobile et indépendante des mouvements respiratoires. Rien par le toucher rectal ou vaginal. Son tympa- nique retentissant dans une zone de deux travers de doigt entre la matité du foie et celle de la partie supérieure de la tumeur qui, dans tout le reste de son étendue, donne un son clair à la percussion. Urines troubles faiblement acides avec un résidu purulent. La malade urine 1,000 à 1,200 grammes dans les vingt- quatre heures.

Le cathétérisme des uretères, déjà pratiqué par le docteur Pawlik dans le service du professeur Bamberger, est répété avec le même résultat, donnant pour l'uretère gauche, une urine claire, normale, d'une réaction acide, avec quelques cellules épithéliales, des hématies, mais sans pus.

Par l'uretère droit, il ne s'écoula aucune goutte d'urine et, en retirant le cathéter, on en trouva l'orifice bouché par un bouchon jaunâtre formé de matière purulente. Quelque temps après le cathétérisme, la quantité de pus augmenta dans les urines. Tem- pérature de 37°,4 à 39°,2.

Opération, le 21 *Mai* 1885. — Chloroforme, on met la malade dans le décubitus latéral gauche, légèrement fléchie.

Incision allant de l'extrémité de la douzième côte à l'épine iliaque antéro-supérieure. Section de la paroi.abdominale jusqu'à la tumeur qui est recouverte d'un tissu solide nacré. Péritoine incisé et écarté en arrière de la tumeur avec côlon ascendant. Ponction de là tumeur avec un gros trocart dans un point fluctuant pour en diminuer le volume et écoulement de 300 grammes d'un pus épais d'une odeur infecte. On constate alors qu'il existe plusieurs abcès dans le rein. Lavage du champ opératoire; énucléation du rein assez facile avec les doigts, excepté à la partie supérieure où la couche celluleuse est dure et épaissie. Section entre deux pinces de l'uretère enclavé pour ainsi dire dans le bord interne de la tumeur. On continue alors le décollement du pédicule, mais à ce moment survient de la profondeur de la plaie une hémorrhagie veineuse abondante qu'une compression digitale suffit à arrêter. Ensuite on tire fortement l'organe au dehors, on applique une forte pince et on enlève le rein qui est très-hypertrophié. La pince quoique bien placée sur les vaisseaux rénaux et sur la tumeur n'arrêtait pas l'hémorrhagie. Il s'agissait évidemment d'une lésion de la veine dans sa portion moyenne.

Le moment fut très-critique. Disséquer les vaisseaux dans les tissus tuméfiés était une chose impossible.

Le vaisseau qui donnait du sang se trouvait sous le doigt de l'aide qui ne pouvait pas le lâcher. On appliqua encore plusieurs pinces, mais en vain. C'est alors que l'opérateur introduit l'index gauche dans la plaie au niveau des vaisseaux. Deux ligatures furent placées autour de son doigt dans le but de lier les vaisseaux sous-jacents, mais à peine avait-il retiré le doigt, que l'hémorrhagie continua. Enfin, une troisième ligature est appliquée au niveau du vaisseau qui donne beaucoup de sang. Le pédicule lié fut réséqué et la plaie remplie de gaze iodoformée. Drainage et suture de la plaie. Pansement iodoformé. La malade perd connaissance une demi-heure après l'opération, le pouls n'est perceptible que dans les gros vaisseaux, les mouvements respiratoires deviennent de plus en plus rares pour cesser bientôt complètement. Pulsations cardiaques encore assez énergiques. Syncope à la suite d'une abondante hémorrhagie. Respiration artificielle, auto-transfusion, d'après la méthode d'Esmarch, une transfusion de 1,300 grammes d'une solution de chlorure de sodium à 7 0/0 à une température de 38°, rien ne réussit et la malade meurt une heure et demie après l'opération.

Le rein extirpé est volumineux et atteint de pyélo-néphrite calculeuse, avec de nombreuses poches remplies d'un pus sanieux et infect et d'une quinzaine de calculs brun foncé, dont l'un dur et pointu bouche l'uretère à son origine, laissant cependant un petit trajet pour le passage du pus dans l'urine. La capsule fibreuse épaissie adhère fortement au parenchyme rénal. Le tissu inflammatoire périrénal comprimait les vaisseaux du hile et en rendait la dissection excessivement difficile.

Autopsie. — Déchirure de la partie inférieure du péritoine située en dedans du côlon ascendant et épanchement de sang dans la moitié droite de l'abdomen entre les anses intestinales et (environ 300 gr.) dans l'espace de Douglas. Après avoir enlevé les trois ligatures superposées, on trouve, sur la paroi droite de la veine cave inférieure, une déchirure s'étendant de la veine rénale droite au foie et comprenant aussi une certaine portion de cette dernière. Au-dessous des ligatures, la veine cave est gorgée de sang ; au-dessus jusqu'au cœur, elle est vide. Le rein gauche quoique hypertrophié présente une structure normale et est le siège d'un petit kyste à liquide clair à son extrémité inférieure.

En résumé : Pyélo-néphrite calculeuse du rein droit. Néphrectomie. Déchirure de la veine rénale droite et de la veine cave inférieure sur une étendue de 9 centimètres environ. Hémorrhagie. Mort.

OBSERVATION 241.— *Pyélo-néphrite calculeuse du rein gauche. — Néphrolithotomie. — Fistule purulente de la région lombaire persistant malgré 2 interventions chirurgicales.—Débridement de la fistule. — Héminéphrectomie postérieure. — Trépanation de l'os iliaque. — Septicémie aiguë à forme emphysémateuse. —* Mort. — Par M. le Dr **Le Dentu** (1).

Jeune homme, 30 ans, entre à Saint-Louis, juin 1880, pour coryza chronique ulcéreux. Bientôt variole et malade placé dans ser-

(1) Contribution à l'histoire de l'extraction des calculs du rein. (Bulletin de thérapeutique médicale et chirurgicale, 30 octobre 1881.)

vice spécial. Rentré dans mon service en juillet pour douleurs lombaires. Tuméfaction douloureuse dans flanc gauche et urine purulente. Bientôt tumeur au même niveau, volumineuse, fluctuante dans certains points.

Opération, 12 *octobre* 1880. — Incision lombaire et sensation bien nette de la fluctuation de la collection purulente. Ponction de la poche avec galvano-cautère. Ecoulement d'une grande quantité de pus. Foyer composé de plusieurs anfractuosités séparées par de larges éperons qui sont incisés et excisés. Extraction d'un volumineux calcul (poids 32 gr.). Lavage de la plaie avec solution phéniquée. 2 gros tubes à drainage dans la plaie. Pansement avec gaze phéniquée. Réaction assez facile. (Il paraît que de 6 à 12 ans, le malade avait de temps en temps de vives douleurs dans la région lombaire gauche, douleurs qui persistent toujours avec les mêmes caractères depuis l'âge de 15 ans). Suites de l'opération heureuses. Depuis le 8 novembre, de petits fragments de calculs sont recueillis à l'orifice externe de la plaie. Troubles de la sensibilité dans la région avoisinant la plaie opératoire. Persistance de la suppuration par la plaie lombaire.

Juin 1881 (1). — Débridement de la fistule rénale avec bistouri et thermo-cautère. Incision et excision de nombreux éperons de substance rénale. Pas de calculs dans ces loges. Cautérisation au thermo-cautère. 2 drains. Pansement de Lister. Persistance de la suppuration.

Janvier 1882. — Pédicule du rein adhérent fortement au tissu ambiant ainsi que rein lui-même. Héminéphrectomie postérieure. Résection de la 12me côte. Déchirure de la plèvre que je m'empresse de suturer avec catgut.

Badigeonnage de toutes les surfaces avec chlorure de zinc au 1/10e. 2 drains. Pansement de Lister. Suites de cette nouvelle opération heureuses, mais persistance de deux fistules dans région lombaire.

Le 9 *juin* 1885. — Débridement des deux fistulettes; mise à nu de la face externe de l'os iliaque. Trépanation de cet os. Lavage de la plaie avec acide phénique au 1/20e; un long drain allant en haut à l'extrémité supérieure du foyer, en bas émergeant du

(1) Annales des mal. des org. génito-urin , août 1885. Paris, p. 458.

canal osseux de la fosse iliaque externe ; un autre drain plus petit passe par le canal osseux et sort au dehors par l'angle inférieur de la plaie ; un troisième drain dans l'angle supérieur de la plaie. Pansement iodoformé.

Suites de l'opération graves, fièvre, 40°,5 soir. Agitation. Anxiétś. Refroidissement du membre inférieur gauche, fourmillements et coloration bleuâtre des orteils du même côté. Emphysème sous-cutané des membres inférieurs et du bras droit. Mort, le 3e jour après l'opération, de septicémie aiguë à forme emphysémateuse. Pas d'autopsie.

OBSERVATION 242. — *Pyélo-néphrite calculeuse du rein droit. — Néphrectomie par voies lombaire et abdominale. — Mort.* — Par **C. K. Briddon** (1).

M. S..., 36 ans, marié, entre à Presbyterian Hospital, 1er juillet 1885. Bonne santé habituelle. Depuis quelques mois, douleurs continues dans côté droit de l'abdomen. Urine trouble à cette époque ; souvent vomissement, mal de tête, fièvre. A l'examen, tumeur remplissant la région lombaire droite, allant jusqu'à ligne médiane, ayant la forme du rein, mate à la percussion, matité se continuant avec celle du foie, sonore à sa partie inférieure antéro-interne. Urine environ 20 onces (640 grammes) par jour, composée de pus par moitié, acide et albumineuse. Densité 1,018. Tumeur augmentant considerablement ; fièvre le soir. Urine diminuée de moitié, très-purulente.

Opération, 1er *Août* 1886. — Méthode antiseptique très-rigoureuse. Ethérisation. Incision transversale oblique suivant le bord inférieur de la dernière côte. Rein mis à nu facilement, paraissant solide, non fluctuant. Impossible d'atteindre le hile avec la main. Alors incision de 8 pouces à droite de l'abdomen le long du bord externe du muscle droit. Au devant de la partie inférieure de la tumeur, se trouve le côlon ascendant qui la croise transversalement. Incision du péritoine pariétal profond et de la capsule du rein qui est énucléé facilement, excepté à sa place antérieure.

(1) New-York surgical Society, January 12th, 1886. (Medical News, January 30th, 1886, p. 130.)

Rupture à ce niveau d'un abcès que l'on vide et dont on désinfecte les parois. Alors rein attiré au dehors par l'ouverture abdominale. Pédicule volumineux (2 pouces de diamètre) avec un point excessivement dur, probablement dû à un calcul. 3 ligatures de soie, dont une en masse, les autres divisant le pédicule en deux ; une quatrième ligature élastique en masse. Suture de la plaie péritonéale profonde, en faisant passer les extrémités des fils de soie et de caoutchouc par la plaie ainsi que le drain lombaire, en arrière. Toilette du péritoine. 3 couches de sutures séparées de la paroi abdominale : sutures du péritoine, suture des muscles et aponévroses, suture de la peau. Pansement à l'iodoforme et à la gaze sublimée. Réaction facile après l'opération, pas de vomissement. Soir T. R. 101° Fahr. Pouls, 120.

Le 2 Août. Pas de vomissement ni de douleur abdominale ; 9 onces (288 grammes) d'urine purulente.

Le 3 Août. Nuit bonne. Nausées ce matin. Distension de l'abdomen. T. R. 99° Fahr. Pouls, 120. 17 onces (544 grammes) d'urine en 24 heures, avec un peu de pus.

Dans l'après-midi, vomissements couleur café.

Le 4 Août. Vomissements continus malgré tout. Créosote arrêta vomissements, mais bientôt coma et mort à 9 h. 1/2 du soir. Le rein enlevé était rempli d'abcès multiples, plus ou moins volumineux, le plus grand pouvant contenir un œuf de poule environ.

Abcès communiquant les uns avec les autres et chacun avec bassinet dilaté qui contenait un calcul de 125 grains (6 gr. 25). Il existait deux autres calculs dans les différents abcès rénaux.

Volume du rein : longueur 6 pouces, épaisseur 4 pouces 1/2, largeur 3 pouces 1/2.

Autopsie faite par les 2 plaies seulement. Pas de péritonite. Incision péritonéale profonde réunie complétement et difficile à trouver. Estomac dilaté. Uretère droit non dilaté ; bel aspect de la plaie lombaire ; pas la moindre trace d'infection septique.

Examen microscopique du rein gauche : lésion de néphrite chronique diffuse avec poussée aiguë de néphrite épithéliale.

OBSERVATION 243. — *Pyélo-néphrite calculeuse du rein gauche. — Néphrectomie. — Guérison. —* Par **Francis J. Shepherd** (1).

Eliza T..., 24 ans, mariée, 4 enfants, entrée à General Hospital, 10 août 1885. Pas d'antécédents. Il y a 9 mois, coliques néphrétiques. Il y a quatre mois, début de tumeur dans côté gauche, urine purulente, pas d'hématurie.

A son entrée, maigreur et faiblesse extrêmes. Poumons sains ; miction douloureuse, urine très-purulente de temps en temps. Tumeur volumineuse dépassant un peu l'ombilic à droite, en haut allant jusqu'à rate, en bas jusqu'au détroit du bassin, tumeur non fluctuante.

Néphrectomie, 17 *sept.* 1885. — Ethérisation. Incision lombaire ; rein mis à nu. fluctuant. Aspiration du pus, piqûre avec aiguille et sensation facile de calcul ; tumeur plus volumineuse qu'une tête d'enfant. Incision et écoulement de beaucoup de pus. Calcul remplissant bassinet. Enucléation du rein facile ; ligature du hile avec soie. Hémorrhagie veineuse considérable des vaisseaux tordus. Lavage de la plaie et pansement au sublimé et à l'iodoforme, drain.

Malade très-faible après opération. Pouls 160, mais bientôt se relève. Alimentation par rectum pendant les 24 premières heures. Guérison complète environ un mois après opération.

Urine de 1,100 à 1,300 gr. par jour.

Rein enlevé volumineux et parsemé de cavités purulentes. Uretère contenant un vaste calcul d'oxalate de chaux, l'obstruant presque complètement. Autre calcul du volume d'une petite bille dans diverticulum de l'extrémité inférieure du rein.

(1) Montreal medico-chirurgical Society, octob. 23th., 1885. (Medical News, nov. 7th., 1885, p. 525. — Centralblatt für Chirurgie, 1886.)

OBSERVATION 244. — *Pyélo-néphrite calculeuse suppurée.* — *Néphrectomie.* — *Guérison.* — Par **Walsham** (1).

Femme, 41 ans; tumeur dans l'hypochondre droit depuis sept mois. Urine acide, purulente et albumineuse.

Opération, 1885. — Incision allant de la dernière côte à 2 cent. au-dessous de l'épine iliaque antéro-supérieure. Le péritoine ne fut pas ouvert. A l'ouverture du sac kystique, on constate la présence d'un calcul volumineux dans le bassinet dont l'extraction est impossible. Extirpation du rein facile. Drainage. Suture de la plaie cutanée avec du fil d'argent. La guérison fut entravée par un érisypèle. Guérison complète au bout de sept semaines. La quantité d'urine qui était, à son entrée à l'hôpital, de 1,200 à 1,800 gr. atteint 920 gr. les premiers jours après l'opération ; mais bientôt (le 6e jour) elle égale 1,200 gr. et le 10e, 1,980 gr. Le calcul enlevé était formé de phosphates.

OBSERVATION 245. — *Pyélo-néprhite calculeuse suppurée du rein droit.* — *Néphrolithotomie.* — *Mort.* — Par **Andrew** et **Callender** (2).

Femme, 44 ans, amaigrie, fièvre hectique. Tumeur volumineuse dans côté droit de l'abdomen, tumeur s'étendant des fausses côtes à la crête iliaque. Côlon ascendant en avant de la tumeur qui se développe depuis six mois avec très-grandes douleurs, s'irradiant à la cuisse correspondante. Hématuries fréquentes et pyurie. Andrew pense à une tumeur du rein droit produite par un calcul.

Opération, 23 *juin* 1872, *par Callender*. — Incision lombaire. Ouverture du rein et écoulement de pus épais. Extraction avec pince d'un calcul phosphatique fracturé. Lavage de la cavité purulente. Urine encore avec pus les jours suivants. Vomissements. Mort le quatrième jour. Pas d'autopsie.

(1) St. Bartholom. Hosp. Reports, 1885, vol. XXI, p. 521. — Centralb. für Chirurgie, n° 26, p. 455, 1886.

(2) St Bartholomew's Hospital Reports, 1873, vol. IX, p. 220.

TABLEAU DES NÉPHRECTOMIES P(

N^{os}	OPÉRATEUR	DATE DE L'OPÉRATION	SEXE	AGE	DIAGNOSTIC
1	Simon.	8 août 1871.	F.	30	Pyélo-néphrite calculeuse du rein gauche.
2	Heath.	20 janvier 1877.	F.	24	Pyélo-néphrite calculeuse du rein droit.
3	Dumreicher.	6 août 1877.	H.	33	Pyélo-néphrite calculeuse du rein droit.
4	Müller.	18 février 1878.	H.	21	Pyélo-néphrite calculeuse du rein gauche.
5	Urbinati.	19 avril 1879.	F.	56	Pyélo-néphrite calculeuse du rein droit.
6	Bardenheuer.	4 novembre 1879.	F.	46	Pyélo-néphrite calculeuse du rein gauche
7	Czerny.	15 mars 1880.	F.	23	Pyélo-néphrite calculeuse du rein gauche.
8	Lange.	24 mars 1880.	F.	47	Pyélo-néphrite calculeuse du rein droit.
9	Stockwell.	2 juin 1880.	H.	54	Pyélo-néphrite calculeuse du rein gauche.
10	Barker.	5 juin 1880.	F.	32	Pyélo-néphrite calculeuse du rein gauche
11	Mc Clelland.	19 août 1880.	F.	20	Pyélo-néphrite calculeuse du rein droit.
12	Barker.	30 octobre 1880.	F.	33	Pyélo-néphrite calculeuse du rein gauche.
13	Péan.	20 janvier 1881.	H.	11	Pyélo-néphrite calculeuse du rein gauche
14	Braum.	7 mars 1881.	F.	45	Pyélo-néphrite calculeuse du rein droit.
15	Barwell.	5 mai 1881.	H.	18	Pyélo-néphrite calculeuse du rein gauche
16	Godlee.	4 juillet 1881.	F.	57	Pyélo-néphrite calculeuse du rein droit.
17	Rosenbach.	24 juillet 1881.	H.	$12\frac{1}{2}$	Pyélo-néphrite calculeuse du rein droit.
18	Richet.	1881.	F.		Pyélo-néphrite calculeuse du rein droit.
19	Bardenheuer.	1881.	H.	21	Pyélo-néphrite calculeuse.
20	Bardenheuer.	1881.	F.		Pyélo-néphrite calculeuse du rein gauche
21	Thornton.	11 mars 1882.	F.	26	Pyélo-néphrite calculeuse du rein droit.
22	Thornton.	15 mars 1882.	F.	58	Pyélo-néphrite calculeuse du rein droit.

PYÉLO-NÉPHRITES CALCULEUSES

SIÈGE DE L'INCISION	ÉTAT DE L'ORGANE ENLEVÉ	RÉSULTAT	OBSERVATIONS
Lombaire.	Rein calculeux.	M.	Péritonite. Pyohémie. Forte hémorrhagie pendant l'opération.
Médiane.	Rein calculeux, bassinet dilaté.	M.	Péritonite.
Lombaire.	Rein suppuré.	M	Collapsus. Rein droit sain.
Lombaire.	Rein dilaté.	G.	Ouverture d'un abcès périnéphrétique et fistule urinaire avant l'opération.
Lombaire.	Rein suppuré.	M.	Abcès et calculs dans l'organe.
Lombaire.	Rein suppuré.	G.	Incision lombaire, 3 mois auparavant. Au bout de 8 semaines intoxication phéniquée passagère.
Lombaire.	Rein calculeux.	G.	Hémorrhagie forte par l'artère rénale pendant l'opération.
Lombaire.	Rein suppuré.	M.	Anurie. Rein gauche complètement dégénéré. Uretère oblitéré.
Lombaire.	Rein dilaté suppuré.	M.	Hémorrhagie par la veine rénale.
Lombaire.	Rein suppuré.	M.	Rein droit sain. Rein gauche contenant calcul.
Lombaire.	Rein suppuré calculeux.	G.	Persistance de fistules inguinales et lombaires pendant longtemps.
Lombaire.	Rein atrophié suppuré.	M.	Déchirure du côlon pendant l'opération.
Lombaire.	Rein suppuré et calculeux.	G.	Pas de complications.
Médiane.	Rein suppuré.	M.	Hémorrhagie forte provenant de la veine rénale droite sectionnée. Rein en forme fer à cheval.
Lombaire.	Rein calculeux.	G.	Le rein fut enlevé par morceaux. Forte hémorrhagie pendant l'opération.
Abdominale.	Rein calculeux.	M.	Intoxication phéniquée ou choc opératoire. Rein gauche sain.
Lombaire.	Rein calculeux suppuré.	G.	Persistance d'une fistule pendant un cert. temps.
Lombaire.	Rein calculeux.	M.	*Néphrolithotomie* préalable. Infection purulente.
Lombaire.	Rein calculeux suppuré.	G.	Pas de complications.
Lombaire.	Rein calculeux.	G.	Pas de complications.
Abdominale.	Rein calculeux.	G.	*Néphrotomie* lombaire auparavant. Drainage abdominal et lombaire.
Abdominale.	Rein calculeux.	G.	Plaie rouverte au niveau de l'uretère. Guérison un mois après.

TABLEAU DES NÉPHRECTOMIES POUR

Nos	OPÉRATEUR	DATE DE L'OPÉRATION	SEXE	AGE	DIAGNOSTIC
23	Wright.	14 octobre 1882.	F.	34	Pyélo-néphrite calculeuse du rein droit.
24	Israël.	1882.	F.	21	Pyélo-néphrite calculeuse du rein gauche.
25	Bergmann (Von).	23 avril 1883.	F.	43	Pyélo-néphrite calculeuse du rein droit.
26	Ollier (de Lyon).	9 juin 1883.	F.	22	Pyélo-néphrite suppurée du rein droit.
27	D'Antona.	Octobre 1883.	F.	37	Pyélo-néphrite calculeuse du rein gauche.
28	Israël.	1883.	F.	28	Pyélo-néphrite calculeuse du rein gauche.
29	Kosinski (de Varsovie).	13 mars 1884.	F.	32	Pyélo-néphrite calculeuse du rein droit.
30	Mac Ewen.	Avril 1884.	H.		Pyélo-néphrite calculeuse du rein droit.
31	Elder Georges.	24 juillet 1884.	F.	40	Pyélo-néphrite calcul. suppurée du rein droit.
32	Sonnenburg.	25 août 1884.	F.	52	Pyélo-néphrite calculeuse du rein gauche.
33	Salomoni.	1884.	F.	27	Pyélo-néphrite calculeuse du rein droit.
34	Bobroff.	1884.	H.	28	Pyélo-néphrite calculeuse du rein droit.
35	Le Dentu.	14 mars 1885.	H.	39	Pyélo-néphrite calculeuse du rein gauche.
36	Polaillon.	30 avril 1885.	F.	27	Pyélo-néphrite calculeuse du rein gauche.
37	Billroth.	21 mai 1885.	F.	42	Pyélo-néphrite calculeuse du rein droit.
38	Péan.	9 juin 1885.	F.	44	Pyélo-néphrite calculeuse du rein droit.
39	Le Dentu.	9 juin 1885.	H.	30	Pyélo-néphrite calculeuse du rein gauche.
40	Briddon C. K.	1er août 1885.	F.	36	Pyélo-néphrite calculeuse du rein droit.
41	Shepherd J. Francis.	17 septembre 1885.	F.	24	Pyélo-néphrite calculeuse du rein gauche.
42	Péan.	31 décembre 1885.	F.	33	Pyélo-néphrite calcul. suppurée du rein gauch
43	Walsham.	1885.	F.	41	Pyélo-néphrite calcul. suppurée du rein droit.
44	Périer.	25 janvier 1886.	F.	29	Pyélo-néphrite calcul. suppurée du rein droit.

PYÉLO-NÉPHRITES CALCULEUSES *(suite)*.

SIÉGE DE L'INCISION	ÉTAT DE L'ORGANE ENLEVÉ	RÉSULTAT	OBSERVATIONS
...dominale.	Rein calculeux.	G.	Phénomènes d'obstruction intestinale déterminés par un abcès du pédicule.
...mbaire.	Rein suppuré.	M.	Phthisie pulmonaire.
...mbaire.	Rein calculeux.	M.	Lésions du péritoine, rein gauche hypertrophié.
...mbaire.	Rein suppuré.	G.	*Néphrotomie* auparavant. Salivation abondante un mois après l'opération.
...diane.	Rein calculeux.	G.	Obstruction de l'uretère par un calcul. Drainage dans la région lombaire.
...mbaire.	Rein suppuré.	M.	Abcès métastatiques, veine iliaque droite ulcérée remplie de pus.
...dominale.	Rein calc., néphrite interstitielle.	G.	Pas de complications.
...mbaire.	Rein calculeux.	G.	Accidents urémiques avant opération.
...mbaire.	Rein désorganisé et calculs.	G.	Persistance pendant un cert. temps d'une pet. fist.
...mbaire.	Rein volumineux, calculeux et suppuré.	M.	Rein droit hypertrophié et en dégénérescence graisseuse. Anurie.
...mbaire.	Rein calculeux.	G.	Calcul vésical enlevé à 12 ans, fistule lombaire à 15 ans. Guérison sans complications.
...mbaire.	Rein suppuré calculeux.	G.	Extirpation du rein par morcellement. Abcès périnéphrétique ouvert auparavant. Résection de partie de 11me côte.
...mbaire.	Rein calculeux.	G.	Coliques néphr. dans région lomb. dr.; 3 mois après l'opération pas de graviers dans l'urine.
...mbaire.	R. hypert. calc. et en partie sain.	G.	Coliques néphrétiques quelques mois après.
...dominale.	Rein volumineux suppuré calculeux.	M.	Hémorrhagie abondante, déchirure de la veine cave inférieure et de la veine rénale droite.
...mbo-latérale.	Rein calculeux suppuré.	G.	Pas de complications. Rein enlevé presque détruit par la suppuration.
...mbaire.	Rein suppuré.	M.	Persistance d'une fistule lombaire. Trépanation de l'os iliaque. Septicémie aiguë.
...dominale.	Rein calculeux suppuré.	M.	Drainage par rég. lomb. Vom. continus apr. op.
...mbaire.	Rein calculeux suppuré.	G.	Malade très-faible. Alimentation par rectum. Gros calcul obstruant uretère.
...mbaire.	Rein suppuré.	M.	Extirpation du rein par morcellement. Anurie. Pas d'autopsie.
...mbo-latérale.	Rein suppuré avec calculs.	G	Guérison entravée par érysipèle.
...mbo-latérale.	Rein suppuré calculeux.	M.	Pas d'autopsie.

OBSERVATION 246. — *Pyélo-néphrite calculeuse du rein gauche.
— Néphrolithotomie. — Mort par pyohémie. — Par* **Dawson
W. W.** (1).

Femme, 50 ans, eut violente hématurie, il y a 8 ans. Nouvelle
hématurie 5 ans après. Depuis, urines sanguinolentes assez souvent. Il y a 3 ans, tuméfaction de plus en plus marquée dans
région lombaire gauche.

19 *octobre* 1872. — Ponction aspiratrice : une pinte de pus.

Opération, 24 *octobre* 1872. — Chloroforme. Incision lombaire.
uverture d'une vaste poche pleine de pus, d'où l'on extrait un
calcul de phosphate ammoniaco-magnésien d'un pouce de long
sur un demi-pouce d'épaisseur et avec des irrégularités correspondant aux calices. Drain et suture. Pyohémie et mort le cinquième jour après l'opération. Pas d'autopsie.

OBSERVATION 247. — *Pyélo-néphrite calculeuse suppurée du
rein droit. — Drainage et Lithotritie rénale combinés (Néphrolithotomie). — Guérison. —* Par **Petersen** (2).

Femme, 39 ans, douleurs dans flanc droit depuis 8 ans et
tumeur appréciable. Ponction aspiratrice et sensation avec l'extrémité de l'aiguille d'un corps dur qui arrête l'évacuation du pus.
Dilatation du trajet avec laminaire.

Opération, 48 *heures après* (1878). — Chloroforme. Par l'introduction du doigt dans la plaie, on reconnaît dans le fond la
présence des calculs et d'un conglomérat pierreux. Broiement de
ces calculs avec pinces à polypes introduites dans la fistule, le
long de l'index. Lithotritie en plusieurs séances. 3 mois après

(1) Cincinnati Academy of med., 26 octobre 1872.— The American
Journ. of the med. sc., janu., p. 279, 1873. — New-York med. Journ.,
janvier, p. 35, 1873. — Revue Scienc. méd., t. I, p. 974, 1873.

(2) Berliner Klin. Wochenschrift, n° 14, p. 192, 5 avril 1880.— Revue
Scien. méd., t. XX, p. 282, 1882.

l'opération, suppuration presque tarie et ablation de la sonde laissée à demeure. Nouvelles douleurs et la malade ouvre elle-même son trajet fistuleux avec une aiguille à tricoter. Actuellement, fistule depuis 18 mois et malade très-bien.

Deux des fragments calculeux enlevés sont plus gros que des œufs de pigeon, avec la configuration des calices rénaux. Calculs de phosphate de chaux.

OBSERVATION 248. — *Pyélo-néphrite calculeuse suppurée du rein gauche. — Néphrolithotomie. — Guérison. —* Par **Golding-Bird** (1).

Homme, 21 ans, entre à l'hôpital le 11 février 1879. Il y a 4 ans, douleurs dans la région lombaire gauche pour la première fois. Envies fréquentes d'uriner. Hématuries. Au bout de deux ans, l'urine devient normale, mais un mois après, nouvelle hématurie et quelques graviers. A son entrée, vessie distendue et douloureuse. Extraction de plusieurs calculs; sonde à demeure. Soulagement des douleurs et disparition du sang des urines.

Au commencement de juillet, les douleurs deviennent très-intenses, fièvre. T. 39°. Tumeur non fluctuante, indolore à la palpation. Hématurie. A la fin de juillet, tumeur augmentée de volume et douloureuse. Apparition du pus dans l'urine. Douleurs dans la jambe gauche.

Opération, le 16 septembre 1879. — Incision lombaire comme pour la colotomie, mais tout près de la dernière côte.

Le rein est mis à découvert et l'on ne trouve qu'un petit calcul proéminant légèrement à la surface. Pas d'altération de l'organe. Suture de la plaie. Guérison rapide. Pendant 2 semaines, le malade reste soulagé, mais à partir de ce moment-là, l'urine présente les mêmes caractères qu'avant l'opération. La tumeur a disparu. Au mois d'octobre, le malade rentre à l'hôpital. Le 29 octobre, nouvelle exploration de la vessie. Pas de calculs. Les douleurs quoique diminuées persistent toujours.

(1) Brit. Med. Journ., 11 décembre 1880.

Le 30 décembre, uréthrotomie externe. Une sonde introduite dans la vessie est laissée à demeure jusqu'au 5 février.

Le 3 mars, le malade quitte l'hôpital guéri.

OBSERVATION 249. — *Pyélo-néphrite calculeuse suppurée.* — *Néphrotomie.* — *Guérison.* — Par **Habershon** (1).

Homme, 28 ans, antécédents héréditaires tuberculeux. Depuis 4 mois, hématuries et douleurs dans le gland pendant la miction. Formation d'une tuméfaction douloureuse dans la région lombaire gauche. Pendant une nuit, le malade rend une demi-pinte de pus dans ses urines et la tumeur lombaire disparaît complètement. Quatre semaines encore l'urine contient du pus, la région lombaire reste douloureuse. Matité à la base du poumon gauche, disparition du murmure vésiculaire et fièvre. Il n'y a plus de pus dans les urines.

Opération, 1879. — Une ponction, faite dans la région lombaire entre la dernière côte et l'épine iliaque, retire d'abord un liquide légèrement verdâtre, fétide et ensuite du pus. Le liquide contient de l'albumine, mais pas d'urée, ni d'acide urique.

Après la ponction, incision de 6 à 8 cent. le long du carré lombaire. La tumeur fluctuante à parois épaisses est mise à nu. On en retire deux pintes de pus.

L'abcès dont les parois sont incrustées de sels calcaires s'étend de la huitième côte à 4 cent. au-dessous de la crête iliaque. On ne trouve pas de calcul.

D'après Habershon, l'abcès est formé au dépens d'un calice rénal très distendu.

Drainage et pansement antiseptique.

Guérison parfaite 9 mois après.

(1) Med. Times and Gaz., vol. I, 1880. — Centralblatt für Chirurgie, n° 14, 1880.

OBSERVATION 250. — *Pyélo-néphrite calculeuse du rein gauche.* — *Néphrolithotomie.* — *Mort.* — Par **Cullingworth** (1).

Femme 32 ans, danseuse, accouchée il y a 10 jours de son neuvième enfant. Douleurs lombaires depuis 2 ans. Plus d'exercices de danse depuis 7 mois, époque de très-vives douleurs dans région rénale gauche et de développement de tumeur dans même région. Depuis trois mois, urine très-purulente et infecte. Tumeur fluctuante, légèrement sonore en avant, s'étendant des fausses côtes à la fosse iliaque. 2 fois urines purulentes très-abondantes et en même temps, diminution passagère du volume de la tumeur. Diarrhée, sueurs.

Opération, 1879. — Ponction exploratrice négative. 15 jours plus tard, incision, ouverture de la poche purulente. Ecoulement de 300 gr. de pus et extraction de deux concrétions calculeuses. Mort 3 jours après.

Autopsie. — Carie des deux premières vertèbres lombaires. Rein gauche avec abcès multiples et calculs; au centre de l'un d'eux existe un fragment d'os carié. Le plus gros des trois calculs est de couleur brillante, de forme irrégulière et anguleuse (poids 5 gr. 80). Les deux autres calculs (1 gr. 87 à eux deux) sont phosphatiques.

Probablement la carie vertébrale fut le premier accident morbide et provoqua secondairement l'inflammation des tissus voisins. Un fragment osseux pénètre par voie d'ulcération jusqu'au centre du rein et devient le point de départ tout à la fois des formations calculeuses et de la pyélo-néphrite.

OBSERVATION 251. — *Pyélo-néphrite calculeuse suppurée du rein droit.* — *Néphrolithotomie.* — *Mort.* — Par **May Hooper** (2).

Femme de 55 ans, avec coliques néphrétiques depuis 12 à 15 ans; souvent urines purulentes. Tumeur volumineuse dans flanc droit,

(1) The Lancet, vol. I, p. 14, 1880. — Centralblatt für Chirurgie, n° 14, 1880. — Revue Sciences méd., t. XVIII, p. 239, 1881.
(2) The Lancet, vol. II, p. 6, 1880. — Revue Scien. méd., t. XX, p. 282, 1882.

s'étendant de la dernière côte à la crête iliaque. En pressant sur la tumeur, les urines deviennent purulentes.

Opération, 1879. — Pour produire des adhérences entre la tumeur et la paroi abdominale, application de 4 trocarts d'après la méthode de Simon sur ligne axillaire. 8 jours plus tard, incision, écoulement de pus, constatation d'un volumineux calcul solidement fixé dans bassinet. Lavage de la cavité purulente et drain. 3 semaines après, ablation avec tenette s'articulant comme forceps du calcul dont une partie se prolongeait dans les calices. Poids du calcul, 40 gr. 77. Mort le 31e jour, après différentes périodes de mieux et de pis dans l'état de la malade.

Autopsie. — Pas de péritonite ; rein droit réduit à une coque avec uretère très-étroit, rein gauche congestionné.

OBSERVATION 252. — *Pyélo–néphrite calculeuse du rein gauche. — Néphrolithotomie. — Mort de pneumonie.* — Par **Mynter** (1).

Femme, âgée de 45 ans. Fistule rénale gauche depuis longtemps. Elimination de calculs plusieurs fois par cette fistule. L'extirpation du rein est résolue.

Opération, 1880. — Incision lombaire. Malgré la résection d'une partie de la onzième côte, le rein n'a pu être énucléé à cause de l'inflammation du tissu péri-rénal épaissi et dur. Mynter se contenta d'ouvrir une poche qui contenait plusieurs calculs. Drainage.

La marche ultérieure est satisfaisante au point de vue de la fièvre et de la suppuration. La malade se rétablit promptement. Malheureusement le vingtième jour après l'opération, la malade prend une pneumonie et meurt quelques jours après. Pas d'autopsie.

(1) Buff. med. and surg. Journ., octob. 1880. — Centralbl. für Chirurgie, n° 19, 1881.

OBSERVATION 253. — *Pyélo-néphrite du rein gauche.* — *Néphro-lithotomie.* — *Guérison.* — Par **Whipham** et **Haward G. W.** (1).

Femme mariée, 23 ans, entre à l'hôpital St-Georges, le 10 septembre 1880, service du Dr Barclay. Pas d'antécédents héréditaires. Il y a 7 ans, elle rend avec beaucoup de douleurs par l'urèthre un calcul rugueux. Amélioration ensuite, cependant malaise continuel dans le côté gauche ; n'a jamais été bien robuste.

Il y a neuf semaines, crise douloureuse dans le côté gauche et soignée par Barclay. Amaigrissement et urine très-épaisse avec douleur à la miction. Affaiblissement et perte d'appétit. Rien dans le côté droit de l'abdomen. A gauche, grande sensibilité de toute la région qui empêche de reconnaître toute tumeur. Urine alcaline et très-purulente. Transpiration abondante de temps en temps. A cette époque, amélioration et la malade quitte l'hôpital le 23 octobre 1880, pour y rentrer le 21 mars 1881, dans le service du Dr Whipham. Durant cette période, toujours un peu de douleur qui fut très-intense la dernière semaine. Le 20 mars, un peu de sang dans les urines. La grande sensibilité du ventre ne permet pas un examen satisfaisant et, après consultation avec M. Haward, la néphrotomie est décidée.

Opération, mars 1881. — Ethérisation. On sent nettement une tumeur dans la région du rein gauche. Incision comme pour colotomie lombaire. Incision de la tumeur et, avec le doigt introduit dans bassinet dilaté, extraction assez facile d'un calcul et de quelques petits fragments ; très-peu d'hémorrhagie.

La malade est très-bien et sort de l'hôpital le 16 juillet 1881, ayant encore une petite fistulette suintante et un peu de pus dans urines. Le calcul pesant 47 grains (2 gr. 35) est composé de phosphate de chaux. Guérison.

(1) Contributed histories of cases of nephrotomy for the Removal of Renal calculi. (The Lancet, Febr. 4th 1882, p. 185.)

OBSERVATION 254. — *Pyélo-néphrite calculeuse suppurée du rein gauche.* — *Néphrotomie.* — *Mort.* — Par **Whipham** et **Haward** (1).

Femme, 56 ans, entre dans le service du Dr Whipham, le 3 octobre 1881. Depuis plusieurs années, miction douloureuse. En 1879, elle rend un calcul et un peu de sang. En octobre 1880, violente attaque de vomissements et de douleurs dans région lombaire gauche avec hématurie.

Augmentation de la douleur avec sensibilité du ventre.

Opération, 6 octobre 1881. — Après avoir senti de la fluctuation dans la région lombaire gauche, Haward incise la tumeur. Ecoulement abondant de pus et grande amélioration dans la douleur.

Pas de calcul. Urine très-purulente.

Opération, 3 novembre 1881. — Malade étant pis, agrandissement de l'incision et exploration de la plaie. Pas de calcul. Comme le rein est fortement adhérent aux parties environnantes, on ne tente pas d'autre opération. Mort le lendemain.

Autopsie. — Rein gauche entouré de pus et bassinet dilaté avec large ouverture communiquant avec la cavité purulente environnante. 2 ou 3 petits calculs dans les calices. Un volumineux calcul rameux dans calices du rein droit.

OBSERVATION 255. — *Pyélo-néphrite calculeuse (?) du rein gauche.* — *Néphrotomie.* — *Grande amélioration.* — Par **Duncan** (2).

Homme, 19 ans. Traumatisme de la région rénale gauche. Emission d'urine sanguinolente. Le matin, urines claires et miction non douloureuse ; le soir, après un jour de travail, urines foncées, en petite quantité et miction douloureuse. Lorsque le travail était un peu pénible, des douleurs atroces apparaissaient dans

(1) The Lancet, Febr. 4th 1882, p. 185.
(2) Edinb. med. and surg. Journ., 1881, vol. 1. — Centralblatt für Chirurgie, 1881, n° 32.

la région lombaire, s'irradiant vers le scrotum. En même temps vomissements et battements de cœur. Par le repos tous ces troubles disparaissent. T. varie entre 38° et 39°; urine avec phosphates et pus.

Opération, 1881. — Incision horizontale entre la dernière côte en la crète iliaque ; rein facilement accessible et, par l'exploration de l'organe et de l'uretère, on ne découvre aucun calcul. Guérison de la plaie rapide. L'état du malade s'améliore. Duncan pense qu'il y a un petit calcul qui s'est engagé dans la substance rénale.

OBSERVATION 256.—*Pyélo-néphrite calculeuse avec abcès périnéphrétique du rein gauche. — Calcul du rein droit. — Anurie. — Néphrolithotomie. — Guérison avec fistule urinaire.* — Par **O. Thelen** (1).

Femme, âgée de 27 ans. Depuis 10 ans, douleurs vives pendant la miction, s'irradiant parfois dans le côté gauche. Urine trouble, neutre ou faiblement acide, sans albumine.

Le 13 octobre 1881, dilatation de l'urèthre et incision du sphincter vésical, fracture de la petite tige qui servait pour la dilatation de l'urètre et fragment de la tige dans la vessie. Alors une inflammation vésicale, fièvre intense, état très-grave de la malade. Urine très-purulente. Dans la fosse iliaque gauche, abcès incisé le 3 janvier et écoulement d'une grande quantité de pus. L'abcès était rétropéritonéal.

Avec le doigt introduit dans la partie supérieure de la plaie on sentait les calices du rein. Donc abcès du bassinet du rein gauche. Plus de fièvre le soir et l'urine qui coule goutte par goutte ne contient plus de pus. La malade commence à manger et son état général s'améliore. Tout va bien jusqu'au 7 février.

Le 8 février 1882. Fièvre, 38° le matin et 40°,4 à midi, Frissons. Par le cathétérisme vésical pas d'urine mais un peu de mucus et des graviers. Douleurs dans le côté droit avec irradiation vers la vessie.

(1) Centralblatt für Chirurgie, 1882, n° 12.

Diagnostic. — Dégénérescence complète du rein gauche à la suite d'abcès préexistant et occlusion momentanée de l'uretère droit par un calcul, et comme conséquence, anurie.

Le 9. Température M. 39°,1 ; S. 39°,4. Nausées, envie de vomir, vomissements bilieux 2 fois.

Douleurs dans le côté droit. Anurie complète.

C'est alors que le Dr Bardenheuer (de Cologne) résolut d'aller à la recherche du calcul.

Opération, le 9 février. 1882. — Incision lombaire, allant de la onzième côte à la crête iliaque.

Incision de la capsule adipeuse. Enucléation du rein. Puis on arrive sur le bassinet où l'on sent nettement un calcul engagé dans l'uretère. Par la pression on repousse le calcul en arrière et à ce moment là un jet d'urine s'échappe par l'urèthre. Ainsi la communication entre la vessie et le rein s'est établie. Pour extraire le calcul, le bassinet fut mis à nu et, tenant le rein dans la main, on fixe le calcul avec deux doigts et on incise. Le calcul extrait est lisse, allongé, de la grosseur d'un haricot. On en extrait encore 4 autres petits. Suture de la plaie du bassinet et plaie lombaire remplie de gaze iodoformée.

Le 10. Température M. 36°,6. Pouls petit, fréquent. La gaze est imbibée d'urine et changée. T. 38° à midi.

Le soir, 38°,5; encore des nausées.

Le 12. T. 37°,6; 38°,3. Urine par la plaie. Pansement avec de la gaze iodoformée.

Le 13. Frissons le soir. T. 40°,8. La malade est endormie et les sutures du bassinet enlevées. T. S. 36°,8.

Le 14. T. 36°,2; 36°,7.

Le 15. T. 37°,1 ; 37°,4.

La région lombaire est œdématiée, la plaie est inondée d'urine.

Le 22. La malade est encore très-faible. T. S. 39°.

Le 12 mars. La malade n'a pas de fièvre et s'est rétablie un peu.

La portion de la plaie que l'urine ne touche pas se cicatrise rapidement.

OBSERVATION 257. — *Pyélo-néphrite calculeuse du rein droit.*
— Rein gauche suppuré avec abcès par congestion. — Néphro-
tomie. — Mort. — Par **Güterbock** (1).

Homme, avec douleurs et tumeur dans la région du rein gauche. Signes de pyélo-néphrite calculeuse.

Opération, 1883. — Incision lombaire. Ecoulement d'une grande
quantité de pus. Drain. Mort 20 heures après opération.

Autopsie. — Rein droit détruit et transformé en un sac purulent avec calcul rameux à l'origine de l'uretère correspondant.
Collection purulente du rein gauche avec abcès par congestion
ouvert par l'incision.

OBSERVATION 258. — *Pyélo-néphrite calculeuse à droite. —*
Néphrotomie exploratrice négative. — Guérison. — Par **Bennett**
May (2).

Femme, 23 ans. Antécédents calculeux héréditaires. En janvier 1884, violente douleur subite dans côté droit. Douleur
continue avec exacerbation. Pyurie en janvier 1885. En avril,
début d'hématurie ; tous les 2 ou 3 jours, suppression partielle des
urines qui sont diminuées de moitié. Vives douleurs à la disparition de la pyurie dont la réapparition fait cesser tout phénomène
douloureux. En mai, violente attaque de douleurs et sortie « *per*
vias naturales » d'un petit calcul mûral du volume d'un pois.
Amélioration de tous les phénomènes morbides pendant quelques
semaines. Bientôt, nouvelles douleurs moins fortes. Peut-être
restait-il un autre calcul ? Malade désirait beaucoup une opération pour prévenir de nouvelles douleurs.

Opération, le 20 juin 1885. — Incision lombaire non oblique,
mais verticale à cause de la position profonde du rein. Palpation

(1) Berl. Klin. Wochensch., 1883.

(2) Stone in the Kidney, by Bennett May, F. R. C. S. (Birmingham
medical Review, December 1885, p. 246.)

et 6 à 8 piqûres du rein donnèrent résultat négatif. Incision du rein et exploration de son intérieur avec doigt et sonde, même résultat négatif. Rein un peu volumineux, mais sain.

Drain dans la plaie lombaire, non dans rein même; suture. Pansement de Lister. Cicatrice complète le 20 juillet 1885. Le premier jour 9 onces 1/2 (304 gr.) d'urine avec moitié de sang par le cathéter.

Plus d'hématurie le sixième jour. L'urine coula librement par plaie lombaire jusqu'au vingtième jour de l'opération. Maintenant, santé satisfaisante, très-peu de douleurs n'empêchant pas la malade de se livrer à son métier de tailleur.

OBSERVATION 259. — *Pyélo-néphrite calculeuse suppurée du rein droit.* — *Néphrolithotomie.* — *Guérison.* — Par **Stone Croft** (1).

Femme, âgée de 38 ans, entre à l'hôpital, le 18 septembre 1885. Troubles de la miction depuis son enfance. Depuis 1871, douleurs très-vives pendant la miction. Au commencement de 1874, douleurs dans la région rénale droite. Sensation douloureuse au niveau de la vessie. Urine trouble très-colorée. Pas d'hématurie. A l'examen de la malade, on constate une tuméfaction arrondie et souple dans la région rénale droite. Tension dans l'hypochondre droit. Urine acide, contenant des traces d'albumine, beaucoup de pus, mais pas de sang et laissant un dépôt d'urates et de phosphates.

La tumeur continue à augmenter et le 4 novembre on découvre de la fluctuation au-dessus de la crête iliaque, à deux travers de doigt en arrière de l'épine iliaque antéro-supérieure.

Opération, 4 novembre 1885. — Incision de l'abcès. Elimination d'une grande quantité de pus crémeux. La limite supérieure de la cavité n'est pas accessible à l'exploration digitale ; en bas elle s'étend jusqu'au ligament crural et en dedans jusqu'à la ligne médiane. Lavage de la cavité ; pansement antiseptique, drainage. On explore la vessie. Rien d'anormal.

(1) The Lancet, 27 mars 1886, p. 589.

Le 12 novembre 1885. On cherche à extraire les calculs, mais sans succès.

Opération, 21 novembre 1885. — Le rein mis à nu présente de la fluctuation. Ponction exploratrice donne issue à du pus épais. Incision du bassinet où l'on trouve un calcul qu'on extrait à deux reprises. Lavage de la plaie au chlorure de zinc. Drainage. Pansement iodoformé. Les suites opératoires ne présentent rien de particulier.

L'albumine et le pus disparaissent. Le malade quitte l'hôpital le 16 février 1886. Le calcul pesait 15 grains 1/2 (0,775) après dessiccation.

La portion centrale est constituée principalement d'acide urique, d'oxalate et de phosphate de chaux. La portion périphérique contient des phosphates et de l'oxalate de chaux en quantité égale.

OBSERVATION 260. — *Pyélo-néphrite calculeuse du rein droit. — Anurie. — Néphrotomie. — Néphrolithotomie. — Mort.* — Par **D. Mollière** (1).

Femme, 50 ans, entrée à l'hôpital pour anurie complète depuis 7 jours. Deux ans auparavant, première attaque de coliques néphrétiques à gauche; un an plus tard, nouvelle attaque douloureuse à gauche. A cette époque, polyurie. A partir de ce moment, attaques plus fréquentes siégeant exclusivement du côté droit. Côté gauche indemne.

Diagnostic : Rein gauche atrophié. Rein droit fonctionnant avec un calcul obstruant l'uretère.

Opération, 1885. — Incision lombaire. Incision du rein et écoulement d'un flot d'urine. Mort trois jours après d'accidents urémiques.

Autopsie. — Rein droit énorme, 20 centimètres de long ; poids 366 gr.; énorme calcul remplissant le bassinet et se prolongeant dans l'uretère. Rein gauche atrophié, transformé en kyste, pesant 75 gr.

(1) Lyon méd., 15 février 1885. — Revue Scien. méd., t. XXVII, p. 360, 1886.

OBSERVATION 261. — *Pyélo-néphrite calculeuse suppurée du rein droit. — Néphrolithotomie. — Mort. —* Par **Browne** (1).

Homme de 46 ans, avec tumeur occupant le côté droit de l'abdomen.

Opération, 1885.— Incision abdominale, évacuation de 3 pintes de pus et d'un calcul du poids de 11 onces. Drainage de la cavité kystique. La malade meurt subitement dans la nuit.

OBSERVATION 262. — *Pyélo-néphrite calculeuse suppurée. — Néphrolithotomie. — Mort. —* Par **Walsham** (2).

Femme, 63 ans. Tumeur fluctuante dans la région lombaire gauche. Urine avec pus, mucus, phosphates et sang.

Une ponction exploratrice donna du pus et du sang.

Opération, 1885. — Incision latérale. Ouverture d'un abcès volumineux. Extraction d'un calcul engagé dans le bassinet, calcul formé d'urates et de phosphates. Drainage. Le 8e jour, tétanos et mort le soir même. A l'autopsie on trouva un carcinome (?) du rein gauche, en état de suppuration.

OBSERVATION 263. — *Pyélo-néphrite calculeuse suppurée du rein droit. — Néphrolithotomie. — Mort. —* Par **Langley Browne** (3).

Malade, de 46 ans, entre à l'hôpital au mois de décembre 1885. Tumeur abdominale dans le côté droit, mate à la percussion, semblant être adhérente à l'intestin. Fluctuation obscure. Coli-

---

(1) Brit. medical journ.. 1886, March 6th, p. 448.

(2) St-Bartholom. Hosp. Reports, 1885, vol. XXI, p. 521.— Centralblatt. für Chirurgie, n° 26, p. 455, 1886.

(3) British med. journ., 1886, may 1", p. 820.

ques néphrétiques depuis l'âge de 26 ans. Elimination de calculs nombreux par l'urèthre. Douleurs vives; depuis cinq mois, les douleurs deviennent constantes et l'abdomen augmente de volume. Pas de pus dans les urines.

Opération, le 21 janvier 1886. — Incision de 10 cent. à peu près sur la ligne médiane et au-dessous de l'ombilic. On trouva : 1º des adhérences intestinales; 2º un prolongement dans le mésentère ; 3º une tumeur à paroi épaisse, contenant du liquide. Les adhérences avec le mésentère et l'intestin furent détachées, une ponction fut faite dans le kyste et on en retira 3 pintes de pus. Le doigt introduit à travers l'incision sentit des calculs multiples. La tumeur présentait de telles adhérences qu'il fut impossible de l'énucléer. On fixa alors les parois du kyste à celles de l'abdomen ; toilette de la cavité péritonéale. Drainage. Les calculs extraits pesaient sept onces et étaient formés de phosphates et d'urates.

Jusqu'au 11e jour la malade allait bien. Dans la journée, mort subite.

TABLEAU DES NÉPHROTOMIES ET DES NÉPHROLITHOTOM

Nos	OPÉRATEUR	DATE DE L'OPÉRATION	SEXE	AGE	DIAGNOSTIC
1	Andrew et Callender.	23 juin 1872.	F.	44	Pyélo-néphrite calculeuse du rein droi
2	Dawson W. W.	24 octobre 1872.	F.	50	Pyélo-néphrite calculeuse du rein gauc
3	Petersen.	1878.	F.	39	Pyélo-néphrite calculeuse suppurée du droit.
4	Golding-Bird.	16 septembre 1879	H.	21	Pyélo-néphrite calculeuse du rein gauc
5	Habershon.	1879.	H.	28	Pyélo-néphrite calculeuse du rein gaucl
6	Cullingworth.	1879.	F.	32	Pyélo-néphrite calculeuse du rein gaucl
7	May Hooper.	1879.	F.	55	Pyélo-néphrite calculeuse suppurée du droit.
8	Mynter.	1880.	F.	45	Pyélo-néphrite calculeuse du rein gaucl
9	Whipham et Haward.	Mars 1881.	F.	23	Pyélo-néphrite calculeuse du rein gaucl
10	Whipham et Haward.	3 novembre 1881.	F.	56	Pyélo-néphrite calculeuse du rein gaucl
11	Duncan.	1881.	H.	19	Pyélo-néphrite calculeuse (?) du rein gau
12	Thelen O.	9 février 1882.	F.	27	Pyélo-néphrite calculeuse du rein droit.
13	Güterbock.	1883.	H.		Pyélo-néphrite calculeuse du rein gaucl
14	May Bennett.	20 juin 1885.	F.	23	Pyélo-néphrite calculeuse du rein droit.
15	Lucas Clement.	29 octobre 1885.	F.		Pyélo-néphrite calculeuse du rein gaucl
16	Croft Stone.	21 novembre 1885.	F.	38	Pyélo-néphrite calculeuse suppurée du droit.
17	Mollière D.	5 décembre 1885.	F.	42	Pyélo-néphrite calculeuse suppurée du gauche.
18	Browne.	1885.	F.	50	Pyélo-néphrite calculeuse du rein droit.
19	Lucas-Championnière.	1885.	H.	46	Pyélo-néphrite calcul. supp. du rein dr
20	Walsham.	1885.	F.	63	Pyélo-néphrite calcul. sup. du rein gau
21	Browne Langley	21 janvier 1886.	F.	46	Pyélo-néphrite calculeuse suppurée du droit.
22	Le Fort.	8 avril 1886.	H.	49	Pyélo-néphrite calculeuse du rein droit

OUR PYÉLO-NÉPHRITES CALCULEUSES

SIÉGE DE L'INCISION	ÉTAT DE L'ORGANE	RÉSULTAT	OBSERVATIONS
mbaire.	Rein contient un calcul phosphatique.	Mort.	Persistance du pus dans les urines après l'opération. Pas d'autopsie.
mbaire.	Rein calculeux et sup.	Mort.	Pyohémie. Pas d'autopsie.
mbaire.	Rein suppuré.	Guérison.	Fistule consécutive persistante; broiement de nombreux calculs dans le rein, deux des fragments plus gros que des œufs de pigeon.
mbaire.	Organe normal avec calcul.	Guérison.	Réapparition des douleurs au bout de deux semaines. Uréthrotomie externe. Guérison le 3 mars.
mbaire.	Rein suppuré.	Guérison.	*Néphrotomie.* — Pas de calculs. Ponction avant l'incision.
mbaire.	Abcès multiples.	Mort.	Carie des deux premières vertèbres lombaires. Fragment osseux au centre du rein.
téro-abdom.	Rein réduit à une coque.	Mort.	Rein gauche congestionné; emploi de la méthode de Simon pour obtenir adhérence entre la tumeur et la paroi abdominale.
mbaire.	Rein suppuré calculeux.	Mort.	Pneumonie. Pas d'autopsie. Fistule rénale gauche avec issue de petits calculs depuis longtemps.
mbaire.	Rein calculeux.	Guérison.	Persistance d'une petite fistule suppurée pendant 4 à 5 mois.
mbaire.	Rein calculeux suppuré.	Mort.	*Néphrotomie.* — Adhérences très-intimes du rein avec les organes environnants ; calculs dans les deux reins.
mbaire.	Rein normal.	Grande amélior.	*Néphrotomie.* — Présence probable d'un calcul dans la substance rénale.
mbaire.	Rein calculeux.	Guérison.	Inflammation produite par corps étranger dans la vessie. Après opération, suture de la plaie du bassinet.
mbaire.	Rein suppuré.	Mort.	*Néphrotomie.* — Rein dégénéré. Abcès par congestion. Rein droit transformé en un sac purulent avec un calcul rameux.
mbaire.	Rein sain.	Guérison.	*Néphrotomie.* — Fistules urinaires lombaires pendant 20 jours.
mbaire.	Rein calculeux.	Amélioration.	Rein droit déjà enlevé en juin 1885, anurie complète avant nouvelle opération.
mbo-latéral.	Rein suppuré calculeux.	Guérison.	Deux tentatives infructueuses faites pour extraire le calcul avant la dernière opérat.
mbaire.	Rein suppuré.	Guérison.	*Néphrotomie.* — Anurie complète à 2 reprises différentes, fistule urinaire lomb. pendant 25 jours. 2 fois ablation d'un calcul vésic.
mbaire.	Rein calculeux.	Mort.	Urémie. Rein droit avec énorme calcul. Rein gauche atrophié, kystique.
dominale.	Rein suppuré.	Mort.	Extraction d'un très-volumineux calcul.
mbo-latéral.	Rein suppuré calcul.	Mort.	Tétanos.
liane.	Rein suppuré.	Mort.	Pas d'autopsie. Tumeur adhérente à l'intestin et au mésentère.
mbaire.	Rein calculeux.	Mort.	Jamais d'urine par la plaie lombaire, souvent issue de calculs dans le pansement.

Nous devons ajouter que sur 66 cas de *Pyélo-néphrite calculeuse*, il y a :

49 *femmes* et 17 *hommes*.

35 *reins droits*, 30 *reins gauches* et 1 *rein indé-terminé*.

44 *néphrectomies* dont 34 *lombaires* avec 19 *gué-risons* (55,88 0/0) et 10 *abdominales* avec 5 *guérisons* (50 0/0).

16 *néphrolithotomies* dont 13 *lombaires* avec 6 *guérisons* (46,15 0/0) et 3 *abdominales* avec 3 *morts*.

6 *néphrotomies* dont 6 *lombaires* avec 4 *guéri-sons* (66,66 0/0).

Les causes de la mort sont :

Anurie	3
Choc	12
Collapsus	1
Epuisement	3
Hémorrhagie	3
Infection purulente	1
Péritonite	2
Phthisie	1
Pneumonie	1
Pyohémie	1
Septicémie	1
Tétanos	1
Urémie	2

B. *Pyélo-néphrite suppurée.* — Ayant pu réunir un certain nombre de faits inédits d'inflammation suppurative du rein développée à la suite de lésions *primitives* des voies urinaires inférieures, nous les avons tous groupés dans ce paragraphe pour les étudier à part et en faire ressortir les indications qu'ils peuvent fournir au point de vue de l'intervention opératoire.

Tout obstacle à l'émission de l'urine peut produire une pyélo-néphrite suppurée; le rétrécissement de l'urèthre et l'hypertrophie prostatique en particulier, par la rétention d'urine prolongée qu'ils provoquent, amènent parfois des hypertrophies de la glande rénale avec suppuration et tous les phénomènes généraux qui accompagnent la formation du pus.

L'observation suivante, due à l'extrême obligeance de M. Reliquet, se rapporte à un homme de 60 ans qui dans sa jeunesse avait eu plusieurs blennorrhagies qu'il « négligea toujours de traiter sérieu « sement. » Le rétrécissement uréthral était tel que le malade en était arrivé à véritablement « *pisser* « *sur ses bottes.* » Il est vrai que l'inflammation du rein s'est développée dans ce cas surtout après l'opération, mais, comme le fait remarquer M. Reliquet, le rein gauche était déjà « un peu douloureux et aug « menté de volume » avant toute intervention. On en pourra, d'ailleurs, juger par la lecture de cette observation, très-instructive à bien des égards.

OBSERVATION 264 (inédite). — *Rétrécissement de l'urèthre. — Uréthrotomie interne. — Pyélo-néphrite suppurée
avec abcès périnéphrétique. — Néphrectomie. — Guérison. — Par M. le D*r* **Reliquet.***

Dans le courant de l'été 1881, je fus consulté par M. X..., âgé
de 60 ans, qui depuis plusieurs années éprouvait une grande
difficulté d'uriner. On ne relève aucun antécédent héréditaire
d'arthritisme. Lui-même n'a jamais eu de coliques néphrétiques, ni d'accès de goutte. Dans sa jeunesse, il eut une bonne
santé, mais souvent, à la suite d'excès de femmes, il eut des
blennorrhagies qu'il négligea toujours de traiter sérieusement.
Depuis au moins dix ans, il éprouve des difficultés d'uriner, le
jet est faible et aujourd'hui on peut dire véritablement qu'il
pisse sur ses bottes. Souvent il a de la fièvre surtout le soir,
des frissons et ses urines déposent considérablement au fond
du vase.

Quand M. X. vint me consulter dans mon cabinet, il se plaignait de difficulté d'uriner et il me fut facile de constater qu'il
portait un rétrécissement uréthral très-prononcé, n'admettant
qu'une fine bougie. Déjà à ce moment, en examinant les deux
régions rénales du malade, le rein gauche me parut un peu douloureux et augmenté de volume.

Après avoir vainement essayé la dilatation progressive pour
rendre au canal de l'urèthre son calibre à peu près normal, je
proposai l'opération de l'uréthrotomie interne qui fut acceptée
immédiatement et, le 7 *septembre* 1881, je pratiquai cette opération.

Tout se passa bien et le malade put uriner facilement avec
un jet assez volumineux. Je continuai alors la dilatation progressive pendant quelques jours encore. Mais vers le mois de
novembre, M. X. eut de nouveau des frissons, de la fièvre, les
urines devinrent purulentes et le rein gauche, dont j'avais constaté l'augmentation de volume à mon premier examen, était
devenu véritablement douloureux. Il occupait toute la région
du flanc gauche en formant en avant et en arrière une saillie

plus marquée en avant. Cette tumeur douloureuse à la pression mate, lisse, fluctuante s'étendait du rebord des fausses côtes gauches à l'épine iliaque antéro-supérieure et en dedans à un travers de doigt environ de l'ombilic. Les parties molles de la région lombaire étaient légèrement œdématiées. Les envies d'uriner étaient devenues un peu plus fréquentes et le malade rendait cinq à six fois par jour des urines dont le quart au moins était constitué par du pus.

Il était évident que je me trouvais en présence d'une pyélo-néphrite suppurée avec abcès périnéphrétique et qu'il fallait immédiatement ouvrir largement ce foyer purulent. M. X. le comprit parfaitement et se soumit volontiers à l'opération.

Opération, le 7 décembre 1881.—Le malade chloroformé, couché sur le côté droit avec un drap roulé placé sous le flanc correspondant, je pratique une incision verticale un peu en dehors des muscles de la masse sacro-lombaire. Toutes les parties molles sont incisées et je tombe sur une vaste cavité remplie de pus qui s'écoule librement au dehors. En examinant avec le doigt l'intérieur de cette poche purulente, je trouve le rein en partie libre au milieu de cette cavité, volumineux et fluctuant. Je n'hésite pas à l'ouvir avec le thermocautère Paquelin et il s'en échappe immédiatement un flot de pus. Le doigt introduit dans la cavité rénale ne découvre pas de calcul et j'en lave l'intérieur avec une solution d'acide phénique à 4/1000. J'introduis deux gros drains dans la cavité rénale et complète l'opération en appliquant un pansement phéniqué.

Le malade fut considérablement soulagé par l'opération. La fièvre tomba immédiatement, le pus diminua dans les urines pour disparaître complètement quelques jours plus tard. L'appétit se développa et bientôt l'état général fut des plus satisfaisants. Tous les jours, on fait par les deux gros drains placés dans la plaie des injections d'eau phéniquée qui furent continuées par le malade et, à aucune époque, l'eau phéniquée n'a pénétré dans la vessie. Jamais il n'est passé d'urine par l'ouverture lombaire. Quelques semaines après l'opération, j'enlevai l'un des drains et le deuxième resta en place pendant trois ans, le malade ayant soin de le changer tous les deux ou trois jours et d'en diminuer le calibre et la lougueur de temps en temps.

Aujourd'hui (1er juillet 1886), M. X..., se porte très-bien. Il se passe de temps en temps une bougie pour maintenir la dilatation de son canal de l'urèthre.

Puzey Thauncy pratiqua, en 1878, une uréthrotomie externe pour un rétrécissement de l'urèthre avec fistule urinaire. Bientôt le malade est pris de douleurs rénales à droite, urine du pus et subit l'opération de la néphrotomie lombaire, le 2 avril 1879. Au mois d'octobre de cette même année, l'opéré meurt d'une broncho-pneumonie et à l'autopsie on trouva le rein droit en pleine suppuration.

OBSERVATION 265. — *Pyélo-néphrite suppurée du rein droit.* — *Néphrotomie.* — *Mort.* — Par **Puzey Thauncy** (1).

Homme, 40 ans. Rétrécissement uréthral avec fistule urinaire. Uréthrotomie externe en 1878. Plus tard, douleurs dans flanc droit et parfois, urine purulente. En 1879, abcès du rein avec fièvre hectique. Etat général grave.

Opération, 2 avril 1879. — Incision lombaire. Pas d'énucléation du rein à cause de ses nombreuses adhérences. Ponction. Débridement au bistouri. Ecoulement d'une pinte de pus. Drain. Grande amélioration. Bientôt presque plus de suppuration et ablation du drain. Aussitôt douleurs et pyurie. Drain. Le 4 septembre, cautérisation avec thermo-cautère pour détruire le rein. Mort en octobre d'une broncho-pneumonie.

Autopsie. — Rein droit suppuré.

(1) The Lancet, vol. I, p. 203, 1880. — Revue Scien. Méd., t. XVIII, p. 238, 1881.

Il en est ainsi de l'opéré de Wright, atteint de rétrécissement de l'urèthre, qui, à la suite de l'uréthrotomie externe, eut une néphrite suppurée du côté gauche et à l'autopsie duquel on trouva le parenchyme rénal en partie désorganisé par une infiltration purulente.

OBSERVATION 266. — *Pyélo-néphrite suppurée du rein droit.* — *Néphrotomie.* — *Mort.* — Par **Wright** (1).

Homme, 37 ans, entre à l'hôpital le 27 avril 1883. Troubles de miction depuis le mois de septembre 1882. Envies fréquentes d'uriner. Il y a un mois, un peu d'hématurie. Rétrécissement de l'urèthre. Pas de calculs dans la vessie. L'urine acide contient beaucoup de pus, peu d'albumine.

Le 12 juillet 1883, *uréthrotomie externe.* Urine toujours purulente et douleurs vives à chaque miction. A la fin de septembre, début de gonflement dans le côté droit. Matité entre la dernière côte et la crête iliaque. Pas de fluctuation.

Le 18 octobre 1884. Ponction. Aspiration de 7 onces de liquide. Pas de changement dans les urines.

Opération, 28 *octobre* 1883. — Incision lombaire. Déchirure de l'atmosphère graisseuse; ouverture du rein, 7 ou 8 onces de pus. Peu de sang. Pas de ligature. Les bords du sac sont fixés aux téguments de chaque côté de l'incision superficielle.

Vomissements le jour de l'opération, mais l'état général semble s'améliorer. Le lendemain, l'état du malade s'aggrave et il meurt deux jours après l'opération.

Autopsie (15 heures après la mort). — Rein droit avec sa capsule épaissie et adhérente aux organes voisins, surtout au côlon ascendant. Le parenchyme rénal est en partie dégénéré. Uretère très-épaissi et lumière rétrécie. Rein gauche volumineux; poids 10 onces (320 gr.).

(1) Med. News, 12 janv. 1884, p. 51.

M. le professeur Ollier (de Lyon) rapporte le fait d'un jeune interne en pharmacie qui, à la suite d'une blennorrhagie, éprouva des troubles urinaires déterminés par la présence d'un calcul dans la vessie. La lithotomie latéralisée fut pratiquée avec succès par M. Mollière, mais, un mois après, le jeune opéré est atteint d'une néphrite suppurée à gauche et ne guérit que par la néphrectomie faite avec succès au mois d'août 1885.

OBSERVATION 267. — *Pyélo-néphrite suppurée du rein gauche. — Néphrectomie. — Guérison.* — Par **Ollier** (de Lyon) (1).

Jeune interne en pharmacie. A la suite d'une blennorrhagie, phénomènes vésicaux déterminés par un calcul que Mollière enleva par la lithotomie latéralisée. Guérison de cette opération. Un mois après, douleurs et tuméfaction dans région lombaire gauche, tuméfaction augmentant beaucoup de volume et bientôt fluctuante.

Opération, août 1885. — Incision lombaire, vaste poche mise à nu formée par bassinet et calices dilatés. Incision de cette poche et écoulement d'un litre de pus. Substance rénale réduite à une coque.

Enucléation de la tumeur, ligature du pédicule et extirpation du rein.

Suites de l'opération heureuses. Guérison.

Robert Weir (de New-York) reçoit dans son service d'hôpital, en septembre 1883, une jeune femme de 23 ans qui souffrait depuis longtemps de dou-

(1) Association française pour l'avancement des sciences. Session de Grenoble. (La Semaine médicale, 1885, p. 298. — Revue de Chir., 1885, p. 849).

leurs tellement intenses du côté de la vessie qu'un chirurgien avait pratiqué à deux reprises différentes une fistule vésico-vaginale pour calmer cette cystite. A son entrée, on constate une tumeur dans le côté droit de l'abdomen. Le docteur Sabine pratique par la fistule vésico-vaginale le cathétérisme des uretères et constate que l'urine de l'uretère gauche est claire et normale, tandis que celle de l'uretère droit est purulente. Il sent aussi avec une main introduite profondément dans le rectum que la tumeur que l'on perçoit très-bien par la palpation abdominale appartient réellement au rein droit. La néphrec-tomie fut pratiquée et le rein enlevé était rempli d'abcès. Peu de temps après, à l'autopsie, on vit qu'il existait aussi une dégénérescence graisseuse des cellules épithéliales du rein gauche.

OBSERVATION 268. — *Abcès multiples du rein droit.* — *Néphrec-tomie.* — *Mort.* — Par **Robert F. Weir, M. D.** (1).

Femme, 23 ans, entre à New-York Hospital, septembre 1883. En 1876, attaque de cystite qui dura 2 ans malgré tout traitement. Fistule vésico-vaginale pratiquée par un chirurgien et amenant beaucoup de soulagement. La malade resta dans cette position pendant un an et, croyant la cystite guérie, le chirurgien fit une opération pour guérir cette fistule. Réapparition des anciens phé-nomènes de cystite ; 6 mois plus tard, réouverture de la fistule vésico-vaginale qui fut agrandie en septembre 1880. Amélioration, mais, en 1882, douleurs excessivement vives du côté de la vessie et examen vésical négatif. A cette époque, on remarqua une tu-meur dans la partie droite de l'abdomen. Pensant calcul dans

(1) New-York medical Journal, December 27, 1884.

uretère, on en fit le cathétérisme par la fistule vésico-vaginale sans résultat. A l'hôpital Saint-Luc, le Dr Peters répéta le cathétérisme urétéral et fit l'examen des uretères avec une main introduite dans le rectum. Tous ces examens ne donnèrent aucun résultat. A son entrée à New-York Hospital, tumeur lisse, légèrement douloureuse, située dans le côté droit de l'abdomen, s'étendant du rebord des côtes à la crête iliaque et présentant un diamètre transversal de 4 pouces. Une ponction aspiratrice fut négative. Alors nouvelle exploration des uretères et des reins par Dr Sabine par le rectum et constatation que la tumeur appartenait au rein droit. L'urine de l'uretère gauche était claire et normale, celle de l'uretère droit purulente.

Opération, 3 *novembre* 1883. — Précautions antiseptiques rigoureuses. Incision lombaire verticale de la douzième côte à la crête iliaque ; une seconde incision transversale, du sommet de la verticale en suivant le rebord des fausses côtes, longue de 5 pouces. Rein mis à nu. On constate plusieurs abcès indépendants les uns des autres. Enucléation du rein. Ligature du pédicule avec soie. Hémorrhagie veineuse, arrêtée difficilement avec pinces et éponges. Choc très-grave. Mort 10 heures après opération.

Autopsie. — Rein gauche plus volumineux qu'à l'état normal. Dégénérescence graisseuse des cellules épithéliales. Le rein droit enlevé était parsemé d'abcès.

Le professeur Von Bergmann (de Berlin) extirpe, le 10 avril 1885, le rein droit à un homme de 52 ans qui était soigné depuis environ 8 ans pour un catarrhe chronique de la vessie. Cette observation pleine d'intérêt mérite d'être rapportée maintenant. On y verra l'énorme quantité de pus (8 litres) qu'on retira au moyen de l'appareil de Dieulafoy, et cette particularité importante que, par la pression sur la tumeur rénale, le pus augmentait dans les urines. L'opération fut couronnée d'un plein succès.

OBSERVATION 269. — *Pyélo-néphrite suppurée du rein droit
avec abcès périnéphrétique. — Néphrectomie. — Guérison. —*
Par **Von Bergmann** (1).

Homme de 52 ans, malade depuis 8 ans ; amaigrissement considérable depuis quelques années et perte d'appétit. Fièvre le soir.
Pendant tout ce temps, malade soigné pour un catarrhe chronique
de la vessie par médicaments internes. Depuis deux mois, exploration de la vessie avec une sonde par le Dr Glogowski qui découvre
en même temps, dans le côté droit de l'abdomen, une énorme tumeur.

Diagnostic : *néphrite.*

Au mois de mars 1875, le malade fut adressé au professeur Von
Bergmann.

L'urine est trouble et laisse un dépôt purulent. Réaction acide.
La tension abdominale est telle qu'une exploration manuelle précise de la tumeur est impossible ; asymétrie très-marquée des deux
côtés de l'abdomen. Région lombaire droite plus large aussi que
la gauche. Sonorité dans presque toute la région hypochondriaque
droite, ainsi que dans la région iliaque correspondante.

Par une ponction avec l'appareil de Dieulafoy, on retire huit
litres de pus épais. Une pression sur la tumeur amène une augmentation de pus dans les urines. Vomissements continuels douleurs intenses.

Opération, 10 *avril* 1885. — Incision lombaire oblique allant de
la onzième côte jusqu'à l'épine iliaque antéro-supérieure. Les parois de la poche purulente sont saisies avec des pinces de Lüer et
décollées successivement. Incision de la capsule graisseuse indurée.
Enucléation du rein très-difficile et, pour arriver sur le pédicule,
on est obligé d'ouvrir successivement plusieurs abcès. Volume de
l'organe 12 fois plus gros qu'à l'état normal. Le pédicule est lié
avec un fort catgut ; hémorrhagie insignifiante.

Une partie seulement de la plaie fut suturée, le reste rempli de
tampons iodoformés, maintenus par un pansement compressif. Les
suites de l'opération sont très-heureuses, pas de fièvre. Beaucoup

(1) Berliner Klin. Wochensch., 1885, n° 48.

moins de pus dans les urinès, miction non douloureuse. Les tampons iodoformés sont enlevés le quatrième jour et remplacés par un drainage. Le malade quitte le lit à la quatrième semaine. L'énorme cavité diminue rapidement et, à la fin du mois de mai, le malade put retourner dans son pays avec une fistule de deux centimètres de profondeur et de 1/2 cent. de largeur. Au mois d'octobre, il existe encore une fistule ; l'état général s'est amélioré considérablement. De juillet à septembre, le poids avait augmenté de 40 livres.

Guérison complète depuis.

Nous ne ferons que mentionner un cas dans lequel Czerny pratique avec succès la néphrotomie, puis la néphrectomie chez le même malade pour une néphrite suppurée survenue à la suite d'une cystite.

OBSERVATION 270. — *Pyélo-néphrite suppurée.* — *Néphrotomie.* — *Néphrectomie.* — *Guérison.* — Par **Czerny** (1).

Malade, 35 ans ; cystite il y a 8 mois et gonflement dans région lombaire droite. Quatre mois après, la malade est prise de frissons et de fièvre intense en même temps qu'une tumeur se développa dans l'hypochondre droit. L'urine (1,200 gr. dans les 24 heures) contient beaucoup de pus, mais pas de sang.

On pratique chez la malade une incision parallèle à la douzième côte, à 2 centim. au-dessous d'elle ; le côlon est rejeté vers la ligne médiane et, par une incision du bassinet, il s'écoule une grande quantité de pus. La malade reste avec sa fistule, mais bientôt les frissons apparaissent de nouveau.

Opération, 10 *janvier* 1881. — Incision de la fistule et ablation du rein. Pendant sa décortication, il se produit une forte hémorrhagie, provenant du parenchyme rénal. Le pédicule est lié en deux endroits. Guérison complète au bout de 7 semaines.

(1) Deutsche med. Wochenschrift, 1881. — Centralblatt für Chirurgie, n° 36, 1881.

Quoique le fait suivant puisse être considéré comme une néphrite suppurée d'origine traumatique, nous croyons devoir le placer ici, à cause des phénomènes de cystite intense qui ont pu devenir la cause de la suppuration du rein gauche. De nombreuses injections modificatrices au nitrate d'argent et plus tard au sublimé ont été faites dans la vessie et déterminaient plutôt une aggravation des douleurs vésicales et de l'état général. Dans ce cas, la néphrotomie lombaire, pratiquée le 29 avril 1886, fit cesser tous les phénomènes gastriques ; les urines devinrent presque normales, la miction fut moins fréquente et ne s'accompagna plus de douleurs.

OBSERVATION 271 (inédite). — *Abcès du rein gauche. — Néphrotomie. — Cessation des vomissements incoercibles et de l'inappétence aussitôt après l'opération.—Les envies d'uriner continuent d'être fréquentes, mais plus de douleurs à la miction. — Augmentation de la quantité d'urine et disparition du pus dans les urines.* — Par M. le Dr **Reliquet**.

Au mois de mars dernier (1886), je vois, avec M. le professeur Chauvel, M. X..., officier, âgé de 40 ans. Pas d'antécédents héréditaires. Le père et la mère vivent encore et se portent bien, ainsi qu'une sœur qui est également bien portante. Sa santé fut toujours bonne. Au mois d'août 1885, M. X..., étant très-bien portant, fit une chute de cheval et se contusionna assez fortement la région du sacrum. De là quelques ecchymoses sur le bas des reins, qui disparurent en quelques jours. Le lendemain de la chute, M. X... éprouve de la douleur à la fin de la miction et rend très-peu de sang dans ses urines. Cette légère hématurie dure quelques jours, les mictions deviennent rapidement plus fréquentes et, 15 jours plus tard, il y a des traces de pus dans les urines. Après avoir consulté le médecin de son régiment et un médecin civil qui le sonda avec une sonde petite, cathétérisme qui occasionna un écoulement sanguin uréthral, le malade fût traité pour une cystite sans aucun résultat et entra bientôt à l'hôpital militaire.

Là, on pratique de nouveau le cathétérisme vésical et l'on constate que, contrairement à l'opinion du médecin civil, le malade n'a pas de rétrécissement uréthral. On fit des injections modificatrices de la vessie, d'abord avec du nitrate d'argent, puis avec une solution de sublimé dont nous ne connaissons pas la proportion ; mais toutes ces injections provoquent chez le malade des douleurs excessives et persistantes. Après un séjour de plusieurs mois à l'hôpital militaire, M. X... est envoyé à Amélie-les-Bains, mais sous l'influence de ces eaux, les douleurs à la miction augmentent beaucoup, les envies d'uriner deviennent plus fréquentes, l'état général s'aggrave au point que l'inappétence devient complète. Alors commence l'état nauséeux avec vomissements fréquents dans les 24 heures.

Lorsque je vois ce malade, il me raconte qu'il a maigri considérablement depuis ces derniers mois. Le teint est pâle, terreux, avec développement exagéré des sinuosités veineuses de la face. La peau est chaude et les accès de fièvre avec frissons sont très-violents et très-fréquents. Tous les soirs, chaleur vive et la nuit sueurs abondantes surtout de la tête. Le malade me dit qu'il ne peut prendre aucun aliment sans avoir immédiatement après des vomissements. Il existe aussi de la diarrhée (2 à 3 selles dans les 24 heures) et ses urines qu'il me montre dans une bouteille sont très-purulentes.

A ce premier examen, je me borne à pratiquer le toucher rectal qui me permet de constater l'intégrité absolue de la prostate dont la pression digitale, sur sa partie moyenne, ne développe pas une sensation très-vive de besoin d'uriner. En palpant la région des reins, je ne trouve absolument rien du côté droit ; pas la moindre sensibilité dans le triangle rénal formé par le carré des lombes et la douzième côte. Du côté gauche, au contraire, en palpant d'une main le triangle rénal, il y a un peu de sensibilité et, en appliquant l'autre main sur l'abdomen à l'épigastre et un peu à gauche, on perçoit une masse globuleuse au-devant de laquelle se trouvent les intestins dont les gaz se déplacent avec bruit. Cette masse mobile se laisse refouler dans l'hypochondre et la main qui est placée dans le triangle rénal la sent venir sur elle. Cette tumeur tenue entre les deux mains donne la sensation très-nette d'un corps unique, la pression d'une main se transmettant immédiatement à l'autre. L'exploration de cette masse me laisse croire à l'existence d'un liquide. En tout cas, elle ne peut être que le rein gauche.

Le malade entre dans une maison de santé, et je commence par lui donner de grands lavements avec la canule en gomme introduite le plus haut possible dans l'intestin. La première évacuation contient des matières fécales un peu dures et je constate que le gros intestin qui était saillant sur la tumeur s'est vidé. Dès ce moment, l'examen du rein est plus complet et je perçois à n'en pas douter de la fluctuation dans sa masse. Matin et soir, je mets dans le rectum un petit lavement de 100 gr. d'eau, contenant 0.06 d'extrait de jusquiame et quatre gouttes de laudanum. Deux jours après, j'examine la vessie et je n'y trouve aucun corps étranger, ni aucune disposition anormale des parois ou du col vésical. Je cherche à dilater la vessie en y faisant très-lentement des injections d'eau boriquée à 37°. Plusieurs fois, sans provoquer de douleurs, je peux dilater la vessie jusqu'à 175 cent. cubes, mais cette dilatation ne persiste pas ; quelques heures après les envies d'uriner sont aussi fréquentes et il est à remarquer qu'elles le sont beaucoup plus la nuit que le jour et la miction est douloureuse. Tout cela me fait éliminer complètement la cystite primitive pour laquelle on a soigné ce malade pendant plusieurs mois. Les urines varient entre 600 et 700 cent. cubes dans les 24 heures ; elles contiennent ordinairement la moitié de pus et souvent plus de leur volume. Les urines du jour sont relativement peu purulentes, celles de la nuit le sont beaucoup plus. Quand le rein est mobile, c'est toujours comme cela ; la nuit, le rein se place dans l'hypochondre, dans la situation normale et le pus s'écoule facilement. Dans la journée, au contraire, le rein tombant en avant, il se forme

B.   30

une sorte de coude de l'uretère et le pus reste dans le rein.

La température est toujours à 38° et le soir souvent à 39°.

L'inappétence est complète, l'état nauséeux est constant, et toutes les fois qu'on donne au malade du lait, du bouillon, un lait de poule, un potage, quelques minutes après, il vomit le tout, et presque toujours dans les vomissements il y a de la bile verte.

Je ne puis faire supporter par le malade que de l'eau albumineuse, additionnée d'un peu de cognac ou de vin blanc et encore souvent il vomit le tout. Deux fois pendant un mois, il est pris de violents accès de fièvre qui cèdent au sulfate de quinine.

Pendant un mois, je temporise, espérant toujours voir l'abcès du rein se vider par les voies naturelles ainsi que je l'ai observé plusieurs fois, mais l'affaiblissement augmentant toujours, M. Chauvel et moi insistons auprès du malade pour qu'il se laisse opérer.

Nous considérons tous les deux le malade comme ne pouvant vivre que quelques jours en raison de son état de faiblesse extrême.

A ce moment, le rein occupe toute la région de l'hypochondre descend en bas jusqu'à un travers de doigt de l'épine iliaque antéro-supérieure et remonte en avant jusqu'à deux travers de doigt de l'appendice xiphoïde.

Opération, le 29 *avril* 1886. — Le malade chloroformisé est couché sur le côté droit, un drap roulé placé sous le flanc droit ; j'ouvre en pratiquant une première incision le long du bord inférieur de la 12ᵉ côte et une seconde incision verticale le long du carré des lombes. Pendant toute l'opération, un aide refoule le rein avec le poing fortement appliqué contre l'abdomen. La paroi abdominale incisée, j'arrive de suite sur la masse graisseuse que je sectionne et je découvre le rein ; je constate alors que la capsule rénale se décolle facilement. Au fond de la plaie, on voit très-distinctement la surface violacée du rein qui est lisse et dont le toucher en fait très-nettement reconnaître la fluctuation.

M. le professeur Chauvel, en constatant cette fluctuation si considérable, me demande de m'assurer si nous avons bien

affaire au rein. Avec une seringue de Pravaz, j'aspire du pus
de cette masse, ce qui enlève tous les doutes. Alors j'ouvre le
rein avec le thermo-cautère, il s'en écoule une quantité considérable (1 litre 1/2) d'un pus épais, crémeux qui ne contient évidemment pas d'urine. J'introduis le doigt dans la cavité, je
dilacère les cloisons ramollies qui séparent des culs-de-sac et,
lorsque ces cloisons présentent une certaine résistance, je les
coupe avec le thermo-cautère. En tout cas, les doigts portés
sur la surface de la cavité ne perçoivent nulle part la sensation
que donne la surface rénale par ses cônes et ses colonnes dans
l'hydronéphrose. Au contraire, les doigts trouvent une surface
molle, fongueuse, présentant des aspérités molles, plus ou moins
flottantes, comme dans les abcès ordinaires. L'antiseptie est
faite d'abord avec du sublimé au 1/1000, puis avec une solution
boriquée à 40 pour 1000 pour les injections de lavage dans la
cavité.

Aucune de ces injections faites dans la cavité rénale ne passe
dans la vessie, alors je reviens au sublimé. 2 gros tubes sont
introduits dans la plaie jusqu'au fond de la cavité et le pansement extérieur est fait avec du sublimé.

Les deux jours suivants, il y a encore des nausées, mais le
malade dit lui-même que son état actuel ne ressemble en rien
à celui qui existait avant l'opération. Evidemment ces nausées
sont dues au chloroforme.

Le 1er mai, le soir. Le malade prend avec plaisir un potage
contenant un œuf poché et à partir de ce jour, il n'y a plus ni
nausées, ni vomissements. Depuis ce moment, M. X... a toujours
bien déjeuné, le soir l'appétit est moindre ; il se contente d'un
potage. Le lendemain de l'opération, la température est tombée
à 37° le matin, et 37°,4 à 37°,9 le soir, sauf deux ou trois fois
où la température est montée au-dessus de 38°, et un soir, à la
suite d'une indigestion, le thermomètre marqua 39°,7. Les forces
reparaissent vite, les urines augmentent de quantité et, dès le quatrième jour de l'opération, elles atteignent 1,200 gr. Elles sont en
moyenne de 13 à 1,500 gr. dans les vingt-quatre heures et ne contiennent plus de dépôt purulent apparent à l'œil nu. Les urines
sont acides. Les envies d'uriner sont moins fréquentes surtout
le jour, elles ont lieu actuellement toutes les heures et demie et

facilement toutes les deux heures quand le malade est distrait. La nuit, ce besoin d'uriner se fait sentir toutes les heures, mais il n'y a plus de douleur en urinant et la quantité d'urine rendue à chaque miction est beaucoup plus considérable qu'avant l'opération. Les garde-robes sont bonnes.

La rétraction de la cavité de l'abcès se fait lentement. Au bout de trois semaines, on enlève un des deux tubes qui pénètrent toujours jusqu'à une profondeur de 9 centimètres. Matin et soir, on fait par ces tubes à drainage des injections avec la solution de sublimé au 1/1000 et jamais le liquide injecté dans la cavité rénale ne pénètre dans la vessie. La diarrhée a disparu depuis l'opération.

Aujourd'hui, deux mois après l'opération, la cavité de l'abcès semble complètement rétractée sur le drain qui est toujours engagé de 8 centimètres environ. Les liquides qui sortent de cette cavité semblent être du pus en nature. En tout cas, il n'a pas d'odeur d'urine et est toujours très-épais. Je me propose de maintenir l'orifice cutané de l'abcès large et s'il se rétracte trop, je l'agrandirai avec le thermo-cautère.

Dans ce fait, la préoccupation d'avoir un second rein sain ne m'a jamais quitté. On peut très-bien attribuer à la chute sur le sol l'origine de l'abcès du rein gauche, mais l'état de ce rein a été longtemps méconnu. On a traité directement l'excitation vésico-uréthrale réflexe de l'état du rein par le cathétérisme, des injections modificatrices plus ou moins irritantes de la vessie, qui ont provoqué chez ce malade des douleurs violentes et même des accès de fièvre répétés. En réalité, et l'examen de la cavité de l'abcès pendant l'opération permet très-bien cette opinion, le rein gauche que j'ai ouvert était un vrai rein chirurgical. En raison de tous ces antécédents, il n'était pas permis de conclure de l'état absolument sain du rein droit que les manœuvres uréthro-vésicales antérieures auraient pu modifier. Je crois que tous les accidents ici sont dûs à la chute, je crois aussi que les manœuvres chirurgicales dirigées contre la cystite ont aggravé l'état du rein. En tout cas, c'est encore un fait où l'opération de prudence, c'est-à-dire la néphrotomie, devait être préférée à l'opération imprudente de la néphrectomie.

Dans certains cas, on voit se développer la pyélo-néphrite suppurée sans qu'on puisse en expliquer la cause, comme dans l'observation suivante qu'a bien voulu nous communiquer notre maître, M. Lucas-Championnière. Il s'agit d'une femme de 40 ans qui eut à plusieurs reprises des accidents très-douloureux du côté de l'abdomen avec vomissements, mais sans pus ni sang dans les urines. Bientôt une incision exploratrice du flanc droit permit de diagnostiquer une tumeur molle qui ne pouvait être qu'une collection purulente intra-rénale, et la néphrectomie pratiquée le 13 juin 1885 fut suivie d'une guérison complète. Il n'y avait pas de calculs dans le rein suppuré. On pourra aussi voir, dans le tableau qui se trouve à la fin de l'observation, « le phénomène bien remarquable de l'a-« nurie réflexe avec absence d'évacuation d'urée, « le progrès rapide du retour de cette évacuation et « son exagération dans les jours qui suivent. » L'examen des urines dans ce cas a été fait tous les jours par notre excellent ami, M. Damecourt, interne en pharmacie du service de M. Lucas-Championnière.

OBSERVATION 272 (inédite). — *Pyélo-néphrite suppurée droite. — Ponction et incision abdominale exploratrices.— Néphrectomie. — Guérison.* — Par M. le Dr **Lucas-Championnière.**

La nommée Vigne Louise, femme Fontbonne, âgée de 40 ans, cuisinière, entrée le 24 avril 1885, salle Richard Wallace n° 18, hôpital Tenon, service de M. Championnière.

Cette femme avait à plusieurs reprises présenté des accidents très-douloureux du côté du ventre, accompagnés chaque fois de vomissements, mais sans émission de pus, de sang ou de calcul par la vessie.

Depuis quelque temps, la malade remarquait dans son flanc droit une tuméfaction toujours un peu sensible à la pression, mais devenant plus douloureuse au moment des crises. C'est à la suite d'une de ces crises que la malade entre à l'hôpital. A l'examen, pratiqué le 25 avril 1885, on note dans le flanc droit, un peu au-dessous de la région hépatique, une tumeur empâtée, très-mal limitée, remplissant tout le flanc, un peu mobilisable et très-douloureuse. Il est assez difficile au premier abord de déterminer d'une manière précise le lieu d'origne de cette tumeur. Toutefois, le siège un peu bas dans l'hypochondre, l'immobilité de la masse même pendant les plus grands mouvements respiratoires éloignent l'idée d'une tumeur du foie. Cette tumeur ne paraît pouvoir appartenir qu'au rein lui-même ou au tissu cellulaire périphérique ; l'absence de tout accident, de toute modification du côté des urines semble devoir détourner de l'hypothèse de néphrite calculeuse et purulente.

Le soir du 25 avril, vomissements, douleurs vives dans le flanc droit, élévation de température : on applique des pointes de feu qui paraissent soulager la malade. A partir du 26 avril, la température s'élève le soir et la courbe thermique est celle d'une suppuration profonde.

En présence de cet empâtement diffus, mollasse en certains points, sans émission de pus avec les urines, le diagnostic peut se faire plutôt en faveur d'un abcès périnéphrétique : une ponction faite le 16 mai amène 800 grammes de pus. L'amendement produit par cette intervention est passager et, le 21 mai, M. Championnière décide de pratiquer une incision située un peu plus en avant que celles destinées à ouvrir les collections périnéphriques ; s'il s'agit réellement d'un abcès périnéphrétique, on l'ouvrira facilement par cette voie ; s'il s'agit d'une suppuration intra-rénale, cet organe sera découvert en avant et facilement reconnu.

Le 21 mai, après chloroformisation, incision en avant du bord externe du muscle carré des lombes, sur la partie antéro-latérale droite de l'abdomen. Le péritoine est sectionné et la face antérieure du rein droit découverte ; elle a sa coloration à peu près normale et les tissus ambiants sont sains. Mais la surface du rein fait une saillie notable en avant et, en l'explorant avec la main, il est très-facile de reconnaitre que le rein est très-volumineux.

Il est bien évident après cette exploration, qu'il s'agit d'une collection purulente intra-rénale ; il n'y aura plus qu'à laisser guérir la plaie d'exploration et à entreprendre une opération curative. Pansement avec poudre antiseptique et ouate de bois ; tube à drainage, trois points de suture.

Le 22 mai, lendemain de cette incision exploratrice, la malade rend, pour la première fois, une assez grande quantité de pus avec ses urines dont on recueille 500 grammes.

Le 23. 500 grammes d'urine purulente. 37°,2, le matin, 37°,4 le soir.

Le 24. 1,100 grammes d'urine purulente. 37° matin et soir.

Le 25. 1er pansement ; réunion parfaite sauf au niveau du tube qui est retiré ; les points de suture sont coupés, ils étaient peu rapprochés.

Le 26. 500 grammes d'urine moins purulente que la veille. Température normale.

Le 28. 1,500 grammes d'urine fort peu mélangée de pus.

Du 29 au 1er juin, il y a 1,000 à 1,200 grammes d'urine par jour avec une quantité de pus qui redevient notable.

Le 1er juin. 2e pansement, cicatrisation complète. 1,200 grammes d'urine purulente. Depuis ce jour, les urines diminuent de quantité et les 11 et 12 juin, ce n'est plus que 700, 500 grammes d'urine qu'évacue la malade : urine toujours purulente (100 gr. et 250 gr. de pus pour 500 et 700 gr. d'urine).

La température qui avait baissé depuis la ponction (16 mai) et qui était devenue normale après l'incision (apparition de pus dans les urines) dépasse de nouveau 38° à partir du 5 juin. Il devient évident que la marche progressive de la pyélonéphrite menace les jours de la malade. Celle-ci présente du reste une certaine vigueur et la néphrectomie se présente comme la meilleure opération à pratiquer pour débarrasser la malade d'un

foyer purulent et putride et pour faire disparaitre toute chance
de contamination rétrograde du rein gauche.

Néphrectomie, le 13 *juin* 1885. — Avec l'aide de MM. Terrier
et Berger.

La malade étant chloroformisée est sondée avant l'opération :
du pus fétide est extrait de la vessie. Une incision un peu courbe
est faite dans le flanc droit. Cette incision commence au rebord
des fausses côtes et descend en avant, un peu au-devant de
l'épine iliaque antérieure et supérieure. Les muscles traversés,
une légère boutonnière est faite au péritoine ; deux pinces permettront plus tard d'y poser une ligature double avec l'aiguille
de Reverdin. Le décollement du péritoine s'effectue assez aisément ; mais la capsule transformée en un tissu excessivement
épais se détache difficilement.

Après quelques hésitations, la capsule est bien séparée du
rein et le décollement se fait ; mais le rein est énorme, bien
que les pressions aient à nouveau chassé du pus dans la vessie.

M. Championnière ponctionne avec l'aspirateur pour diminuer
le volume de la poche. Un double fil jeté sur le pédicule est placé
d'abord un peu trop en avant ; puis le rein est réséqué au-devant de cette ligature provisoire, ce qui donne du jour. Ensuite,
l'uretère distendu est saisi et divisé entre deux ligatures ; la
dernière, devant être perdue, est placée le plus bas possible. Les
calices et le bassinet restant et distendus par le pus sont dissé-
qués. Deux fils de soie en croix sont jetés sur le pédicule et le hile
du rein est réséqué ; de larges lambeaux de capsule sont excisés. Ligatures au fil de soie phéniquée et plongée dans la solution de sublimé. Lavages à l'eau phéniquée forte et au sublimé.
Les deux moignons sont touchés au chlorure de zinc. Plusieurs
points de suture au catgut. Un seul large tube à drainage, plon-
geant perpendiculairement au milieu de la plaie. Pansement à
la poudre et à l'ouate de bois.

Réveil long : la face et les mains sont froides, injections
d'éther.

La sonde introduite dans la vessie fait sortir du pus fétide
sans urine.

L'examen du rein extirpé, pratiqué par M. Straus, donne
lieu aux considérations qui suivent :

Le rein offre une longueur d'environ 16 cent. sur 7 à 8 de large. Il est converti en une coque à loges multiples séparées par des cloisons dont les saillies convergent vers le bassinet. Ces loges offrent un volume variable depuis celui d'une grosse noix jusqu'à celui d'une petite.

La surface externe est dépouillée de la capsule fibreuse (qui a été enlevée) ; la surface du rein est irrégulièrement et faiblement lobée. Cette surface est gris jaunâtre avec un piqueté hémorrhagique formé de petites ecchymoses de la grosseur d'une tête d'épingle. Ces petites ecchymoses sont nettement séparées les unes des autres et ce n'est que par places qu'elles sont confluentes (hémorrhagie glomérulaire).

La face interne des loges est recouverte d'une couche rouge hémorrhagique. Cette coloration est due à un dépôt de sang coagulé en nappe, en couche mince mais adhérente aux parois des loges kystiques. Cette paroi, là où elle n'est pas ecchymotique, présente une coloration blanc grisâtre ; elle est lisse, unie, non tomenteuse. Les cloisons des loges sont épaissies, mousses ; à la coupe, elles ont une consistance scléreuse, une teinte grisâtre et un aspect peu vasculaire. Ces septa, qui convergent vers le hile, paraissent être les reliquats des pyramides refoulées et tassées par la dilatation exercée par le pus. Il va de soi que les papilles ont complètement disparu. Ces papilles ont fait place à des anneaux laissant passer la pulpe du petit doigt, anneaux qui résultent de l'adossement des septa dans la région du hile et qui représentent l'entrée rétrécie des dilatations kystiques, lesquelles se sont effectuées en grande partie aux dépens de la substance corticale, refoulée et dilatée. La paroi même de ces poches kystiques offre une épaisseur variant de 2 à 3 millimètres. La consistance en est grande et, à la coupe, elle présente un aspect grisâtre, uniforme, où il est impossible de reconnaître l'aspect normal de la substance corticale et particulièrement aucun vestige des glomérules.

Immédiatement après l'opération, prostration, pouls faible. T. 36°,5. Injection d'éther. Le soir, 36°,8.

Le 14 juin. Température, matin, 37°; soir, 37°,6 ; peu d'urine (180 gr.).

Le 15. 37°,4 ; 37°.

Le 16. Premier pansement; la ouate de bois est imbibée de sérosité rougeâtre et a un peu d'odeur. Ablation de 2 points de suture ; raccourcissement du tube. 37°,2 ; 37°,4.

Du 17 au 19. Température normale.

Le 19. 2e pansement ; on enlève encore des points de suture et on raccourcit le tube. Bon état. 36°,8 et 37°,8.

Du 20 au 22. Température normale.

Le 22. 3e pansement ; le tube est raccourci ; ouate de bois. 36°,5 et 38°.

Le 23. 37° et 38°.

Le 24. 4e pansement à la ouate de bois, injection au sublimé. 36°,8 et 37°,2.

Le 25. Température normale.

Le 26. 5e pansement, ouate de bois. 36°,8 et 37°,6.

Le 27. 37°,2 et 38°.

Le 28. Température normale.

Le 29. 6e pansement ; le tube est supprimé ; ouate de bois. La malade est changée de salle. T. M. 36°,8. S. 38°.

Le 30. M. 38°,4. S. 37°,4.

Le 1er juillet. 7e pansement à la ouate de bois. 37° et 37°,6.

La température reste normale à partir de ce jour ; la cicatrisation est presque complète. 8e pansement à la ouate de bois, le 3 juillet.

Le 6. 9e pansement à la charpie de bois. Cicatrisation.

Guérison. Sortie le 6 août 1885. Cette malade a été revue bien des fois et au commencement de mai 1886 en particulier. Elle était dans l'état le plus satisfaisant. On remarquera qu'il n'y a eu au niveau de la plaie aucune suppuration, que la réunion de cette plaie baignée de pus fétide au cours de l'opération a été parfaite et que le pédicule et les fils n'ont pas été éliminés.

Voici le tableau des évacuations d'urine pour les jours qui suivirent les opérations. On peut voir là le phénomène bien remarquable de l'anurie réflexe avec absence d'évacuation d'urée, le progrès rapide du retour de cette évacuation et son exagération dans les jours qui suivent.

DATE	QUANTITÉ D'URINE DANS LES 24 H.	QUANTITÉ D'URÉE PAR LITRE		QUANTITÉ D'URÉE PAR 24 HEURES		OBSERVATIONS
14 juin.	150 cent. c.	9 gr.	607	1 gr.	600	Traces d'albumine (pus).
15 juin.	270	10	248	3	360	Pas d'albumine.
16 juin.	725	23	058	14	665	Pas d'albumine. Dépôt considérable d'acide urique sans addition d'aucun réactif.
17 juin.	1000	25	640	25	640	Léger précipité d'acide urique.
18 juin.	850	25	640	21	694	Plus de précipité d'acide urique.
19 juin.	880	15	370	13	520	
20 juin.	1050	8	967	9	410	
21 juin.	1200	8	960	10	950	
22 juin.	1600	5	124	8	194	
24 juin.	1700	6	400	10	240	
25 juin.	1600	12	»	19	200	
26 juin.	1300	16	»	25	600	A partir de ce jour, l'urine devient normale; jamais il n'y a eu de sucre.

La grossesse, l'accouchement et surtout les accouchements répétés et laborieux paraissent exercer une certaine influence dans la production de la néphrite suppurée. C'est surtout à la suite de sa deuxième grossesse que la malade qui fait le sujet de l'observation qui va suivre commença à uriner du sang. Quatre mois après avoir mis au monde deux jumeaux, elle éprouve de violentes douleurs dans les lombes; les frissons et la fièvre ne tardent pas à indiquer la formation d'un foyer purulent. M. Lucas-Championnière pratique la néphrectomie à laquelle nous avons pu assister; et enlève un rein entièrement suppuré. A l'autopsie, on ne trouva pas de calculs.

OBSERVATION 273 *(inédite)*. — *Néphrite suppurée du rein gauche. — Néphrectomie. — Mort du choc, 4 heures après l'opération.* — Par M. le D**r** **Lucas-Championnière**.

La nommée Bracard, Hélène, âgée de vingt-six ans, entrée le 25 janvier 1886, salle Richard Wallace n° 9, hôpital Tenon, service de M. Championnière.

Cette femme a eu un premier enfant, il y a trois ans; après cet accouchement, elle a eu des hématuries assez fréquentes qui se sont renouvelées jusqu'à sa nouvelle grossesse, c'est-à-dire il y a quatorze mois. Dans les derniers temps, les hématuries étaient légères, quelques gouttes de sang venant surtout la nuit.

La deuxième et dernière grossesse fatigua beaucoup la malade qui accoucha de deux jumeaux, il y a quatre mois. Depuis ce temps, la malade souffre beaucoup dans la région lombaire gauche, elle se cachectise, a de la fièvre, parfois assez élevée (40°, 39°,5) et des frissons qui reviennent le soir surtout.

Les mictions sont douloureuses, les urines sont purulentes.

A son entrée, salle Richard Wallace, la malade venait du service de M. Hanot, où elle avait passé quinze jours.

Elle est dans un état de faiblesse très-marquée; pâleur et amaigrissement. La palpation de l'abdomen très-douloureuse fait sentir dans le flanc gauche une tumeur volumineuse, immobile, assez difficile à étudier en raison même de la douleur.

Les urines contiennent une quantité considérable de pus qui vient à chaque miction. Elles sont fétides.

Il ne parait pas douteux que l'on ait affaire à une néphrite suppurée du rein gauche probablement très-altéré. La malade a été très-fatiguée par son transport d'une salle dans l'autre.

M. Championnière se propose de faire la néphrectomie en choisissant un jour où la malade aurait un peu plus de force. Elle a eu des haut et des bas très-variables depuis quelques jours.

Mais l'état va s'aggravant; le 7 février, la malade est prise d'une diarrhée intense qui s'arrête un peu le 9. Elle n'a plus de ressource que dans une opération dont les chances sont fort diminuées du fait de cet état général.

Le 10 *février* 1886, *néphrectomie* avec le concours de MM. Périer, Terrier et Berger.

Incision étendue du rebord de la douzième côte vers l'épine iliaque antérieure et supérieure. Le péritoine décollé est facilement évité. La capsule est très-épaisse et très-dure. Elle est incisée avec un grand soin jusqu'à la substance du rein.

Celui-ci étant découvert est énucléé facilement. Il est extrêmement volumineux, se déchire au cours de l'opération et un flot de pus s'échappe.

Même après cette réduction, la ligature dut être faite en deux temps. La première ligature permet d'exciser une quantité notable de la substance du rein, ce qui donne du jour. Puis l'opération est achevée ; la ligature double enchevêtrée en fil de soie est portée sur le pédicule. Placement de trois gros tubes.

L'opération a été rapide sans perte de sang.

Malgré cela, la malade est très-déprimée. Quand on la porte

dans son lit, prostration profonde, pouls insensible, mains refroidies. Elle meurt quatre heures après l'opération.

L'autopsie montre les viscères pâles, le foie un peu gras ; le rein droit est gros et congestionné, indemne de calculs.

Les débris du rein enlevé très-volumineux ne contenaient point de calculs.

Les cas suivants de pyélo-néphrite suppurée paraissent s'être aussi développés à la suite de grossesses multiples et la gravité des accidents rénaux semble s'accroître chez chaque malade avec le nombre d'accouchements.

OBSERVATION 274. — *Pyélo-néphrite suppurée du rein gauche.* — *Néphrectomie — Guérison.* — Par **Von Bergmann** (1).

Femme, de 31 ans, a remarqué depuis sa première grossesse qui remonte à 4 ans que son urine est trouble et dépose.

Traitement de la pyélite sans résultat. Il y a deux ans, elle fut prise de fièvre avec amaigrissement considérable et perte d'appétit. Durant cette époque, elle devint encore enceinte et se porta alors beaucoup mieux. La quantité de pus dans l'urine est de 3 à 5 0/0, mais après le dernier accouchement, la quantité de pus monta de 12 0/0.

Déjà en 1882, il existait une tuméfaction dans l'hypochondre gauche. Le professeur Bergmann vit la malade, pour la première fois, en décembre 1883.

Urine acide avec pus verdâtre et hématies au microscope. Avec le chloroforme, on constate une tumeur lisse, s'étendant dans l'hypochondre gauche jusqu'à la fosse iliaque et faisant saillie dans la région lombaire, en la comprimant en avant. Cathétérisme des uretères.

(1) Berlin. Klin. Wochenschr., 1885, n° 47.

Opération, le 7 février 1884.— Incision lombaire d'après Simon, depuis la onzième côte jusqu'à la crête iliaque. Isolement du rein difficile à cause de l'épaisseur de la capsule. Ligature du pédicule et excision du rein quadruple du volume normal. Capsule très-résistante et parenchyme rénal transformé en 8 etits abcès remplis de pus. Lavage de la plaie. Drainage (3 gros drains). Suture de la plaie et pansement au sublimé. 5 heures après l'opération, première émission d'urine (120 gr.) qui contient beaucoup de sang et de pus. T. soir, 38°. Pouls 132. Urine claire le 9 février. La quantité d'urine pendant les 15 premiers jours varie de 210 à 1,120 grammes, en augmentant à mesure qu'on s'éloigne du jour de l'opération, pour devenir normale les jours suivants.

Suppuration de la plaie abondante. La malade ne se lève qu'à la quatrième semaine, reprend ses forces rapidement et quitte l'hôpital quelques jours après avec une petite fistule.

Décembre 1884. Cicatrice complète après l'élimination des ligatures. La malade, revue ces jours derniers, se porte très bien.

OBSERVATION 275. — *Abcès du rein droit.* — *Néphrotomie.* — *Guérison.* — Par **William Gardner** (1).

Mme N..., mère de douze enfants, dont 9 morts. Malade depuis trois ans, à la suite de ses couches. Les mictions devinrent alors douloureuses et l'urine renferma des sels blanchâtres et bientôt prit une mauvaise odeur. Des douleurs localisées surtout dans la région lombaire droite et irradiées dans la grande lèvre du même côté surviennent ensuite, s'accompagnant parfois de vomissements pendant 24 heures. Le cathétérisme fait constater que la surface de la vessie est couverte presque en entier de concrétions phosphatiques.

Deux fois dans la semaine, on lui fit des injections avec une solution d'acide nitrique, ce qui produisit une grande amélioration.

(1) The Australian Medical Journal, 15 avril 1885.

En juillet 1884, la malade revient : la vessie est débarrassée de tout calcul, mais le rein droit a beaucoup augmenté de volume et on décide de faire la néphrotomie.

Opération, le 4 Août 1884.— Incision oblique habituelle, ouverture de la capsule du rein, suture des deux lèvres à la plaie extérieure ; incision dans le rein ; écoulement d'une grande quantité de pus; drainage, pansement phéniqué.

Le 7 août, vomissement vert. Urines un peu acides, mais claires. Pansement, injection d'eau chaude dans le drain.

Le 9 août, on enlève les sutures et la plaie est lavée matin et soir. Enfin, après quelques alternatives, la malade se remet rapidement, le pus disparaît des urines et la plaie donne une suppuration peu abondante.

Aujourd'hui (19 février 1885), la malade, complètement guérie, a augmenté en poids de 28 kilogr.

OBSERVATION 276.— *Pyélo-néphrite suppurée avec dégénérescence kystique du rein droit. — Néphrectomie. — Guérison. —* Par **Lange** (1).

Femme, 26 ans, malade depuis février 1880. Troubles de la vessie traités pour cystite. Hématurie de temps en temps. Douleurs intermittentes. En 1882, douleurs très-vives et après une rétention d'urine, elle rendit *un morceau de chair* (?) par l'urèthre. Amélioration notable de son état général. Hématuries continuent. Après la première couche, douleurs lombaires du côté droit pendant 3 semaines. ·

Deuxième couche et mêmes symptômes. Au mois d'octobre 1885, examen de la malade, et reins de volume normal semblent être situés plus bas qu'à l'état normal. Rien dans la vessie. Urine tantôt pâle, tantôt sanguinolente, avec cellules épithéliales de la vessie, du pus et des globules rouges du sang. Urine de 750 à 1,500 gr. dans 24 heures.

Opération, 26 novembre 1885. — Incision lombaire ; on trouve le

(1) New-York med. Journ., 1886, 23 janv., p. 108.

rein droit en dégénérescence kystique. Quelques kystes contiennent un liquide simple, d'autres du pus floconneux. Extirpation du rein ; ligature du pédicule en trois parties. Peu de sang. Pas de complications ni pendant, ni après l'opération.Quatre semaines après l'opération, la malade quitte l'hôpital, guérie complètement. Peu de pus et de sang dans l'urine. De temps en temps, douleurs violentes au-dessous de la fosse iliaque droite; sensibilité exagérée à la pression. Le rein extirpé est normal quant à son volume et à sa forme. Il n'y a presque plus de substance corticale. Le rein présente des kystes multiples de volume variable avec contenu purulent. Dans la substance corticale conservée, on reconnaissait les éléments normaux du rein.

D'après la consistance du pus, il paraît vraisemblable qu'il s'agit d'un processus tuberculeux, bien qu'on ne trouve ni dégénérescence caséeuse, ni infiltration.

Nous n'insisterons pas sur la symptomatologie de la pyélo-néphrite suppurée, à sa période d'état. Les signes qu'elle présente à cette époque sont à peu près les mêmes que dans les autres formes de pyélo-néphrite avec suppuration. Mais au début, la marche de l'inflammation rénale est tout à fait insidieuse. Souvent il n'y a ni hématurie, ni pyurie, mais seulement un peu de gêne, de douleur dans la région lombaire. D'autres fois, l'attention du clinicien est attirée exclusivement sur les accidents des voies urinaires inférieures, et la néphrite passe inaperçue. D'après Thompson (1), « la maladie peut exister, même à un degré avancé, « avec absence complète de tout symptôme phy- « sique ou rationnel. »

(1) Follin et Duplay. Traité de pathologie externe, t. VI, p. 615.

La palpation profonde sera ici d'un grand secours. On recherchera attentivement la douleur localisée au niveau du triangle rénal et, si cette douleur provoquée est accompagnée de frisson, de fièvre, de malaise général, on soupçonnera la pyélonéphrite suppurée.

C'est ici que l'examen minutieux de l'urine devra être fait avec le plus grand soin. Il faudra examiner la quantité, la densité (1,006 à 1,004), l'alcalinité du liquide urinaire, voir s'il existe de l'albumine et se servir du microscope pour bien constater la présence de globules sanguins ou de leucocytes, de cylindres granuleux ou granulo-graisseux.

Nous croyons devoir dire ici quelques mots de certains moyens dont on se sert surtout à l'étranger pour aider à établir le diagnostic des affections rénales en général et de leur suppuration en particulier. Nous voulons parler de l'*Exploration des uretères*.

Tuchmann (1), voulant arriver à pouvoir examiner séparément l'urine de l'un ou l'autre rein, imagina un petit appareil dans le but de comprimer les uretères successivement, à travers la paroi antérieure du rectum.

Silbermann (2), considérant qu'il serait excessivement avantageux pour le chirurgien qui veut

(1) TUCHMANN. Med. Soc. of London, séance 3 février 1885.

(2) OSCAR SILBERMANN. Nouveau procédé d'oblitération temporaire des uretères dans un but diagnostique. (Berlin. Klin. Wochens., 20 août 1883.)

extirper un rein, de savoir dans quel état se trouve le rein opposé, a imaginé un *compresseur des uretères* qui a pour effet d'obturer momentanément l'orifice vésical d'un de ces conduits et de permettre ainsi l'examen de l'urine amenée uniquement par l'autre uretère. Ajoutons de suite que ces divers appareils ne paraissent pas pouvoir rendre les services qu'on en attendait et, aujourd'hui, ils semblent tombés en désuétude.

Simon (d'Heidelberg) conseilla le premier le *cathétérisme des uretères* et parut d'abord en obtenir de bons résultats, mais Czerny (1), dans une communication au Congrès de Londres, considère que cette méthode est trop difficile et trop dangereuse pour être appliquée au lit du malade. Cependant Pawlik (2), dans un important mémoire publié récemment, expose en détail et fait voir les résultats importants qu'il retire du cathétérisme successif des deux uretères. Dans quelques-unes des observations que nous avons publiées dans ce travail, nous avons pu apprécier les bons effets de cette méthode dans certains cas particuliers.

De notre côté, nous avons voulu rechercher par nous-même sur le cadavre quelles difficultés offrait le cathétérisme des uretères chez l'homme et chez la femme.

(1) CZERNY. Trans. of the internat. med. Congress in London, t. II, p. 243.

(2) PAWLIK. Le cathétérisme de l'uretère chez la femme. (Archiv. f. Klin. Chirurgie, Bd. XXXIII, H. 3, 1886. — Gaz. hebdomadaire méd. et chirur., n° 25, p. 417, 1886.)

Nos expériences ont porté sur 3 cadavres (femmes) et, chez aucun, nous n'avons pu arriver à faire pénétrer l'extrémité légèrement recourbée d'une fine bougie en baleine dans l'orifice vésical de l'uretère. Une seule fois, sur 6 cadavres (hommes), il nous est arrivé, par hasard, après bien des tâtonnements, de sentir que notre bougie était entrée dans un de ces conduits et, tout en la faisant maintenir solidement en place par un aide, nous avons pu constater, par l'incision de la paroi antérieure de la vessie, que notre bougie était bien dans l'uretère droit et qu'elle y avait pénétré dans une étendue de trois centimètres environ. Sur le vivant, le le cathétérisme de l'uretère doit offrir beaucoup moins de difficultés, et il nous semble que cette opération délicate devrait être tentée plus souvent ; peut-être avec une certaine habitude arriverait-on à la pratiquer avec succès et à établir ainsi une nouvelle méthode d'exploration qui permettrait d'apporter des données fort importantes dans le diagnostic des lésions rénales.

Certains auteurs n'ont pas craint de dilater largement le rectum, d'y introduire la main pour exercer une palpation rénale immédiate comme dans le cas de Robert Weir, que nous publions plus haut et où le docteur Sabine, possédant une main d'une extrême finesse, peut explorer directement la face antérieure du rein et diagnostiquer la nature véritable de sa lésion. Nous croyons que cette méthode est fort dangereuse et en tous cas peu pratique.

Il reste une dernière ressource pour le diagnostic, c'est l'incision exploratrice et Thornton, en Angleterre, préfère la néphrectomie abdominale dans le but surtout de pouvoir, séance tenante, explorer par la palpation le rein du côté opposé. Dans un cas précédemment publié dans ce paragraphe, l'incision exploratrice de la paroi abdominale a permis à notre maître, M. Lucas-Championnière, d'affirmer une lésion suppurée du rein.

Quant au traitement chirurgical de la pyélo-néphrite suppurative, nous ne pourrions que répéter ce que nous avons dit à propos des pyélo-néphrites calculeuses. La néphrotomie lombaire nous paraît être également la meilleure opération. Sur les 43 cas que nous avons pu reunir, nous avons 25 guérisons, soit 58,13 0/0.

Il nous semble donc encore ici que la néphrectomie ne doit être pratiquée qu'en dernière ressource.

OBSERVATION 277. — *Pyélo-néphrite suppurée du rein gauche. — Néphrectomie. — Guérison.* — Par **Czerny** (1).

Malade, 32 ans, avec troubles de la miction depuis 4 ans; fistule au-dessous de la ouzième côte depuis un mois, à la suite d'un abcès. La région abdominale du côté gauche est occupée par une tumeur au-devant de laquelle passe le côlon descendant.

(1) Centralblatt für Chirurgie, 1879, p. 739.

Diagnostic. — Pyonéphrose.

Opération, le 22 mai 1879. — Dilatation de la fistule ; résection de 9 cent. de la douzième côte. Le pédicule est lié en masse. Hémorrhagie abondante. Le rein présente une énorme poche purulente dans laquelle on trouve des foyers hémorrhagiques anciens. Guérison.

OBSERVATION 278. — *Pyélo-néphrite suppurée du rein droit.* — *Néphrectomie.* — *Guérison.* — Par **Cooper** (1).

Une jeune fille de 17 ans présente, depuis un an, des symptômes d'une affection rénale à droite, plus accentués depuis 6 mois; urine trouble.

A l'examen de la malade, on trouve dans la région abdominale droite, au-dessus et au-dessous de l'ombilic, une tuméfaction d'une mobilité qui n'est pas bien nette. En avant de la tumeur passe le côlon ascendant. L'urine est normale; pas de fièvre.

Opération, le 24 *avril* 1880.— Incision comme dans la colotomie. Une ponction préalable fait sortir beaucoup de pus. Vaisseaux liés en masse et uretère lié à part ainsi qu'une artère accessoire au catgut. L'opération dura 1 heure 1/4. Bien qu'il y eût du pus répandu dans le péritoine, la marche de la guérison fut satisfaisante et, au bout de trois mois, la malade était guérie complètement. Le rein extirpé était transformé en un sac et ne contenait pas de calcul.

OBSERVATION 279. — *Pyélo-néphrite suppurée du rein gauche.* — *Néphrectomie.* — *Guérison.* — Par **Clementi** (2).

Femme, 28 ans, souffrant du côté gauche. Douleur, tumeur dans la région du rein gauche. Pus dans les urines.

(1) Hunterian Society in Brit. med. Journ., p. 850, vol. II, 1880.
(2) Amer. Journ. of med. Scienc., 1882.

Opération, le 30 janvier 1881. —Incision lombaire. Enucléation du rein. Ligature du pédicule. Guérison. Rein enlevé parsemé d'abcès.

OBSERVATION 280. — *Pyélo-néphrite suppurée du rein gauche.* — *Néphrectomie.* — *Mort.* — Par **Frattina** (1).

Malade, 28 ans ; urine avec pus depuis longtemps. Douleur, tumeur dans région du rein gauche.

Opération, novembre 1881. — Incision lombaire. Ablation du rein difficile. Mort. Abcès multiples de l'organe enlevé.

OBSERVATION 281. — *Pyélo-néphrite suppurée du rein droit.* — *Néphrectomie.* — *Mort.* — Par **Marsh** (2).

Homme, de 34 ans, ressentit, il y a 3 ans pour la première fois, des douleurs dans la région lombaire. L'urine était ammoniacale. Le malade avait des douleurs le long de l'uretère droit et au niveau de la région rénale correspondante. On ne sentait pas de tumeur. L'urine contient beaucoup de pus, mais pas de sang.

Diagnostic exact fait par l'incision : Pyonéphrose.

Opération, décembre 1881. — Incision lombaire. Des adhérences solides rendent l'extirpation complète du rein impossible. Les vaisseaux sont liés d'une double ligature et la portion énucléée, excisée. Pas d'hémorrhagie.

Le malade meurt 30 heures après l'opération.

Rein gauche sain, rein droit avec abcès.

(1) Gazetta degli Ospitali, 1883.
(2) British med. journal, 1882, vol. I.

OBSERVATION 282. — *Pyélo-néphrite suppurée du rein droit.*—
Néphrectomie. — Guérison. — Par **Lawson Tait** (1).

Chez une femme de 24 ans se manifeste dans l'hypochondre
droit une tumeur qui occasionne des douleurs intenses. L'urine
contient du pus.

Opération, janvier 1881. — Incision sur la ligne blanche; l'extirpation de la tumeur est impossible à cause des adhérences avec
les intestins. La plaie abdominale guérit au bout de peu de temps
et la tumeur devint plus petite.

Opération, 28 mai 1882. — Incision lombaire. Enucléation du
rein avec un instrument mousse et ligature en masse du pédicule.
La veine rénale fut liée à part, à cause de sa déchirure. Une portion du bord du foie fit hernie à travers la plaie. Bien que l'opération ne fût pas faite avec toutes les précautions antiseptiques, la
guérison fut obtenue rapidement et, au mois d'août 1882, les
urines étaient normales.

OBSERVATION 283. — *Pyélo-néphrite suppurée du rein droit.* —
Néphrectomie. — Guérison. — Par **Paolo de Vecchi** (de San
Francisco) (2).

Une femme, 33 ans, éprouvait depuis 3 ans des troubles urinaires et des douleurs dans l'hypochondre droit. On y découvrit
une petite tumeur. L'urine très-acide contient beaucoup de pus,
d'épithélium de la vessie et du vagin. Depuis six mois. rapide
augmentation de la tumeur qui se trouve au-dessous du foie,
mobile et fort douloureuse.

Diagnostic probable. — Pyélo-néphrite.

(1) British med. journal, 1882, vol. II.
(2) San Francisco Western Lancet, nov. 1882. — Centralbl. für Chirurgie, n° 6, 1883.

Opération, 11 *décembre* 1882. — Incision de 15 cent., à peu près parallèlement au bord externe du muscle droit de l'abdomen Ligature des vaisseaux et de l'uretère. Enucléation et extirpation du rein. Sutures profondes et sutures superficielles.

Le 6e jour, ablation des sutures. La plaie était réunie, mais tuméfiée et douloureuse.

Le 8e jour, fièvre, tympanisme et affaiblissement.

Le 10e jour, la plaie fut rouverte avec une sonde et il s'en écoula une assez grande quantité de pus. Pus fétide dans les urines jusqu'au 18e jour.

Enfin, le 22e jour après la néphrectomie, un vaste abcès audessus de l'épine iliaque antéro-supérieure fut vidé à l'aide de l'appareil Potain ; drain. Guérison.

Le rein extirpé pesait 11 onces et était rempli d'abcès et de kystes. Masses caséeuses dans les pyramides.

OBSERVATION 284. — *Pyélo-néphrite suppurée du rein droit.* — *Néphrectomie.* — *Guérison.* — Par **D'Antona** (1).

Femme, 26 ans, douleurs et tumeur du flanc droit. Urine purulente.

Opération, le 28 *décembre* 1882. — Incision lombaire. Ablation du rein rempli d'abcès. Uretère et vaisseaux liés séparément. Guérison un mois après.

OBSERVATION 285. — *Pyélo-néphrite suppurée du rein gauche.* — *Néphrectomie.* — *Mort.* — Par **Whitehead and Thornburn** (2).

Femme, 45 ans ; en janvier 1881, vive douleur lombaire en soulevant un poids lourd. 6 mois plus tard, nouvelle crise lombaire se renouvelant souvent. En juin 1882, hématurie d'origine rénale alternant avec urine claire sans gravelle ni calcul. Plus tard

(1) Medical News, 1883, vol. I.
(2) Brit. med. Journal, June 1883.

pyurie. Douleurs vives dans rein et vessie. État général grave ; tumeur arrondie, fluctuante dans région inguinale et lombaire gauches.

Opération, 1882.—Incision sur la ligne blanche et autre incision de l'ombilic à l'épine iliaque antéro-supérieure . Décollement du côlon ; rein mis à nu et ponctionné. Ecoulement de pus. Ponction dans région postérieure avec large trocart. Enucléation du rein. Ligature du hile et extirpation de l'organe. Drain par région lombaire. Suture de plaie abdominale. Pansement antiseptique. Collapsus et mort 2 heures après opération.

Rein enlevé transformé en vaste poche suppurée. Autre rein avec petits kystes et sclérosé.

OBSERVATION 286. — *Pyélo-néphrite suppurée du rein gauche.* *— Ponction aspiratrice et incision du foyer purulent.— Néphrectomie. -- Guérison.* — Par **West** (1).

Un jeune garçon de 15 ans avait reçu, au mois de novembre dernier (1882), un coup violent dans le ventre. L'urine devint sanguinolente et il se forma une tumeur lombaire accompagnée de fièvre. Au mois de décembre, on retire par une ponction aspiratrice 5 onces 1/2 de pus (environ 175 grammes). La ponction fut renouvelée, puis une incision fut pratiquée au niveau de la région malade. Drainage. Le pus s'éliminait abondamment tous les jours.

Opération, 3 *mars* 1883. — Incision lombaire. Ablation du rein malade volumineux, pesant 16 onces, dans lequel se trouvent des abcès.

Suites de l'opération heureuses.

(1) Birmingham Medical News, 1883, vol. I.

OBSERVATION 287. — *Pyélo-néphrite suppurée du rein gauche.* — *Néphrectomie.* — *Mort par urémie.* — Par **Elder Georges** (1).

Femme de 45 ans, entre à l'hôpital 5 mars 1883, souffrant d'une tumeur abdominale. Rien dans les antécédents héréditaires, si ce n'est que la mère serait morte d'un cancer du sein. Mariée à 20 ans, eut 9 enfants dont 8 vivants et bien portants. Toujours bonne santé jusqu'à il y a onze semaines. A cette époque, inflammation d'intestins (?) avec fièvre et douleur dans côté gauche de l'abdomen et, cinq semaines après, gonflement dans cette même région. Le développement rapide de la tumeur, la diarrhée abondante, l'amaigrissement rapide, les symptômes d'urémie avec contraction de la pupille, la sécheresse de la peau, tout indiquait la gravité du cas. Malade tellement faible que l'on craignait sa mort pendant son transport à l'hôpital.

Rien dans son histoire n'indiquait un calcul du rein ou une inflammation des organes génito-urinaires. Aucune intervention chirurgicale pendant les cinq premiers jours de son admission à l'hôpital, tant la faiblesse était grande. Dans les 24 heures, elle rendait de 30 à 40 onces d'urine dont les 2/3 étaient du pus (960 à 1.280 gr.). Température de 100 à 102 Fahr.

A l'examen, tumeur occupant la moitié gauche de la cavité abdominale, s'étendant jusque près du ligament de Poupart à droite, dépassant la ligne médiane, saillante sur le côté et en arrière, rénitente, distinctement fluctuante et certainement d'origine rénale. L'intervention chirurgicale très-grave, il est vrai, paraît être la seule chance de salut.

Opération, le 11 *mars* 1883. — Incision lombaire. Ablation du rein dont l'énucléation fut excessivement difficile et longue à cause des fortes adhérences aux tissus environnants. Très-peu d'hémorrhagie. Ligature de l'uretère et des vaisseaux rénaux en masse avec soie phéniquée.

Six heures après l'opération, on retire par le cathéter trois onces d'urine très-chargée. A partir de ce moment, plus d'urine

(1) The Lancet, August 1st 1885, p. 196.

jusqu'à la mort, arrivée à 10 heures du soir, le jour de l'opération. Le rein enlevé formait un vaste abcès sans trace de tissu sécrétoire. Dégénérescence graisseuse de l'autre rein.

OBSERVATION 288. — *Pyélo-néphrite suppurée avec abcès péri-néphrétique. — Néphrectomie. — Mort. — Par* **Von Bergmann** (1).

Malade avec tumeur volumineuse, fluctuante dans hypochondre depuis quelque temps. Pus par ponction.

Opération, 1883. — Incision lombaire. Ecoulement de pus abondant. Ligature du hile. Ablation du rein contenant un grand nombre d'abcès. Mort par choc nerveux.

OBSERVATION 289. — *Pyélo-néphrite suppurée du rein droit.— Néphrectomie. — Mort. — Par* **G. D. Palmer** (2).

Jeune allemande, 19 ans. Depuis deux ans, douleurs mal définies dans utérus, puis douleurs vives dans la région lombaire droite. Cystite. Accès fébriles, frissons. Collection purulente reconnue par ponction exploratrice.

Opération, 1883. — Incision en dehors du muscle droit de l'abdomen; ponction du rein et 2 onces de pus. Enucléation du rein. Pédicule lié et sectionné. Drainage par région lombaire. Mort le quatrième jour. Pas d'autopsie.

Rein extirpé avec abcès.

(1) Berlin. Klin. Wochensch., 1883.
(2) The Medical News, 1883.

OBSERVATION 290. — *Néphrite suppurée avec abcès périnéphré-tique.* — *Néphrotomie.* — *Néphrectomie.* — *Guérison.* — Par **Von Bergmann** (1).

Malade, âgée de 24 ans, ressent depuis plusieurs années dans l'hypochondre gauche des douleurs quelquefois très-vives. Un médecin diagnostique un abcès profond situé au-dessous de la douzième côte. D'autres confrères pensèrent à un rein mobile, Lorsque Bergmann vit la malade pour la première fois, au mois de juin 1883, elle se plaiguait de douleurs dans la jambe gauche, s'irradiant vers l'articulation coxo-fémorale d'une part et d'autre part vers l'ombilic ; fièvre le soir 38° à 39°. Région lombaire gau-che plus large que la droite. Avec le chloroforme, on constate une tumeur s'étendant du bord inférieur de la douzième côte à la fosse iliaque, lisse, fluctuante. Urine claire ; utérus et ovaires libres.

Diagnostic : abcès périnéphrétique probablement causé par abcès rénal.

Opération, 1er *juillet* 1883. — Incision de l'abcès périnéphrétique et drainage. La fievre disparaît après l'ouverture de l'abcès mais seulement pendant les premières semaines. A la fin du mois d'août et au commencement du mois de septembre, les douleurs deviurent de plus en plus intenses; la malade, qui s'est rétablie après la néphrotomie, perd de nouveau l'appétit et commence à maigrir.

Opération, le 3 octobre 1883. — Incision lombaire. Enucléation du rein de sa capsule fort épaissie. Ligature du pédicule en masse. Toilette de la plaie avec une solution d'acide phénique à 3 0 0. Suture de la plaie, pansement au sublimé.

Le rein extirpé présentait 8 gros abcès dont l'un communiquait avec la fistule.

Après l'opération, vomissements; température normale. Urine avec un peu d'albumine les 4 premiers jours. Quantité variant de 650 gr. à 1,050 gr. par jour.

(1) Berlin. Klin. Wochenschr., 1885, n° 47.

Guérison de la plaie rapide si ce n'est une petite fistule qui dure six mois.

Le 21 *octobre* 1885, forte hémorrhagie que la malade prend pour ses règles, mais qui est en réalité un avortement de 6 à 8 semaines. Au commeucement de cette année (1885), la jeune femme eut un enfant pour la première fois.

OBSERVATION 291. — *Pyélo-néphrite suppurée du rein gauche avec abcès périnéphrétique. — Néphrotomie. — Néphrectomie. — Guérison.* — Par **Von Bergmann** (1).

Malade, âgée de 20 ans. A 17 ans, chlorose. Depuis le mois de mai 1883, troubles urinaires attribués à un refroidissement; urine trouble et sédimenteuse. Douleurs vives dans la région lombaire gauche. Au mois d'août 1883, une incision au-dessous du rebord des fausses côtes donna issue à une grande quantité de pus. Drainage de la plaie. Au bout de 3 mois, la malade quitta l'hôpital rétablie, mais portant toujours une fistule.

Au mois d'avril 1884, plaie tout à fait cicatrisée et urine normale. Il y a deux semaines, douleurs au niveau de la cicatrice qui devint rouge et la fistule se reproduisit. Elimination d'une grande quantité de pus. En même temps l'urine devint trouble et sédimenteuse. Au mois de septembre 1884, la malade entre à l'hôpital.

Une sonde, introduite dans la fistule, s'enfonce dans une profondeur de 10 centimètres. Avec le chloroforme, on constate, dans l'hypochondre gauche et la région lombaire correspondante, une tumeur du volume d'une tête d'enfant, dans laquelle la sonde pénètre, tumeur dure, arrondie, peu compressible. Urine trouble et par le repos, dépôt de pus et d'épithélium rénal.

Opération, le 18 *septembre* 1884. — Incision lombaire d'après Simon; incision de l'atmosphère adipeuse de la capsule rénale épaisse de plus d'un centimètre. Enucléation du rein et à ce moment rupture de la couche corticale et écoulement d'une grande

(1) Berliner Klin. Wochenschr., 1885, n° 47.

quantité de pus. Isolement du pédicule et ligature. Drainage et suture de la plaie.

Suites de l'opération très-heureuses. Le soir de l'opération, cathétérisme, ensuite malade urine seule. Pas de fièvre. Ablation des drains le 6e jour. Malade urine de 650 à 1,150 gr. dans les 24 heures. Urine sans albumine le 8e jour et parfaitement claire. Cicatrice de la plaie le 4e jour et le 14e, la malade se lève ; fistule cicatrisée vers la 6e ou 7e semaine.

OBSERVATION 292. — *Abcès du rein droit.* — *2 Néphrotomies.* — *Néphrectomie. — Mort.* — Par **William Gardner** (1).

Il y a cinq ans, A. M. L., 42 ans, commença à éprouver une sensation de brûlure en urinant ; cette douleur devint plus vive, plus intense pendant six mois et les mictions étaient si fréquentes qu'il était obligé d'uriner toutes les heures. Le traitement médical ne produisit aucune amélioration.

Depuis 2 ans et demi, l'urine contient du sang et le malade souffre presque chaque fois d'une crise de coliques, avec vomissements et douleurs dans la région hypogastrique. Une amélioration très-grande suivit et c'est seulement depuis deux mois qu'il souffre dans la région lombaire droite.

Depuis un an, il ne souffre plus de sa sensation de brûlure en urinant.

Il y a de l'empâtement dans la fosse lombaire droite ; matité en avant. On ne peut sentir le bord du rein. La palpation des régions lombaires, surtout de la région lombaire droite, est douloureuse.

Les urines sont abondantes, un peu acides et contiennent beaucoup de pus.

Le 28 janvier 1884, on constate l'existence d'un épanchement dans la plèvre droite ; le malade passe en médecine ; il revient en chirurgie le 24 février.

Le 25 février 1884, Néphrotomie. — Il s'écoule une quantité de pus considérable.

(1) The Australian Medical Journal, 15 avril 1885.

Le 14 mai, le malade quitte l'hôpital, ayant dans la région lombaire une fistule suppurant peu ; les urines ne contiennent plus de pus. L'état général est meilleur ; le malade reprend ses occupations.

Mais en avril 1884, il commence à maigrir et rentre à l'hôpital le 18 mai. La fistule donne toujours et le stylet s'enfonce à une profondeur de 9 à 10 centimètres.

Pas d'albumine dans l'urine. 20 gr. d'urée dans les 24 heures.

Le 5 juin 1884, 2e *Néphrotomie.* — Incision oblique étendue de la 12e côte à la crête iliaque, aussi proche que possible de l'ancienne cicatrice. A une profondeur de 9 centimètres, le doigt sent trois ouvertures qui semblent être les calices d'un bassinet dilaté. Pensant que le rein est tellement fixé par des adhérences qu'il sera impossible de l'extraire, on place un gros drain et la plaie est réunie par sutures métalliques.

La suite de cette tentative fut favorable et, le 28 juillet, le malade quittait l'hôpital.

Le 3 octobre, le malade revient trouver Gardner, le suppliant de faire encore une nouvelle opération.

Le 6 octobre 1884, *Néphrectomie.* — Incision de 12 centimètres sur le bord externe du muscle droit abdominal. Arrivé sur le péritoine, il fait une incision égale à celle de la plaie cutanée. Il engage la main délicatement dans la cavité abdominale et constate que le rein droit est très-augmenté de volume, mais encore mobile et non fusionné par des adhérences complètes aux tissus environnants. Le rein gauche, exploré de la même manière, paraît avoir son volume normal.

Gardner se décide alors à enlever le rein droit par l'incision lombaire, s'il est possible. Des compresses phéniquées sont placées sur la plaie abdominale et maintenues par un aide. Gardner incise alors la région lombaire sur sa précédente incision, puis, n'ayant pas assez d'espace pour manœuvrer aisément, il fait une incision sur toute la longueur de la douzième côte, détache son périoste, résèque la côte à son extrémité vertébrale et l'enlève. Il devient facile alors de saisir le rein. Son tissu est friable et s'écrase sous la pression des doigts ; cependant, en l'attirant doucement, Gardner atteint le pédicule, le prend dans une ligature double et le divise. La cavité est lavée avec de l'eau tiède ; au fond de la plaie le péritoine est resté intact, car le liquide injecté revient aussitôt. Drainage et sutures de la plaie. Pansement de Lister.

L'opération a duré 1 heure 1/2.

Le matin de l'opération, la température est à 39°,7 et après l'opération elle redevient normale.

Le 7 octobre, vomissements, sueurs profuses, délire.

Deux fois, on fait la cathétérisme : on ne trouve pas d'urine dans la vessie, mais seulement quelques gouttes de pus.

Cet état dure encore le lendemain ; le malade meurt à deux heures et demie.

Autopsie. — En ouvrant l'abdomen, on constate l'existence d'adhérences récentes entre la plaie et le côlon ascendant, ainsi qu'entre la face inférieure du foie et les anses intestinales adjacentes. La cavité abdominale contient une petite quantité de liquide séreux. Les intestins sont excessivement distendus ; aucune trace de tubercules dans les ganglions mésentériques. A la place du rein droit, on trouve une cavité capable d'admetttre les deux poings d'un adulte, limitée par des parois fibreuses épaisses et complètement séparée de la cavité péritonéale. Dans cette cavi é on retrouve quelques débris de la glande et des caillots. Le pédicule est retrouvé, solidement lié par deux fils de soie.

Le *rein gauche* est gros, pâle, mou, se décortique facilement. A la coupe, il présente l'aspect de la dégénérescence graisseuse.

L'*uretère droit* est converti en un cordon fibreux, adhérent aux tissus qui l'entourent.

L'*uretère gauche* est normal.

La *vessie* est petite, contractée, contient une cuillerée de pus. Les parois ont une épaisseur de 7 à 8 millimètres, la muqueuse est rugueuse et hypertrophiée.

Rien dans la prostate.

Le *foie* est gros et gras ; la vésicule biliaire est pleine de bile, pas de calcul.

La *rate* est congestionnée.

Le *cœur* petit est sain. Rien aux valvules.

Rien dans les poumons.

OBSERVATION 293. — *Pyélo-néphrite suppurée ancienne.* — *Néphrectomie.* — *Fistule stercorale.* — *Mort.* — Par M. le professeur **Trélat** (1).

Femme, 35 ans, entrée à la Charité, fin novembre 1884. Symptômes durant depuis deux ou trois ans. Pyélo-néphrite ; épaisse couche de périnéphrite, cachexie néphrétique. Indication pressante de néphrectomie.

Opération, 20 *janvier* 1885. — Incision verticale au niveau du bord externe de la masse sacro-lombaire, depuis la douzième côte jusqu'à la crête iliaque. L'accès du rein est difficile à cause de l'existence d'une masse scléreuse dure et épaisse qui l'entoure. Enucléation très-difficile ainsi que la ligature du pédicule qui est faite en masse, sans qu'on puisse voir ou distinguer les vaisseaux rénaux ; une pince à demeure est mise au fond de la plaie. Pansement phéniqué et drainage. Nulle tendance à la réparation de la plaie. Le neuvième jour, établissement d'une fistule stercorale par la plaie. Mort d'affaiblissement graduel, le dix-septième jour (6 février 1885).

A *l'autopsie,* cœur sain, poumons sans tubercules, foie très-volumineux et gras, rein droit gros et blanc. Tout le tissu cellulaire rétro-péritonéal du côté gauche est chroniquement enflammé, dur, lardacé et englobe, dans une masse commune, la rate, la queue du pancréas, la face postérieure du côlon transverse et les débris du rein gauche dont l'extrémité supérieure a été laissée en place. La fistule stercorale siégeait à l'angle gauche du côlon, elle était le résultat de l'application de la pince laissée à demeure.

En somme, opération très-tardive, par une plaie trop étroite et trop profonde.

(1) Bullet. de la Soc. de chir., 1885, p. 826. — Revue des Sciences médicales. Paris, 1886, p. 703.

OBSERVATION 294. — *Abcès multiples du rein droit pris pour une tumeur solide du rein. — Néphrectomie. — Mort.* — Par **Lawson Tait** (1).

K. J..., 45 ans, atteint d'une tumeur volumineuse du rein droit, tumeur solide, non fluctuante, me fut envoyé par Dr Bottle.

Le 16 avril, je procédai à la *néphrectomie* et, en découvrant le rein, le trouvai augmenté de plus des 2/3 de son volume, augmentation due à une série d'abcès situés dans la profondeur du parenchyme rénal. Mort de choc 26 heures après l'opération. Dans ce cas, l'erreur vint de l'inexploration du rein avant son ablation, car, si je l'avais ouvert et essayé d'y faire pénétrer le doigt jusqu'au bassinet, j'aurais certainement découvert la véritable nature de la maladie. Je croyais à une tumeur solide.

OBSERVATION 295. — *Abcès périnéphrétique et fistule purulente de la région lombaire droite. — Néphrectomie. — Mort par anurie.* — Par **Von Bergmann** (2).

Femme, 31 ans. Depuis un an, tumeur dans la région lombaire droite à la suite d'une maladie pour laquelle on ne peut avoir de renseignements précis, tumeur augmentant rapidement de volume. Souvent douleurs vives dans le côté droit. La tumeur s'est ouverte spontanément en arrière et il s'est écoulé une grande quantité de pus. Examen au mois de juin 1885, la malade présente une fistule au-dessous de la dernière côte, au niveau de bord externe de la masse sacro-lombaire. On pénètre par cette fistule à une profondeur de plusieurs centimètres vers le rein droit et, par une pression à ce niveau, on fait sortir du pus. L'urine est claire.

Opération, juin 1885. — Incision de la fistule et écoulement de pus abondant. Néphrotomie d'après l'incision de Simon. Résection

(1) Notes on the surgery of the Kidney, by Lawson Tait, F. R. C. S. in The Birmingham Medical Review, sept. 1885.
(2) Berlin. Klin. Wochenschr., 1885, n° 48.

de la onzième côte. On saisit le rein à l'extrémité supérieure duquel on trouve un gros abcès que l'on ouvre ; écoulement de 100 gr. de pus environ. Jusque-là, Von Bergmann pensait à un abcès périnéphrétique. Mais par une exploration plus attentive, il trouve au niveau de la substance intra-rénale un autre abcès qu'il ponctionne. L'uretère et les vaisseaux sont liés au catgut. Rein extirpé petit, à surface inégale. Substance corticale rétractée et de couleur jaunâtre. Il n'y a pas d'abcès dans le parenchyme. Erreur de Von Bergmann. Mort d'anurie le 2e jour de l'opération.

Autopsie. — Le rein gauche est dans le même état que le rein extirpé, ce qui explique l'anurie.

OBSERVATION 296. — *Pyélo-néphrite suppurée.* — *Néphrectomie.* — *Guérison.* — Par **Vincenzo Danillo** (1).

Malade souffrant depuis longtemps de troubles urinaires et de tumeur de la région rénale. Tumeur ponctionnée huit fois et chaque fois on retire quatre pintes de pus.

Opération, 1885. — Incision des parties molles. Les parois du kyste sont adhérentes aux muscles lombaires, au diaphragme et au péritoine. Ponction de la tumeur avec appareil Potain. Résection de la douzième côte. Ligature du pédicule. Ablation de la tumeur. Guérison rapide.

OBSERVATION 297. — *Pyélo-néphrite suppurée.* — *Néphrectomie.* — *Guérison.* — Par **R. G. Bogue** (2).

Femme, 36 ans, avec douleurs lombaires, troubles de la miction, urines purulentes, tumeur rénale depuis quelque temps.

Opération, 1885. — Incision lombaire. Extirpation du rein. Guérison.

(1) Gazz. degli Ospit., 25 mars 1885. — Revue Scienc. méd., t. XXVII, p. 296, 1886.

(2) Chicago med. Soc., 15 juin 1885. — Revue Scienc. méd., t. XXVII, p. 296, 1886.

OBSERVATION 298 (inédite). — *Pyélo-néphrite suppurée du rein droit. — Néphrotomie. — Mort. — (Résumé d'une observation recueillie par M. Mérigot de Treigny, interne des hôpitaux, dans le service de M.* **Labbé** *à l'hôpital Beaujon en 1885).*

Femme de trente ans, ayant eu plusieurs coliques néphrétiques ; depuis un mois, état douloureux permanent, altération de l'état général ; on constate les signes d'une pyélo-néphrite du côté droit, les urines sont très-fortement purulentes. M. Labbé décide la néphrectomie.

Opération, le 5 juin 1885. — Par la voie abdominale, on ouvre une vaste poche remplie de pus qui communique par un orifice profond assez étroit avec le foyer intra-rénal. L'extirpation est jugée imp ssible ; on se contente d'agrandir l'orifice de communication des deux foyers, de les laver et de suturer la cavité à la plaie abdominale. Dans le cours de l'opération une anse intestinale a été ouverte, on la fixe à la plaie abdominale. Pas de choc, mais agitation extrême ; les premiers jours, l'état de l'opérée est assez satisfaisant, mais le septième jour, elle succombe à une péritonite généralisée.

OBSERVATION 299. — *Pyélo-néphrite suppurée. — Néphrotomie. — Guérison avec fistule urinaire.* — Par **Post** (1).

Femme, 44 ans. Il y a 7 ans, vives douleurs dans région lombaire gauche. En mai 1878, douleurs avec frissons et hématuries. En juillet, tumeur à région hypogastrique gauche, se développant jusqu'au mois d'août.

Opération, août 1878. — Ponction et 8 onces de pus. Incision lombaire, écoulement d'un flot de pus. Après plusieurs hémorrhagies et la mortification d'une partie de la plaie, cicatrisation. Il reste une fistule urinaire.

____

(1) New-York med. journ., janvier 1879. — Revue Scienc. méd.,t. XIII, 685, p. 1879.

TABLEAU DES NÉPHRECTOMIES POU[...]

Nᵒˢ	OPÉRATEUR	DATE DE L'OPÉRATION	SEXE	AGE	DIAGNOSTIC
1	Czerny.	22 mai 1879.	F.	32	Pyélo-néphrite suppurée du rein gauche.
2	Cooper.	24 avril 1880.	F.	17	Pyélo-néphrite suppurée du rein droit.
3	Czerny.	10 janvier 1881.	F.	35	Pyélo-néphrite suppurée du rein droit.
4	Clementi.	30 janvier 1881.	F.	28	Pyélo-néphrite suppurée du rein gauche.
5	Frattina.	Novembre 1881.	F.	28	Pyélo-néphrite suppurée du rein gauche.
6	Marsh.	Décembre 1881.	H.	34	Pyélo-néphrite suppurée du rein droit.
7	Tait Lawson.	28 mai 1882.	F.	24	Pyélo-néphrite suppurée du rein droit.
8	Vecchi (Paolo de)	11 décembre 1882.	F.	33	Pyélo-néphrite suppurée du rein droit.
9	D'Antona.	28 décembre 1882.	F.	26	Pyélo-néphrite suppurée du rein droit.
10	Whitehead et Thornburn.	1882.	F.	45	Pyélo-néphrite suppurée du rein gauche.
11	West.	3 mars 1883.	H.	15	Pyélo-néphrite suppurée du rein gauche.
12	Elder Georges.	11 mars 1883.	F.	45	Pyélo-néphrite suppurée du rein gauche.
13	Bergmann (Von).	1883.	F.		Pyélo-néphrite suppurée.
14	Palmer C. D.	1883.	F.	19	Pyélo-néphrite suppurée du rein droit.
15	Bergmann (Von)	3 octobre 1883.	F.	24	Néphrite suppurée du rein gauche.
16	Weir Robert F.	3 novembre 1883.	F.	23	Abcès multiples du rein droit.
17	Bergmann (Von)	7 février 1884.	F.	31	Pyélo-néphrite suppurée du rein gauche.
18	Bergmann (Von)	18 septembre 1884.	F.	20	Pyélo-néphrite suppurée du rein gauche.
19	Gardner William	6 octobre 1884.	H.	42	Abcès du rein droit.
20	Trélat.	20 janvier 1885.	F.	35	Pyélo-néphrite suppurée du rein droit.
21	Bergman (Von).	10 avril 1885.	H.	52	Pyélo-néphrite suppurée du rein droit.
22	Tait Lawson.	16 avril 1885.	H.	45	Abcès multiples du rein droit.
23	Ollier (de Lyon).	Août 1885.	H.		Pyélo-néphrite suppurée du rein gauche.
24	Lucas-Championnière	13 juin 1885.	F.	40	Pyélo-néphrite suppurée du rein droit.
25	Bergmann (Von)	Juin 1885.	F.	31	Abcès périnéphrétique.
26	Lange.	26 novembre 1885.	F.	26	Pyélo-néphrite suppurée du rein droit.
27	Danillo Vincenzo	1885.	H.		Pyélo-néphrite suppurée.
28	Bogue R. G.	1885.	F.	36	Pyélo-néphrite suppurée.
29	Lucas-Championnière	10 février 1886.	F.	26	Néphrite suppurée du rein gauche.

PYÉLO-NÉPHRITES SUPPURÉES

SIÈGE DE L'INCISION	ÉTAT DE L'ORGANE ENLEVÉ	RÉSULTAT	OBSERVATIONS
Lombo-latéral.	Rein suppuré.	G.	Rein suppuré avec foyers hémorrhagiques.
Lombaire.	Transformation du rein en poche purulente.	G.	Passage du pus dans le péritoine pendant l'opération.
Lombo-latéral.	Rein suppuré.	G.	Hémorrhagie abondante pendant l'opération provenant du parenchyme rénal.
Lombaire.	Rein parsemé d'abcès.	G.	Pas de complications.
Lombaire.	Abcès multiples du rein.	M.	Pas d'autopsie.
Lombaire.	Abcès rénal.	M.	Néphrect. partiel. Pas d'hémorr. R. g. sain.
Lombaire.	Rein suppuré.	G.	Pas de complications, quoique l'opération n'eût pas été faite avec toutes les précautions antiseptiques.
Abdominale.	Rein kystique suppuré.	G.	Formation d'un vaste abcès au-dessus de l'épine iliaque antéro-supérieure.
Lombaire.	Rein suppuré.	G.	Pas de complications.
Abdominale.	Rein suppuré.	M.	Drainage par région lombaire. Plaie abdominale suturée. R. d. kystiqne et sclérosé.
Lombaire.	Rein volumineux avec abcès.	G.	Pas de complications.
Lombaire.	R. supp. sans tissu sécrétoire.	M.	Dégénérescence graisseuse du rein droit.
Lombaire.	Rein suppuré.	M.	Choc opératoire.
Abdominale.	Rein avec abcès.	M.	Pas d'autopsie.
Lombaire.	Rein suppuré.	G.	*Néphrotomie* 13 juillet 1883; 18 jours après l'opération, avortement.
Lombaire.	Rein suppuré.	M.	Cystite durant 2 ans, fistule vésico-vaginale pratiquée 2 fois.
Lombaire.	Rein avec huit abcès.	G.	Suppuration abondante. Se lève la quatrième semaine.
Lombaire.	Rein suppuré.	G.	*Néphrotomie* lombaire en août 1883. Fistule suppurée lombaire pendant six semaines.
Abdominale.	Rein suppuré.	M.	Rein gauche en dégénérescence graisseuse.
Lombaire.	Rein suppuré.	M.	Au neuvième jour, fistule stercorale par la plaie qui siège au niveau du côlon. Rein droit gros et blanc.
Lombaire.	Rein suppuré.	G.	Persistance d'une petite fistule suppurée pendant quelques mois. Organe enlevé douze fois plus gros qu'à l'état normal.
Abdominale.	Rein suppuré.	M.	Rein pris pour tumeur solide.
Lombaire.	Rein suppuré.	G.	Substance rénale réduite à une coque.
Lombo-latéral.	Rein avec nombreux abcès.	G.	Ponction et incision abdominale exploratrices le 21 mai 1885. Cicatrisation trois semaines après néphrectomie.
Lombaire.	Rein rétracté.	M.	Fistule lombaire. Résection de la douzième côte, rein droit rétracté.
Lombaire.	Dégénérescence kystique.	G.	Rein enlevé kystique avec quelques poches à contenu purulent.
Lombaire.	Rein suppuré.	G.	Résection de la douzième côte. Tumeur ponctionnée huit fois et issue de quatre pintes de pus chaque fois, avant néphrectomie.
Lombaire.	Rein suppuré.	G.	Pas de complications.
Lombo-latéral.	Rein suppuré.	M.	Le péritoine ne fut pas ouvert. Choc opératoire ; r. d. volumineux et congestionné.

OBSERVATION 300. — *Pyélo-néphrite suppurée du rein gauche.* — *Ponction.* — *Néphrotomie.* — *Guérison.* — Par **H. Waelle** (1).

Jeune homme, 20 ans, avec accès de coliques néphrétiques à gauche depuis la jeunesse. Parfois pyurie et diminution de la tumeur de l'hypochondre. Ponction aspiratrice et 800 gr. de pus sans acide urique. Tumeur se reproduit.

Opération, 1880. — Incision parallèle à la douzième côte, à 1 cent. au-dessous. Cavité purulente mise à nu, lavée et drainée. Injection iodée. 6 mois après, il ne reste plus qu'une petite fistulette. Urine normale, plus de douleurs ni de tumeur. Guérison plus tard.

OBSERVATION 301. — *Pyélo-néphrite suppurée du rein gauche.* — *Néphrotomie.* — *Mort.* — Par **James Israël** (2).

Femme, 34 ans. Hydronéphrose par affection rénale de la première enfance.

Opération, 2 *novembre* 1882. — Incision du sommet de la onzième côte à ligne blanche, à mi-distance entre l'ombilic et l'épine iliaque. Côlon descendant refoulé en dedans. Ponction du kyste et écoulement de beaucoup de pus fétide. Suture des parois du kyste aux lèvres de la plaie abdominale. Deux drains. Pansement iodoformé. Première journée après l'opération favorable, mais bientôt somnolence, coma, mort dans nuit du 4 au 5 novembre. Rein gauche transformé en un vaste sac contenant du pus; uretère avec son volume normal, mais s'insérant anormalement au bassinet.

(1) Correspond. Blatt f. schweizer Aerzte, n° 17, p. 549, 1er sept. 1880. — Revue Scien. méd., t. XX, p. 282, 1882.

(2) Berlin. Klin. Wochensch., décembre 1882.

OBSERVATION 302 — *Pyélo-néphrite suppurée du rein droit. — Néphrotomie. — Améloriation.* — Par **Samuel Knaggs** (1).

Femme, 28 ans, sans autre antécédent morbide qu'une attaque de rhumatisme. Quatre mois avant son entrée à l'hôpital, elle éprouve des douleurs lombaires et de fréquents besoins d'uriner qui l'exaspèrent et la forcent à se faire soigner. La miction se répète toutes les heures avec de vives douleurs ; les urines sont purulentes et albumineus·s, sans graviers ni globules de sang. Il n'existe aucune lésion appréciable de l'utérus ni du bassin ; on sent seulement dans l'abdomen, vers le flanc droit, une rénitence profonde et douloureuse qui semble produite par le rein droit.

Malgré un traitement rationnel constitué par des balsamiques et des calmants, l'état reste le même et s'aggrave ; des frissons et de la fièvre hectique surviennent au bout d'un mois; on décide l'opération.

Opération, le 1er septembre 1884.—Une incision est conduite dans la région lombaire à un demi-pouce au-dessous de la dernière côte jusqu'au niveau du rein. La glande paraissant élastique et tendue, on la perfore d'un coup de trocart qui donne issue à du pus ; cela fait, la moitié inférieure du rein est largement ouverte avec les ciseaux et le doigt introduit dans l'intérieur de la cavité rénale dilatée. Aucun calcul n'est découvert. Drainage de la plaie, pansement antiseptique et injections détersives du bassinet. Les suites furent très-satisfaisantes; aucune hémorrhagie primitive; diminution progressive de la quantité de pus de la fistule; absence de fièvre. Au moment où l'auteur publie son observation, la plaie était belle et granuleuse et l'urine avait cessé en majeure partie d'être purulente.

(1) Brit. med. Journ., p. 428, février 1885. — Rev des Sciences méd., Paris, 1886, p. 303.

OBSERVATION 303. — *Pyélo-néphrite suppurée du rein gauche.* — *Néphrotomie.* — *Guérison.* — Par **William Gardner** (1).

Madame C..., vint consulter Gardner, le 23 août 1884. Depuis plusieurs années, elle urine du sable et du pus et ressent une douleur dans la région du rein gauche. La malade est si grasse qu'on ne peut déterminer s'il y a ou non une augmentation de volume du rein.

Néphrotomie, septembre 1884. — Incision lombaire. Fixation de la capsule comme d'ordinaire; incision du rein; exploration digitale. On ne trouve rien.

Pansement ordinaire. Drain.

La plaie guérit rapidement et le drain fut enlevé quelques jours après l'opération.

OBSERVATION 304. — *Pyélo-néphrite suppurée.* — *Abcès du rein gauche communiquant avec l'intestin.* — *Néphrotomie.* — *Mort.* — Par **Neve** (2).

Homme de 40 ans, entre à l'hôpital, le 6 octobre 1884. Très-affaibli, accuse une constipation opiniâtre (constipé pendant 12 jours). Douleurs dans le côté gauche.

Diagnostic. — Obstruction du côlon descendant.

Purgatif. Selles liquides, mais la tumeur persiste. Température élevée. Perte d'appétit, pas de vomissements. La tumeur occupe la moitié gauche de l'abdomen entre les côtes et la crête iliaque. Fluctuation appréciable. Son en partie tympanique. La tumeur n'est pas très-tendue à la pression; gargouillement. La tumeur ne paraît pas adhérente à l'intestin.

Opération, le 11 *octobre* 1884.— Incision de la tumeur. Ecoulement d'une quantité considérable d'un liquide brun, d'odeur

(1) The Australian Medical Journal, 15 avril 1885.
(2) The Lancet, 30 janvier 1886, p. 201.

fécaloïde, mêlé de matières floconneuses et d'un lambeau de la muqueuse intestinale. La cavité est séparée du reste de l'abdomen et cloisonnée par des adhérences.

A la place du rein, on trouve une masse pulpeuse, mal définie. Lavage de la plaie. Drainage. La nature de la tumeur n'est pas bien déterminée, même après l'opération.

Le lendemain, température 38°. Deux garde-robes. Urine d'apparence normale; douleurs légères; pouls très-faible.

Mort le 13 octobre 1884.

Autopsie. — Poumons congestionnés, rate volumineuse. Dans le rein droit un petit calcul enkysté.

Côlon descendant déplacé et communiquant par une fistule avec la cavité de la tumeur qui s'étendait du diaphragme jusqu'à la fosse iliaque.

Cette tumeur est remplie d'une matière verte dans laquelle on découvre les débris du rein gauche. Infiltration purulente du périnée.

Pus dans le muscle psoas.

OBSERVATION 305. — *Pyélo-néphrite suppurée du rein droit.* — *Néphrotomie.* — *Mort d'urémie.* — Par **Sadler** (1).

Homme de 22 ans. Douleurs depuis deux ans dans le côté droit. Sueurs nocturnes, température élevée.

A l'examen, on constate dans le flanc droit une tumeur arrondie, mal limitée, demi-fluctuante. Elle s'étend depuis le bord du foie jusqu'au-dessous de la crête iliaque. Urine contient de l'albumine et du pus. De temps en temps, urine claire et pas de pus.

Opération, le 6 mars 1885. — Incision à droite de 4 pouces de longueur au-dessous et parallèlement à la dernière côte. Ecoulement de près d'une pinte de pus. On arrive dans une cavité occupant la place de la tumeur. Pas de calculs. Lavage à l'eau phéniquée. Drainage. L'état général s'améliore après l'opération. Les douleurs diminuent. Le drain est enlevé le 21 mars et les lavages à l'eau phéniquée continués jusqu'au 24 mars.

(1) The Lancet, 15 mai 1886, p. 919.

TABLEAU DES NÉPHROTOMIES PO[

Nos	OPÉRATEUR	DATE DE L'OPÉRATION	SEXE	AGE	DIAGNOSTIC
1	Post.	Août 1878.	F.	44	Pyélo-néphrite suppurée du rein gauche
2	Puzey Thauncy.	2 avril 1879.	H.	40	Pyélo-néphrite suppurée du rein droit.
3	Waelle H.	1880.	H.	20	Pyélo-néphrite suppurée du rein gauche.
4	Reliquet.	7 décembre 1881.	H.	60	Pyélo-néphrite avec abcès périnéphrétiq
5	Israël James.	2 novembre 1882.	F.	34	Pyélo-néphrite suppurée du rein gauche
6	Wright.	28 octobre 1883.	H.	37	Pyélo-néphrite suppurée du rein droit.
7	Gardner William	4 août 1884.	F.		Abcès du rein droit.
8	Knaggs S.	1er septembre 1884	F.	28	Pyélo-néphrite suppurée du rein droit.
9	Gardner William	Septembre 1884.	F.		Pyélo-néphrite suppurée du rein gauche
10	Neve.	11 octobre 1884.	H.	40	Pyélo-néphrite suppurée du rein gauche
11	Sadler.	6 mars 1885.	H.	22	Pyélo-néphrite suppurée du rein droit.
12	Labbé.	5 juin 1885.	F.	30	Pyélo-néphrite suppurée du rein droit.
13	Ferreri.	17 août 1885.	F.		Pyélo-néphrite suppurée du rein gauche
14	Reliquet.	29 avril 1886.	H.	40	Abcès du rein gauche.

PYÉLO-NÉPHRITES SUPPURÉES.

SIÈGE DE L'INCISION	ÉTAT DE L'ORGANE	RÉSULTAT	OBSERVATIONS
ombaire.	Poche purul. dans le parenchyme.	G.	Persistance d'une fistule urinaire.
ombaire.	Rein droit suppuré.	M.	Broncho-pneumonie. Cautérisation du fond de la plaie au thermo-cautére pour détruire le rein.
ombaire.	Rein suppuré.	G.	Petite fistulette suppurée pendant quelques mois.
ombaire.	Rein suppuré.	G.	Rétrécissement de l'uréthre. Uréthrotomie interne.
bdominale.	Rein suppuré.	M.	Collapsus. Rein gauche formant vaste sac rempli de pus.
ombaire.	Rein suppuré.	M.	Rétrécissement de l'uréthre, uréthrotomie. Suture du sac aux téguments; dégénérescence du rein droit. Rein gauche hyper trophié.
blique lomb.	Rein suppuré.	G.	Pas de complications.
ombaire.	Rein suppuré.	Amél	Persistance du pus dans l'urine mais en petite quantité.
ombaire.	Rein suppuré.	G.	Pas de complications.
ombo-latéral.	Rein suppuré.	M.	Communication du rein gauche avec côlon.
ombaire.	Rein suppuré.	M.	D'urémie un an après.
odominale.	Rein suppuré.	M.	Ouverture d'une anse intestinale qui est fixée à la plaie abdominale. Péritonite généralisée.
mbaire.	Poche purulente.	G.	Intoxication mercurielle. Persistance de petite fistule suppurée.
mbaire.	Rein suppuré.	G.	Aujourd'hui 1er juillet 1886, fistule purulente encore persistante.

Le malade commence à se lever le 6 avril et, le 19 du même mois, il quitte l'hôpital.

Le 20. Elimination d'un petit calcul phosphatique par l'urèthre.

Le 9 mai. Douleurs vives dans la jambe et au pied droit, avec oblitération partielle de la veine fémorale, mais qui ne dure pas longtemps. L'urine contient toujours du pus en quantité variable.

Au mois de novembre, l'urine contient de l'albumine, de réaction alcaline avec un dépôt de pus et de phosphates. L'état s'aggrave de plus en plus et le malade meurt, le 19 mars 1886, d'urémie.

Pas d'autopsie.

OBSERVATION 306. — *Pyélo-néphrite suppurée.* — *Néphrotomie.* — *Guérison.* — Par **Ferreri** (1).

Femme, douleurs dans le côté gauche et dans la région rénale du même côté. Tumeur globuleuse, du volume d'une tête de fœtus, fluctuante, mate à la percussion. Urine, 600 gr. dans les 24 h., trouble, sédimenteuse, purulente.

Opération, le 17 août 1885. — Incision lombaire. Incision longitudinale de la capsule rénale. Ouverture d'une énorme poche purulente. Lavage de la plaie au sublimé au 1/1000. Drainage. Injections au sublimé.

Le 29. Salivation mercurielle. On suspend les lavages à la solution de sublimé au 1/1000. Le 10 septembre, les drains sont enlevés. Au commencement d'octobre 1885, la malade quitte l'hôpital, guérie. Il persiste une petite fistule qui donne très-peu de pus.

(1) La Sperimentale, nov. 1885.

Nous devons ajouter que sur 43 *cas de Pyélo-né-phrite suppurée,* il y a :

29 *femmes* et 14 *hommes.*

20 *reins droits,* 19 *reins gauches,* 4 *indéterminés.*

29 *néphrectomies* dont 24 *lombaires* avec 16 *gué-risons* (66,66 0/0) et 5 *abdominales* avec 1 *guérison* (20 0/0).

14 *néphrotomies* dont 12 *lombaires* avec 8 *guéri-sons* (66,66 0/0) et 2 *abdominales* avec 2 *morts.*

Les causes de la mort sont :

Anurie	2
Broncho-pneumonie	1
Choc	9
Collapsus.	2
Épuisement.	1
Péritonite généralisée.	1
Urémie	2

C. *Pyélo-néphrite tuberculeuse.* — Il serait intéressant d'étudier la pathogénie de la tuberculose rénale, le mode de développement de la pyélo-néphrite tuberculeuse, la formation de ces vastes cavernes que l'on rencontre parfois dans le rein et dont quelques-unes de nos observations sont des exemples frappants. Cependant cette étude, quelque importante qu'elle soit, nous entraînerait trop loin et nous ferait sortir du cadre que nous nous sommes tracé; aussi nous contenterons-nous de grouper ici les 21 cas de pyélo-néphrite suppurée tuberculeuse que nous avons recueillis dans les revues scientifiques, renvoyant pour les détails de la question aux travaux spéciaux qui ont été publiés sur la tuberculose urinaire et en particulier aux mémoires tout récents de nos collègues MM. Boursier (1) et Durand-Fardel (2). Nous commencerons par rapporter l'histoire d'une malade du service de M. le professeur Verneuil, atteinte de néphrite suppurée et présentant des troubles de la miction excessivement pénibles. Le ténesme vésical est tellement douloureux que la malade pousse des cris pour l'émission des dernières gouttes d'urine. Par la palpation sous le chloroforme, M. Verneuil constate assez facilement la présence d'une tumeur rénale lisse, régulière et immobile. La néphrectomie lombaire est pratiquée, mais les troubles de la mic-

(1) Boursier. De la tuberculose de la vessie. Th., Paris, 1886.
(2) Durand-Fardel. Contribution à l'étude de la tuberculose du rein. Th., Paris, 1886.

tion ne disparaissent véritablement qu'après la dilatation forcée du col de la vessie. L'observation ne dit pas si les urines contenaient des bacilles caractéristiques de la tuberculose avant l'opération. La malade était complètement guérie le 25 décembre 1885, environ un mois et demi après l'opération.

OBSERVATION 307. — *Tuberculose rénale. — Crises vésicales. — Néphrectomie. — Dilatation uréthrale. — Guérison.* — Par M. **Verneuil** (1).

La nommée G. A..., âgée de trente-huit ans, est entrée le 19 octobre 1885, à l'hôpital de la Pitié, salle Lisfranc, no 20 (service de M. le professeur Verneuil).

Cette femme a toujours été d'une excellente santé antérieure. Elle eut quatre enfants. Les accouchements furent normaux. Peu d'amaigrissement; appétit conservé. Elle se présente à l'hôpital pour des crises douloureuses et des envies fréquentes d'uriner qui la forcent à se lever incessamment.

Depuis dix-huit mois sont apparus ces symptômes.

Les envies d'uriner sont plus fréquentes lorsque la malade est couchée; la position assise est celle qui lui permet le plus longtemps la tranquillité.

Ces envies d'uriner s'accompagnent d'un certain degré de rétention d'urine. Celle-ci apparaît surtout depuis quinze jours. La malade doit faire de très-violents efforts et ce n'est parfois qu'au bout d'un quart d'heure ou vingt minutes qu'elle parvient à rendre quelques gouttes d'urine.

Dans ces derniers temps, la malade a uriné du sang. Celui-ci

(1) Le Dentu. Technique de la Néphrectomie in Revue de Chirurgie, 1886, p. 122.

était peu abondant, survenait à la fin de la miction, n'était nullement mêlé à l'urine et continuait de tacher le linge après que la miction était terminée.

Depuis ce moment, la malade dit être forcée d'uriner toutes les vingt minutes. C'est à peine si, de loin en loin, elle peut rester en repos.

Constipation habituelle. Pas de leucorrhée ; rien du côté des organes génitaux.

Les douleurs pendant les efforts de la miction sont très-violentes et arrachent de véritables cris à la patiente. Elles subissent une véritable exacerbation lors des contractions pour expulser les dernières gouttes d'urine. Elles sont telles que la malade demande, par quelque moyen que ce soit, à être soulagée.

Le toucher vaginal ne donne aucun renseignement. Le cathétérisme est facile : la malade indique un point extrêmement douloureux lorsque la sonde arrive à ce niveau. Le cathéter provoque des besoins d'uriner, mais non des crises violentes.

Par la palpation, on ne provoque pas de douleur au niveau de la région rénale, ni dans l'abdomen. Douleur seulement au niveau du flanc gauche, au-dessus de la crête iliaque. Mais il est très-difficile d'explorer exactement la région ; dès le moindre-attouchement, l'abdomen se contracte, le ventre se tend et rend la palpation profonde impossible. La température, pendant les premiers jours, est à peu près normale (37°,5) le matin, atteint le soir 37°,9, parfois 38°, 38°,2.

Le 31 octobre. Depuis quelques jours, les crises deviennent plus fréquentes, les douleurs plus vives. En explorant à diverses reprises la malade, on perçoit une tumeur occupant le flanc gauche, s'étendant depuis la crête iliaque jusqu'à la douzième côte, transversalement dépassant la masse sacro-lombaire et perceptible à travers la paroi abdominale en avant.

La malade est chloroformisée. Pendant la résolution, l'exploration est beaucoup plus facile et permet de constater une tumeur rénale. Celle-ci ne paraît pas fluctuante ; elle est lisse, régulière et immobile.

Au niveau de la région lombaire, M. Verneuil fait une série de transfixions ignées au thermocautère (10 à 12).

Le soir, la température monte à 38°,5.

Le 9 novembre. A la suite de la révulsion violente, faite avec les pointes de feu, aucune modification n'est survenue dans l'état de la malade. Depuis quinze jours, on recueille les urines des vingt-quatre heures. Celles-ci sont en quantité normale. Mais au fond du vase existe une couche épaisse de pus blanc verdâtre. On trouve de l'albumine en assez grande quantité due probablement à la présence du pus.

La malade, depuis son entrée à l'hôpital, a maigri; l'appétit a disparu ; les douleurs continuelles, rénales et vésicales, l'épuisent. Le soir, la température atteint et dépasse presque chaque jour 38°. On ne constate aucun phénomène du côté des poumons. Devant cette aggravation de l'état général, M. Verneuil propose une intervention chirurgicale qui est acceptée.

Le 14 novembre 1885. — En présence de MM. Bouilly et Kirmisson, MM. Verneuil et Le Dentu pratiquent la *néphrectomie*. Le matin de l'opération la température était montée à 38°,6.

La malade chloroformée est couchée sur le côté droit; sous le flanc droit est placé un rouleau de linge résistant qui élève le bassin et le flanc gauche. Après lavage et savonnage de la région, M. Verneuil pratique une incision (au bistouri) de seize centimètres, partant en haut du tiers externe de la douzième côte et descendant en s'incurvant en avant jusqu'à la crête iliaque. La fin de l'incision se trouve à quatre ou cinq travers de doigt de la ligne médiane. Incision couche par couche de la peau, tissu cellulaire, aponévrose, etc. ; arrivé au niveau de la partie profonde de la paroi, on trouve des filets nerveux traversant obliquement la plaie, provenant du plexus lombaire. Immédiatement au-dessous, on arrive sur une mince couche de tissu cellulaire laissant voir la couleur spéciale du rein par transparence. La capsule graisseuse du rein est facilement détachée eu arrière et sur le bord externe. En bas, l'extrémité inférieure du rein dépasse la crête iliaque et il est nécessaire, pour contourner cette extrémité, de prolonger l'incision de trois centimètres avec des ciseaux. En avant, et surtout en haut, la couche graisseuse est épaissie et présente une adhérence totale non fibreuse.

Avec la main introduite dans la plaie, progressivement, cen—

timètre par centimètre, on arrive à décoller complètement le rein. Il est volumineux et on peut, en tirant légèrement dessus, le pédiculer. Il est alors mobile et ne tient plus que par le hile.

M. Le Dentu continue dès ce moment l'opération ; il reconnaît l'uretère bien isolé à la partie inférieure du hile ; extrêmement dilaté, le conduit excréteur est du volume du petit doigt ; une ligature spéciale lui est appliquée. En faisant cette ligature, le tissu rénal ramolli se déchire au niveau du hile et, par la déchirure, sort du pus crémeux, caséeux ; avec une éponge maintenue constamment par le doigt d'un aide, on arrête cet écoulement septique ; puis, avec une grande aiguille en faucille et à chas ouvert sur le côté, deux ligatures, l'une à concavité inférieure, l'autre à concavité supérieure, sont jetées sur le pédicule vasculaire, oblitérant l'une l'artère, l'autre la veine rénale.

Le rein est alors enlevé avec des ciseaux, en laissant un gros champignon de tissu rénal, de façon, avant de faire l'extirpation totale, à voir comment sont posées les ligatures. Après avoir constaté leur suffisance, excision du champignon rénal avec des ciseaux courbes, pendant qu'un courant d'acide phénique (solution forte) coule sur la plaie et empêche toute inoculation septique.

Après lavage et nettoyage méticuleux de la plaie, deux drains adossés sont mis dans l'angle inférieur de la plaie, l'un dirigé en haut, l'autre en avant. Suture des lèvres de la plaie avec des crins de Florence. Pansement de Lister après avoir saupoudré la ligne des points de suture et les cautérisations avec de l'iodoforme. Lister et légère compression ouatée.

L'opération a duré trente-cinq minutes. La malade est reportée dans son lit ; elle est un peu pâle ; le réveil est facile.

A six heures du soir, la température est à 37°,2. La malade est faible, mais il n'y a pas de douleur ; journée tranquille. A dix heures 1/2 du soir, le thermomètre monte à 39°,8. A quatre heures matin, le 15, 38°,6. A huit heures matin, 39°,2. A quatre heures soir, 39°,6.

Le 15. La malade est fatiguée ; la figure est un peu pâle. La nuit a été un peu agitée. Quelques maux de cœur. Irritabilité marquée; la toux de quelques malades même l'irritait. Vers cinq heures du matin, a été plus calme.

Dans la journée du 14, envies d'uriner. Les mictions sont tantôt indolores, tantôt douloureuses. Elles se font en deux fois ; pour éviter les douleurs et les efforts, on pratique le cathétérisme. L'urine est légèrement noirâtre. Au fond du vase où sont gardées les urines existe un dépôt de pus abondant.

Le 15 au matin, la malade parle avec volubilité ; léger degré d'excitation. Les douleurs en urinant persistent. On laisse la sonde à demeure. A rendu 1,100 grammes d'urine.

Quelques douleurs dans la région lombaire à droite. Douleurs au niveau du col vésical. Soif exagérée qui l'a tourmentée toute la nuit et toute la matinée. Langue humide, un peu blanche.

Pas de douleur dans l'abdomen. La malade demande à manger. Lait et bouillon. Urine 1,000 gr. D. 1,016, urée 8 gr. 92.

Lavage de la vessie avec acide borique. Il est sorti du pus par la sonde au moment du lavage. (L'examen du rein est remis par M. Jardet, interne de M. Cornil, et est rapporté plus loin.)

Le 16 novembre. Bonne nuit. La langue est le matin un peu blanche. La soif persiste très-intense. Douleurs vives provoquées par le cathétérisme. Urine 950 gr., urée 17 gr. 50. T. M. 38°,4 ; T. S. 38°,9.

Le 17 novembre. T. M. 38°,4 ; T. S. (trois heures) 39°,4 ; six heures soir, 39°,1.

Les 18, 19 novembre. L'état est satisfaisant, mais les douleurs à la miction persistent. La malade refuse le cathétérisme à cause de la douleur qu'il provoque. La température continue à baisser pour redevenir normale le 26. Urine 235 gr., urée 35 gr. 01.

Le 20 novembre. Depuis la veille au soir, les crises douloureuses au niveau du col vésical deviennent de plus en plus fréquentes. Le matin, la malade pousse continuellement des cris violents ; ses douleurs au niveau du col de la vessie s'irradient dans les jambes. Les crises sont assez violentes à certains moments pour faire craindre la syncope. Les injections d'éther ne calment pas les douleurs.

A neuf heures et demie, la malade est endormie par le chloroforme et M. Verneuil pratique la dilatation du col de la vessie. Introduction d'une pince à drain courbe, fermée, que l'on fait ressortir ouverte; puis, introduction du petit doigt, de l'index, enfin du médius. Il y avait de l'urine dans la vessie qui sort par l'urèthre dilaté ; quantité : un grand verre à pied.

A la suite de la dilatation, écoulement de sang assez abondant ; lavage à l'eau boriquée. Sonde à demeure fixée.

Le soir, vers trois heures, nouvelles douleurs violentes ; injection de morphine.

Dans la nuit, hémorrhagie assez abondante par l'urèthre, qui s'arrête spontanément.

Dès le lendemain, les crises vésicales avaient disparu pour ne plus reparaître. La miction se fait peu à peu, moins fréquente et moins douloureuse.

L'état général est aussi satifaisant que possible. Le pansement de la plaie rénale est changé au cinquième jour; puis, à partir du 28 novembre, on le fait tous les deux jours.

L'urine, depuis la dilatation vésicale, est limpide et rendue sans douleur, en quantité à peu près normale. Elle ne contient que des traces d'albumine; l'urée varie de 15 à 20 grammes en vingt-quatre heures.

La malade est de mieux en mieux; l'état général est meilleur, l'appétit revenu; les forces sont meilleures.

Le 2 décembre. Les drains sont diminués et n'ont plus que 3 centimètres depuis une semaine. Il reste un petit point suppuré. Les points de suture ont été enlevés; la réunion a été complète. Toutes les plaies de cautérisation avec le thermocautère persistent, bourgeonnent d'une façon exubérante et ont peu de tendance à la cicatrisation. Les drains sont complètement supprimés le 25 décembre; la malade est complètement guérie actuellement; seules, les cautérisations ne sont pas cicatrisées.

L'état général est aussi bon que possible. La malade a engraissé, a repris des couleurs, de la gaieté; l'appétit est excellent; aucune douleur n'est réapparue.

La malade est encore dans la salle Lisfranc.

Examen du rein enlevé le 14 novembre 1885. — (Note remise par M. Jardet, interne de M. Cornil).

Rein tuberculeux. Destruction des pyramides de Malpighi remplacées par des cavernes ou du liquide caséeux.

Le rein est légèrement augmenté de volume. Il pèse 190 gram-mes et mesure 12 centimètres 1/2 de son extrémité supérieure à son extrémité inférieure.

Sa forme générale est celle que présente la glande à l'état normal; cependant, l'épaisseur semble augmentée aux dépens de ses faces qui ont diminué d'étendue (épaisseur : 5 centi-mètres; largeur de la face antérieure depuis le bord externe jusqu'au hile : 4 centimètres).

La surface est d'une couleur jaune grisâtre avec de nom-breuses arborisations vasculaires de couleur rouge vif. Au lieu d'être unie et lisse, elle est bosselée, inégale et forme, entre autres, six volumineuses saillies séparées par des dépressions. Ces saillies ou lobules du rein correspondent assez exactement à des cavités remplies d'un pus épais caséeux qu'on trouve dans l'intérieur de l'organe quand on fait la coupe ordi-naire.

Après avoir incisé le rein du bord externe au bord interne et avoir étalé les deux moitiés, l'organe se présente comme formé des deux parties, dont l'une centrale, le bassinet, remplie d'une graisse d'apparence lardacée, et l'autre périphérique, qui représente la substance propre du rein. Cette substance n'offre plus de différence de coloration dans sa partie centrale et sa partie périphérique.

Elle a une couleur pâle, grisâtre, et est creusée de six cavités séparées par des tractus d'un centimètre d'épaisseur environ. Ces tractus représentent les colonnes de Bertin, étendues du bassinet à la substance corticale. A la place des pyramides de Malpighi, il n'y a plus que des excavations grosses comme de petites noix. Leur surface est tapissée par une substance rouge, mollasse et fongueuse, dont on enlève facilement des portions en grattant avec l'ongle. Quant à l'intérieur, il est rempli d'un pus jaune, épais, au milieu duquel on trouve des débris cal-caires, incrustés de distance en distance sur la paroi.

En résumé, on a affaire à un rein atteint de pyélo-néphrite arrivée à un point tel que les pyramides de Malpighi aient complètement disparu et que, la papille ayant été détruite, toute la substance tuberculeuse se trouve réduite à une simple lame refoulée vers la périphérie, tandis que les colonnes de Bertin ont conservé leur volume normal.

Nous attirerons cependant l'attention sur cette particularité que la paroi qui sépare les deux cavités supérieures est formée de substance caséeuse assez résistante, substance jaune, opaque, présentant absolument la même couleur que le pus épais et caséeux que contenaient les cavités limitées par cette cloison.

Le liquide purulent et caséeux, examiné au microscope sur des lamelles, contient quelques bacilles caractéristiques de la tuberculose.

D'après nos observations, la femme paraît être plus souvent atteinte que l'homme (15 F., 6 H.) et les deux reins semblent l'être avec une égale fréquence. L'âge n'a pas une influence bien marquée, cependant, sur nos 21 cas, c'est surtout de 20 à 35 ans que la lésion a été le plus souvent observée.

Quant aux signes de la néphrite tuberculeuse, ils sont très-variables au début. Une hématurie et même une pyurie transitoires peuvent en être les premières manifestations; l'examen de l'urine sera donc excessivement important. On devra en rechercher la quantité, la coloration et bien se rendre compte de la constitution du dépôt plus ou moins purulent qu'elle laisse souvent au fond du vase. Le microscope révèlera la présence des globules sanguins, des leucocytes, de ces masses caséeuses qui se trouvent quelquefois dans le liquide urinaire et du bacille caractéristique de la tuberculose. Ce dernier devra toujours être recherché avec soin et à plusieurs reprises différentes.

Plus tard, les signes physiques diffèrent peu de ceux des autres pyélites suppurées. La tuméfaction de la région rénale peut, dans certains cas, envahir une bonne moitié de l'abdomen et présenter de la matité et de la fluctuation dans la plus grande partie de son étendue.

Cependant, la grande fréquence et la douleur extrême de la miction sont des signes qui ont beaucoup d'importance dans la tuberculose du rein et dont on devra toujours tenir le plus grand compte. Bientôt à ces troubles de la miction, à ces douleurs lombaires irradiées, provoquées ou spontanées, viennent s'ajouter des phénomènes généraux graves, de la fièvre, des sueurs profuses, de l'anorexie, des vomissements et parfois une diarrhée abondante.

Comme on le voit par l'énumération de ces différents symptômes, le diagnostic de la pyélo-néphrite tuberculeuse est souvent très-difficile. Mais si déjà la tuberculose a atteint les organes génitaux chez l'homme ou la femme, si l'on constate déjà des lésions tuberculeuses dans les voies urinaires inférieures ou dans tout autre organe, le poumon par exemple, surtout si dans le liquide urinaire le microscope démontre la présence de bacilles caractéristiques, le diagnostic s'impose et le pronostic devient de la dernière gravité.

Le traitement de la néphrite tuberculeuse peut être examiné à deux périodes : d'abord au début, puis à la période de suppuration, quand la cavité purulente fait saillie dans la région rénale.

Quand il n'existe que de l'hématurie, des douleurs lombaires spontanées ou provoquées, la question d'intervention chirurgicale pourrait se poser surtout si le microscope décèle la présence de bacilles dans l'urine. Parmi nos 21 observations, nous voyons que l'intervention opératoire ne s'est effectuée que lorsque le rein suppuré avait produit une tumeur plus ou moins volumineuse dans la région lombaire. Cependant, nous ne serions pas loin de conseiller l'intervention dès le début de la lésion tuberculeuse rénale, surtout si l'on a pu, soit par le cathétérisme uretéral, soit par l'examen microscopique de l'urine, s'assurer de l'existence du rein opposé et de son intégrité, et apprécier le degré peu avancé de la lésion tuberculeuse. Il nous semble que, dans ce cas, on pourrait pratiquer une incision lombaire exploratrice, aller vérifier directement l'état de la glande rénale et même enlever aussi complètement que possible, s'il y a lieu, avec la curette tranchante, une masse caséeuse très-limitée qui, par son développement ultérieur, pourrait envahir tout le rein et se propager aux voies urinaires inférieures.

A la période de suppuration, si l'abcès tuberculeux est bien limité, il faut le vider par la voie lombaire, le gratter et y faire sur ses parois des cautérisations répétées avec une solution de 5 à 10 0/0 de chlorure de zinc.

Si le rein est transformé en une masse caséeuse

et surtout enveloppé d'un abcès périnéphrétique,
l'extirpation lombaire paraît être l'opération ration-
nelle et elle semble avoir donné déjà de très-bons
résultats (cas de Verneuil). On pourrait aussi pratiquer la néphrotomie lombaire pour faciliter l'écoulement du pus caséeux, quitte plus tard à enlever,
s'il est nécessaire, le rein tuberculeux, lorsqu'on
s'est assuré du fonctionnement plus ou moins normal du rein opposé (cas de Lucas, Baker, Barwell,
Elder et Wright).

Dans ces cinq observations, trois opérations ra-
dicales furent suivies de guérison. Il semble que la
lésion tuberculeuse même très-prononcée du poumon ne soit pas une contre-indication formelle à la
néphrectomie (cas de Kuester).

Si le rein est complètement désorganisé, son
extirpation d'emblée par la voie lombaire doit être
la règle, si toutefois les lésions pulmonaires tuberculeuses ne sont pas trop avancées.

Sur les 21 cas de pyélo-néphrite tuberculeuse
que nous publions, nous avons 9 guérisons, soit
42,76 0/0. Quoique cette statistique ne soit pas très-
favorable, il semble que dans beaucoup de cas, on
ne doit pas hésiter à intervenir même radicalement dans la lésion tuberculeuse unilatérale du
rein.

OBSERVATION 308. — *Dégénérescence tuberculeuse du rein droit. — Néphrectomie. — Mort.* — Par **Peters** (1).

Homme, 36 ans, souffrant depuis longtemps (19 mois environ) dans la région lombaire droite.

Diagnostic : Pyélite calculeuse.

Opération, 16 *Mai* 1872. — Incision lombaire; ligature du hile laborieuse avec de la soie. Extirpation du rein. Forte hémor-rhagie. Mort, 65 heures après l'opération, d'urémie. Quelques vomissements. Rein enlevé caséeux et tubercules dans les vési-cules séminales et l'uretère.

OBSERVATION 309. — *Pyélo-néphrite suppurée tuberculeuse du rein gauche. — Néphrotomie. — Néphrectomie. — Guérison.* — Par **C. R. Lucas** (2).

Un homme, 36 ans, souffre depuis 1874 de troubles rénaux. En 1879, un abcès fut ouvert dans la région lombaire. Persistance d'une fistule et du pus dans les urines. Le malade était très-affaibli.

Diagnostic : Tuberculose rénale et périnéphrite.

Opération, le 17 *Février* 1880. — Incision lombaire, prolongée d'une incision oblique comme dans la colotomie. Le rein est adhé-rent. La capsule reste sur place. Les vaisseaux furent liés en masse et l'uretère séparément.

Une hémorrhagie secondaire, survenue à la fin de la première semaine, fut arrêtée par le perchlorure de fer. La guérison fut lente, mais progressive. Le rein était suppuré.

(1) New-York Med. journal, nov. 1872.
(2) The Lancet, 1880, vol. 1.

OBSERVATION 310. — *Pyélo-néphrite tuberculeuse.* — *Néphrotomie.* — *Néphrectomie.* — *Guérison.* — Par **Baker** (1).

Depuis quelques mois, une jeune fille de 8 ans présentait des symptômes de pyélite. Il y a trois mois, on fit une néphrotomie et on draina la plaie.

Il se forma une fistule qui ne se fermait plus et par laquelle on arrivait facilement sur le rein.

Opération, le 22 *Février* 1881. — Incision lombaire. Vaisseaux doublement liés avec de la soie. La capsule, très-indurée, ne fut pas enlevée. Au début, la malade a eu une forte syncope. L'urine resta putride. La quantité avait diminué de moitié relativement à celle qu'elle rendait avant l'opération. Le rein extirpé était tuberculeux et présentait des cavernes contenant du pus.

OBSERVATION 311. — *Pyélo-néphrite suppurée tuberculeuse du rein gauche.*— *Néphrectomie.*— *Guérison.*—Par **Mandach** (2).

Malade, âgée de 30 ans, avec coliques néphrétiques, vives douleurs et tumeur dans région rénale gauche ; pus dans urines. Fièvre.

Opération, 18 *Mars* 1881. — Néphrectomie par incision lombaire. Rein gauche transformé en une énorme poche purulente pour laquelle il fallut réséquer la douzième côte. La plaie guérit sans complications. La fièvre et le pus dans l'urine disparurent. Les douleurs ont cependant persisté et devenaient très-fortes, surtout au moment des règles. Ovariotomie double, faite le 5 mai 1883. La plaie guérit par première intention. L'état général s'améliore notablement quoique les règles persistent, ne durant du reste qu'un ou deux jours avec des douleurs assez vives. L'examen du rein et des trompes de Fallope (enlevées en même temps que les

(1) Brit. med. journ., 1881, vol. I.
(2) Correspondenzbl. f. schweiz. Aerzste, 1884.

ovaires), fait à l'Institut d'anatomie pathologique de Zurich, prouve qu'il s'agit de la tuberculose, quoiqu'on ne puisse trouver les bacilles de Koch. Dr Ernst explique l'absence de bacilles, par le fait d'une macération prolongée des pièces dans l'alcool très-faible.

OBSERVATION 312. — *Rein gauche caséeux avec abcès périne-phrétique. — Néphrotomie. — Mort-* —Par **Duncan** (1).

Femme, âgée de 32 ans. Depuis sa dernière couche, il y a un an, douleurs vésicales, troubles de la miction. Hématuries. Depuis quatre semaines, douleurs dans la région lombaire gauche et tuméfaction douloureuse dans la région rénale correspondante.

Par l'aspiration, on retire deux onces de pus.

Opération, 1881. — Incision lombaire et évacuation de l'abcès périnéphrétique ; le doigt introduit dans la poche sent à la place du rein une masse caséeuse. Pas de néphrectomie, à cause de la faiblesse de la malade. Il n'y a pas de calcul. La malade meurt cinq jours après.

Autopsie. — Masses caséeuses entre la plèvre et les quatrième, cinquième et sixième côtes et dans le poumon. Dégénérescence amyloïde de plusieurs organes.

La cause des troubles de la miction était évidemment due à l'état morbide du rein.

OBSERVATION 313. — *Pyélo-néphrite tuberculeuse suppurée.* — *Lombotomie. — Néphrectomie. — Mort.* — Par **Barwell** (2).

Une jeune fille de 16 ans porte depuis longtemps une tumeur dans la région rénale. L'urine contient du pus. La tumeur fut incisée et le pus évacué. Quelque temps après :

(1) Edinb. med. and surg. journ., 1881, vol. I. — Centralblatt für Chirurgie, 1881, n° 32.

(2) Brit. med. journ., 1831, vol. I, p. 642.

Opération, 1881. — Incision lombaire. Ablation du rein légèrement mobile. Mort le 6ᵉ jour après l'opération. Lésions tuberculeuses du rein enlevé.

OBSERVATION 314. — *Pyélo-néphrite suppurée tuberculeuse du rein droit. — Néphrectomie. — Mort. —* Par **Raffa.** (1)

Malade, 20 ans. Urine trouble depuis 16 mois, contenant du pus fétide. A droite de l'ombilic, on trouve une tuméfaction mobile, douloureuse, du volume d'un œuf de poule.

Opération, 1881. — Incision lombaire ; le rein est énuclée jusqu'à son extrémité supérieure. Le pédicule, gros comme deux doigts, est lié avec deux ligatures de soie. Hémorrhagie abondante.

Le huitième jour, les ligatures furent éliminées. Persistance d'une fistule.

Au bout de 4 mois, mort de tuberculose. Dans le rein gauche se trouvaient des masses caséeuses.

OBSERVATION 315. — *Pyélo-néphrite tuberculeuse suppurée du rein droit. — Néphrectomie. — Mort. —* Par **Golding-Bird** (2).

Un jeune garçon éprouvait, depuis 15 mois, des douleurs lombaires. Pyurie. Tumeur élastique dans l'hypochondre droit.

Diagnostic : Tuberculose rénale.

Opération, 1882. — Incision lombaire et résection de la douzième côte. Ponction de la tumeur. La malade, déjà cachectique, mourut en collapsus ou à la suite d'intoxication phéniquée.

Rein droit tuberculeux, ainsi que la vessie. Calices du rein suppurés.

Rein gauche sain.

(1) Centralblatt für Chirurgie, 1881.
(2) The Lancet, vol. I, 1882.

OBSERVATION 316. — *Pyélo-néphrite tuberculeuse suppurée du rein gauche avec abcès périnéphrétique. — Néphrotomie. — Néphrectomie. — Guérison.* — Par **Elder** (1).

Femme, 36 ans, souffrant de douleurs lombaires du côté gauche avec irradiation dans la cuisse, depuis deux ans et demi. On trouve une tumeur très-fluctuante qui s'étend de l'épine iliaque à un centimètre à gauche de l'ombilic. Sa matité se confond avec celle du cœur. Les poumons sont atteints de tuberculose. L'urine est ammoniacale.

Incision lombaire et écoulement de pus abondant. Urine toujours purulente. Néphrectomie est décidée.

Opération, le 20 juin 1882. — Par l'incision lombaire, on évacue beaucoup de pus. Adhérences considérables du rein. Hémorrhagie. La capsule est surtout difficile à décoller au niveau du pédicule. Une ligature en masse, avec de la soie, fut appliquée sur le pédicule et ce ne fut que la troisième qui ne glissa pas. L'urine devient normale et la malade guérit. Rein enlevé tuberculeux.

OBSERVATION 317. — *Abcès tuberculeux du rein. — Néphrotomie. — Mort par septicémie.* — Par **Henry Goodridge** (2).

Fille, 17 ans, maigrit beaucoup depuis 18 mois. Hématurie et pyurie. Miction souvent douloureuse. Dans région lombaire, rénitence profonde et sensation de fausse fluctuation. Palpation douloureuse. Traitement médical sans résultat.

Opération, 1882. — Incision lombaire. Ouverture de l'abcès du rein. Drain. Mort par septicémie.

Dégénérescence caséeuse du rein transformé en série de coques purulentes. Pas de granulations tuberculeuses ailleurs, l'autre rein paraît sain.

(1) The Lancet, 1882, vol. II.
(2) Brit. med. journ., july 1882.

OBSERVATION 318.— *Rein droit mobile, douloureux et tuberculeux. — Néphrectomie. — Guérison. —* Par **Gill-Wylie** (1).

Femme, âgée de 34 ans, toujours bien portante. Depuis 18 mois, douleurs très-vives dans la moitié droite de l'abdomen. Pus dans les urines depuis longtemps. On sent au niveau du bord inférieur du foie une tumeur qui fut diagnostiquée rein mobile.

Opération, Août 1883. — Incision abdominale. Extirpation du rein. Urine de 600 grammes à 1,000 grammes. Le huitième jour, les sutures furent enlevées, mais les bords de la plaie se sont écartés ; il se forma un abcès de la paroi abdominale. Les douleurs n'ont pas disparu complètement après l'opération et l'urine contient toujours du pus. L'examen du rein extirpé démontre qu'il s'agit de la tuberculose rénale avec les bacilles caractéristiques.

OBSERVATION 319. — *Abcès tuberculeux du rein gauche. — Néphrotomie. — Guérison. —* Par **E. Kuester** (2).

Homme, 30 ans, avec tumeur fluctuante très-volumineuse dans moitié gauche de l'abdomen. Par ponction exploratrice, pus et diagnostic de pyonéphrose.

Opération, 1883. — Incision latérale. Ecoulement de pus, pas de calcul dans poche purulente. Suture des parois du kyste aux bords de la plaie abdominale. Drainage. Guérison sans écoulement d'urine au dehors. Malade avec caverne au sommet des poumons.

(1) Philadelphia med. Times, XIV, n° 416, p. 114. — New-York medical Record, 1883, nov. 24. — Centralblatt für Chirurgie, 1884, n° 16. — Revue de Chirurgie, 1884, p. 74.
(2) Berl. Klin. Wochensch., 1883.

OBSERVATION 320. — *Pyélo-néphrite tuberculeuse suppurée du rein droit. — Néphrectomie. — Mort. —* Par **O'Reilly** (1).

Femme, 26 ans, douleurs dans rein droit. Troubles de miction. Pus dans les urines des 24 heures.

Opération, 1883. — Incision lombaire verticale. Ablation du rein droit. L'uretère et les vaisseaux furent liés séparément. Déjà, au moment de l'opération, la malade commençait à vomir et, 40 heures après, elle mourut. Elle avait rendu déjà une once d'urine claire.

Pas d'autopsie. Dans le rein extirpé on trouva un abcès tuberculeux.

OBSERVATION 321. — *Tuberculose du rein et de la vessie. — Néphrotomie. — Cystotomie et Néphrectomie. — Mort.* — Par **A. Wright** (2).

Thomas S., 19 ans, éprouve en janvier 1883, pour la première fois, une crise douloureuse dans la région rénale et de la peine à uriner. En mars, hématurie, puis besoins d'uriner de plus en plus fréquents et pénibles ; urines non purulentes, mais muqueuses. L'exploration de la vessie montre qu'il n'y a pas de calcul. Il entre à l'hôpital en janvier 1884 et, malgré la médication la plus active, voit son état s'aggraver.

Le 21 février, le rein gauche est exploré à travers une incision lombaire et ponctionné dans plusieurs directions sans que l'on rencontre de calcul. Etat stationnaire à la suite de cette exploration ; pendant deux mois, urines purulentes.

Opération, avril 1884. — On sent de la plénitude et une fluctuation profonde au niveau du rein. La blessure est rouverte et une

(1) Brit. Med. Journ., 1883, vol. I.
(2) Brit. Med. Journ., p. 428, février 1885. — Rev. des Sciences méd., Paris, 1886, p. 298.

ponction du rein ramène du pus ; alors on incise largement l'organe et l'on tombe dans une cavité aréolaire que l'on draine. Suites de l'opération des plus bénignes ; mais les douleurs de cystite et les micturitions incessantes persistent; le malade maigrit.

Le 8 mai, on pratique la *cystotomie* sur la ligne médiane pour diminuer les douleurs de miction. Amélioration légère et de peu de durée.

En août, état général assez bon, appétit régulier ; mictions plus rares et plus indolentes ; persistance de la fistule lombaire ; émission de deux calculs par l'urèthre.

Opération, décembre 1884. — Comme la fistule lombaire persistait toujours et que la santé générale déclinait, en décembre l'auteur rouvre une troisième fois la plaie rénale et se décide à enlever le rein qui était réduit à une coque mince, entourant une poche purulente multiloculaire. Le malade parut d'abord soulagé, mais succomba dix jours après, avec de la tuberculose pulmonaire et de la caséification de l'autre rein.

OBSERVATION 322. — *Pyélo-néphrite suppurée tuberculeuse du rein droit. — Néphrectomie. — Mort.* — Par **Tscherning** (de Copenhague) (1).

Femme, 40 ans, avec tumeur dans côté droit, amaigrissement considérable. L'urine contient du pus et des graviers.

Opération, 1884. — Incision lombaire ; pour extraire la tumeur, il faut faire une autre incision en croix. Le rein contient un litre et demi de pus et pèse 162 gr.

C'est une pyonéphrose tuberculeuse. On constate la présence de bacilles par le microscope. Les poumons et le rein gauche ne présentent rien d'anormal.

(1) Centralblatt für Chirurgie, 1884, n° 42.

OBSERVATION 323. — *Tuberculose rénale suppurée du rein droit. — Néphrectomie. — Mort. — Par* **Ollier** (de Lyon) (1).

Jeune femme avec lésions tuberculeuses des os et des poumons. Néphrite suppurée à droite. Douleurs excessivement intenses, réclamant une intervention. Pas de douleurs dans rein gauche.

Opération, 1884. — Incision lombaire. Enucléation du rein. Ligature du hile et ablation de l'organe. Mort, 48 heures après, de septicémie aiguë. Le rein gauche était farci de tubercules.

OBSERVATION 324. — *Abcès multiples du rein droit tuberculeux* (?). — *Néphrotomie. — Amélioration. — Par* **Lawson Tait** (2).

A. V., 38 ans, entra à l'hôpital en avril de cette année (1885), portant une tumeur volumineuse du rein droit.

Opération, le 20 avril 1885. — Je pratiquai la *néphrotomie* en ouvrant un grand nombre d'abcès, d'où s'écoula une grande quantité de pus caséeux. Drainage et suture de la plaie. La malade rentre chez elle le 4 mai 1885, très-améliorée. Elle reprit son service de domestique, mais sa santé s'affaiblit si rapidement à cause de cet excès de travail, quand je la revis, elle était tellement épuisée que je crus ne pas devoir pratiquer l'opération plus sérieuse de néphrectomie, ce que j'aurais fait si sa santé avait continué de s'améliorer.

(1) Association française pour l'avancement des sciences. Session de Grenoble in La Semaine médicale, 1885, p. 298. — Revue de Chirurgie, 1885, p. 848.

(2) Notes on the surgery of the Kidney, by Lawson Tait, F. R. C. S. in The Birmingham Medical Review, sept. 1885.

OBSERVATION 325. — *Abcès tuberculeux du rein droit.* — *Néphrotomie.* — *Mort.* — *Tuberculose des deux reins.* — Par **William Gardner** (1).

J. S., 28 ans, douleur et tumeur dans flanc droit depuis longtemps.

Une ponction faite le 13 avril évacue une assez grande quantité de pus fétide.

La *néphrotomie* fut faite *le 16 mai* 1885. L'incision lombaire du rein droit donna issue à environ 200 grammes de pus très-fétide. L'exploration digitale ne fit pas découvrir de calcul. Drainage et pansement.

Le lendemain, soulagement marqué. Pas de fièvre.

Le 20 mai, la suppuration est abondante ; l'urine contient de l'albumine et du pus. Constipation.

Le 25 mai, nouvelle et notable amélioration ; deux litres d'urine claire.

Au mois de juin, l'état du malade devient grave. Les urines sont limpides, mais il y a du délire et une attaque épileptiforme. Les convulsions continuent le 18, et le 19 juin le malade meurt.

A l'autopsie, on trouve deux reins tuberculeux.

OBSERVATION 326. — *Rein droit tuberculeux.* — *Néphrectomie.* — *Guérison.* — Par **Franzalini** (2).

Femme, avec tumeur du volume d'une tête de fœtus à 7 mois dans région rénale droite. Etat général assez mauvais. Sueurs nocturnes.

(1) The Australian Medical Journal, 15 avril 1885.
(2) Gaz. medic. di Torino, 5 juin 1885.

Opération, 23 *mai* 1885. — Incision abdominale. Ligature du hile. Extirpation du rein rempli de nombreux foyers tuberculeux. Durée de l'opération, une heure. La malade est bien et presque guérie.

OBSERVATION 327. — *Rein droit probablement tuberculeux. — Néphrectomie. — Guérison.* — Par **Lange M. D.** (de New-York) (1).

R..., 26 ans, mariée depuis plus de trois ans, toujours bonne santé. Pas d'antécédents de famille. Réglée à 15 ans. Menstruation régulière, excepté durant ses deux grossesses. Début de la maladie en février 1880. A ce moment, à la suite d'un grand froid, trouble de la vessie que l'on prit pour une cystite et qui devint plus grave l'été de la même année. Douleur augmentant ; en 1881, malade fut traitée à la térébenthine à l'intérieur pendant 9 mois et prit toute espèce d'eaux minérales.

Mariée en septembre 1882, bientôt vive douleur dans le côté ; puis, après une longue rétention d'urine, la malade rendit *un morceau de chair gros comme le poing* (?), dit-elle, qu'elle sortit en partie elle-même de la vessie. Amélioration de l'état général, cependant, hématurie. Premier enfant, onze mois après le mariage, 12 jours après, début de vives douleurs dans région lombaire droite, durant 3 semaines. Nouvelles douleurs dans même région et s'irradiant au genou droit, au début de seconde grossesse; souvent, quand la malade essayait de se lever, après une attaque de douleur, il lui semblait que ses jambes étaient paralysées. Violentes douleurs à la fin de la grossesse; séjour au lit de janvier à juillet 1885, à cause des douleurs. Urine sanguinolente. De juillet à octobre, amélioration par un séjour à la campagne.

Depuis 5 ans, urine purulente et sanguinolente. En octobre dernier, amaigrissement extrême. Sous chloroforme, palpation des deux reins, de volume normal. Rien dans vessie, urine avec sang, pus et cellules épithéliales. Densité, 1,011 à 1,021. Douleur localisée

(1) Medical News, January 16th 1886, p. 70.

à région lombaire droite. Dysurie. Marche augmente douleur et sang dans urine.

Opération, 26 *Novembre* 1885. — Incision lombaire. Uretère mis à nu et semble oblitéré. Cathétérisme de la partie supérieure. Bassinet adhérent au tissu graisseux environnant. Décortication du rein en dégénérescence kystique avec pus ou liquide transparent dans les petites cavités. Ligature de soie divisant le pédicule en trois portions. Drain. Pansement. Pas d'hémorrhagie ; suites de l'opération heureuses. Amélioration des douleurs et des urines. Quelquefois, douleur dans fosse iliaque droite.

Le *rein enlevé* n'a presque plus de substance corticale, il est en dégénérescence kystique. Très-probablement, le processus morbide est de nature tuberculeuse.

TABLEAU DES NÉPHRECTOMIES ET DES NÉPHROTOMIE

N°°	OPÉRATEUR	DATE DE L'OPÉRATION	SEXE	AGE	DIAGNOSTIC
1	Peters	16 mai 1872.	H.	36	Dégénérescence tuberculeuse du rein droi
2	Lucas C. R.	17 février 1880.	H	36	Pyélo-néphrite suppurée tuberculeuse. R.
3	Baker.	22 février 1881.	F.	8	Pyélo-néphr. tuberculeuse. R. indéterm.
4	Mandach.	18 mars 1881.	F.	30	Pyélo-néphr. supp. tuberculeuse. R. g.
5	Duncan.	1881.	F.	32	Rein gauche caséeux.
6	Barwell.	1881.	F.	16	Pyélo-néphr. tub. supp. R. indéter.
7	Raffa.	1881.	F.	20	Pyélo-néphr. supp. tub. R. d.
8	Elder.	20 juin 1882.	F.	36	Pyélo-néphr. tub. supp. R. g.
9	GoodridgeHenry	1882.	F.	17	Abcès tuberculeux du rein. R. indéter.
10	Golding-Bird.	1882.	H.		Pyélo-néphr. tuber. suppurée. R. d..
11	Gill-Wylie.	Août 1883.	F.	34	R. dr. mobile, douloureux, tuberculeux.
12	Kuester.	1883.	H.	30	Abcès tuberculeux. R. g.
13	O'Reilly.	1883.	F.	26	Pyélo-néphr. tuber. suppurée.
14	Wright.	Décembre 1884.	H.	19	Tubercul. de rein et vessie.
15	Tscherning.	1884.	F.	40	Pyélo-néphr. suppurée tuberculeuse.
16	Ollier (de Lyon).	1884.	F.		Tubercul. rénal supp.
17	Tait Lawson.	20 avril 1885.	F.	38	Abcès multiples. R. dr. tuberculeux.
18	Gardner Will.	16 mai 1885.	H.	28	Abcès tubercul. du rein droit.
19	Franzalini.	23 mai 1885.	F.		Rein droit tuberculeux.
20	Verneuil.	14 novembre 1885.	F.	38	Tubercul. rénale.
21	Lange M. D.	26 novembre 1885.	F.	26	Rein droit probablement tuberculeux.

POUR PYÉLO-NÉPHRITES TUBERCULEUSES

SIÈGE DE L'INCISION	ÉTAT DE L'ORGANE	RÉSULTAT	OBSERVATIONS
ombaire.	Rein caséeux.	M.	Forte hémorrhagie. Tubercules dans vésicules séminales et uretère.
ombaire.	Rein suppuré.	G.	*Néphrotomie* auparavant. Hémorrhagie secondaire le septième jour, arrêtée par perchlorure de fer.
ombaire.	Rein tuberculeux.	G.	*Néphrotomie* auparavant. Rein tuberculeux avec cavernes purulentes.
ombaire.	Rein tuberculeux.	G.	Résection de la douzième côte. Ovariotomie double, mai 1883.
ombaire.	Rein caséeux.	M.	Masse caséeuse entre la plèvre et les côtes. Dégénérescence amyloïde de pl. organes.
ombaire.	Rein tuberculeux.	M.	*Néphrotomie* auparavant. Mobilité légère du rein enlevé.
ombaire.	Rein caséeux.	M.	Tuberculose généralisée quatre mois après.
ombaire.	Rein tuberculeux.	G.	*Néphrotomie* avant néphrectomie.
ombaire.	Rein caséeux.	M.	Septicémie. L'autre rein sain.
ombaire.	Rein tuberculeux.	M.	Collapsus. L'autre rein sain. Résection de la douzième côte.
bdominale.	Rein tuberculeux.	G.	Bacilles dans rein enlevé.
atéro-abdom.	Rein tuberculeux.	G.	Caverne au sommet des poumons. Suture de la poche purulente au bord de la plaie.
ombaire.	Rein tuberculeux.	M.	Pas d'autopsie.
ombaire.	Rein à poches purulentes.	M.	*Néphrotomie et Cystotomie* auparavant. Tuberculose pulmonaire et rénale.
ombaire.	Rein tuberculeux purulent.	M.	Bacilles d. rein enlevé. Poumons, rein norm
ombaire.	Rein tuberculeux.	M	Septicémie aiguë. R. g. farci de tubercules.
ombaire.	Rein tuberculeux.	A.	Etat général très-mauvais.
ombaire.	Rein tuberculeux.	M.	Tuberculose des deux reins.
bdominale.	Rein tuberculeux.	G.	Pas de complications.
ombo-latér.	Rein tuberculeux.	G.	Crises vésicales. Dilatation de l'urèthre.
ombaire.	Rein kystique tuberculeux.	G.	Persistance de douleurs dans la fosse iliaque droite.

Nous devons ajouter que sur 21 cas de *Pyélo-néphrite tuberculeuse,* il y a :

15 *femmes* et 6 *hommes.*

10 *reins droits,* 7 *reins gauches* et 4 *reins indéter-minés.*

16 *néphrectomies* dont 14 *lombaires* avec 6 *guéri-sons* (42,85 0/0) et 2 *abdominales* avec 2 *guérisons.*

5 *néphrotomies* dont 4 *lombaires* avec 1 *guérison* (25 0/0) et 1 *abdominale* avec 1 *guérison.*

Les causes de la mort sont :

Collapsus	1
Epuisement	3
Septicémie	2
Tuberculose généralisée	2
Tuberculose pulmonaire	1
Urémie	2

MANUEL OPÉRATOIRE

Après la récente communication de M. Le Dentu
sur la *technique de la néphrectomie* (1), il nous
reste peu de chose à dire sur le manuel opératoire
que l'on doit généralement suivre pour l'extirpation
de la glande rénale. Nous nous contenterons de rapporter ici le résultat des expériences que nous avons
faites sur neuf cadavres à l'hôpital Saint-Louis.

Le rein peut être atteint soit par sa face postérieure à la suite d'une incision lombaire, soit par
sa face antérieure par une incision abdominale ou
transpéritonéale.

Simon, dans sa première néphrectomie, fit placer
la malade sur le ventre et pratiqua, au niveau du
bord externe de la masse sacro-lombaire, une incision verticale s'étendant du bord supérieur de la
onzième côte au milieu de l'espace compris entre
la douzième et la crête iliaque. Depuis cette époque,
le procédé de Simon fut considérablement modifié
et chaque opérateur nouveau voulut attacher son
nom à quelques changements, soit dans la direction
ou la longueur de l'incision superficielle, soit dans
la situation de cette dernière par rapport à la ligne
médiane antérieure ou postérieure.

(1) Le Dentu. Technique de la néphrectomie in Revue de Chirurgie,
n° 1, 1886.

Dans nos expériences sur le cadavre, nous avons plusieurs fois extirpé le rein par la voie lombaire, en pratiquant une incision verticale, parallèle au bord externe de la masse sacro-lombaire et dépassant de 5 à 6 centimètres le rebord des fausses côtes et la crête iliaque, suivant en cela la méthode de notre maître, M. Péan.

La première observation que nous avons publiée dans ce travail, au Chapitre II, *Anomalies de situation des reins*, se rapporte à l'histoire d'une néphrectomie dont nous avons relaté nous-même tout le manuel opératoire : position du malade, siège et direction de l'incision, énucléation du rein, ligature du hile, sutures superficielles et profondes de la plaie et pansement antiseptique.

L'incision lombaire ou plutôt extra-péritonéale peut être latérale ou mieux oblique, partant de la partie moyenne de la douzième côte et se dirigeant vers l'épine iliaque antéro-supérieure, en décrivant quelquefois, suivant le procédé de l'opérateur, une courbe dont la concavité regarde en haut et en dedans. M. le professeur Trélat, dans un cas présenté à la Société de Chirurgie, fit porter, comme nous eûmes l'occasion de le dire plus haut, l'incision verticale presque au niveau du bord externe du muscle droit de l'abdomen. Le décollement du péritoine fut difficile au point de l'incision et, malgré toutes les plus grandes précautions, il se produisit une petite ouverture de la séreuse péritonéale qui, d'ailleurs, n'exerça aucune influence fâcheuse sur les résultats ultérieurs de l'opération.

A ces incisions simples, plusieurs auteurs en ont ajouté une autre, tantôt oblique, suivant le rebord inférieur de la douzième côte, tantôt horizontale, tombant perpendiculairement sur l'extrémité inférieure (incision en L de Polaillon), ou l'extrémité supérieure de l'incision verticale primitive (procédés de Lucas et Morris).

Nous ne nous arrêterons pas à décrire toutes les particularités de chacune de ces incisions extra-péritonéales, croyant nous en être déjà suffisamment expliqué pour chaque cas en particulier.

Quant à l'incision abdominale ou *transpéritonéale,* elle présente les mêmes difficultés que dans l'ovariotomie. L'opérateur est obligé de faire une double plaie péritonéale et il nous semble que ce traumatisme doit augmenter considérablement la gravité de l'opération.

Langenbuch ouvre la cavité abdominale au niveau du bord externe du muscle grand droit et atteint par ce moyen le rein sans difficulté. La section des vaisseaux qui se dirigent au côlon transverse, surtout du côté droit, est pour ainsi dire la seule objection sérieuse qu'on puisse faire à ce procédé.

Thornton préfère l'incision médiane, afin d'explorer plus facilement les deux reins.

Dans ces cas de néphrectomie abdominale ou *transpéritonéale,* il nous semble qu'il vaut mieux faire la suture de la plaie péritonéale profonde et même pratiquer une contre-ouverture lombaire pour établir le *drainage postérieur* et faciliter ainsi l'écoulement des liquides. Il en sera de même dans l'incision *lombo-latérale* ou extra-péritonéale ; un drain pourra être placé en arrière au niveau du bord externe de la masse sacro-lombaire.

Nous n'insisterons pas sur le mode d'énucléation du rein. Toutes les fois qu'il existe une inflammation périrénale ancienne, avec épaississement et induration de l'atmosphère cellulo-graisseuse, l'opérateur doit faire porter son incision jusque sur la capsule fibreuse du rein et l'énucléation en devient alors généralement facile.

Nous avons été témoin d'un cas semblable, opéré par M. Trélat, où l'énucléation du rein fut facile dès que la capsule propre en eut été sectionnée. Ce fut une véritable néphrectomie sous-capsulaire. Par ce procédé, on évitera les tiraillements sur les vaisseaux rénaux et les hémorrhagies qui peuvent en être mortelles comme dans le cas du professeur Billroth, de Vienne.

Les tableaux et les statistiques, que nous avons donnés à la fin de chaque chapitre de notre travail, nous dispensent de revenir sur les indications au mode opératoire fournies par chaque lésion rénale en particulier.

Qu'il nous suffise de dire que sur :

327 opérations sur le rein, nous avons :

205 lombaires avec 138 guérisons, soit 67,31 0/0,

122 abdominales avec 62 guérisons, soit 50,81 0/0.

STATISTIQUE GÉNÉRALE

Nous croyons intéressant de présenter dans un tableau spécial le résultat de l'intervention chirurgicale dans les nombreux cas de lésions du rein que nous venons de publier.

Sur les 327 *opérations* sur le *rein*, il y a :

212 femmes, 94 hommes, 15 enfants, 6 dont le sexe n'est pas indiqué.

136 reins droits, 105 reins gauches, 86 indéterminés.

235 néphrectomies dont *125 lombaires* avec *78 guérisons (62,4 0/0)* et *110 abdominales* avec *55 guérisons (50 0/0).*

43 néphrotomies dont *34 lombaires* avec *23 guérisons (67,64 0/0)* et *9 abdominales* avec *7 guérisons (77,77 0/0).*

39 néphrolithotomies dont *36 lombaires* avec *28 guérisons (77,77 0/0)* et *3 abdominales,* pas de guérisons.

10 néphrorraphies dont *10 lombaires* avec *9 guérisons (90 0/0).*

En résumé, sur 327 opérations sur le rein, il y a 127 morts et 200 *guérisons,* soit 61,16 0/0.

Les causes de la mort sont :

Anurie	9	Phtisie	2
Choc	29	Pleurésie	1
Collapsus	11	Pneumonie	2
Cystite	1	Pyohémie	2
Epuisement	10	Récidive	2
Fistule stercorale	1	Septicémie	7
Hémorrhagie	8	Suppuration	2
Inanition	1	Tétanos	2
Infection purulente	2	Thrombose pulmon	1
Œdème de la glotte	1	Tuberculose	3
Perforation intestin	1	Urémie	12
Péritonite	17		

INDEX BIBLIOGRAPHIQUE

Adams. — Cancer du rein gauche. Néphrectomie. Mort le 45e jour.
(*The Lancet*, 1882, vol. II, p. 349.)

Agnew Hayes. — Rein droit mobile douloureux. Néphrorraphie.
Néphrectomie. Guérison. (*Philadel. med. Times, June* 1885.)

Albert. — Fistule uretéro-abdominale à la suite d'ovariotomie.
Néphrectomie. Mort. (*Allg. Wiener Mediz. Zeitung,* 17 *février* 1885. — *La France médicale,* t. II, p. 1733, 1885.)

— Adénome du rein droit. Néphrectomie. Guérison. (*Soc. des
méd. de Vienne,* 13 *février* 1885. — *Wiener med. Presse,* 1885,
no 9. — *Deutsche med. Wochensch.,* 1885, no 25. — *Congrès de
chirurgie, Berlin, avril* 1885. — *Revue des Sciences méd.,
Paris.* 1886, p. 299.)

Anderson. — Calcul du rein. Néphrolithotomie. Guérison. (*Clinical Society in Med. Times,* 31 *mai* 1884. — *Revue Scien.
méd.,* t. XXV, p. 305, 1885.)

Andrew et Callender. — Pyélo-néphrite calculeuse suppurée du
rein droit. Néphrolithotomie. Mort. (*St-Bartholomew's Hospital Reports,* 1873, vol. IX, p. 220.)

Antona (de Naples). — Néphrectomie. Congrès des Italiens. (*Sem.
méd.,* 28 *avril* 1886, p. 179.)

Archer. — Déchirure du rein pendant l'ablation d'un kyste de
l'ovaire. Néphrectomie dans la même séance. Guérison. (*The
Lancet,* 1882, vol. I.)

Arnould et Charpentier. — *Presse médicale,* t. XXVII, nos 27 et 28.

Baker. — Pyélo-néphrite tuberculeuse. Néphrotomie. Néphrectomie. Guérison. (*Brit. med. journ.,* 1881, vol. I.)

Bardenheuer. — Cancer de l'utérus bouchant l'uretère gauche.
Hystérotomie et Néphrectomie dans la même séance. (*Drainirung der Peritoneal Höhle;* 1881).

— Pyélo-néphrite calculeuse du rein gauche. Néphrectomie.
Guérison. (*Drainirung der Peritoneal Höhle,* 1881.)

B.   35

Bardenheuer. — Pyélo–néphrite calculeuse du rein gauche. Néphrectomie. Guérison. (*Idem.*)

— Pyélo–néphrite. Abcès périnéphrétique. Néphrectomie. Guérison. (*Idem.*)

— Hydronéphrose à la suite de lésion traumatique de l'uretère gauche. Néphrectomie. Guérison. (*Idem.*)

— Sarcome du rein droit. Néphrectomie. Mort. (*Drainirung der Peritoneal Höhle*, p. 257, 1881.)

— Chirurgische Studien, nebst einem Bericht über sieben Nieren extirpationen, Stuttgart, 1881.

Barker. — Rein mobile encéphaloïde. Néphrectomie. Mort. (*The Lancet*,1880, vol. I, p. 402.—*Med. Ch. Trans.*, vol. LXIII, 1880.)

— A means of diagnosis of renal calculus. (*The Lancet*, vol. I, p. 621, 1880.)

— Nephrectomy by abdominal section. (*Med. Chir. Transactions*, vol. LXIII, 1880.)

— Pyélo-néphrite calculeuse du rein gauche. Néphrectomie. Mort. (*Centralblatt für Chirurgie*, 1881, p. 30.)

— Pyélo–néphrite calculeuse du rein gauche. Néphrectomie. Mort. (*Centralblatt für Chirurgie*, 1881, p. 29.)

— Rupture traumatique de l'uretère gauche. Néphrectomie. Guérison. (*The Lancet*, 17 *janvier* 1885.)

Barrette. — Des néphrites infectieuses au point de vue chirurgical. (*Thèse d'agrégation en Chirurgie, Paris*, 1886.)

Barwell. — Pyélo-néphrite tuberculeuse suppurée. Lombotomie. Néphrectomie. Mort. (*Brit. med. Journ.*, 1881, vol. I, p. 642.)

— Pyélo-néphrite calculeuse du rein gauche. Ouverture (2 fois) d'abcès périnéphrétiques. Néphrectomie. Guérison. (*Idem.*)

Bassini. — Rein droit mobile douloureux. Néphrorraphie. Guérison. (*Ann. univ. di med. et chir.*, sept. 1882, vol. 261, p. 281. — *Revue de Chirurgie*, 1884, p. 72.)

Baum. — Statistiques de Néphrectomie. (*Philadelph. med. Times*, 21 *février* 1885.)

Béraud. — Des hydatides des reins. (*Thèse de Paris*, 1861.)

Berg F. — Zur Technik des Lendennierenchnittes. (*Berliner Klin. Wochenschr.*,19 *décembre* 1881, p. 706.)

Bergmann (Von). — Sarcome du rein gauche. Néphrectomie. Mort. (*Thèse inaugurale de Hans Bolz, Dorpat*, 1883.)

BERGMANN (VON). — Pyélo-néphrite calculeuse. Néphrectomie. Mort. (*Idem.*)

— Pyélo-néphrite suppurée avec abcès périnéphrétique. Néphrectomie. Mort. (*Berlin. Klin. Wochenschr.*, 1883.)

— Carcinome ou sarcome du rein droit. Néphrectomie. Guérison. (*Berlin. Klin. Wochenschr.*, 1885, no 46.)

— Kyste volumineux du rein gauche pris pour un rein flottant cancéreux. Néphrectomie. Mort par anurie. (*Idem.*)

— Néphrite suppurée avec abcès périnéphrétique. Néphrotomie. Néphrectomie. Guérison. (*Idem, no 47.*)

— Pyélo-néphrite suppurée du rein gauche. Néphrectomie. Guérison. (*Idem.*)

— Pyélo-néphrite suppurée du rein gauche avec abcès périnéphrétique. Néphrotomie. Néphrectomie. Guérison. (*Berlin. Klin. Wochenschr.*, 1885, no 47).

—Hydronéphrose du rein gauche. Néphrectomie. Guérison. (*Id. no 48.*)

— Fistule purulente de la région lombaire droite à la suite d'abcès périnéphrétique. Néphrectomie. Mort par anurie. (*Idem.*)

— Pyélo-néphrite suppurée du rein droit avec abcès périnéphrétique. Néphrectomie. Guérison. (*Idem.*)

— De la Néphrectomie. Société berlinoise, 28 octobre 1885. (*La Semaine médicale*, p. 372, 1885.)

BIDDER. — Uber Angeborene. Hydronéphrose. (*Berliner Klin. Wochens.*, no 8, 1885).

BILLROTH. — Hydronéphrose du rein droit prise pour un kyste de l'ovaire. Néphrectomie. Mort. (*Langenbeck's archiv. für Klin. Chirurgie, Bd.* XXI, p. 694, 1877.)

— Fibro-myome rétropéritonéal adhérent au rein gauche. Ablation de la tumeur et du rein. Mort. (*Baron Buschmann. Wiener med. Wochenschr.*, 1880, no 28.)

— Fistule uretéro-abdominale de l'uretère gauche. Néphrectomie. Mort. (*Wiener med. Wochenschrift*, 1884, no 23.)

— Rein droit flottant pris pour cancer de l'estomac ou du pylore. Néphrectomie. Mort. (*Idem, no 24.*)

— Tumeur épithéliale du rein gauche. Néphrectomie. Guérison. (*Idem, no 25.*)

— Myxo-sarcome du rein droit pris pour fibrome de l'utérus ou tumeur de l'ovaire. Néphrectomie. Guérison. (*Idem.*)

BILLROTH. — Pyélo-néphrite calculeuse du rein droit. Néphrectomie. Déchirure de la veine rénale droite et de la veine cave inférieure sur une étendue de 9 centimètres environ. Hémorrhagie. Mort. (*Beitrag zur Kasuistik der Nephrektomien Von Dr. Alex. Brenner*, in *Wr. med. Wochenschr.*, n°s 32, 33, 34, 1885.)

— Uber Nierenextirpation. (*Wiener med. Woch.*, 1884. — *Revue Sciences méd.*, t. XXVII. p. 296, 1886.)

BLANCHARD. — Lexicon novum med. græc. lat. (*Art. Nephrotomia. Transact. philos. de la Société royale de Londres*, 1696).

BLOCH. — De la contusion du rein d'après l'examen comparé de 40 observations. (*Thèse de Paris*, 1873.)

BOBROFF. — Pyélo-néphrite calculeuse du rein droit avec abcès périnéphrétique. Ouverture de l'abcès. Néphrectomie. Guérison. (*Wratch*, n° 42, 1885.)

BŒCKEL JULES (de Strasbourg). — Fistule de l'uretère gauche consécutive à une hystérectomie vaginale. Néphrectomie. Guérison. Récidive du cancer utérin au bout de 7 mois. Mort. (*Bull. et mém. de la Société de Chirurgie de Paris*, 1884, p. 448.)

BOGOYAVLENSKY N. — Un cas de dégénérescence kystique des deux reins. (*Méd. Obosrénié*, n° 9, 1885.)

BOGUE. — Pyélo-néphrite suppurée. Néphrectomie. Guérison. (*Chicago med. soc.*, 15 juin 1885. — *Revue Scien. méd.*, t. XXVII, p. 296, 1886.)

BÓKAI Jun. — Sarcome primitif du rein gauche. Néphrectomie. Mort. (*Orvosi hétilap.*, n° 7, 1883.)

BOLZ HANS. — Beiträge zur Casuistik der Nephrectomie (*Inaug. Dissert.*, *Dorpat*, 1883. — *Centralblatt für Chirurgie*, n° 13, 1884.)

BÓTKINE. — Un cas d'abcès pararénal. (*Yégén. klin. Gazéta*, n°s 1, 2 et 3, 1885.)

BOUILLY G. — Manuel de pathologie externe, t. IV, p. 129, 1886.

BOULAY ELIE. — De la néphrectomie. (*Thèse de Paris*, 1880.)

BRANDT. — Plaie et hernie du rein par blessure lombaire. Néphrectomie. Guérison. (*Wien. med. Wochensch.*, nov. 1873.)

BRAUM. — Pyélo-néphrite calculeuse. Néphrectomie. Mort d'hémorrhagie pendant l'opération. Rein en forme de fer à cheval. (*Deutsche med. Wochenschr.*, 1881. — *Centralblatt für Chirurgie*, 1881, n° 36.)

— Pyélo-néphrite du rein droit. Néphrectomie. Mort par anurie.

(*Deutsche med. Wochensch.*, n°s 31, 32, 33, 1881. — *Central-blatt für Chirurgie*, n° 36, 1881.)

BRAUM. — Adénome du rein gauche. Néphrectomie. Mort. (*Idem.*)

— Sarcome télangiectasique du rein gauche. Néphrectomie. Guérison. (*Idem.*)

— Pyélo-néphrite suppurée du rein droit. Néphrotomie. Néphrectomie. Guérison. (*Idem.*)

— Indication de la néphrectomie. (*Centralblatt für Chirurgie*, n° 14, 1886, p. 252.)

BRENNER. — Casuistik der Nephrectomien. (*Wiener med. Wochensch.*, 8 août 1885. — *Centralblatt für Chir.*, n° 45, 1885.)

BRICHETTI. — Néphrectomie extra-péritonéale. (*Gaz. degli ospitali*, 3 sept. 1882).

BRIDDON. — Pyélo-néphrite calculeuse du rein droit. Néphrectomie par voies lombaire et abdominale. Mort. (*New-York surgical Society*, January 12, 1886. — *Medical Wess, January 30*, 1886, p. 130.)

BROCHIN. — Ictère consécutif à l'oblitération du canal cholédoque comprimé par les reins. (*Gaz. des hôp.*, n° 116, 1875.)

BROSIN F. — Sarcome congénital du rein avec fibres musculaires striées. (*Arch. f. Path. an. u. Phys.*, XCVI, H, 3, p. 453.)

BRODEUR. — Société anatomique, séance du 19 mai 1882. (*Progrès médical*, 1883, p. 169.)

BROWNE. — Pyélo-néphrite calculeuse suppurée du rein droit. Néphrolithotomie. Mort. (*Brit. medical journ.*, 1886, March 6, p. 448.)

BROWNE LANGLEY. — Pyélo-néphrite calculeuse suppurée du rein droit. Néphrolithotomie. Mort. (*Brit. med. Journal*, 1886, May 1st, p. 820.)

BRUNS (VON). — Fistule urinaire lombaire à la suite d'une blessure dans cette région. Néphrectomie. Mort. (*Wurtembergisches med. Correspondenzblatt*, Bd. XII, 1871. — *Revue Scien. méd.*, t. I, p. 972, 1873.)

BRUNTZEL. — Fibrome du rein gauche. Néphrectomie. Guérison. (*Berl. Klin. Wochensch.*, 1882, p. 745. — *Centralbl. f. Chirur.*, n° 5, 1883.)

BURGESS (San Francisco). — Kyste volumineux du rein. Néphrectomie. Mort. (*San Francisco Western Lancet*, novembre 1881.)

BYFORD (Chicago). — Carcinome du rein droit. Néphrectomie. Guérison. (*Med. Times and Gaz.*, vol. II, 1880. — *Amer. Journ. of
Obstet.*, 1880.)

CABOT. — Hydronéphrose du rein droit. Néphrotomie. Guérison.
(*Boston med. and surg. journ.*, 1883, n⁰ 8. — *Centralblatt für
Chirurgie*, 1883, n⁰ 21. — *Revue de Chirurgie*, 1884, p. 73.)

CAMPBELL. — Kyste du rein gauche pris pour un kyste de l'ovaire.
Néphrectomie. Guérison. (*Edinb. med. Journal*, 1874, p. 36.)

CARTWRIGHT. — Hernie du rein par plaie lombaire. Néphrectomie.
Guérison. (*The Lancet*, 1880, vol. 1, p. 403.)

CE.CHERELLI. — Rein gauche mobile douloureux. Néphrorraphie.
Mort. (*Rivista clinica*, n⁰ 4, 1884. — *Centralblatt für Chir.*, 1884.)

CHADWICK. — Sarcome rétro-rénal. Ablation de la tumeur et d'une
partie du rein correspondant. Abcès péri-rectal et lombaire.
Mort. (*Boston med. and surg. journ.*, october 1884. — *Centralblatt für Chirurg.*, n⁰ 9, 1885.)

CHAPPUIS. — Du traitement chirurgical des tumeurs fluctuantes du
rein. (*Thèse, Paris*, 4 juin 1877.)

CHIENE J. — Calcul du rein droit. Néphrolithotomie. Guérison. (*British med. Journal*, p. 280, 1885. — *Revue des Sciences médicales*, T. XXVII, 1886, p. 300.)

CHOPART. — Traité des maladies des voies urinaires, 1791.

CLAUS. — Fibrome kystique du rein droit pris pour un kyste de
l'ovaire. Néphrectomie. Guérison. (*XIVᵉ Congrès allemand de
Chirurgie*, avril 1885. — *Centralblatt für Chirurgie*, n⁰ 24,
1885. — *Revue de Chirurgie, Paris*, 1885, p. 1011.)

CLELLAND (Mc). — Pyélo-néphrite calculeuse du rein droit. Néphrectomie. Guérison. (*Thèse inaugurale de Hans Bolz, Dorpat*, 1883.)

CLEMENTI. — Pyélo-néphrite suppurée du rein gauche. Néphrectomie. Guérison. (*Amer. Journ. of med. Scien.*, 1882.)

COLE THOMAS. — Case of strumous disease of the Kidney conside-
red in relation to nephrectomy. (*Brit. med. Journal*, p. 208,
aug. 1882. — *Revue Scien. méd.*, T. XXIV, p. 307, 1884.)

COMHAIRE. — Dissertation sur l'extirpation du rein. (*Thèse, Paris*,
n⁰ 85, 1803.)

COOPER. — Pyélo-néphrite suppurée du rein droit. Néphrectomie.
Guérison. (*Hunterian Society in Brit. med. Journ.*, p. 850,
vol. II, 1880.)

Coupland Sidney. — Des calculs rénaux. (*Med. Times*, 18 *février* 1882.)

Courvoisier. — Contusion du rein. Néphrite suppurée. Néphro tomie. Mort. (*Société médicale de Bâle*, 23 *mai* 1878. — *Corresp. bl. f. Schweiz. Aerzte*, n° 1, p. 13, 1ᵉʳ *Janvier* 1879. — *Revue Scien. méd.*, T. XV, p. 624, 1880.)

Crédé. — Fistule urétéro-utérine de l'uretère droit. Néphrectomie. Guérison. (*Archiv. für Gynœkologie*, Bd. XVII, p. 312.)

Croft. — Sarcome du rein droit. Néphrectomie. Guérison. (*La Semaine médicale*, 1885, p. 188.)

— Pyélo-néphrite calculeuse suppurée du rein droit. Néphrolithotomie. Guérison. (*The Lancet*, 27 *mars* 1886, p. 589.)

Cruveilhier. — Anatom. descript., 4ᵉ éd., T. II, p. 306.

Cullingworth. — Pyélo-néphrite calculeuse du rein gauche. Néphrotomie. Mort. (*The Lancet*, vol. I, p. 14, 1880. — *Cent. für. Chirur.*, n° 14, 1880. — *Rev. Sc. méd.*, T. XVIII, p. 239, 1881.)

— Kyste du rein gauche. Néphrectomie. Mort. (*British med. Journal*, 1882, vol. II.)

Czerny. — Carcinome du rein gauche. Néphrectomie. Mort. (*Centralblatt f. Chirurgie*, 1879, p. 738. — *Deutsche med. Wochensch.*, 1879.)

— Pyélo-néphrite suppurée du rein gauche. Néphrectomie. Guérison. (*Centralblatt für Chirurgie*, 1879, p. 739.)

— Kyste volumineux du rein droit mobile. Néphrectomie. Mort par infection purulente. (*Langenbeck's archiv. für Klin. Chirurgie*, Bd. XXV, 1880.)

— Fistule urétéro-vaginale de l'uretère droit. Néphrectomie. Guérison. (*Idem*, p. 858.)

— Hydronéphrose du rein gauche. Néphrectomie. Mort. (*Arch. de Langenbeck*, Bd. XXV, 1880.)

— Pyélo-néphrite calculeuse du rein gauche. Néphrectomie. Guérison. (*Idem*, p. 858.)

— Hydronéphrose du rein droit. Néphrectomie. Guérison. *Langenbeck's Archiv. für Chirurgie*, Bd. XXV, 1880.)

— Sarcome du rein. Néphrectomie. Mort 3 heures après. (*Langenbeck's Arch.*, Bd. XXV.)

— Adénome du rein gauche. Néphrectomie. Mort. (*Deutsch. med. Wochensch.*, 1881, n° 32.)

Czerny. — Angio-sarcome du rein gauche. Néphrectomie. Mort. (*Idem*, n⁰ 32.)

— Sarcome du rein gauche. Néphrectomie. Mort. (*Transac. of chirur. intern. Congr.*, 1881, vol. II.)

— Pyélo-néphrite suppurée. Néphrotomie. Néphrectomie. Guérison. (*Deutsch. med. Wochenschrift*, 1881.)

— Hydronéphrose du rein droit. Néphrectomie. Mort par anurie. (*Deutsche med. Wochensch.*, 1881, n⁰ 32.)

— Pyélo-néphrite calculeuse du rein droit. Néphrectomie. Mort. (*Deutsche med. Wochensch.*, 1882, n⁰ 32.)

Dandois. — Sarcome du rein droit. Néphrectomie. Guérison. (*Académie de Médecine de Belgique, séance 12 décembre* 1885. — *Là Semaine médicale*, 1885, p. 424. — *Revue méd. Louvain, janvier* 1886. — *Ann. mal. org. génit.-urinaires*, 1886, p. 181.)

Danillo Vincenzo. — Pyélo-néphrite suppurée. Néphrectomie. Guérison. (*Gazz. degli Ospit.*, 25 *mars* 1885. — *Revue Scien. méd.*, T. XXVII, p. 296, 1886.)

D'Antona. — Pyélo-néphrite suppurée du rein droit. Néphrectomie. Guérison. (*Medical News*, 1883, vol. I.)

— Pyélo-néphrite calculeuse du rein gauche. Néphrectomie. Guérison. (*Rivista clin.*, 1883, n⁰ 7.)

Davy Richard. — Carcinome du rein gauche. Néphrectomie. Mort. (*Brit. med. Journ.*, 1884, *octob.*, p. 757.)

Dawson W. W. — Pyélo-néphrite calculeuse du rein gauche. Néphrolithotomie. Mort par pyohémie. (*Cincinnati academy of med.*, 26 *octobre* 1872. — *The Amer. Journ. of the med. Sc.*, *janv.*, 1873, p. 279. — *New-York med. journ.*, *Janvier* 1873, p. 35. — *Revue Scien. méd.*, T. I, p. 974, 1873.)

Demons (de Bordeaux). — Plaie du rein et du poumon gauches. Résection de la portion herniée du poumon. Néphrectomie. Guérison. (*Bull. et mém. Société Chirurgie, Paris*, 1886, p. 450.)

Desmé C. — Des reins flottants et de leur traitement. (*Thèse de Montpellier*, n⁰ 21, 1885. — *Revue Scien. méd.*, T. XXVII, p. 390, 1886.)

Dietl. — *Wiener med. Wochenschrift*, 1864.

Dieulafoy. — Gazette hebdomadaire, 1877, n⁰ 5.

Dikinson. — Calcul du rein droit. Néphrolithotomie. Guérison. (*Brit. med. Journ.*, p. 894, *mai* 1885. — *La Semaine méd.*, 1885,

p. 163. — *Revue Scien. méd.*, T. XXVII, p. 300, 1886.)

Downes. — Contribution à l'histoire de la néphrolithotomie. (*Med. Times*, p. 238, 21 *février* 1885.)

Dumreicher. — Pyélo-néphrite calculeuse du rein gauche. Néphrectomie. Mort. (*Langenbeck's archiv. für Klin. Chir., Bd.* XXV, p. 224.)

Duncan. — Pyélo-néphrite calculeuse (?) du rein gauche. Néphrotomie. Grande amélioration. (*Edinb. med. and surg. Journ.*, 1881, vol. I.— *Centralb. für Chirurgie*, 1881, n° 32. — *Revue des Scien. méd.*, t. XX, p. 282, 1882.)

—Rein gauche caséeux avec abcès périnéphrétique. Néphrotomie. Mort. (*Idem.*)

Durham. — Calcul du rein. Néphrolithotomie. Ablation d'un calcul. Persistance des douleurs. Néphrectomie. Mort. (*Brit. med. Journal*, 1872, vol. I.)

Eales G. Y.— Cases of Rupture of the Kidney, Londres, 13 mars 1886.

Eger. — Anurie de 10 jours due à l'occlusion des deux uretères par des calculs. (*Deutsche med. Woch.*, n° 9, 1884.)

Elder. — Pyélo-néphrite tuberculeuse suppurée du rein gauche avec abcès périnéphrétique. Néphrotomie. Néphrectomie. Guérison. (*The Lancet*, 1882, vol. II.— *Brit. méd. journ.*, p. 835, oct. 1882. — *Revue des Scien. med.*, t. XXI, p. 697, 1883.)

— Two cases of nephrectomy. (*The Lancet, August* 1st 1885, p. 196.)

— Pyélo-néphrite suppurée du rein gauche. Néphrectomie. Mort par urémie. (*The Lancet, August* 1st, 1885, p. 196.)

— Pyélo-néphrite calculeuse suppurée du rein droit. Néphrectomie. Guérison. (*Idem.*)

Englisch J. — Ueber primare Hydronephrose. (*Deutsche Zeitschrift für Chirurgie*, XI, n° 1 à 4, 1879.)

Esmarch. — Hydronéphrose du rein gauche prise pour un kyste de l'ovaire. Néphrectomie. Mort. (*Archiv. für Gynœkologie*, Bd. I, 1870.)

Esmarch. — Carcinome du rein. Néphrectomie. Mort. (*Centralblatt für Chirurgie*, 1882, p. 72.)

Eve. — Myosarcome du rein chez enfant de 13 mois. (*Med. Times*, 12 *nov.* 1881.)

Evrain. — Calcul occupant tout le rein droit. (*Union médicale du Nord-Est, juin* 1882.)

FERRERI. — Pyélo-néphrite calculeuse. Néphrotomie. Guérison.
(*La Sperimentale*, *nov.* 1885.)

FOLLIN ET DUPLAY. — Traité élémentaire de pathologie externe,
t. VI, p. 598-645.

FOTHERBY F. — Sarcome à cellules rondes du rein chez un enfant
de deux ans et demi. (*Brit. med. Journ.*, p. 156, *février* 1882.)

FOURRIER. — Réflexions sur plusieurs cas de reins flottants et sur
le traitement de cette affection. (*Bull. gén. de thérap.*, 1875,
p. 481.)

FRANZALINI. — Rein droit tuberculeux. Néphrectomie. Guérison.
(*Gaz. medic. di Torino*, 5 *juin* 1885.)

FRATTINA. — Pyélo-néphrite suppurée du rein gauche. Néphrectomie. Mort. (*Gazetta degli Ospitali*, 1883.)

GALLAND C. P. — Des corps étrangers de l'uretère. (*Thèse de
Paris*, n° 321, 1885.)

GOODELL. — Hydronéphrose du rein gauche prise pour un kyste de
l'ovaire. Néphrectomie. Guérison. (*The Lancet*, 1883, vol. 1.)

GARDNER WILLIAM. — Abcès tuberculeux du rein droit. Néphrotomie. Mort. Tuberculose des deux reins. (*The Australian medical Journ.*, 15 *avril* 1885.)

— Abcès du rein droit. Néphrotomie. Guérison. (*Idem.*)

— Abcès du rein droit. Néphrotomie. Néphrectomie. Mort. (*Idem.*)

— Pyélo-néphrite suppurée du rein gauche. Néphrotomie. Guérison. (*Idem.*)

— Rein droit mobile et douloureux. Néphrorraphie. Guérison.
(*The Austral. medical Journal*, 15 *avril* 1885.)

GARGAM A. — De la contusion du rein. (*Thèse de Paris*, 1881.)

GELLY. — Contusion et déchirure du rein. Guérison. (*Revue médicale de l'Est*, 1er *octobre* 1884.)

GEYL. — Rein mobile douloureux. Néphrectomie. Mort. (*Etude
sur l'extirpation du rein in Inaug. Diss. Heidelberg*, 1885, *de
Jong. — Revue Scien. méd.*, t. XXVII, p. 792, 1886.)

GILL-WYLIE. — Rein droit mobile douloureux et tuberculeux. Néphrectomie. Guérison. (*Philadelphia med. Times*, XIV, n° 46,
p. 114.— *New-York medical record*, 1883, *nov.* 24.— *Centralblatt
für Chirurgie*, 1884, 16. — *Revue de Chirurgie*, 1884, p. 74.)

GILMORE. — Rein excessivement douloureux. Néphrectomie. Guérison. (*Amer. Journ. of obstetrics*, *May* 1871.)

GODLEE. — Pyélo-néphrite calculeuse du rein droit. Néphrectomie. Mort. (*British medical Journal*, 1882, *April* 22.)

— Sarcome du rein. Néphrectomie. Guérison. Récidive 6 mois après, mort. (*Brit. med. Journ.*, 1er *novembre* 1884. — *La Semaine médicale*, 1884, p. 446.— *Revue Scienc. méd.*, t. XXVII, p. 296, 1886).

GOLDING-BIRD. — Pyélo-néphrite calculeuse suppurée du rein gauche. Néphrolithotomie. Guérison. (*Brit. med. Journ.*, 11 *décembre* 1880.)

— Pyélo-néphrite tuberculeuse suppurée du rein droit. Néphrectomie. Mort. (*The Lancet*, vol. I, 1882.)

GOODHART JAMES F. — On Erysipelas of the Kidney and urinary tract. with some remarks on the diseases generally called surgical Kidney. (Guy's Hospital Reports, Vol. XIX, 1874, p. 357-404.)

GOODRIDGE HENRY. — Abcès tuberculeux du rein. Néphrotomie. Mort. (*Brit. med. Journ.*, *July*, 1882.)

GROSS SAMUEL W. — A case of nephrectomy for medullary carcinoma and partial choleo-cystectomy for calculus in the same subject. (*Philadelph. medical News*, 1883, vol. I.)

— Nephrectomy : its indications and contraindications. (*Philadel. med. Times*, 2 *mai* 1885. — *Americ. Journ. of med. sc.*, *July* 1885. — *Centralblatt f. Chirurgie*, no 36, 1885.)

GUÉRIN. — De l'hydronéphrose calculeuse. (*Thèse de Paris*, 15 *juillet* 1882.)

GUIARD. — Du rein mobile. (*Revue critique in Annales des mal. des org. génito-urinaires*, 1883, p. 636.)

GUILLIOT. — Statistique de la Néphrectomie. (*Union médicale*, *Reims*, 15 *octobre*, 1885.)

GUTERBOCK. — Pyélo-néphrite calculeuse du rein droit. Rein gauche suppuré avec abcès par congestion. Ouverture de cet abcès. Mort. (*Berl. Klin. Wochensch.*, 1883.)

HABERSHON. — Pyélo-néphrite calculeuse suppurée. Néphrotomie. Guérison. (*Med. Times and Gaz.*, vol. I, 1880. — *Centralblatt für Chirurgie*, no 14, 1880.)

HAHN. — Rein droit mobile douloureux. Néphrorraphie. Guérison. (*Die operative Behandlung der beweglichen Niere durch Fixation von Dr Hahn in Centralblat für Chir.*, 1881, no 29.)

— Deux reins mobiles. Néphrorraphie pour chacun des reins.

Grande amélioration. *(Centralblatt für Chirurgie, n° 29, 1881. — Congrès de Chirurgie, Berlin, 1882. — Revue de Chirurgie, 1882, p. 865.)*

HARRISSON. — De la tuberculisation du rein envisagée au point de vue chirurgical. *(The Lancet, 18 avril 1885.)*

HARRIS ROBERT. — Examen analytique de cent cas de Néphrectomie. *(Amer. Journ. of med. sc., p. 109, 1882. — Revue des Sciences méd., t. XXI, p. 697, 1883. — La Semaine Médicale, 1883, p. 7.)*

HAYDEN (Th.) — Note sur un cas de rein mobile. *(The Dublin journ. of med. sc., p. 140, février 1880.)*

— Reins mobiles. *(Boston med. and surg. journ., vol. CV, n° 12, p. 271, 1881.)*

HEATH. — Pyélo-néphrite calculeuse du rein droit prise pour un kyste de l'ovaire. Néphrectomie. Mort. *(Medical and Chirur. J. Transact., 1880-81.)*

— Sarcome du rein. Néphrectomie. Mort. *(Brit. Med. Journ., 1882.)*

HENDERSON (Francis). — Un cas de rein flottant avec guérison définitive. *(Glasg. med. Journ., p. 329, 1884.)*

HENNIG (de Leipzig). — Rein droit mobile douloureux. Néphrectomie. Guérison. *(Memorab, 14 mai 1885.)*

HEPBURN D. — Rein flottant. *(Journ. of anat. and physiol., vol. XIX, janv. 1885. — R. Sc. Méd., t. XXVII, p. 390, 1886.)*

HÉVIN. — Rech. histor. et crit. sur la néphrotomie ou taille du rein. *(Mém. de l'Acad. de Chir., Paris, 1757, t. III, édit. de 1819.)*

HICGUET D. — Sarcome du rein gauche. Néphrectomie. Guérison. *(Bulletin de l'Acad. r. de médecine de Belgique, 3me sér., t. XVI, n° 1, p. 41, 1882.)*

HILL. — Calcul du rein droit. Néphrolithotomie. Guérison. *(The Lancet, June 13th p. 1081, 1885.)*

HINGSTON. — Rein gauche mobile volumineux et douloureux. Néphrectomie. Guérison. *(Montreal medico-chirurgical Society, octob. 23th 1885. — Medical News, nov. 7th 1885, p. 524.)*

HOMANS (John). — Cancer du rein gauche. Néphrectomie. Mort. *(Boston med. and surg. Journ., 24 janv. 1884.)*

HOROCH. — Adénome du rein droit. Néphrectomie. Guérison. *(Deutsche medic. Wochenschr., 1885, n° 25. — Congrès de Chirurgie, Berlin, avril 1885.)*

HUETER. — Sarcome du rein gauche. Néphrectomie. Mort. (*Deutsche Zeitsch. f. Chirurgie, Bd.* IX, p. 527.)

HULKE. — *Trans. of the Roy. m. and chirurg. Soc.,* Nov. 1884.

HUTCHINSON. — De la suppression de l'urine comme conséquence des calculs rénaux. Leçon clinique. (*The Lancet, July* 4th 1874.)

ISRAEL James. — Pyélo-néphrite suppurée du rein gauche. Néphrotomie. Mort. (*Berlin. Klin. Wochensch., décembre* 1882.)

— Pyélo-néphrite calculeuse du rein gauche. Néphrectomie. Mort. (*Deutsche medicinal Zeit.,* 1883.)

— Pyélo-néphrite calculeuse du rein gauche. Abcès périnéphrétique. Néphrectomie. Mort par infection purulente. (*Berlin. Klin. Wochensch.,* 1883.)

— Calcul du rein. Néphrolithotomie. Guérison. (15me *congrès de la Société allemande de Chirurgie, Berlin, séance du* 8 *avril* 1886.)

ITERSON. — Fistule lombaire. Néphrectomie. Guérison. (*Etude sur l'extirpation du rein in Inaug. Disser. Heidelberg,* 1885, *de Jong.* — *Centralblatt für Chirurgie,* n° 51, 1885. — *Revue Scien. méd.,* t. XXVII, p. 792, 1886.)

JACOBI. — Sarcome du rein. (*New-York med. Journ., may* 1880.)

JESSOP. — Encéphaloïde du rein gauche. Néphrectomie. Guér. Récidive et mort 9 mois plus tard. (*The Lancet,* vol. 1, p. 889, 1877.)

JONG (DE). — Etude sur l'extirpation du rein. (*Inaug. Disser. Heidelberg,* 1885. — *Centralblatt für Chirurgie,* n° 51, 1885. — *Revue des Scien. méd.,* t. XXVII, p. 792, 1886.)

JOWERS. — Kyste du rein gauche. Néphrectomie. Mort. (*The Lancet,* 5 *janvier* 1884.)

KAPTEYN H. — Néphrotomie. (*Nederl. Wekbl.,* 20, 1878.)

KEELING. — Kyste du rein pris pour tumeur de l'ovaire. Néphrectomie. Guérison. (*British. med. Journal,* 1882, vol. II.)

KEHRER. — Hydronéphrose du rein droit. Néphrotomie. Guérison. (*Archiv. für Gynœkologie, Bd.* XVIII, *Heft* 3. — *Revue Scien. méd.,* t. XXI, p. 697, 1883.)

KEPPLER. — Die Wanderniere und ibre chirurg, Behandlung. (*Arch. f. Klin. Chirurgie, Bd.* XXIII, *Heft* 3. — *Arch. Gynœkologie de med.,* t. II, 1879, p. 103.)

KNAGGS SAMUEL. — Pyélo-néphrite du rein droit. Néphrotomie. Amélioration. (*Brit. med. Journ.,* p. 428, *février* 1885. — *Revue des Sciences méd., Paris,* 1886, p. 303.)

KOCHER. — Sarcome du rein droit flottant. Néphrectomie. Mort. (*Deutsch. Zeitsch. f. Chirur., Bd.* IX, 1878, p. 312.)

— Adéno-sarcome du rein gauche. Néphrectomie. Mort. (*Deutsch. Zeitsch. f. Chir., Bd.* IX, p. 321.)

KOENIG. — Myxosarcome rénal. Néphrectomie. (*XIV*e *congrès de la Soc. allemande de Chir.* in *La Semaine médicale*,1885, p. 157.)

— Sarcome du rein. Néphrectomie. Guérison. Récidive. (*Idem.*)

KOSINSKI (de Varsovie). — Pyélo-néphrite calculeuse du rein droit. Néphrectomie. Guérison. (*Centralblatt für Chirurgie*,1884, no 42.)

KRONER T. — Hydronéphrose. Néphrectomie. (*Arch. f. Gynœkologie, Bd.* XVII, *Heft* I, 1881.)

KRÖNLEIN. — Sarcome médullaire du rein droit. Néphrectomie. Guérison. (*Korrespond. blatt f. schweizer Aerzte,* no 14, 1885. — *Centralblatt für Chirurgie,* no 43, 1885.)

KUESTER E. — Abcès tuberculeux du rein gauche. Néphrotomie. Guérison. (*Berlin. Klin. Wochensch.,* 1883.)

— Calcul du rein. Néphrolithotomie. Guérison. (15e *congrès de la Société allemande de Chirurgie, Berlin, séance du* 8 *avril* 1886.)

KUNDRAT. — Des anomalies rénales. (*Société des médecins de Vienne* in *La Semaine médicale,* 1886, p. 27.)

LABADIE-LAGRAVE. — Rein. Pathologie médicale. (*Dictionnaire de méd. et 'chir. pratiques,* t. XXX et XXXI.)

LABBÉ (Léon). — Pyélo-néphrite calculeuse du rein droit. Néphrotomie. Mort. (*Brodeur, Thèse de Paris,* 1886, p. 501.)

LAFFITE (DE). — Sur les cas où la néphrotomie se fait avec succès. (*Mém. de l'Acad. de Chirurgie, Paris,* 1753, t. II, *édit. de* 1819).

LAMER (P. DE). — Contrib. à l'étude clinique des kystes du rein. (*Thèse de doctorat, Paris* 1880.)

LANDAU. — Du rein flottant. (*Med. Times,* 25 *février* 1882).

— Hydronéphrose suppurée du rein droit mobile. Néphrotomie. Guérison. (*Revue de Chirurgie,* 1881, p. 763. — *Centralblatt für Chir.,* no 2, 1882. — *Berl. Klin. Wochenschr.,* 13 *décembre* 1883.)

LANGENBUCH. — Fibrome du rein droit. Néphrectomie. Guérison. (*Berl. Klin. Wochensch.,* no 24, 1877.)

— Rein droit flottant douloureux. Néphrectomie. Guérison. (*Centralblatt f. Chirurgie,* 1881.)

— Rein droit flottant douloureux. Néphrectomie. Guérison. (*Cen-*

tralblatt f. Chirurgie, 1881, p. 44. — *Congress London,*vol. II,
p. 278, 1881.)

Lange. — Pyélo-néphrite calculeuse du rein droit. Néphrectomie.
Mort. (*New-York medical Record*, vol. XVIII, 1880.)

— Double néphrotomie : Néphrolithotomie à gauche pour calculs
du rein gauche. Néphrotomie à droite pour pyélo-néphrite du
rein droit avec obstruction de son uretère. Amélioration. (*Medi-*
cal News, January 16th 1886, p. 69.)

— Rein droit probablement tuberculeux. Néphrectomie. Amélioration. (*Medical News, January* 16th 1886, p. 70.)

— Pyélo-néphrite calculeuse double. 2 fois néphrolithotomie à
gauche et une à droite. Guérison (*New-York medical Journ.*,
1886, 23 *janvier*, p. 107.)

— Pyélo-néphrite suppurée avec dégénérescence kystique du rein
droit. Néphrectomie. Guérison. (*New-York med. Journ.*, 1886,
23 *janvier*, p. 108.)

Lannois. — De l'extirpation du rein ou néphrectomie. (*Revue de*
Chirurgie, avril 1881.)

Lancereaux. — Rein. Pathologie médicale in Dict. encyc. scien.
méd., 1876.

Lauenstein (de Hambourg). — Calcul du rein. Néphrolithotomie.
Guérison. (15e *Congrès de la Société allemande de Chirurgie,*
Berlin, séance du 8 *avril* 1886.)

Lecorché. — Traité des maladies du rein.

Le Dentu. — Tentative d'extraction de graviers du rein gauche
motivée par des douleurs lombaires et abdominales incessantes.
Long débridement de la capsule du rein au moyen du thermo-
cautère. Cessation des douleurs. Guérison complète. (*Bulletin*
de l'Académie de médecine, 8 *février* 1881.— *Bulletin de théra-*
peutique médicale et chirurgicale, 30 *octobre* 1881.)

— Pyélo-néphrite calculeuse du rein gauche. Néphrolithotomie. Fistule purulente de la région lombaire persistant
malgré deux interventions chirurgicales : Débridement de la
fistule. Héminéphrectomie postérieure. Trépanation de l'os
iliaque. Septicémie aiguë à forme emphysémateuse. Mort. (*Con-*
tribution à l'histoire de l'extraction des calculs du rein in *Bul-*
letin de thérapeutique médicale et chirurgicale, 30 *octobre* 1881.
— *Bull. de la Soc. de Chir., séance du* 4 *novembre* 1885.)

Le Dentu. — Fistule nrinaire inguinalc gauche consécutive à l'incision d'une volumineuse hydronéphrose. Néphrectomie. Guérison. (*Archives générales de médecine*, 1881, p. 641. — *Revue de Chirurgie*, 1886, p. 116.)

— Pyélo-néphrite calculeuse à gauche. Néphrectomie. Guérison. (Le Dentu, *Technique de la Néphrectomie* in *Revue de Chirurgie*, 1886, p. 118.)

Le Fort (Léon). — Blessure de l'uretère par instrument tranchant. Fistules urinaires. Néphrectomie. Mort. (*Bulletin de l'Acad. de méd.*, 1880.)

— Pyélo-néphrite calculeuse du rein droit. Néphrolithotomie. Mort. (*Brodeur*, *Thèse de Paris*, 1886, p. 364.)

Leopold. — Kyste sanguin (hématome) du rein gauche. Néphrectomie. Guérison. (*Arch. f. Gyn.*, *Bd.* XIX, 1882. — *Berliner Klin. Wochenschr.*, 9 octobre 1882.)

Lindner. — Réflexions sur la pathologie et le traitement du rein flottant. (*Deutsche med. Woch.*, n⁰ 15, 1884. — *Centralbl. für Chir.* n⁰ 2, 1885.)

Linser. — Fistule urinaire lombaire à la suite d'une blessure dans cette région. Néphrectomie. Mort. (*Wurtemberg Correspondenzblatt*, n⁰ 61, 1870.— *Revue Scien. méd.*, t. I, p. 972, 1873.)

Lossen. — Sarcome du rein droit. Néphrectomie. Guérison. (*Centralbl. f. Chirurgie*, 1879, p. 715.— *Deutsche Zeitsch. für Chir.*, *Bd.* XIII, 1880.)

Lniski (Ostoja).— Diss. inaug. Breslau, 1880. (*Centralbl. f. Chirur.*, 1881, n⁰ 2.)

Lucas-Championnière (Just). — Pyélo-néphrite suppurée droite. Ponction et incision abdominale exploratrices. Néphrectomie. Guérison. (*Brodeur*, *Thèse de Paris*, 1886, p. 469. *Résumé publié dans Bull. et Mém. soc. Chirurgie*, *Paris*, 1885, p. 549.)

— Pyélo-néphrite calculeuse suppurée du rein gauche avec anurie absolue. Néphrotomie. Guérison. (*Brodeur*, *Thèse de Paris*, 1886, p. 352.)

— Néphrite suppurée du rein gauche. Néphrectomie. Mort du choc 4 heures après l'opération. (*Brodeur*, *Th. de Paris*, 1886, p. 476).

Lucas-Clement. — Pyélo-néphrite suppurée tuberculeuse du rein gauche. Néphrotomie. Néphrectomie. Guérison. (*The Lancet*, 1880, vol. I.)

Lucas-Clement. — On surgical diseases of the Kidney and the operations for their relief. (*British medical Journal, sept. 29th* 1883. — *Archiv. gén. de méd., février* 1884, p. 229.)

— Des traumatismes du rein. (*The Lancet,* 19 *avril* 1884.)

— Rein mobile calculeux. Néphrectomie. Guérison. (*British medical Journal, July* 25th 1885.)

— Pyélo-néphrite calculeuse du rein gauche chez une femme dont le rein droit a été enlevé quatre mois auparavant. Néphrolithotomie. Amélioration. (*Société de médecine de Londres* in *La Semaine médicale*, p. 383, 1885.)

— Nephrotomy before Nephrectomy. (*Brit. med. journ.,* 22 *mars* 1885. — *Revue des Sciences médicales,* t. XXVII, p. 301, 1886.)

Lucke. — Sarcome du rein droit. Néphrectomie. Mort. (*Deutsch. Zeitsch. f. Chirurgie, Bd.* XV, p. 519.)

Mac Even. — Pyélo-néphrite calculeuse du rein droit avec accidents urémiques graves. Néphrectomie. Guérison. (*Glasgow Medical journal, June* 1884. — *Medical News,* 19 *July* 1884. — *Annales des mal. des organes génito-urinaires,* 1884, p. 641.)

Malgaigne. — Traité d'anat. chirurg., 2e édit., 1859, t. II, p. 363.

Mandach. — Pyélo-néphrite tuberculeuse du rein gauche. Néphrectomie. Guérison. (*Correspondenzbl. f. Schweitz Aerzste,* 1884.)

Marchand. — *Revue mensuelle,* 1877, p. 641.

Marduel. — Etude sur la Néphrotomie, Lyon, 1872.

— Pathologie chirurgicale du rein. (*Dict. méd. pratique,* t. XXX, p. 649.)

Mariotti. — La néphrectomie en Italie. (*La Sperimentale,* 1882.)

Marquézy. — Thèse de Paris, no 28, 1856.)

Marsh. — Pyélo-néphrite suppurée du rein droit. Néphrectomie. Mort. (*British med. Journal,* 1882, vol. I.)

Marshall John. — Contusion du rein gauche. Néphrite suppurative. Néphrotomie. Guérison. (*Med. Times,* p. 624, 2 *june* 1883.)

Martin. — Rein droit flottant. Néphrectomie. Guérison. (*Langenbeck's Arch. für Klin. Chirurgie, Bd.* XXIII, 1879.)

— Rein droit flottant douloureux. Néphrectomie. Guérison. (*Langenbeck's Arch. für Klin. Chirurgie, Bd.* XXIII, 1879.)

— Sarcome du rein droit. Néphrectomie. Guérison. Récidive un mois après. (*Berliner Klin. Woch.,* 1879, p. 338.)

— Rein droit flottant douloureux. Néphrectomie. Mort. (*Berlin. Klin. Wochenschrift,* 1882.)

B. 36

MARTIN. — Rein droit flottant douloureux. Néphrectomie. Mort. (*Idem.*)

— Rein droit flottant douloureux. Néphrectomie. Guérison. (*Idem.*)

— Rein droit flottant douloureux. Néphrectomie. Mort. (*Idem.*)

— Rein droit flottant douloureux. Néphrectomie. Guérison. (*Idem.*)

MARTINI. — Rein droit flottant douloureux. Néphrectomie. Guérison. (*Langenbeck's Arch., Bd.* XXVI, 1879, p. 513.)

MARVAUD. — Hernie du rein droit à travers une plaie de la région lombaire droite. Ligature et ablation de l'organe hernié. Guérison. (*Rec. de mém. de méd. et de ch. mil.*, 1875, p. 502.)

MAUNOURY. — Notes sur les indications opératoires dans la déchirure traumatique sous-cutanée du rein. (*Congrès français de Chirur., Paris*, 1885, p. 259. — *Revue des Sciences médicales*, T. XXVII, p. 301, 1886.)

MAY BENNETT. — Calcul du rein gauche. Néphrolithotomie. Guérison. (*The Lancet, Febru.* 17 th 1883. — *Centralblatt für Chirurgie*, n° 18, 1883.)

— Calculs du rein droit. Néphrolithotomie. Guérison. (*Stone in the Kidney by Bennett May*, F. R. C. S. in *Birmingham medical Review, December* 1885, p. 241.)

— Calcul du rein droit. Néphrolithotomie. Mort par pyohémie. (*Idem*, p. 243.)

— Pyélo-néphrite calculeuse à droite. Néphrotomie exploratrice négative. Guérison. (*Idem*, p. 246.)

MAY HOOPER (E.) — Pyélo-néphrite calculeuse suppurée du rein droit. Néphrolithotomie. Mort. (*The Lancet*, vol. II, p. 6, 1880. — *Central. für Chirurgie*, n° 42, 1880. — *Revue Scien. méd.*, T. XX, p. 282, 1882.)

MEADOWS. — Hydronéphrose du rein gauche prise pour un kyste de l'ovaire. Néphrectomie. Mort. (*British med. Journal*, 1871.)

MEREDITH. — Sarcome rénal. Néphrectomie. Mort. (*La Semaine médicale*, 1884, p. 446.)

MERKEL. — Rein droit flottant douloureux. Néphrectomie. Mort. (*Bay Aerztl. Intelligenz. Blatt*, n° 21, 1879.)

MINGES (G.). Des affections malignes primitives du rein. Statistique de 60 néphrectomies. (*Jour. of the Amer. med. Assoc., juin* 1885).

MOLLIÈRE (D.) — Pyélo-néphrite calculeuse du rein droit. Anurie. Néphrotomie. Mort. (*Lyon méd.*, 15 *février* 1885. — *Revue Scien. méd.*, T. XXVII, p. 300, 1886.)

Monod. — Fistule urinaire abdominale à la suite d'une ouverture de phlegmon de l'abdomen. Néphrectomie. Guérison. (*Brodeur, Thèse de Paris*, 1886, p. 276.)

Morris. — Nephrolithotomy. (*Brit. med. Journal, oct.* 1880.)

— Calcul du rein droit. Néphrolithotomie. Guérison. (*Brit. med. Journ.*, 1880, vol. II. — *Centralblatt für Chirurgie*, n° 2, 1881.)

— Transactions of the Royal medical and chirurgical Society of London, november 1884.

— Des calculs de l'uretère et de leur ablation chirurgicale possible (aucune observation à l'appui). (*Amer. Journ. of the med. sc., october*, p. 458, 1884.)

— A description of the methods of performing the now recognised operations on the Kidney. (*The Lancet, march* 15th 1884, p. 464.)

— Calculs du rein. Néphrectomie. Guérison. (*Brit. Med. Journ.*, *nov.* 1884.)

— Calcul rénal. Néphrolithotomie. Guérison. (*The Lancet, 7 mars* 1885.)

— An address on some points in the surgery of the Kidneys. (*Brit. med. journ.*, p. 311, *février* 1885. — *Revue Scienc. méd.*, t. XXVII, p. 300, 1886.)

— Surgical diseases of the Kidney. Vol. in-12, de 556 p., avec figures et chromolith. Londres.

Mosler. — Kyste hydatique du rein droit. (*Société méd. de Greifswald, fév.* 1886. — *Archives génér. médecine*, 1886, t. II, p. 99.)

Muller (d'Odenburg). — Pyélo-néphrite calculeuse du rein gauche. Ouverture d'abcès périnéphrétique et fistule urinaire. Néphrectomie. Guérison. (*Berlin. Klin. Wochenschrift*, 1880, p. 339.)

Mynter. — Pyélo-néphrite calculeuse du rein gauche. Néphrolithotomie. Mort de pneumonie. (*Buff. med. and surg. Journ.*, *octob.* 1880. — *Centralblatt für Chirurgie*, n° 19, 1881.)

Nepveu. — De l'extirpation du rein. Revue critique. (*Arch. gén. de méd., février* 1875.)

Neve. — Pyélo-néphrite suppurée. Abcès du rein gauche communiquant avec l'intestin. Néphrotomie. Mort. (*The Lancet, 30 janvier* 1886, p. 201.)

Newmann. — Rein mobile néphralgique. Néphrorraphie. Guérison. (*Glasgow Medical journal, juin* 1884. — *Lyon médical*, t. XLVI, p. 292, 1884.)

Nicaise. — De l'hydronéphrose. (*Gaz. méd.*, p. 542, 1874.)

NICAISE. — Hydronéphrose du rein droit. Néphrotomie. Guérison. (*Brodeur, Thèse de Paris*, 1886, p. 66.)

— Hydronéphrose suppurée du rein gauche. Néphrotomie. Fistule urinaire. Néphrectomie. Guérison. (*Brodeur, Thèse de Paris*, 1886, p. 82.)

NICHOLSON BOURCHIER (R.).— Calcul du rein gauche. Néphrolithotomie. Guérison. (*Brit. med. journal, septembre* 1885, p. 445. — *Revue des Sciences médicales, Paris*, 1886. p. 702.)

OLDFIELD. — Des calculs du rein. (*Thèse de Paris*, 1863.)

OLLIER (de Lyon). — Sarcome du rein. Néphrectomie. Mort. (*Association française pour l'avancement des sciences. Session de Rouen* in *La Semaine médicale*, 1883, p. 233. — *Revue de Chirurgie*, 1883, p. 898.)

— Pyélo-néphrite calculeuse suppurée du rein droit. Néphrotomie. Néphrectomie. Guérison. (*Idem.*)

— Kyste du rein pris pour kyste de l'ovaire. Néphrectomie. Mort. (*Idem.*)

— Tuberculose rénale suppurée du rein droit. Néphrectomie. Mort. (*Association française pour l'avancement des sciences. Session de Grenoble* in *La Semaine médicale*, 1885, p. 298. — *Revue de Chirurgie*, 1885, p. 848.)

— Pyélo-néphrite suppurée du rein gauche. Néphrectomie. Guérison. (*Ass. française pour l'avancement des sciences. Session de Grenoble* in *La Semaine médicale*, 1885, p. 298. — *Revue de Chirur.*, 1885, p. 849.)

— Tuberculose rénale suppurée. Néphrotomie. Mort. (*Soc. de méd. de Lyon, séance* 16 *nov.* 1885 in *Lyon médical* 1885, p. 413.)

— De la Néphrectomie ; phénomènes réflexes post-opératoires. (*Lyon méd.*, p. 413, 29 *novembre* 1885. — *Annales des maladies des organes génito-urinaires, janvier* 1886, p. 40. — *Rev. Scien. méd.*, T. XXVII, 1886, p. 702.)

O'REILLY. — Pyélo-néphrite tuberculeuse suppurée du rein droit. Néphrectomie. Mort. (*Brit. med. Journ.*, 1883, vol. I.)

ORLOWSKI. — Cancer du rein droit mobile. Néphrectomie. Guérison. (*Gaz. lekarska*, 1885, n° 17. — *Deutsch. Zeit. f. Chir.*, XXII, n°ˢ 1 et 2.)

OWEN EDMUND. — Calcul du rein gauche. Néphrolithotomie. Guérison. (*Brit. med. Journal, octobre* 1885, p. 701. — *Revue des Sciences médicales*, 1886, p. 702.)

PALMER C. D. — Pyélo-néphrite suppurée du rein droit. Néphrectomie. Mort. (*The Medical News*, 1883.)

PANSCH. — Ueber die Lage der Nieren mit besonderer Beziehung auf ihre Percussion. (*Arch. f. an. phys.*, *Von Deichert und Dubois-Reymond*, 1876, p. 327.)

PAOLI. — Rein droit mobile douloureux. Néphrorraphie. Guérison. (*Gazz. delle cliniche*, 1885, vol. II, nᵒˢ 14, 15. — *Centralblatt für Chirurgie*, nᵒ 51, 1885.)

PARÉ AMBROISE. — Livre XXV.

PARK. — Tumeur fibro-kystique du rein droit. Néphrectomie. Guérison. (*New-York med. Journ.*, 1886, 15 *mai*, p. 562.)

PAWLIK M. C. — Le cathétérisme de l'uretère chez la femme. (*Arch. für Gynæk.*, Bd. XVIII, *Heft* 3, 1882. — *Archiv. für Klin. Chirurgie*, Bd. XXXIII, H. 3, 1886. — *Gaz. hebdom. méd. et chir.*, nᵒ 25, p. 417, 1886.)

PÉAN. — Epithélioma du rein droit. Néphrectomie. Guérison. (*Bull. de l'Académie de médecine*, p. 498, 1885. — *Gaz. des Hôp.*, avril 1885. — *Leçons de clinique chirurgicale*, t. IV, p. 126. — *La Semaine médicale*, p. 101, 1885. — *Brodeur, Thèse de Paris*, 1886, p. 156.)

— De l'intervention chirurgicale dans quelques tumeurs du rein. (*Leçons de clinique chirurgicale*, t. IV, p. 117.)

— Pyélo-néphrite calculeuse suppurée du rein gauche avec abcès multiples dans le parenchyme rénal. Néphrectomie. Mort par anurie. (*Brodeur, Thèse de Paris*, 1886, p. 376.)

— Anomalie de situation du rein gauche avec hypertrophie et inflammation de son parenchyme. Néphralgie excessivement intense. Néphrectomie. Guérison. (*Idem*, p. 20.)

— Rein droit mobile excessivement douloureux. Néphrectomie. Guérison. (*Idem*, p. 27.)

— Contusion du rein droit. Néphrite suppurative. Abcès périnéphrétique. Fistule stercorale. Néphrectomie. Mort. (*Idem*, p. 231.)

— Pyélo-néphrite calculeuse du rein droit avec vaste abcès périnéphrétique et abcès multiples du parenchyme rénal. Néphrectomie. Guérison. (*Idem*, p. 371.)

— Pyélo-néphrite calculeuse du rein gauche. Hydronéphrose. Néphrectomie. Guérison. (*Idem*, p. 361.)

— Kyste hydatique du rein gauche. Hydatides dans les urines.

Néphrotomie. Guérison avec persistance d'une fistule urinaire lombaire. (*Idem,* p. 129.)

Péan. — Kyste hydatique suppuré du rein droit. Néphrotomie. Guérison. (*Idem,* p. 137.)

— Kyste purulent du rein gauche. Néphrotomie. Guérison. (*Idem,* p. 114.)

— Diagnostic et traitement des tumeurs de l'abdomen et du bassin, t. I, 197, 1880.

Peaslee. — Kyste du rein pris pour un kyste de l'ovaire. Néphrectomie. Mort. (*On ovarian tumours, New-York,* 1872. — *Transact. of internat. Chirurg. Congress,* 1881, vol. II.)

Périer. — Cancer du rein droit. Néphrectomie. Mort. (*Brodeur, Thèse de Paris,* 1886, p. 164.)

— Pyélo-néphrite calculeuse suppurée du rein droit. Néphrectomie. Mort. (*Idem,* p. 356.)

Petersen. — Pyélo-néphrite calculeuse suppurée du rein droit. Drainage et lithotritie combinés. Guérison. (*Berlin. Klin. Wochenschr.,* n° 14, p. 192, 5 *avril* 1880. — *Revue Scien. méd.,* t. XX, p. 282, 1882.)

Peters. — Dégénérescence tuberculeuse du rein. Néphrectomie. Mort. (*New-York med. journal, nov.* 1872.)

Pietra (de). — Observations de néphro-lithiase, avec uro-néphroectasie; émission de 9 litres d'urine. Guérison. (*Arch. clin. ital.,* n° 4.)

Polaillon. — Pyélo-néphrite calculeuse. Néphrectomie. Guérison. (*Bulletin de l'Académie de médecine,* 1885, p. 622. — *Bull. et mém. Soc. Chirurgie, Paris,* 1885, p. 788. — *Revue de Chirurgie, Paris,* 1885, p. 1037. — *Revue Scien. méd.,* t. XXVII, p. 296, 1886. — *Ann. mal. org. génit.-urinaires, mars* 1886, p. 152.)

— Rein droit mobile douloureux. Néphrectomie. Guérison. (*Brodeur, Thèse de Paris,* 1886, p. 38.)

Polk. — Rein gauche flottant douloureux congénital. Néphrectomie. Mort par urémie. (*New-York medical journ.,* 17 *février* 1883. — *Revue des Sciences médicales,* vol. XIV, p. 306, 1884.)

Post. — Pyélo-néphrite suppurée. Néphrotomie. Guérison avec fistule urinaire. (*New-York med. Journ., janvier* 1879. — *Revue Scien. méd.,* t. XIII, p. 685, 1879.)

Pouteau. — Mélanges de Chirurgie, Lyon, 1760.

PRATI. — Un cas de rein flottant fixé par le moyen d'une opération sanglante. (*Broch. Milan.*)

PUZEY THAUNCY. — Pyélo-néphrite suppurée du rein droit. Néphrotomie. Mort. (*The Lancet,* vol. I, p. 203, 1880. — *Revue Scien. méd.*, t. XVIII, p. 238, 1881.)

QUÉNU (L.). — Revue critique de la néphrectomie. (*Arch. gén. de méd., décembre* 1882.)

QUINCKE (H.) (de Berne). — Contusion du rein. Néphrite suppurée. Néphrotomie. Guérison. (*Correspond. Blatt für schweizer Aerzte*, n° 6, p. 161, 15 *mars* 1878. — *Revue Scien. méd.*, t. XII, p. 637, 1878.)

RABAGLIATI. — Un cas de lympho-sarcome du rein. (*Med. Times*, p. 141, 24 *Janvier* 1885.)

RAFFA. — Pyélo-néphrite suppurée tuberculeuse du rein droit. Néphrectomie. Mort. (*Centralblatt für Chirurgie*, 1881.)

RAVEL. — Des lésions traumatiques des reins. (*Thèse de Paris*, 1870).

RAYER. — Traité des maladies des reins, 1841. (*The Lancet, may* 1869.)

REA (R. L.). — Calcul rénal avec abcès périnéphrétique ouvert en 1874. Fistule. Néphrolithotomie. Guérison. (*The Americ. Journ. of the med. Scien.*, n° CLXXII, p. 432, *april* 1881.)

REEVES. — De la conduite à tenir en cas de déchirure du rein. (*The Lancet*, 4 *octobre* 1884. — *Archives génér. Médecine*, vol. II, p. 105, 1885.)

RELIQUET. — Cystite. Incrustation calcaire des parois vésicales. Hydronéphrose purulente du rein gauche. Néphrotomie. Amélioration. (*Brodeur, Thèse de Paris*, 1886, p. 76.)

— Cancer du rein gauche. Néphrotomie. Cessation des douleurs néphrétiques excessives, des vomissements et de l'anurie. (*Idem*, p. 147.)

— Abcès du rein gauche. Néphrotomie. Cessation des vomissements incoercibles et de l'inappétence aussitôt après l'opération. Les envies d'uriner continuent d'être fréquentes, mais plus de douleurs à la miction. Augmentation de la quantité d'urine et disparition du pus dans les urines. (*Idem*, p. 463.)

— Rétrécissement de l'urèthre. Uréthrotomie interne. Pyélo-néphrite suppurée avec abcès périnéphrétique. Néphrotomie. Guérison. (*Idem*, p. 454.)

REVUE CRITIQUE DE LA NÉPHROLITHOTOMIE. — (*Medical News*,

25 *avril* 1885. — *Revue des Sc. méd.*, T. XXVII, p. 300, 1886.)

RICHET. — Pyélo-néphrite calculeuse avec abcès périnéphrétique. Néphrolithotomie. Néphrectomie partielle. Mort. (*Bazy. France médicale*, 26 *novembre* 1881, p. 745. — *Revue Sciences médicales*, T. XX, p. 282, 1882.)

— Traité d'anat. méd. chir., 5ᵉ édit., 1877, p. 812.

RIGAL. — Du déplacement accidentel des reins. (*Thèse de Paris*, nᵒ 381, 1881.)

ROBERTS. — The clinical history and localisation of perinephritic abcess. (*American journ. of the med. Soc.*, p. 390, 1883.)

ROSENBACH. — Pyélo-néphrite calculeuse du rein droit. Néphrectomie. Guérison. (*Berliner Klin, Wochensch*, 1882, nᵒ 5.)

ROSENSTEIN. — Nierenkrankheiten, Berlin, 1870; traduit de l'allemand sur la 2ᵉ édit. par E. Bottentuit et Labadie-Lagrave. Paris, 1874.

ROUSE. — Calcul du rein droit. Néphrolithotomie. Guérison. (*Brit. med. Journal*, p. 894, *may* 1885. — *Revue Scien. méd.*, T. XXVII, p. 300, 1886. — *La semaine médicale*, p. 163, 1885.)

ROWDON (H.G.). — Rupture du rein droit. Hématurie. Néphrectomie. Cystotomie latérale consécutive. Mort. (*Royal medical and surgical Society* in *Brit. med. Journal*, 1883, vol. I. — *La Semaine médicale*, 1883, p. 254. — *The Lancet*, 26 *mai* 1883. — *Centralblatt f. Chir.*, nᵒ 31, 1883. — *Revue Scien. méd.*, 1884, p. 307.)

RUPPRECHT. — Hydronéphrose du rein droit. Néphrotomie. Guérison avec persistance d'une fistule urinaire. (*Centralblatt für Chirurgie*, 1886, nᵒ 5.)

— Hydronéphrose du rein droit. Néphrectomie. Guérison. (*Centralblatt für Chirurgie*, 1886, nᵒ 5.)

SADLER. — Pyélo-néphrite calculeuse suppurée du rein droit. Néphrotomie. Mort d'urémie. (*The Lancet*, 15 *mai* 1886, p. 919.)

SAENGER (de Leipig). — Palpation des méats urinaires au 1ᵉʳ Congrès allemand de Gynécologie, Munich. (*La Semaine médicale*, 1886, p. 262.)

SALOMONI. — Pyélo-néphrite calculeuse du rein droit. Abcès périnéphrétique. Fistule lombaire. Néphrectomie. Guérison. (*Gazz. degli ospitali*, 1884, nᵒ 70. — *Centralblatt f. Chir.*, nᵒ 12, 1885.)

SAPPEY. — Anatomie descriptive, 2ᵉ éd., T. IV.

SAVAGE. — Hydronéphrose du rein droit. Néphrectomie incomplète. Guérison. (*The Lancet*, 1880, p. 601, vol. I.)

SCHAPOSCHRIKOFF. — Calculs du rein remarquables par leur grosseur. (*Société des méd. de Vienne, 5 nov.* 1883.)

SCHEDE. — Hydronéphrose du rein droit. 2 ponctions. Néphrectomie: Mort. (*Deutsche med. Wochenschr.*, 1882, n° 50, p. 702.)

SCHETELIG. — Hydronéphrose du rein droit prise pour kyste de l'ovaire. Néphrectomie. Mort. (*Archiv. für Gynœkologie*, 1870. — *Revue Scien. méd.*, T. I, p. 974, 1873.)

SCHŒNBORN. — Sarcome du rein. Néphrectomie. Guérison. (*XIVe Congrès de la Société allemande de Chirurgie* in *La Semaine médicale*, 1885, p. 157.)

SCHRAMM (J.).—Hydronéphrose du rein droit mobile. Ovariotomie. Néphrotomie. Amélioration. Fistule urinaire abdominale persistante. (*Berl. Klin. Woch., septembre* 1883. — *Centralblatt für Chirurgie*, n° 49, 1883.)

SCHURRIGIUS. Lithol. hist. med., cap. XIII.

SEGOND.—Hydronéphrose suppurée du rein gauche. Néphrectomie. Guérison. (*Brodeur, Thèse de Paris*, 1886, p. 87.)

SERVIER. — Art. Néphrotomie, in Dict. ency. des sc. médic., 1878, p. 105.

SHEPHERD (Francis J.) — Pyélo-néphrite calculeuse du rein gauche. Néphrectomie. Guérison. (*Montreal medico-chirurgical Society*, octob. 23th 1885 in *Medical News, nov.* 7th 1885, p. 525. — *New-York medic. Record, December* 12th 1885. — *Centralblatt für Chirurgie*, 1886, p. 216, n° 12.)

SILBERMANN Oscar. — Ueber eine neue Method der temporären Harnleiterverschliessung. (*Berliner Klin. Woch.*, 20 août 1883. — *Revue Scien. méd.*, t. XXIV, p. 306, 1884.)

SIMON. — Pyélo-néphrite calculeuse du rein gauche. Néphrectomie. Mort. (*Chirurgie der Niere, Theil* II, p. 148.— *Deutsche Klinik*, 1870.)

— Fistule uretéro-abdominale de l'uretère gauche consécutive à une hystéro-ovariotomie. Néphrectomie. Guérison. (*Deutsche Klinik*, 1870. — *Chirurgie der Nieren*, I *theil*, 1871.)

— Chirurgie der Nieren, II Theil: operative Eingriffe bei Verletzungen und chirurgischen Krankheiten der nieren und Harnleiter.

SMITH (Th.). — Nephrectomy as a means of treating renal calculus. (*Med. chir. Transactions*, 1869, vol. LII, p. 211.)

— Rein droit flottant douloureux. Néphrectomie. Guérison. (*New-Orleans med. and surg. journ.*, 1879.)

— Rein droit mobile douloureux. Néphrorraphie. Guérison. (*The Lancet*, 5 *juillet* 1884.)

SONNENBURG. — Pyélo–néphrite calculeuse du rein gauche. Né-phrectomie. Mort par anurie. (*Berlin. Klin. Wochensch.*, 1884, no 47.)

SPADARO. — La néphrectomie en Italie. (*Gaz. degli Ospitali*, 18 *février* 1882.)

SPENCE JAMES. — Rupture du rein. (*Med. Times*, p. 9, 3 *janvier* 1885.)

SPIEGELBERG. — Kyste hydatique du rein droit pris pour un kyste de l'ovaire. Néphrectomie incomplète. Mort. (*Arch. für Gynœkologie*, Bd. I, p. 146, 1870.)

— Fistule uretéro - abdominale consécutive à l'incision d'une hydronéphrose du rein droit. Néphrectomie. Guérison. (*Arch. f. Gynœkologie, Bd.* XVI, 1881.)

STAPLES. — Hydronephrosis, a study of seventy one (71) cases of that lesion. (*Journal of the americ. med. assoc.*, 19 *avril* 1884. —*Revue des Scien. méd.*, t. XXVII, p. 301, 1886.)

STARK. — Dégénérescence carcinomateuse de l'uretère gauche qui est réséqué en partie pendant une hystérectomie pour carcinome utérin. Hydronéphrose. Néphrectomie. Guérison. (*Berl. Klin. Wochensch.*, no 12, 1882. — *Revue de Chirurgie*, 1884, p. 316.)

— Fistule uretéro-vaginale de l'uretère droit. Néphrectomie. Guérison. (*Thèse inaugurale de Hans Bolz, Dorpat*, 1883.)

STEDMAN ELLERY. — Tumeur sarcomateuse des deux reins chez une jeune fille de quatre ans. (*Boston med. and surg. journ.*, vol. CV, no 19 , p. 440.)

STEVEN. — Case of hydatic cyst of the right kidney. (*Glasgow med. Journ., jun.* 1885.)

STOCKWELL. — Pyélo-néphrite calculeuse du rein gauche. Néphrectomie. Mort. (*Medical News and circul. nov.*, 1880.)

SYMONDS. — Calcul du rein. Néphrolithotomie. Guérison. (*The Lancet*, 7 *mars* 1885.)

TAIT LAWSON. — Pyélo-néphrite suppurée du rein droit. Néphrectomie. Guérison. (*British med. Journal*, 1882, vol. II.)

— Fistule urinaire à la suite de kyste rupturé du rein opéré par M. J. W. Taylor, le 2 août 1883. Néphrectomie. Guérison. Persistance d'une fistulette au niveau de la plaie. (*Notes on the surgery of the Kidney, by Lawson Tait*, F. R. C. S. in *The Birmingham Medical Review, sept.* 1885.)

TAIT LAWSON. — Abcès multiples du rein droit tuberculeux (?). Néphrotomie. Amélioration. (*Idem.*)

— Rein droit flottant pris pour tumeur de l'ovaire ou de la trompe. Néphrectomie. Guérison. (*Idem.*)

— Abcès multiples du rein droit pris pour une tumeur solide du rein. Néphrectomie. Mort. (*Idem.*)

— Calcul du rein droit. Hydronéphrose. Néphrectomie. Guérison. (*Idem.*)

— Calcul du rein droit. Néphrolithotomie. Guérison. (*Notes on the Surgery of the Kidney, by Lawson Tait*, F.R.C.S. in *The Birmingham Medical Review, sept.* 1885.)

— Calcul du rein droit. Néphrolithotomie. Guérison. (*Idem.*)

— Calcul du rein droit. Néphrolithotomie. Guérison. (*Idem.*)

— Hydronéphrose du rein droit prise pour un kyste du mésentère. Néphrectomie. Guérison. *(Idem.)*

TAYLOR. — Hydronéphrose du rein gauche rupturée dans la cavité péritonéale. Néphrotomie. Guérison avec fistule urinaire abdominale. (*The Lancet*, 4 *décembre* 1884.— *Arch. gén. médecine*, T. II, p. 107, 1885.)

TERRIER. — Rein flottant gauche. Néphrectomie. Mort. (*Brodeur, Thèse de Paris*, 1886, p. 32.)

— Epithelioma du rein droit. Néphrectomie. Mort. (*Idem*, p. 170).

THELEN. — Pyélo-néphrite avec abcès périnéphrétique du rein gauche. Calcul du rein droit. Anurie. Néphrolithotomie. Guérison avec fistule urinaire. (*Centralbl. für Chirurgie*, 1882, n° 12.)

THOMAS (G).— Tumeur fibro-kystique du rein. Néphrectomie. Guérison. (*New-York med. News*, 1882, vol. I.)

THORNBURN and WHITEHEAD. — Pyélo-néphrite suppurée du rein gauche. Néphrectomie. Mort. (*Brit. med. Journal, june* 1883.)

THORNTON et DAY. — Hydronéphrose du rein gauche. Néphrectomie. Guérison. (*The Lancet*, 1880, vol. I.)

THORNTON. — Cystic kidney removed by abdominal section. (*Brit. med. Journ.*, vol. I, p. 70, 1880.)

— Pyélo-néphrite calculeuse du rein droit. Quatre ponctions de la poche purulente. Néphrectomie. Guérison. (*The Lancet*, vol. II, 1882 *and* vol. I, 1883.)

— Pyélo-néphrite calculeuse du rein droit. Néphrotomie. Néphrectomie. Guérison. (*The Lancet,* 1882, vol. II, 1883 vol. I.)

THORNTON. — Sarcome du rein. Néphrectomie. Guérison. (*The Lancet,* 1883, vol. I, p. 234.)

— Cas de pyonéphrose. (*Med. Times and Gaz.,* 3 *janvier* 1885.)

— Hydronéphrose calculeuse du rein droit. Néphrectomie. Guérison. (*Nephrectomy by abdominal incision* in *Med. Times,* 1885, vol. I, p. 347, 14 *march.*)

— Calculs du rein droit. Néphrolithotomie deux fois par voies abdominale et lombaire. Guérison. (*Med. Times,* p. 10, *4 juillet* 1885.— *Revue des Sciences médicales,* 1886, p. 305.)

TIFFANY Mc LANE. — Calcul du rein droit. Néphrolithotomie. Guérison. (*Med. News,* 23 *mai* 1885. — *Revue des Sciences médicales,* t. XXVII, 1886, p. 302.)

TORRES (Melchor). — Des calculs du rein et de la néphrotomie. (*Thèse de Paris,* n° 146, 1878.)

TRÉLAT. — Pyélo-néphrite suppurée ancienne. Néphrectomie. Fistule stercorale. Mort. (*Bullet. de la Soc. de Chir.,* 1885, p. 826. — *Revue des Scien. médicales, Paris,* 1886, p. 703.)

— Hydronéphrose calculeuse du rein gauche. Néphrectomie. Guérison. (*Bullet. de la Soc. de Chir.,* 1885, p. 826. — *Revue des Sciences médicales de Paris,* 1886, p. 703)

— Fistule urinaire lombaire gauche à la suite de l'ouverture d'une vaste poche urineuse. Néphrectomie. Guérison. (*Brodeur, Thèse de Paris,* 1886, p. 261.)

TUCHMANN. — De la compression des uretères. (*Med. Soc. of London, séance du* 3 *février* 1885.)

TUKWELL. — Hydronéphrose congénitale du rein gauche. Néphrotomie. Guérison. (*The Lancet, July* 1882.)

TSCHERNING (de Copenhague). — Pyélo-néphrite suppurée tuberculeuse du rein droit. Néphrectomie. Mort. (*Centralblatt für Chirurgie,* 1884, n° 42.)

URBINATI. — Pyélo-néphrite calculeuse du rein droit. Néphrectomie. Mort. (*American Journ. of med. sciences,* 1882.)

VECCHI (PAOLO de). — Pyélo-néphrite suppurée du rein droit. Néphrectomie. Guérison. (*San-Francisco Western Lancet,* novembre 1882.— *New-York Med. News,* 1883.— *Centralblatt für Chirurgie,* n° 6, 1883. — *Revue des Scien. méd.,* T. XXIV, p. 307, 1884.)

VELPEAU. — Nouveaux éléments de médecine opératoire, 1839.

VERNEUIL. — Hydronéphrose suppurée du rein droit. Néphrectomie partielle. Pleurésie droite purulente. Péritonite suppurée. Mort. (*Brodeur, Thèse de Paris*, 1886, p. 78.)

— Tuberculose rénale. Crises vésicales. Néphrectomie. Dilatation uréthrale. Guérison. (*Le Dentu, Technique de la Néphrectomie* in *Revue de Chirurgie*, 1886, p. 122.)

VIDAL (de Cassis). — Traité de pathologie externe, T. V, p. 77-105.

WAELLE (H.). — Pyélo-néphrite suppurée du rein gauche. Ponction. Néphrotomie. Guérison. (*Correspond. Blatt f. schweizer Aerzte*, n° 17, p. 549, 1er *septembre* 1880.— *Revue Scien. méd.*,T. XX, p. 282, 1882.)

WAGNER. — Kyste du rein droit pris pour un kyste hydatique du foie. Application de caustiques. Néphrectomie. Guérison. (*Langenbeck's Arch.*, 1884, XX).

WAHL (de Dorpat). — Sarcome ou carcinome du rein gauche. Néphrectomie. Guérison. (*Zür Casuistik der Nephrectomie* in *St-Petersburger med. Wochenschrift*, 1885, n° 44.)

— Fibrome du rein droit. Néphrectomie. Guérison. (*Idem*, n° 45.)

WALTER (WILLIAM). — Rein droit mobile kystique. Néphrectomie. Guérison. (*Brit. med. Journ.*, p. 615, *sept.* 1883.)

WARNECK MUELLER. — Du rein mobile et de ses rapports avec la dilatation de l'estomac. (*Berliner Klin. Wochenschrift*, n° 30, 1877.)

WATSON. — Hydronéphrose du rein gauche. Néphrectomie. Mort. (*Ann. des mal. des organes gén.-urinaires*, 1886, p. 255).

WEIR (R.)— Hydronéphrose du rein droit. Néphrotomie. Guérison. (*The med. Record, march* 1880.)

— Rein droit mobile douloureux. Néphrorraphie. Guérison. (*Fixation of movable Kidney* in *New-York med. Jour.*, 15 febr. 1883.)

— Abcès multiples du rein droit. Néphrectomie. Mort. (*New-York medical Journal, december* 27, 1884.)

— Remarks on extirpation of the Kidney. (Med. News, 27 decemb. 1884.)

— Déchirure du rein droit. Abcès. Néphrotomie. Guérison. (*New-York médical Journal, december* 27 1884.)

WELLS SPENCER. — Extirpation accidentelle d'un rein adhérent à une tumeur fibro-cystique de l'utérus. Mort. (*Med. Times and Gaz., January* 1870. — *The Lancet*, 1880, vol. 1.)

— Fibro-lipome circumrénal des deux reins. Néphrectomie partielle à gauche. Guérison. (*British med. Journal*, 19 *avril* 1884. — *Arch. génér. médecine*, t. II, p. 236, 1884.)

WELLS SPENCER.— Cancer d'un rein mobile. Néphrectomie. Mort. (*Brit. med. Journ.*, 1883, vol. I. — *Med. Surg. trans.*, t. LXVI, p. 305.— *Centralbl. für Chirurgie*, n⁰ 14, 1884.— *Archives génér. médecin.*, t. I, p. 100, 1885.— *Revue Scien. méd.*, t. XXVII, p. 296, 1886.)

WEST. — Pyélo-néphrite du rein gauche. Ponction aspiratrice et incision du foyer purulent. Néphrectomie. Guérison. (*Birmingham medical News*, 1883, vol. 1.)

WHIPHAM ET HAWARD. — Pyélo-néphrite calculeuse suppurée du rein gauche. Néphrotomie. Mort. (*The Lancet, Febr.* 4th 1882, p. 185.)

— Pyélo-néphrite calculeuse du rein gauche. Néphrolithotomie. Guérison. (*Contributed histories of two cases of nephrotomy for the Removal of Renal Calculi* in *The Lancet, Febr.* 4th 1882, p. 185.)

WHITEHEAD.— Sarcome du rein droit. Néphrectomie. Mort. (*Brit. Medical Journal*, 1881, vol. II, p. 741.)

WILLIAMS. — Myosarcome du rein chez enfant de 13 mois. (*Med. Times*, 12 *novembre* 1881.)

WILSON.— Du rein flottant (*Med. News*, 18 *juillet* 1885.— *Revue Scien. méd.*, t. XXVII, p. 390, 1886.)

WOLCOTT. — Encéphaloïde du rein droit pris pour kyste du foie. Néphrectomie. Mort. (*Med. and surg. Rep. Philad.*, vol. VII, p. 126, 1861.)

WRIGHT. — Pyélo-néphrite calculeuse du rein droit. Néphrectomie. Guérison. (*New-York medical Journal*, 1883, vol. I.)

— Pyélo-néphrite suppurée du rein droit. Néphrotomie. Mort. (*Med. News*, 12 *janv.* 1884, p. 51.)

— Tuberculose du rein et de la vessie. Néphrotomie, Cystomie et Néphrectomie. Mort. (*Brit. med. Journ.*, p. 428, *février* 1885. — *Rev. des Sciences méd.*, Paris, 1886, p. 298.)

WYNN (A.). — Des reins mobiles. (*The Dubl. Journ. of med. sc.*, p. 385, *mai* 1881.)

ZWEIFEL. — Fistule urétéro-utérine. Néphrectomie. Guérison. (*Archiv. f. Gynœkologie, Bd.* XV, *Heft* I, p. 1.)

TABLE DES MATIÈRES

HAVRE. — IMPRIMERIE DU COMMERCE, 3, RUE DE LA BOURSE.